JN298708

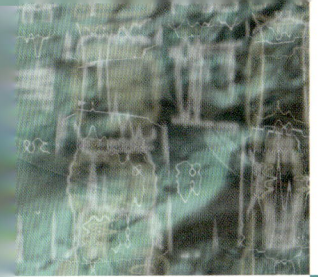

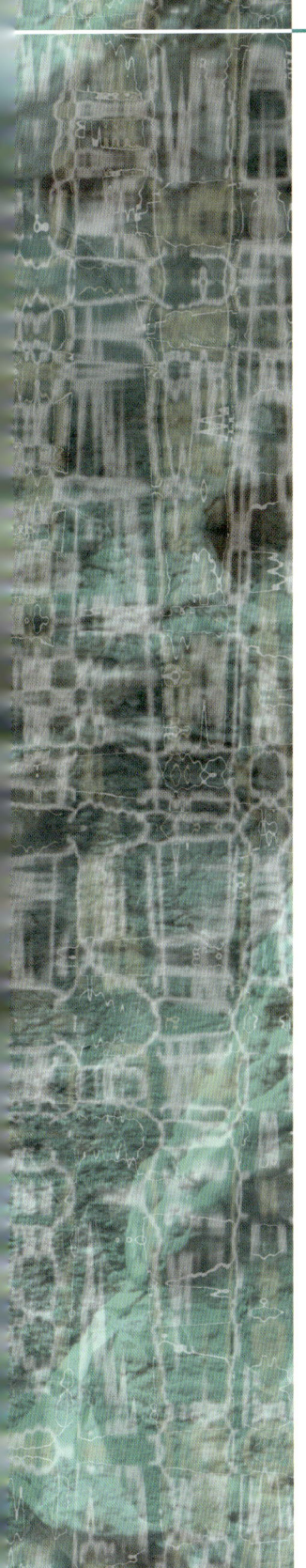

Complete Denture

図説無歯顎補綴学
―理論から装着後の問題解決まで―

昭和大学名誉教授
山縣健佑

松本歯科大学教授
黒岩昭弘

株式会社 学建書院

はじめに

　本書の目的は，歯学部学生，および卒後の臨床研修医に，無歯顎患者の満足が得られる全部床義歯を能率よく，確実に供給できるような応用力を養うことである．

　全部床義歯の製作手順そのものを覚えるのは容易である．しかし，実際に患者の口腔で機能をはたし，役立つ義歯を製作することは，きわめてむずかしい仕事である．これは，種々に条件の異なる無歯顎患者の複雑な機能に適合させなければならないからである．そのため，古くから無歯顎補綴特有の問題を解決するための工夫がなされており，多くの歴史的，伝統的な理論や術式は今日でも生きている．ただし，それらの本質的な考え方や背景が忘れられ，表面的な事項だけが申し送られ，断片的な知識として"鵜呑み"にされているきらいがある．このような多くの情報のまる覚えでは，かえって消化不良を起こし，臨床での応用がきかなくなる．そこで，本書は，すべてを詳述するのではなく，重要項目を簡潔に箇条書きにまとめることも試みた．

　高齢社会を迎えた今，歯科医療にも高質な QOL が要求され，患者側からの義歯の役割に対する期待度も高まっている．これに応えるためには，個々の無歯顎患者のもつ問題点について洞察力を養い，基本的な知識や技術を実際の場に応用できるようにすることが肝要である．そのため本書では，インフォームドコンセント，患者教育，診査の項を充実した．また，全部床義歯装着後の床下組織および義歯咬合面の変化と，それによって生じる為害作用を認識し，対処することがきわめて重要である．歯科医師国家試験の臨床実地問題のほとんどがこの範囲から出題されている．ところが，症例にじかに接する機会が少ない歯学生には理解がむずかしい問題である．そこで，その対応，すなわち「義歯装着後の調整と長期的なメインテナンス」については代表的な症例のカラー写真を用いて系統的に解説した．これは，長年の臨床の場で体験し，症例から学んだものである．さらに，インプラントなど最新の治療様式にも触れてある．

　本書で述べた「臨床術式の実際」は，確実に，結局は能率的に処置を進行させることを旨として，筆者が日常の臨床で行ってきた方法である．とくに，歯科医師自身が責任をもつべき，全部床義歯における「咬合の考え方」と「印象採得，咬合採得の臨床術式」について詳細に述べた．したがって，歯学部学生だけではなく，臨床家の方々にも，各自の治療様式を違った視点から見直すために役立つと信じている．

2004 年 4 月

著者代表

山縣 健佑

もくじ

Part I 無歯顎補綴学概説

第1章 序説
A 歯科補綴学と無歯顎補綴学の特色 … 1

第2章 無歯顎者の病態と回復の評価
A 無歯顎者の顔貌 … 3
B 無歯顎口腔内の問題点とランドマーク … 4
C 口腔粘膜の変化 … 11
D 骨の変化 … 13
E 抜歯後の顎堤の縮小に関する問題 … 14
F 側頭下顎関節 … 18
G 下顎位と下顎運動 … 19
H 筋肉 … 30
I 神経感覚および神経筋システム … 38
J 無歯顎者の咀嚼運動 … 39
K 舌 … 40
L 唾液腺 … 40
M 発音 … 42

第3章 義歯の構成要素と機能的要件
A 義歯の構成要素 … 55
B 義歯の支持・維持・安定 … 57

Part II 無歯顎補綴の診療手順

第4章 無歯顎者の診査と義歯製作過程
A 全部床義歯の製作過程と問題点 … 59
B 無歯顎者の診査・診断 … 60
C X線写真診査 … 63
D 患者の旧義歯の診査 … 64
E 口腔内模型による診査 … 64
F インフォームドコンセント －トラブル発生の予防－ … 65

第5章 補綴前処置

- A 埋伏歯，埋入歯 … 67
- B 軟組織の異常 … 68
- C 骨性異常 … 71
- D 骨隆起および外骨症 … 73

第6章 印象採得

- A 無歯顎印象の目的と特徴 … 75
- B 無歯顎印象採得の基本的な考え方 … 76
- C 印象採得法の種類 … 77
- D 無歯顎印象用トレー … 78
- E 印象材 … 80
- F 無歯顎印象採得の術式 … 81
- G 印象採得の実際例 … 84

第7章 作業模型 101

第8章 咬合床

- A 咬合床の役割 … 107
- B 基礎床の具備条件 … 107
- C 作業模型の処理 … 107
- D 基礎床の製作 … 109
- E 咬合床の安定化 … 111
- F 咬合堤の製作 … 112

第9章 咬合採得

- A 無歯顎の咬合採得 … 117
- B 無歯顎の咬合採得の要点 … 117
- C 咬合採得の内容 … 118
- D 咬合採得の実際例 … 125
- E 口内法によるゴシックアーチ描記法の実際 … 131

第10章 顔弓および咬合器

- A 顔弓 … 135
- B 咬合器 … 139

第 11 章 ● 全部床義歯の咬合

- A 無歯顎咬合の問題点 … 147
- B 臼歯人工歯形態の開発の歴史 … 151
- C 各咬合面形態の特長 … 155
- D 全部床義歯咬合の均衡 … 158
- E 全部床義歯の咬合様式 … 168

第 12 章 ● 人工歯排列と選択

- A 人工歯の構造および種類 … 171
- B 人工歯の選択 … 172
- C 人工歯排列 … 175
- D 人工歯排列の実際 … 185

第 13 章 ● 歯肉形成

- A 歯肉形成の要点 … 193
- B 各部位の歯肉形成の要点 … 195
- C フレンジテクニックを応用した歯肉形成 … 198

第 14 章 ● 蝋義歯試適

- A 咬合採得および模型の咬合器付着の適否の確認 … 199
- B 人工歯の排列位置の点検 … 200
- C 歯肉形成の適否 … 200
- D 義歯床外形，粘膜面の適否および維持・安定 … 201
- E 発音機能の点検 … 201

第 15 章 ● 義歯の重合

- A フラスク埋没法 … 205
- B レジン塡入および重合 … 207
- C 重合の問題点 … 211
- D 常温重合レジンによる方法 … 212

第 16 章 ● 人工歯の咬合調整

- A 咬合器再装着（リマウント）… 213
- B 咬合調整の目的 … 214
- C 削合の方法 … 216

第 17 章　研　　磨　223

第 18 章　義歯の装着と調整
　　A　義歯装着時の調整 … 225
　　B　患者教育 … 230
　　C　義歯装着後の観察 … 231

Part III　義歯装着後の変化とその対応

第 19 章　義歯装着後の変化とその対応
　　A　アフターケアー −義歯装着後のトラブルと調整法− … 233
　　B　長期的なメインテナンス −定期検診− … 252

第 20 章　リライン，リベース
　　A　リライン(リライニング，床裏装法) … 273
　　B　リベース(改床法) … 275
　　C　リライン，リベースの実際 … 275

Part IV　特殊な全部床義歯

第 21 章　即時義歯，移行義歯，片顎義歯
無歯顎へのスムースな移行
　　A　即時義歯 … 281
　　B　移行義歯・付加義歯 … 284
　　C　片顎義歯(シングルコンプリートデンチャー) … 287

第 22 章　金属床義歯
　　A　構　造 … 289
　　B　金属床義歯の特徴 −全部床義歯の場合− … 290
　　C　金属床義歯(鋳造床)の製作手順 … 291
　　D　圧印床 … 294

第 23 章　無歯顎者のためのインプラント義歯
295

参考文献 … 303
索　引 … 305

Part I ◆ 無歯顎補綴学概説

1 序　説

A　歯科補綴学と無歯顎補綴学の特色

補綴(ほてつ)物とは，一般的には人工器官のことである．

歯科補綴とは，歯，口蓋，顎骨ならびに近接諸組織の実質欠損を補って，形態，機能ならびに外観の回復をはかることである．

1　歯科補綴学とは

広義には，義歯をつくるための学問である．

(1) 補綴装置の分類

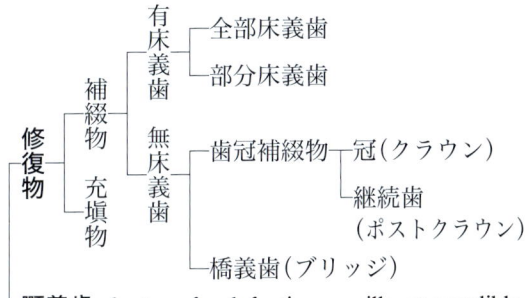

```
          ┌ 有床義歯 ┬ 全部床義歯
          │         └ 部分床義歯
修復物 ┬ 補綴物 ┤
充填物 │        │ 無床義歯 ┬ 歯冠補綴物 ┬ 冠(クラウン)
       │                  │            ├ 継続歯
       │                  │            │  (ポストクラウン)
       │                  └ 橋義歯(ブリッジ)
       │
       ├ 顎義歯 denture for defective maxilla or mandible
       │
       └ インプラント義歯 ┬ 単独(中間欠損)
          implant denture ├ 遊離端
                          └ 全部欠損
```

(2) 歯科補綴学の構成

- 冠橋義歯学(継続架工義歯学)
  crown & bridge prosthodontics
- 部分床義歯学(局部床義歯学)
  partial denture prosthodontics
- 全部床義歯学(総義歯学) complete denture prosthodontics(full denture prosthodontics)
  - 固定式部分義歯 fixed partial denture
  - 可撤式部分義歯 removable partial denture
  - 全部床義歯 complete denture

2　無歯顎補綴学とは

歯をすべて失った顎を無歯顎(edentulous jaw)といい，無歯顎者(edentulous patient)に対して全部床義歯(総義歯 complete or full denture)を装着し，口腔の失われた形態と機能を回復させる方法，ならびに関連学理を研究することを目的とする歯学の領域を，無歯顎補綴学，全部床義歯学，総義歯学(complete or full denture prosthodontics)という．

最近では疾患別に科目が分類されるようになってきたことと，補綴という用語が一般的ではないという意見もあることから，将来的には科目名が変わっていく可能性もある．

〈無歯顎補綴学の特徴および問題点〉

❶　無歯顎者に対して，欠損した歯および歯肉を人工物によって補綴し，機能と形態を回復させなければならない．しかし，これらの補綴装置を，口腔内に維持する源として歯や接着剤などは期待できないので，顎堤を覆う義歯床による維持力に頼らなければならない．そのため，床周辺部の形態を，義歯周囲の組織の運動様式と調和させるように特別な工夫が必要になる．このため，義歯床外形の設計や印象採得の際に，口腔の機能的運動や，義歯周囲の組織の運動に関与する筋の動態について十分に理解していなければならない．

❷　義歯床によって得られる維持力は，咀嚼による咬合圧や，その他の機能的活動によって義歯に加わる外力に対抗するには，きわめて頼りないものである．

したがって，人工歯を介して加わる咬合力などの外力に対して義歯が安定するような工夫をしなければならない．

それには，人工歯列の排列位置や咬合面形態を力学的な観点から検討する必要がある．また，患者の下顎運動様式と調和した咬合面形態にすることがきわめて重要である．

このため，下顎運動，顎関節の構造の特徴，顎関節の運動についての知識が必要である．

❸　全部床義歯に加わる咬合力は義歯床を介して義歯床下粘膜に伝わるが，圧迫力に対する床下組織の耐性には個人差があり，また，部位によっても著しく異なる．すなわち，粘膜の被圧縮度や加圧に対する抵抗力（支持力）は，部位によって一様ではなく，また，粘膜下の骨の状態によっても異なってくる．

支持力を増すためには，床の被覆面積を大きくする．また，咬合圧によって床が床下粘膜に向かって圧迫されたとき，義歯の安定を保ち，疼痛がなく，床下組織も損傷しないようにする．それには，単に床内面が粘膜表面全体に密着しているだけではなく，圧に対する耐性の少ない部位は，緩圧（リリーフ）し，咬合圧の負担域を選択的に設定しなければならない．

したがって，床下組織の解剖学的特徴や，骨の状態についての知識と診断力が必要である．

❹　全部床義歯が置かれる場は，変動しやすい不安定なものである，ということを認識しなければならない．

歯が喪失すると，歯槽骨は吸収されて歯肉粘膜に覆われた顎堤（歯槽堤）が残るが，顎堤の吸収はその後も進行する．義歯を装着したのちにも，つねに床下組織の状態は変化するものと考え，義歯の設計の段階から変化に応じた対策をあらかじめ考慮しておかなければならない（義歯のメインテナンス）．

また，このような変化を最小限にし，義歯によって促進されないような配慮が必要である．

❺　無歯顎者では，歯や支持組織，歯肉の欠損により顔貌が変化しているが，これを義歯により回復させ，より好ましい外観とするような工夫が必要である．

そのため，審美性についての知識や審美眼を養うことが必要である．

以上，それぞれの問題点の解決には，互いに矛盾するものがあるが，それらを各症例の必要に応じて，重点の置きどころを配慮して調和させることが大切である．

> **まとめ　無歯顎補綴の要点**
>
> 失われた歯（歯冠）を人工の歯（人工歯）で補って咬合を回復させることにより，咀嚼機能の回復，審美性の改善，発音機能の回復，改善をはかる．さらに，歯冠だけではなく抜歯に伴って失われた顎堤（歯肉部）を人工装置で補い，外観を自然にし，発音を助ける．
>
> これらの人工装置を口腔内に維持して，周囲の組織の動きや咬合圧によって動揺，脱落しないようにするために顎堤を覆う基盤，すなわち床を設ける．
>
> ただし，義歯を装着することによって，義歯に隣接する組織（床下組織）や顎関節などに損傷を与えてはならない．すなわち，医原病（iatrogenesis）を起こしてはならない．

2 無歯顎者の病態と回復の評価

A 無歯顎者の顔貌

1 顔面審美性

無歯顎補綴の目的の1つは，歯の欠損によって損なわれた顔貌の審美性の回復である．これを効果的に行うためには，顔面の審美性に関係する顔面各部の役割を理解する必要がある．

2 無歯顎患者の顔貌各部の特徴
（図2-1，2）

上口唇
　上口唇は緊張がなく垂れ下がる．紅唇は薄く直線的に，上唇溝は不明瞭となり，鼻唇溝は深くなる．

下口唇
　上口唇と同様に紅唇は薄く直線的となる．オトガイ唇溝が不明瞭になる．

口角部
　下降し，また，周囲に放射状のシワが現れる．

頰部
　皮膚の緊張が消失し，内方に落ち込む．

顎骨
　歯の喪失と歯槽骨の吸収により顎堤が低くなり，咬合圧負担能力が低下する．それに伴って周囲の筋の生理的活動も鈍くなり，顔面表情の活気がうすれる（全部床義歯顔貌）．

以上のような変化を回復するには，前歯および歯肉部で口唇を適度に支持すること，表情筋の正常な活動の支点となっている結節（モダイオラス modiolus）を下顎小臼歯で本来の位置に支持することが必要である．

しかし，加齢変化が進んだ患者では，全部床義歯

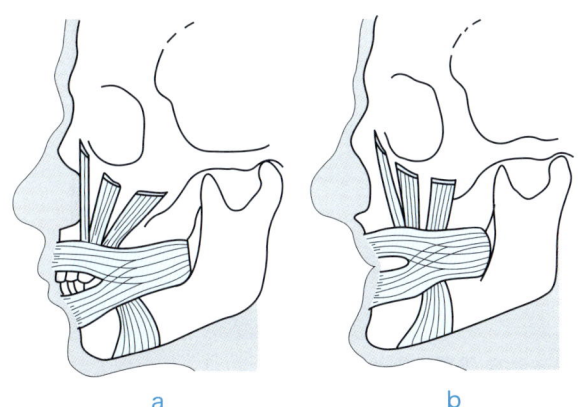

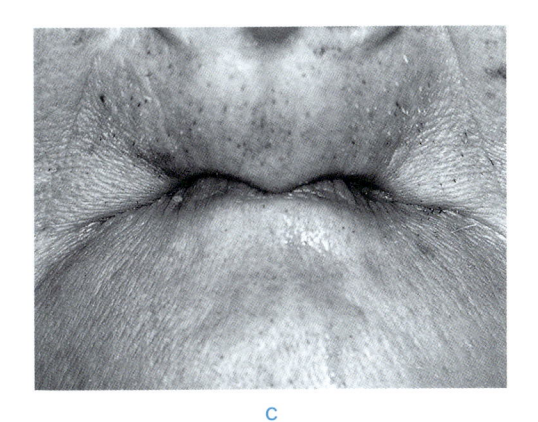

図2-1 ◆ 有歯顎者と無歯顎者の筋肉　a：有歯顎者では，口輪筋，頰筋は歯列で裏打ちされ支持されている　b：無歯顎者では，歯列による支えがなくなるので，頰筋は著しく短縮して，顔貌に変化が起こる　c：無歯顎者の顔貌

を装着しても，無歯顎者様顔貌を完全に回復するのが困難な場合もある．

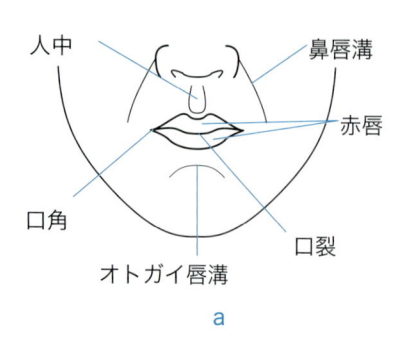

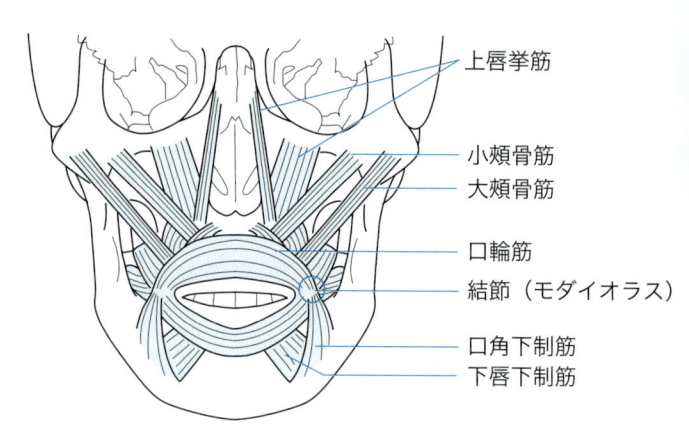

図2-2 ◆ 顔面の名称と口腔周囲の表情筋　口角付近の結節（モダイオラス）では多くの筋が交叉していて，筋活動の拠点となっている

B　無歯顎口腔内の問題点とランドマーク

無歯顎補綴の処置過程では，つねにその患者の最終的な義歯の形態のイメージを描いて，それに近づけていくように考える．そのために，次のような解剖学的なランドマーク（目印）を目標にして外形を決める（図2-3, 4）．

1　上顎全部床義歯と解剖学的ランドマークの関係（図2-5）

（1）上唇小帯と唇側切痕

上唇小帯をさけすぎると，談笑時に口唇を挙上したときに切痕部が露出し，辺縁封鎖が破れて義歯が離脱する．そのため，切痕の上方の歯肉形成に注意して上口唇粘膜と接触を保つ必要がある（図19-14参照）．また，小帯をさけすぎることによって義歯の破折を誘発させやすいので，極端に上唇小帯の位置が悪いときは外科的処置が必要である（図5-4参照）．

（2）唇側床辺縁と唇側床翼

唇側床辺縁は，口唇の運動と審美性を損なわない範囲で，できるだけ長く，厚くして，前庭部粘膜による閉鎖弁作用を発現させる．辺縁を鋭利にすると，

図2-3 ◆ 上顎にあるランドマーク　1：上唇小帯　2：切歯乳頭　3：口蓋隆起部　4：頰小帯　5：歯槽頂　6：上顎結節部　7：ハミュラーノッチ　8：翼突下顎ヒダ　9：前振動線　10：後振動線　11：口蓋後縁封鎖域　12：口蓋小窩

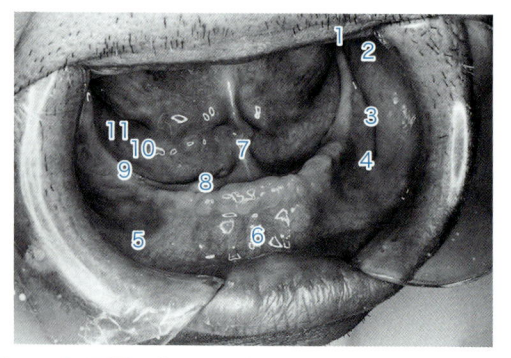

図2-4 ◆ 下顎にあるランドマーク　1：レトロモラーパッド　2：咬筋切痕部　3：外斜線　4：頰棚　5：頰小帯　6：下唇小帯　7：舌小帯　8：下顎隆起部　9：歯槽頂　10：顎舌骨筋線　11：顎舌骨筋後方窩（スペース）

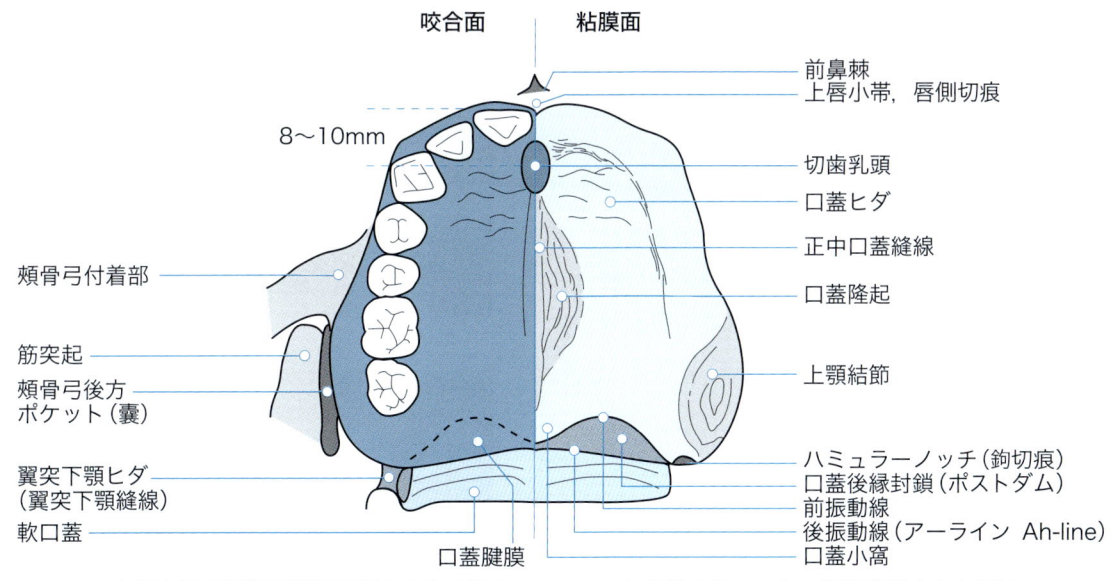

第 2 章 ◆ 無歯顎者の病態と回復の評価

咬合面　粘膜面

- 前鼻棘
- 上唇小帯，唇側切痕
- 8〜10mm
- 切歯乳頭
- 口蓋ヒダ
- 正中口蓋縫線
- 頬骨弓付着部
- 口蓋隆起
- 筋突起
- 頬骨弓後方ポケット（囊）
- 上顎結節
- 翼突下顎ヒダ（翼突下顎縫線）
- ハミュラーノッチ（鉤切痕）
- 口蓋後縁封鎖（ポストダム）
- 軟口蓋
- 前振動線
- 後振動線（アーライン Ah-line）
- 口蓋腱膜
- 口蓋小窩

上顎中切歯切縁は切歯乳頭の中央の前方 8〜10 mm に位置する．また，切歯乳頭中央を通り，正中線と直交する線上に犬歯の尖頭が位置する

a：上顎の粘膜面観と咬合面観

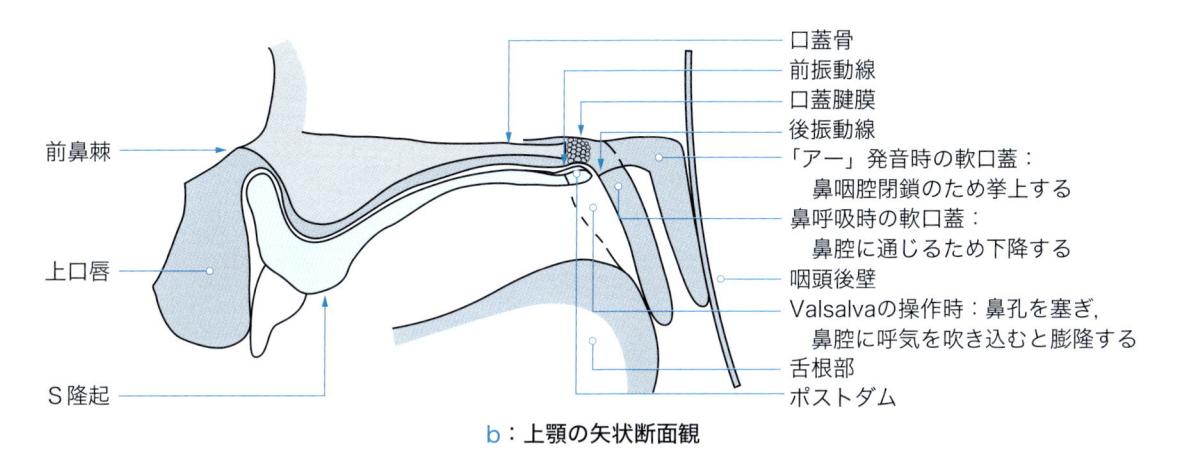

- 口蓋骨
- 前振動線
- 口蓋腱膜
- 後振動線
- 前鼻棘
- 「アー」発音時の軟口蓋：鼻咽腔閉鎖のため挙上する
- 鼻呼吸時の軟口蓋：鼻腔に通じるため下降する
- 上口唇
- 咽頭後壁
- Valsalvaの操作時：鼻孔を塞ぎ，鼻腔に呼気を吹き込むと膨隆する
- 舌根部
- S 隆起
- ポストダム

b：上顎の矢状断面観

- ハミュラーノッチ ↕ レトロモラーパッド
- 翼突下顎ヒダ
- 口蓋扁桃
- 口蓋垂
- 口峡
- 口蓋咽頭筋
- 口蓋咽頭弓
- 口蓋舌弓
- 口蓋舌筋 → 舌の側縁

c：口峡部・口蓋舌弓・翼突下顎ヒダ

図 2-5 ◆ 上顎全部床義歯と周囲のランドマークの関係

義歯装着の当初は異物感がなく患者に喜ばれるが,いずれ粘膜に食い込み,慢性的炎症を繰り返し,デンチャーフィブローマ(義歯性線維腫)を生じる(図 19-53～55 参照).

床翼の厚みは歯槽骨吸収の程度に応じて異なるが,歯槽骨吸収の大きな症例では,辺縁はできるだけ厚くし,とくに,前庭粘膜反転部の唇側正中に触診できる前鼻棘の骨突起をリリーフしながら負担域を拡大する.

(3) 頬側床辺縁と頬側床翼

頬側床翼は頬側前庭部に収めるが,一般には近心部では薄く,上顎結節部では,より厚くなる.

(4) 頬骨弓部

上顎臼歯頬側にある頬骨弓の付着部では,床を頬側に延長して支持に役立てることができるが,顎堤の吸収が大きい場合には,逆に鋭利な骨の突出部となって,床で圧迫すると疼痛を生じる.

(5) 頬骨後方ポケット　postmalar pocket, retrozygomatic pouch, postzygomatic space

上顎結節の頬側の部分で,症例によっては嚢状になっていて床縁を延長できるが,この空隙の幅は,頬骨突起,頬筋,咬筋,そして,下顎の側方運動時の筋突起によって規制される.すなわち,一見,空隙が広いようでも側方運動したときに平衡側の筋突起が内方に寄って狭くなるので,床翼の厚さの調整が必要である(図 2-6,図 19-15 参照).

(6) 翼突上顎切痕(ハミュラーノッチ,鉤切痕)

ハミュラーノッチは,上顎結節の遠心と翼状突起とのあいだの骨の切痕(図 2-6-a,b)である.その上を軟らかいヒダ状の組織が覆っている(図 2-3,図 6-59 参照).この部分は床後縁の位置決定の目印となる.この切痕を含めて上顎結節を完全に被覆すると床の維持を強化できるが,開口の程度でヒダの緊張度が異なるので調整が必要である.

ハミュラーノッチは,翼突下顎ヒダで覆われている(図 2-5-c).このヒダは上顎結節の後方面から後下方に伸びてレトロモラーパッドに連なっていて,開口度によって張り具合が異なる.したがって,印象採得時の開口度が機能時の床との密着度にかか

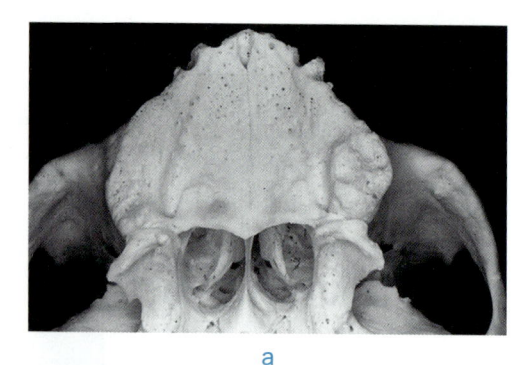

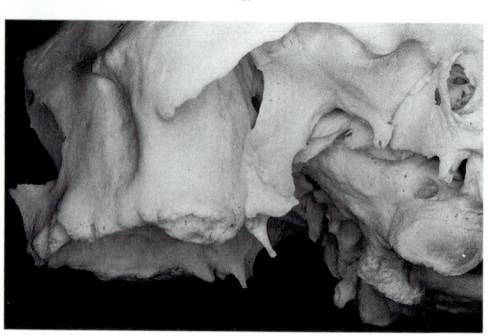

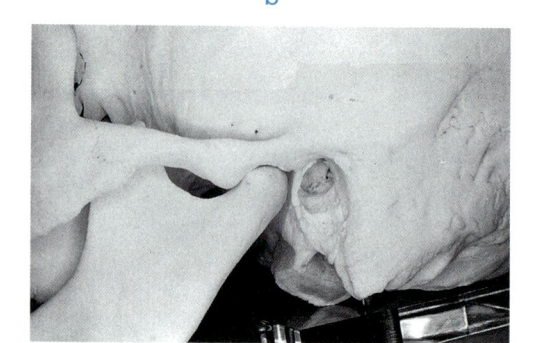

図 2-6 ◆ 無歯顎の上下顎骨

わってくる.つまり,大きく開口したままで印象を採得すると,ヒダは緊張した状態で記録されるので,口を閉じたときにはヒダがゆるんで床とのあいだに間隙ができる.逆に,閉口したときの状態に床を適合させておくと,開口時には床がヒダに食い込んで潰瘍をつくる.

(7) 口蓋小窩

口蓋小窩は,口蓋正中線の両側で翼突上顎切痕を結ぶ線の前方にある.硬軟口蓋の境界にある小さな凹みであり,床後縁決定の目印となる.

(8) 口蓋後縁封鎖域　posterior palatal seal area

口蓋後縁封鎖域は,前・後振動線のあいだである.

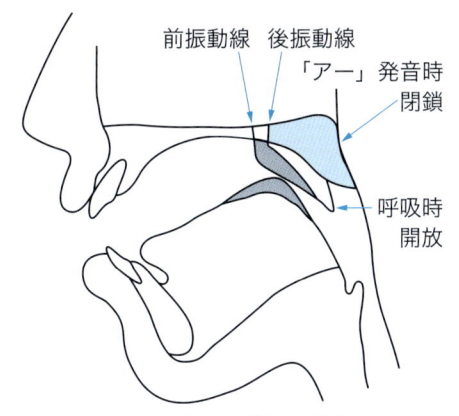

図 2-7 ◆「アー」発音時　口蓋帆は挙上し，発音を止めると口蓋帆は下がって，不動部と可動部の境界線がわかる（後振動線 アーライン）．鼻孔を塞ぎ，鼻腔に呼気を吹き込むと軟口蓋が前方に膨隆する（前振動線）．

a．後振動線（アーライン Ah-line）

「アー，アー」と繰り返し発音させると，軟口蓋が上下に運動し，振動するようにみえる．このときの可動部と不動部との境界を"アーライン"（Ah-line 後振動線）という（図 6-56 参照）．

b．前振動線（図 6-57 参照）

鼻孔を閉じておいて鼻腔に呼気を吹き込んだとき（Valsalva ワルサルワの操作）に，粘膜が前方に膨隆する前縁を前振動線とよぶ．後振動線と前振動線のあいだを口蓋後縁封鎖域とする（図 2-7, 図 6-58 参照）．

この範囲内の床粘膜面にポストダムを設けると，軟口蓋の運動時にも床内面が粘膜表面に密着して辺縁封鎖が確実になり，義歯の維持が強化され，舌感が良好で，発音障害を防ぐことができ，また，嘔吐反射を防止できる（図 7-8～13 参照）．このような口蓋後縁封鎖は，骨上ではなく，粘膜下組織が厚く，腺組織と脂肪組織を含む部位で効果がある．

（9）切歯乳頭

切歯乳頭は，鼻口蓋神経や血管の出口の切歯管の上にあり，床で圧迫するとシビレ感や疼痛を感じるので十分にリリーフする．

（10）口蓋ヒダ（皺襞）部

口蓋ヒダ部は，知覚が鋭敏で，複雑な凹凸に床粘膜面を密着させておくと，床のわずかな動きによっても刺激を受けやすいので，床内面の鋭利な突出部を削除する．

（11）正中口蓋縫線，口蓋隆起

正中口蓋縫線の部分は，粘膜が薄く，粘膜下組織がほとんどなく，他の部分より義歯床の沈下量が少ない．そのため，ここが支点となって義歯が不安定となったり，痛みが生じる可能性があるので，リリーフが必要である．

口蓋隆起は，口蓋正中部にみられる骨隆起で，正中口蓋縫線が隆起したものと考えられる（図 5-5 参照）．

2　下顎全部床義歯と解剖学的ランドマークの関係（図 2-8～17）

（1）下唇小帯と唇側切痕

下唇小帯は，上唇小帯と同様，口唇の運動に伴って移動するので，床辺縁に切痕を設けて小帯と床辺縁の衝突による小帯部の疼痛や義歯の離脱を防ぐ．

（2）下顎頬小帯と頬側切痕

頬小帯は口角下制筋の上を覆うヒダで，結節（modiolus モダイオラス）に達している．小帯は，一見，明らかでない場合にも，機能時には強く緊張する例が多いので，下顎義歯の離脱を防ぐように，義歯床に切痕を設けて十分にさける．

（3）唇側床辺縁

下顎義歯の唇側床翼は，顎堤の唇側前庭の潜在的な空隙に収めるが，床翼の長さの決定はかなり厄介である．というのは，開口時やオトガイ筋の収縮により口唇粘膜が緊張すると，前庭溝が浅くなるので，床辺縁の長さと厚さがうまく調和しないと義歯が浮き上がる．

（4）頬側床辺縁

頬側床縁は，頬棚の上に乗るように延長する．ここには外斜線があり，外斜線には頬筋が付着している．したがって，義歯床は頬筋付着部の一部分に乗ることになるが，頬筋の筋束は前後的に走行しているので，活動しても義歯床を離脱させるようには作用しない．そのため床縁は，頬筋の付着部に沿って外方へ延長できる．

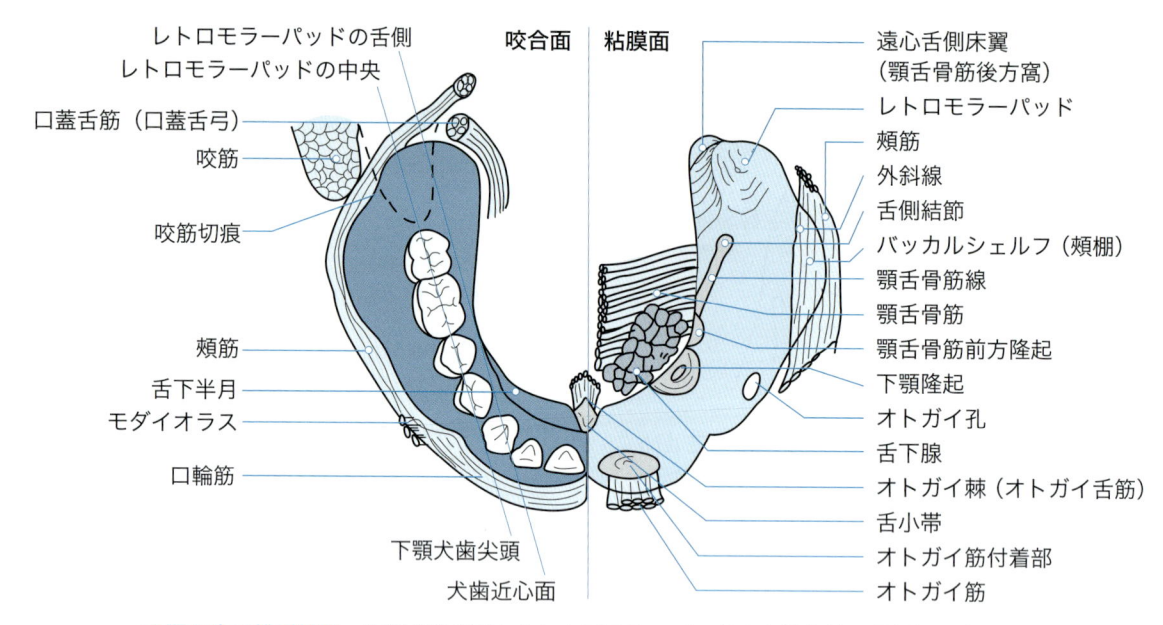

図 2-8 ◆ 下顎全部床義歯と周囲のランドマークの関係

a：下顎の粘膜面観と咬合面観

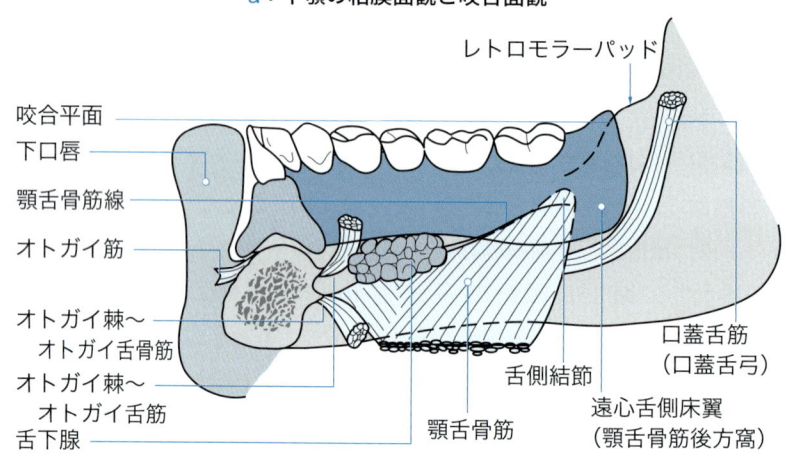

ラベル（左側，咬合面）：
- レトロモラーパッドの舌側
- レトロモラーパッドの中央
- 口蓋舌筋（口蓋舌弓）
- 咬筋
- 咬筋切痕
- 頬筋
- 舌下半月
- モダイオラス
- 口輪筋
- 下顎犬歯尖頭
- 犬歯近心面

ラベル（右側，粘膜面）：
- 遠心舌側床翼（顎舌骨筋後方窩）
- レトロモラーパッド
- 頬筋
- 外斜線
- 舌側結節
- バッカルシェルフ（頬棚）
- 顎舌骨筋線
- 顎舌骨筋
- 顎舌骨筋前方隆起
- 下顎隆起
- オトガイ孔
- 舌下腺
- オトガイ棘（オトガイ舌筋）
- 舌小帯
- オトガイ筋付着部
- オトガイ筋

下顎臼歯の排列基準：下顎犬歯尖頭からレトロモラーパッドの尖端を結ぶ仮想線に人工歯の中央窩を一致させる．また，犬歯近心面からレトロモラーパッドの舌側を結ぶ線に人工歯の舌側面を合わせる

b：下顎の舌側面観

ラベル：
- レトロモラーパッド
- 咬合平面
- 下口唇
- 顎舌骨筋線
- オトガイ筋
- オトガイ棘〜オトガイ舌骨筋
- オトガイ棘〜オトガイ舌筋
- 舌下腺
- 舌側結節
- 顎舌骨筋
- 遠心舌側床翼（顎舌骨筋後方窩）
- 口蓋舌筋（口蓋舌弓）

咬合平面の基準(1)：下顎前歯部は，安静時の下口唇の高さで，犬歯，小臼歯は，ほぼ口角の高さである．下顎咬合平面の後方への延長線は，レトロモラーパッドの1/2の高さに一致させる

(5) 頬棚（頬側棚，buccal shelf　バッカルシェルフ）

下顎顎堤から外斜線に至るあいだの平坦部である．皮質骨に覆われ，また，咬合平面に対してほぼ平行なので咬合圧の負担に有利な部位である．この部分の床をできるだけ拡大することが床設計の要点である．

(6) 頬側床辺縁遠心隅角部（咬筋切痕　masseteric notch）

レトロモラーパッドから頬側へ移行する隅角部である．咬筋の前縁部に相当するので，咬筋が緊張するとその前方にある頬筋が圧迫される．義歯床後端が長すぎると，筋圧で圧迫されて義歯床の移動，あるいは粘膜の疼痛や潰瘍を生じる．したがって，噛

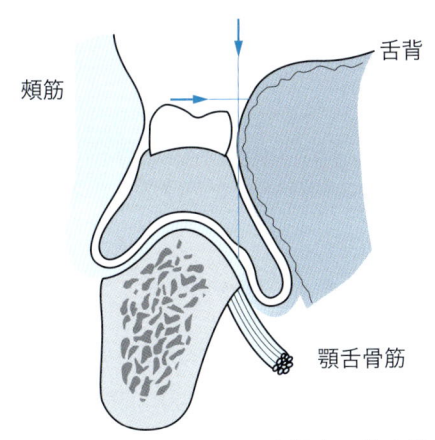

第2章 ◆ 無歯顎者の病態と回復の評価

咬合平面の基準(2)：下顎臼歯部人工歯の咬合面は，安静時の舌の側縁の高さと調和させる．また，下顎臼歯の舌側面は，顎舌骨筋の垂直線上で，これよりも舌側にしてはいけない

図2-9 ◆ 下顎大臼歯部の前頭断面観

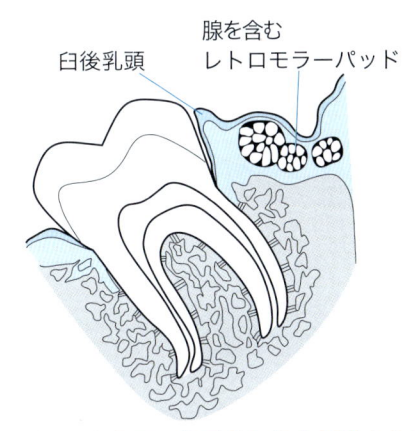

図2-10 ◆ 臼後乳頭は典型的な歯肉組織からなる
レトロモラーパッドには腺を含んだ疎性の粘膜下組織がある(Heartwell et al., 1980)

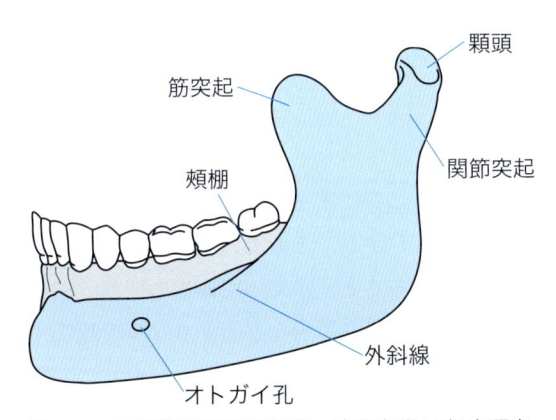

図2-11 ◆ 下顎骨の頰側面観　青色部分は無歯顎者

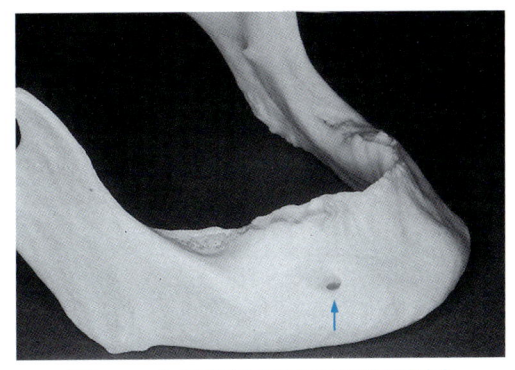

図2-12 ◆ 無歯顎下顎骨の頰側面観(1)

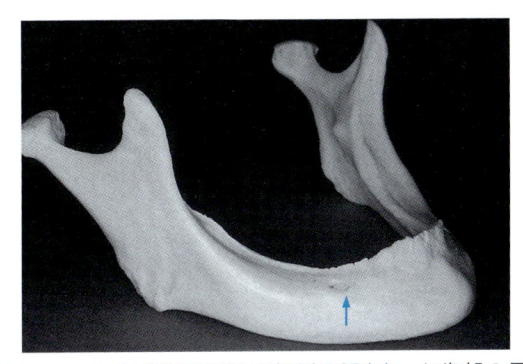

図2-13 ◆ 無歯顎下顎骨の頰側面観(2)　臼歯部の骨吸収が進み，オトガイ孔(矢印)が歯槽頂に近づいている．前歯部はナイフエッジ状になっている

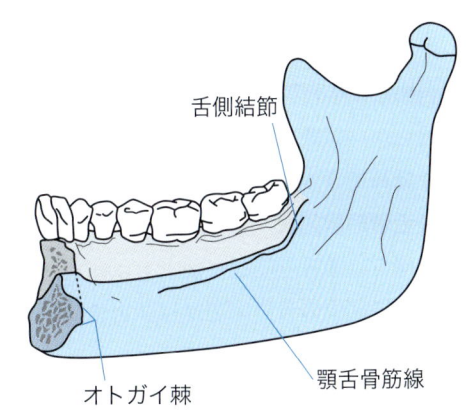

図2-14 ◆ 下顎骨の舌側面観　青色部分は無歯顎者

み締める動作をさせてチェックする．

(7) レトロモラーパッド(retromolar pad, 臼後パッド，臼後結節)(図2-10)

レトロモラーパッドは義歯床で覆う．そうすると，床の移動に抵抗する面が増すことになり，義歯の沈下を防止する．また，レトロモラーパッドは下顎義

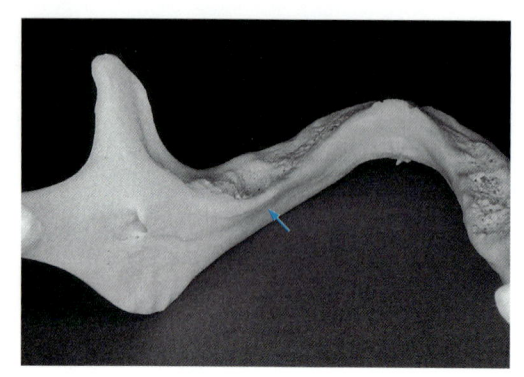

図 2-15 ◆ 無歯顎下顎骨の舌側面観　顎舌骨筋線が突出している

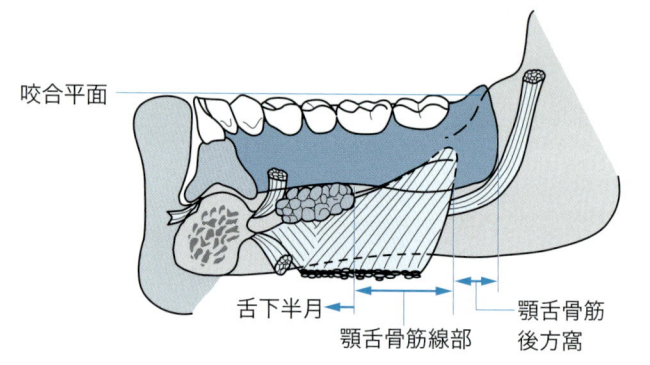

図 2-16 ◆ 下顎舌側部　舌下半月部，顎舌骨筋線部，顎舌骨筋後方窩部（遠心舌側床翼部）の3つの区域に分けて考える

歯の後縁設定の基準となる．さらに，咬合平面後端の位置，高さ，臼歯人工歯排列の基準としても重要である（図 2-8）．

(8) 歯槽舌側溝

顎堤の舌側辺縁で口腔底に移行する溝状の部分である．ここに舌側床翼を適合させるが，前後的な部位によって性質が異なり，次の3つの区域に分けられる（図 2-16）．

a．舌下腺区域（舌下半月）

小臼歯よりも前方の部分で，顎舌骨筋の上に舌下腺が乗っている．開口状態で舌尖を前方に突出させると，オトガイ舌骨筋などが緊張して挙上されるので，舌下腺塊も浮上して口腔底は浅くなる．しかし，通常は軟らかい組織なので，床辺縁を厚く丸くするとかなり延長できる．

b．顎舌骨筋線区域

大臼歯部で，顎舌骨筋線が前下方に向かって走っている．この部位の義歯床辺縁は顎舌骨筋線を目印とする．隆線を約5 mm越えて辺縁を延長するのが原則であるが，深く延ばしすぎると，口腔底筋群の緊張によって義歯は離脱しやすくなる．逆に，辺縁が短く鋭利であると，床が浮いて，顎堤に収まるときに骨隆線に衝突して疼痛が起こる．すなわち，顎舌骨筋が舌側床翼下縁の中央および前方部に影響を及ぼすので，舌の運動や開閉口に伴う口腔底の移動量と緊張度に合わせて床翼の長さを決める．

c．顎舌骨筋後方窩区域

顎舌骨筋線の後端の舌側結節よりも後方，すなわ

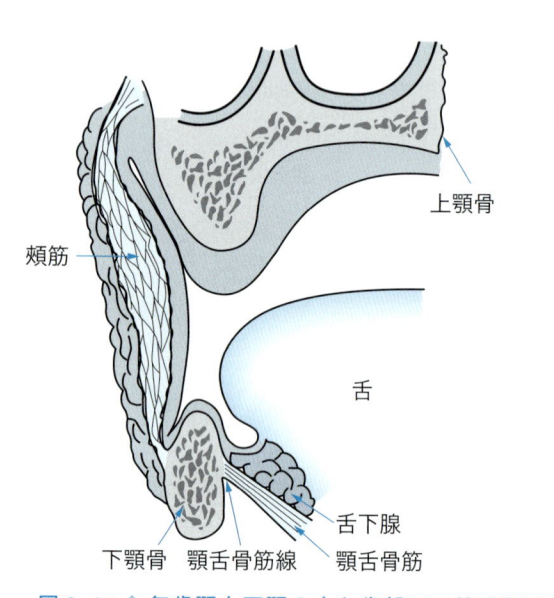

図 2-17 ◆ 無歯顎上下顎の小臼歯部での前頭断面図
(Heartwell et al., 1980)　人工歯と床翼の位置と形態は，頬筋を支持するようでなければならない．人工歯の垂直的・水平的位置は，頬筋と舌の活動と調和しなければならない．この部位では，顎舌骨筋の上に舌下腺が乗っていて，床縁は可動性の口腔底粘膜に接する

ち，レトロモラーパッドの舌側下方にあるアンダーカット部で，ここに床を延長すれば維持力の増強に有効である．しかし，この部の床翼の長さ，形，厚さが不適当であると，かえって義歯の脱離，粘膜の損傷，嚥下痛，発音障害などのトラブルを起こす．

(9) 顎舌骨筋後方カーテン
 retromylohyoid curtain

口峡部に2本の柱状の粘膜のヒダ（口蓋舌弓，口

蓋咽頭弓)がみられ，前方のヒダは口蓋舌筋，後方のヒダは上咽頭収縮筋からなる(図 2-5-c)．口蓋舌弓が舌側遠心床翼を延長できる限界である．口蓋舌筋は口蓋腱膜の前面から起こり，舌の側面に向かって下行しており，舌を頬に向かって動かすと，口蓋舌筋を覆う粘膜反転部が緊張する．したがって，舌側床翼はこの動作に適応させる．

(10) 舌下半月部 sublingual crescent area

下顎前歯部舌側床翼の部分を舌下半月とよぶ．この区域の辺縁の長さ，幅は，下顎義歯の辺縁封鎖を維持するのに重要である．ただし，舌側床翼は，舌小帯やワルトン(Wharton)管の開口部である舌下小丘(sublingual caruncles)を妨害せず，オトガイ棘とも適合させなくてはならない．

この部分で辺縁封鎖を保つには，舌の位置も重要である．すなわち，舌が開口時に床翼に乗り，前歯舌側面に軽く接触していれば辺縁封鎖が保たれるが，舌が後退して床翼と離れ，口腔底が露出する症例では，封鎖が破れて下顎義歯が浮き上がる．したがって，舌後退の習癖のある患者では，舌尖で前歯舌側を触れたままで開口するように指導する必要がある(図 19-17 参照)．

> **まとめ　下顎義歯形態の要所**
>
> 下顎舌側部は，辺縁封鎖を保つために舌および口腔底の動きとの調和をはからなければならず，最も厄介なところであるが，ここを次の 3 つの部分に分けて考える(図 2-16)．
> ① 舌下半月部
> ② 顎舌骨筋線部
> ③ 遠心舌側床翼部(顎舌骨筋後方窩部)
>
> 大臼歯部で前下方に走行する顎舌骨筋線を触診できる範囲では，床縁はこの骨隆線を約 5 mm 越えた位置にする．これより前方の舌下半月部では，顎舌骨筋の上に舌下腺が乗って軟らかい組織となるので，床縁を厚くして粘膜をやや圧迫し，辺縁が粘膜で包み込まれるようにする．通常は，顎舌骨筋線が口腔底の下に入る部分には，外側に向かって突出する"くびれ"(顎舌骨筋前方隆起)ができる．
>
> 顎舌骨筋線は，後方では第二大臼歯部の舌側結節で終わっていて，これより後方の床翼は外側に彎曲して全体として S 字状となる．後方へは床翼をかなり延長可能であるが，通常はレトロモラーパッド後端から垂直に下ろした線を後端の目安とする．あるいは，口蓋舌筋(弓)の前縁が後方への延長の限界である．

C　口腔粘膜の変化

1　口腔粘膜の特徴

口腔粘膜は，その機能に応じた構造上の差異により，咀嚼粘膜，保護粘膜，特殊粘膜の 3 型に大別される．

(1) 咀嚼粘膜(機能粘膜)
咀嚼時に，圧迫と摩擦の強い力を受けやすい部位にある粘膜．
上皮は厚く，角化し，厚く密で強固な非弾力性の結合線維からなり，骨組織に付着している．

単純型
　歯肉(歯齦)粘膜など，粘膜下組織のないもの．
クッション型
　硬口蓋粘膜など，粘膜下組織のあるもの．

(2) 保護粘膜(非機能粘膜)
体腔の保護を目的とする粘膜．
上皮の角化はわずかで，結合組織も疎であり，骨組織に付着しない．
このため，可動性があり，外力に応じて移動するので，普通は咀嚼時に外傷を受けにくい．

筋肉と密に付着するもの
口唇，舌下面，頰粘膜など．粘膜は筋肉の作用時にも平滑さを保ち，ヒダをつくらない．

筋肉と疎に付着するもの
口腔前庭と舌下粘膜など．粘膜下組織は疎で，比較的厚く，筋肉とゆるく結合しているので，口唇や舌が自由に運動できる．

(3) 特殊粘膜
粘膜上皮が特殊な構造に分化したもの．
舌背の粘膜が相当する．前半部は感覚器である乳頭に，後半部はリンパ臓器である濾胞に分化している．

一般に口腔内を覆う粘膜は重層扁平型であるが，部位によって発達の段階に大きな差異があって，"機能に対する適応"を非常に明確に表している．
次にその例を示す．

❶ 硬口蓋の上皮は角化されている（硬い食物が接触するため）．

❷ 口腔底では，上皮は薄く角化されていない（舌によって保護されているため）．

❸ 頰の上皮は，通常は角化されていない．しかし，頰の誤咬などの習慣によって肥厚や角化を起こす．

❹ 無歯顎者それぞれの口腔粘膜の性状はさまざまで，厚く弾力のある粘膜や，上皮下結合組織の少ない，薄い萎縮した粘膜などがある．

❺ 義歯床の過延長などの刺激に対する反応も異なり，ある患者では，痛みも潰瘍形成もなく過形成反応が生じ，一方では，早期に潰瘍を形成し，しかも治癒しにくい場合がある．

2 口腔粘膜の加齢による変化（図 2-18, 19）

一般的な加齢変化は，粘膜の乾燥の傾向（増齢とともに唾液の分泌が減少しがちである）と，一般的な萎縮である．

口腔粘膜はさまざまな変化を示すが，これらの変化が現れる時期や進行状態は個人差が大きい．大部分は局所的な疾病や外来刺激，全身疾患など多くの因子に関連している．

3 全部床義歯装着後の口腔粘膜の変化

全部床義歯装着後には，粘膜の炎症性変化が認められることが多い．

(1) 原　　因
機械的刺激
義歯床の不適合，圧迫による慢性の刺激．
化学的刺激
床用材料自体や床面の不潔化．
アレルギー現象
ある種の床用材料（レジン，金属アレルギーなど）．

4 義歯により生じる典型的な粘膜の異常（第 5 章，第 19 章参照）

(1) 義歯性線維腫（デンチャーフィブローマ）
前庭部の義歯床の外側にヒダ状，ポリープ状に増殖した歯肉組織．

(2) フラビーガム　（フラビー組織，コンニャク状顎堤）
顎堤内に歯槽骨の裏付けがなく，軟弱な歯肉組織になっている．

(3) 乳頭過形成
主として口蓋部に発現する多数の乳頭状の突起物．赤色でやわらかく，自由に動かせるようなポリープ様の塊．

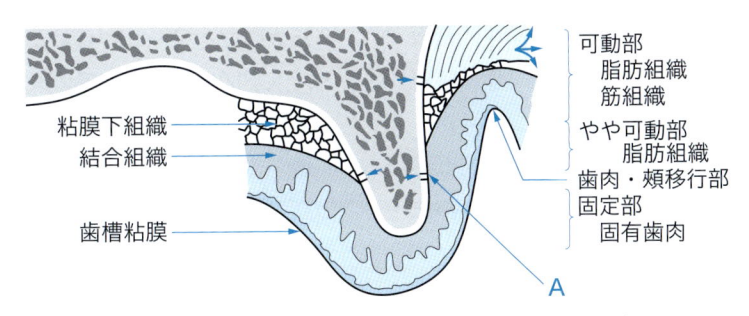

図 2-18 ◆ 無歯顎顎堤の粘膜と歯槽骨 矢印(A)の高さまで固有歯槽骨が吸収すると，粘膜下組織の結合組織が骨膜に緻密に結合しなくなり可動性粘膜となる

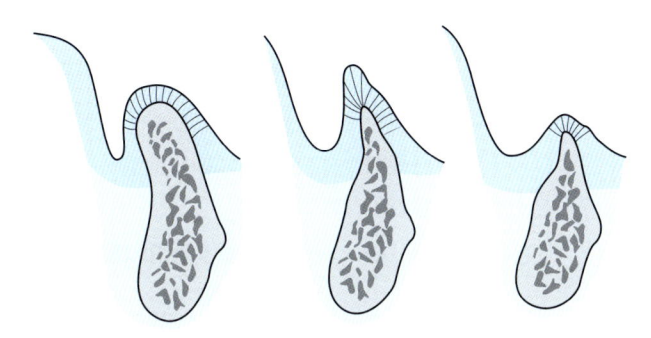

図 2-19 ◆ 下顎の抜歯後の歯槽骨と歯肉の進行性萎縮 コラーゲン性の結合組織線維が残遺歯肉を歯槽骨に結びつけている．しかし，萎縮が進行して，この結合組織線維がなくなってしまうと，唇側溝は口腔底と連続してしまう(Starshak et al., 1981)

D 骨の変化

　無歯顎補綴においては骨学についての知識が必要である．生きている骨は，外形ばかりでなく，内部構造をみても動的な組織である．

　一見，一塊にみえても骨は機能的には複合の構造物であり，それぞれの部分は，それぞれ異なった機能的な必要に応じていると考えると，形態と機能の概念を理解できる．

　たとえば，下顎骨は1つの骨であるが，機能的には基底部，下顎角部，筋突起部，顆頭部，歯槽突起から成り立っている．さらに，オトガイ棘や顎舌骨筋線などにも分けられる．そして，それぞれの部分が正常な解剖学的形態を保つかどうかは，機能が正常であるかどうかにかかっている．たとえば，筋突起の形態は側頭筋に，下顎角は咬筋と内側翼突筋にかかわっていて，歯を喪失しても，これらの筋肉が正常に機能していれば，下顎角部は明らかな変化はしないはずである．一方，歯の喪失によって歯槽突起の形態は明らかに変化するが，他の部分には必ずしも影響を及ぼさないはずである．

　しかし実際には，無歯顎者では他の多くの部分で形態的な変化が起こる．それらは非直接的であり無歯顎の状態になったために機能が変化した結果であると考えられる．

　天然歯に加わる垂直な圧は，歯槽壁を引張る緊張力に変換されるが，それは歯根膜靱帯のコラーゲン線維が歯をつり下げるように斜めに走行しているからである．緊張刺激が加わると骨添加が起こるので，この機構によって歯槽突起の健康が保たれる．ところが，歯を喪失すると緊張刺激の機構が働かなくなり，歯槽骨は弱化する．さらに，義歯を装着すると

咬合力はすべて歯槽骨を圧迫する作用になり，緊張刺激に変換することはできない．しかも，骨に圧迫力が加わると骨吸収を起こしてしまう．したがって，顎堤（歯槽堤，残遺歯槽堤 residual ridge）に過剰な圧が加わらないように咬合力を規制することが全部床義歯における重要な課題である．

一般的な骨吸収のパターンは，次のとおりである．

❶　上顎では，顎堤は吸収によってアーチが狭くなる．この理由は，上顎の歯は，もともと前方および側方に傾斜している歯槽突起の中に，歯が外側に傾斜して植立されているためである．また，頰側の骨壁が薄くて弱いためでもある（図2-24～26）．

❷　下顎では，とくに臼歯部で上顎とは逆の現象が起こり，アーチが広くなる．これは下顎の臼歯が内方に傾斜して植立されていて，しかも，舌側の骨は舌の圧力を受け，吸収されやすいためである（図2-24～26）．

❸　無歯顎者では，このような上顎と下顎とのあいだの吸収パターンの差によって，下顎前突の外観と，上下顎堤の対向関係の大きなずれが起こりやすい．

❹　ひどい萎縮の症例では，吸収が他の骨構造物の高さまで，あるいはそれを越えて進んでしまい，オトガイ隆起，オトガイ棘，顎舌骨筋線，前鼻棘，頰骨歯槽稜（zygomaticoalveolar crest），翼突鈎（pterygoid hamulus）などの骨が顎堤に比べて著しく突出するようになる．また，かつては下顎骨の側面にあったオトガイ孔が顎堤の頂上に位置するようになる．さらに，歯槽堤自体が凹形になり，歯槽骨表面の皮質骨がなくなって，髄質腔が直接，歯槽粘膜の下に露出してしまう．さらには，下顎管の上の骨がなくなって神経血管が粘膜の直下に露出することもある．

全部床義歯の製作に際しては，上下顎の典型的な局所解剖学からの，各個人のバリエーションを配慮しなければならない（図2-6，12，13，15）．

E　抜歯後の顎堤の縮小に関する問題

抜歯後には，たとえ適合のよい義歯を装着していても，顎堤の形は変化していく．その比率は人によって，また，同じ患者でも時期によって著しく異なる．

1　肉眼的な変化

側方頭部X線規格写真によると，図2-20に示すような骨の経時的な喪失のパターンがみられる．

一般的な顎堤の形態の分類法として，下顎前歯部の断面によって6つの順位に分ける方法（図2-21）がある．

乾燥標本でみると，上下顎骨の外側皮質骨表面は均一で滑らかであるが，顎堤の頂部はさまざまに異なった外観をしていて，より有孔性でイレギュラーである（図2-12，15）．ひどい場合には，歯槽頂上に多孔性の骨髄骨がみられ，ついには下顎骨中の下歯槽管が露出することもある．

顎堤の吸収は，歯槽骨だけにとどまらず，歯根尖のあった所よりも，はるかに下まで進み，ときには下顎下縁の薄い皮質骨だけが残る（図2-13，15）．また，上顎では，上顎歯槽突起がまったくなくなってしまうこともある．

臨床的には，軟組織で覆われているので，その下の歯槽骨の状態は目でみただけではわからない．また，石膏模型上では判断ができず，口腔内の触診が重要である．

Wicalらによるパノラマ X線写真法は，オトガイ孔の位置からその患者の顎堤吸収の概算を知る方法である（図4-2参照）．

2　顎堤の吸収の生理学

骨吸収と骨形成の過程をとおして持続的な改造を

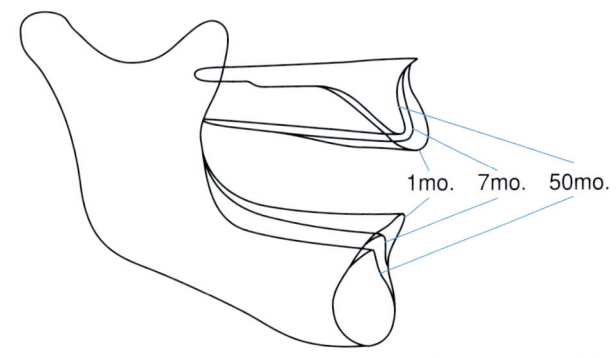

図2-20 ◆ 3枚の側方頭部X線規格写真のトレースの重ね合わせ　50か月前に残存歯を抜去した．その後の顎堤の形の変化に注目(Atwood, D. A.：J. Prosthet. Dent., 13：811, 1963)

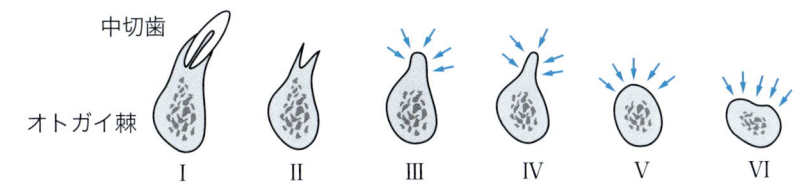

図2-21 ◆ 下顎前歯部の顎堤の形態の6順位　第Ⅰ順位：抜歯前　第Ⅱ順位：抜歯後　第Ⅲ順位：高くて，丸みをおびた　第Ⅳ順位：ナイフエッジ状　第Ⅴ順位：低くて，丸みをおびた　第Ⅵ順位：陥凹した(Atwood, D. A.：J. Prosthet. Dent., 13：811, 1963)

受けるのは，骨としては正常な機能である．骨形成が骨吸収をしのいでいる成長期間を除いて，正常な場合には両者の均衡がとれている．骨多孔症は，骨吸収が骨形成よりも多いため，負の均衡に傾く全身的な骨の疾患である．

顎堤の吸収は，骨の局所的な病的な喪失であって，それは単に原因となる因子を取り除くことによって再建することはできない．つまり，顎堤の大きさが増加することは現在のところ望めない．

顎堤の大部分が喪失しているのに，歯槽頂を覆う皮質骨層が存在することがある．これは骨の外側が破骨細胞によって除去されるのに先立ち，すでに新生骨が内側に敷設されていることを意味している．

「歯が抜去されると歯槽骨の存在理由がなくなって吸収されるのだ」，という廃用萎縮説があるが，これに従えば顎堤の吸収は生理的な過程といえる．しかし，顎堤の吸収の比率は異なっており，"歯槽"骨を越えて進行し，人によっては，骨形成よりも骨吸収の比率のほうがはるかに大きいために，歯槽頂の皮質骨ができずに終わってしまうこともある．

3　顎堤の吸収の発病学

研究データ(図2-22)によると，抜歯後の最初の5年間では，時期の違いによって顎堤の吸収の比率が著しく異なっている．さらに，被検者(34名)のなかで最大と最小の比率を示している2名についてみると，それぞれの吸収パターンは，抜歯後の初期に決まってしまい，以後の5年間にわたってその比率が保たれている．そして，この両者では，5年間に7.25倍の違いが生じている．

図2-23に，19年間にわたって観察した骨喪失曲線を示した．このグラフで最も目立つ所見は，下顎と上顎の骨喪失の違いである．すなわち，この患者は最初の3年間ののちには16年間，上顎前歯部の骨喪失はほとんど計測できないほど少ないが，下顎前歯部の骨喪失は持続的に起きている．このように一般的には，上顎前歯部の下顎前歯部に対する顎堤の吸収の平均比率は1：4で，下顎のほうが大きい．しかし，逆の場合も多く，個人差がある．

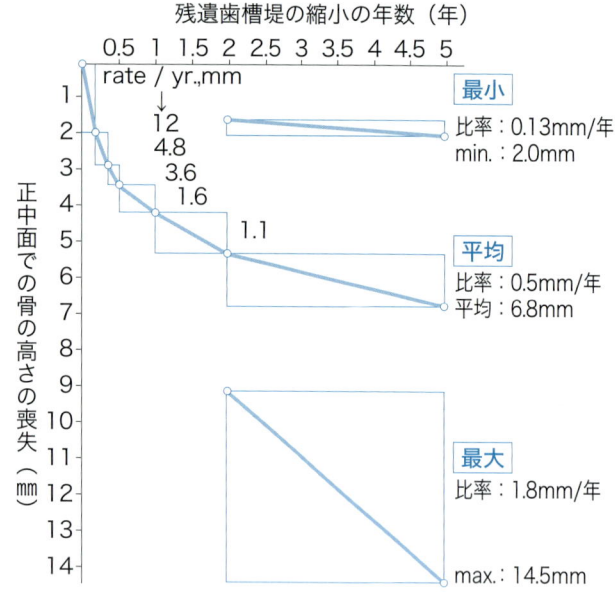

図 2-22 ◆ グラフは，抜歯後 5 年間の典型的な平均下顎骨喪失カーブと，最大および最小値の範囲を示している(Carlsson, G. E., Persson, G., 1967)

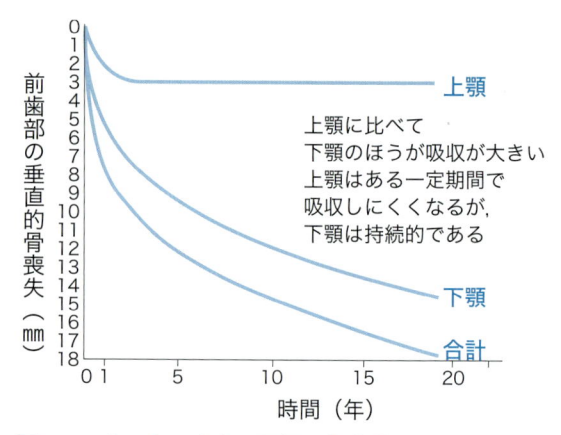

図 2-23 ◆ 1 人の患者の顎堤吸収曲線　下顎骨は早期に急激に吸収し，以後も経年的に減少していく(Atwood, D. A.: J. Prosthet. Dent., 13：811, 1963)

まとめ　歯の喪失後の顎堤（歯槽堤）の形態的変化

抜歯後には口腔周囲組織に形態的変化が起こる．この変化には個人差があるが，まず無歯顎になった場合の典型的な口腔周囲組織の解剖学的変化を理解することが重要である．

■上顎の場合
① 前歯部では唇側壁の吸収がとくに強い．
② 大臼歯部では頬側壁の吸収が強いため，歯槽頂は内側へ偏位する．

■下顎の場合
① 前歯部の顎堤断面の形をみると，唇側壁が薄いため吸収が強く，また，舌側壁も吸収するので，歯槽頂が尖鋭になる型が 2/3 を占める．さらに，吸収が強い場合は，下顎体の半分が消失し，顎堤の上面が平坦のものもみられる．この場合にはオトガイ棘が三角形に突出する．
② 小臼歯部では約 20％はオトガイ孔の高さまで吸収され，オトガイ神経は顎堤の上にくる．
③ 大臼歯部では，下顎骨体の軸そのものが外下方へ傾斜しているので，頬，舌側の吸収が起こると，歯槽頂はむしろ外側へ寄る傾向となる．逆に上顎大臼歯部の歯槽頂は内側へ寄るので，上顎顎堤弓のほうが下顎顎堤弓よりも内側になる（図 2-25，26）．

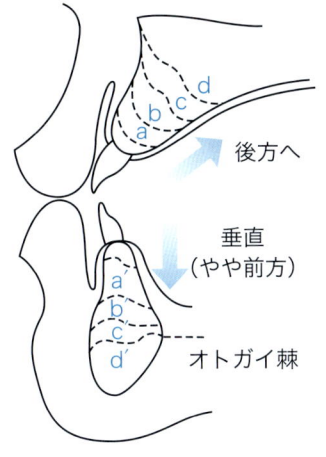

図 2-24 ◆ 吸収の進行に伴う上顎と下顎の顎堤の外形変化　上顎では，骨喪失に伴って歯槽頂は後方へ移動するが，鼻棘近くの顎堤は比較的一定のままである．義歯の床翼を決定するために，この位置を見つける．下顎では，歯槽頂は a′，b′，c′ においては次第に前方へ移動する．骨喪失が過度になったとき（d′）には，顎堤上の最も高い点はオトガイ棘と一緒になる（山縣訳，1981）

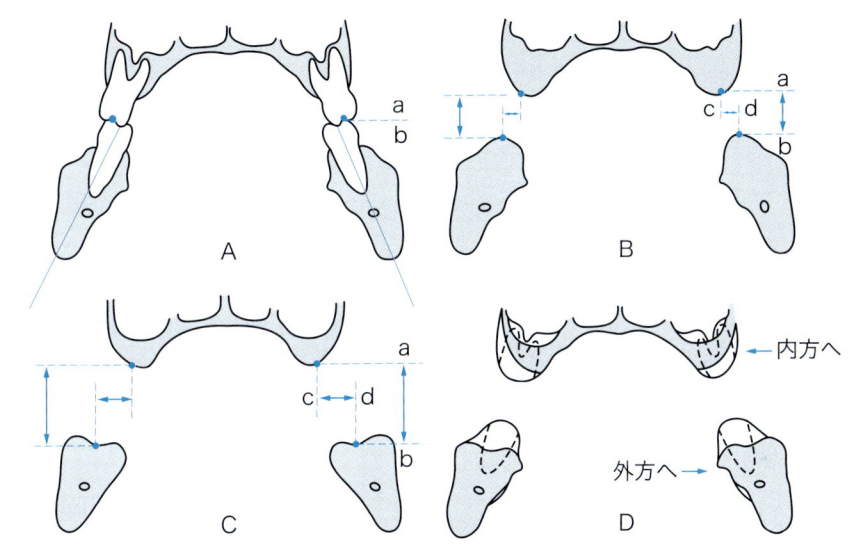

図 2-25 ◆ 抜歯後の歯槽吸収の段階（Starshak, et al., 1981）

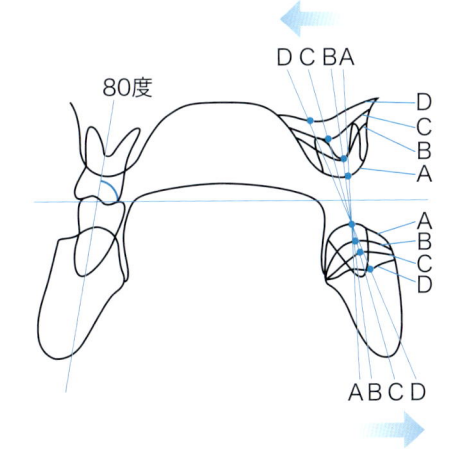

図 2-26 ◆ 臼歯部の顎堤の外形の変化　吸収は単に上下方向に進行するのではなく，歯槽頂の頬舌的位置が変わっていく．すなわち，上顎顎堤弓は狭く，下顎顎堤弓は広くなり，歯槽頂を結ぶ線（歯槽頂間線）は咬合平面に対して内側に傾斜していき，内角は 80 度（天然歯の歯軸の傾斜）以下になる．そして，吸収が進んだ状態（D）では上下顎の顎堤の対向位置の食い違いがさらに大きくなる（山縣，1985）

F　側頭下顎関節

下顎骨関節突起（下顎頭，顆頭 condylar head, condyle）と側頭骨関節窩（下顎窩 temporal fossa or glenoid fossa）とのあいだで構成されている関節を顎関節（mandibular joint），側頭下顎関節（temporomandibular joint：TMJ）という．図2-27に示すように関節頭と関節窩とのあいだには関節円板（articular disc）があり，関節腔を上下に分けている．円板と側頭窩との関節を上関節（upper joint）または側頭円板関節（menisco-temproral articulation）とよび，円板と下顎頭との関節を下関節（lower joint）または顆頭円板関節（menisco-condylar articulation）とよび分ける．

1 顎関節の特徴

他の関節と比べて，顎関節の特徴として，次のことがあげられる．

❶ 左右の関節が頭蓋の正中に対して対称的に位置し，両関節頭が1つの骨でつながれている．したがって，1側の関節の運動は，他側の関節の構造によって制約を受ける．

❷ 関節内の対向する骨面が滑膜で覆われ，しかも滑膜で覆われた関節円板によって関節腔が上下の二腔に分かれている．したがって，きわめて滑らかな関節運動ができる．

❸ 関節円板があるため関節頭と関節窩との嵌合関係が浅く，しかも，関節窩前方における関節包の付着位置が関節結節の外にあるので，関節頭の運動範囲が広い．

❹ 顎運動に伴う関節頭の運動様式が複雑で，他の関節にみられる関節頭の基本運動様式，すなわち回転（rolling），滑走（translation），下顎頭長軸を中心とした回旋（rotation）の複合したものである．

❺ 上顎歯の咬合面形態に沿って下顎歯が接触滑走（sliding contact）するときには，これに同調する顎関節運動がある．

このような構造的，機能的な特徴があるためにヒ

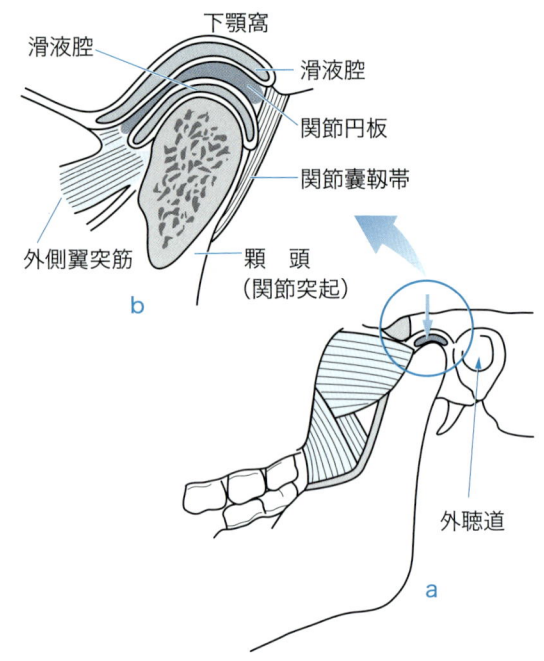

図2-27 ◆ 側頭下顎関節の模式図　関節腔は，関節円板（矢印）で2つの構成部分に分けられる．関節のすぐ後方に外聴道，鼓室が位置していることに注目

トの顎関節は自由度が高く，下顎の位置の変化に対応しながら顆頭の位置を変化させて，下顎の機能運動をまかなっている．

2 無歯顎者の顎関節の問題点

このように，下顎関節は，側頭骨下顎関節窩内に関節円板を介して下顎骨関節突起（顆頭）が嵌合し，関節包および靱帯で規制された運動性関節である．回転および滑走を含んだ複雑な運動を行うが，この運動は，下顎関節付近および体部に付着した諸筋肉の共同作業により営まれる．機能的には滑走する軸受をもつ蝶番関節に分類できる．

❶ とくに，有歯顎の状態では，関節には圧縮力よりも剪断力が多く加わっている．これは大部分の圧縮力を天然歯列が負担するので，関節はこのような力に対抗する必要がないからである．しかし，天

然歯列が喪失すると，側頭下顎関節に余分な圧縮力が加わるようになり，新しい機能的な要求に適応することが必要になる．そのため，関節の骨改造の他に，軟骨細胞が出現するといわれている．

❷ 関節の組織の適応能力を超えて持続的なストレスが加わると，退行変性的な関節疾患(運動障害，関節炎)の原因になるかもしれない．関節円板の穿孔も，この退行変性の1例である．

❸ もしも関節に過度の圧縮力が加わるのを天然歯が緩和しているのならば，無歯顎では歯による支えがないので，圧縮力が増加する．したがって，無歯顎者では，とくに変性的な疾患にかかりやすい．そのため，全部床義歯で咬合を回復して，これを防がなければならない(図2-6-c)．

G　下顎位と下顎運動

1　基準平面

複雑な下顎運動を分析し理解するためには，次の3方向の基準平面に投影した図を観察するのがよい(図2-28)．

a．**正中矢状面**　median plane, sagittal plane
正中部を縦に前後方向に通る平面．

b．**前頭面：額面**　frontal plane, coronal plane
正中面に直角に交わり，左右方向に通り，身体を前後に分ける平面．

c．**水平面**　horizontal plane

咬合平面　occlusal plane：水平面に対して前下がりになることに注意．

眼耳平面：フランクフルト平面　Frankfort horizontal plane, eye-ear plane(図2-29)

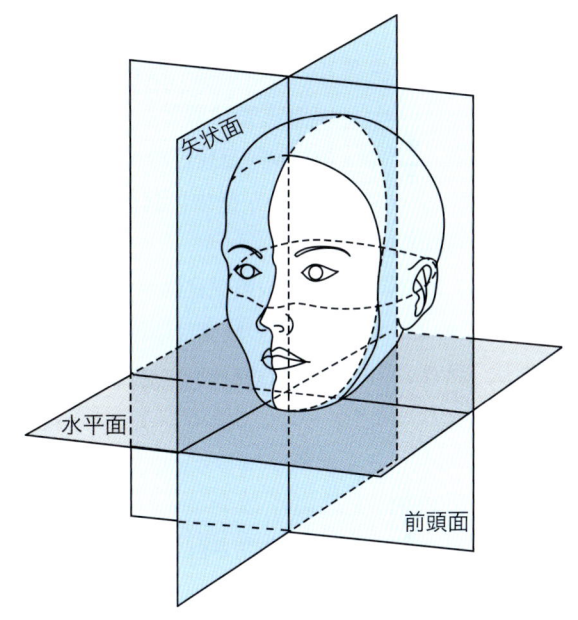

図2-28 ◆ 基準平面

2　下顎位

上顎に対する下顎の静的な位置で，重要なものとして，次のものがある．

❶ 咬頭嵌合位(中心咬合位)：歯列の対向関係
❷ 中心位：顆頭の位置
❸ 下顎安静位
❹ 顆頭安定位：❶に対応する顆頭の位置
❺ 嚥下位
❻ 発音位(発音時下顎位)

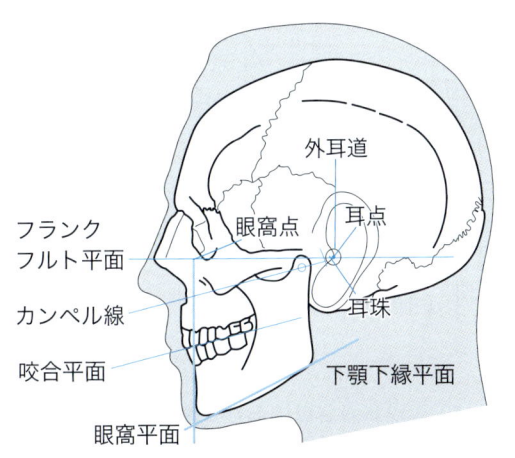

図2-29 ◆ 基準点と咬合平面，カンペル線，フランクフルト平面

(1) **中心咬合位（咬頭嵌合位）** centric occlusion (CO) (intercuspal position)（図2-30）

❶ 一般的には，下顎運動の出発点，および帰着点である．

❷ 上下顎歯が最大面積で咬合接触したときの下顎の位置．

❸ 歯列の対向関係位であって，顆頭の位置の規定はない．

❹ 正常な中心咬合位は，歯が最大面積で咬合し，関節頭が関節窩の安定した位置（顆頭安定位）に収まった状態と考えられる．

すなわち，上下の歯列が最大接触面積で咬合する位置であり，有歯顎者の場合には，反復開閉運動（タッピング）の終点の安定した位置として無意識に再現される．これは，歯根膜固有受容器からのfeed-back機構によって下顎運動が微妙に制御されるためと考えられる．

しかし，無歯顎者では歯根膜受容器が失われているので，このような下顎運動の制御は期待できない．つまり，患者が自動的に中心咬合位を再現してくれるのではなく，術者が判断して決めることになる．

(2) **中心位，中心関係** centric relation（CR）（図2-31）

❶ 顎関節窩内で顆頭が強制されることなく最後退位にある．

❷ そこから側方運動が可能である．

❸ 上下顎歯の接触関係とは無関係に，顆頭の位置により規定される．

❹ ある範囲の垂直高径内で，蝶番運動が可能．

❺ 有歯顎では，中心位における歯の接触位は咬頭嵌合位より約1mm後方であるものが多い．

側頭下顎関節の関節窩に対して，顆頭が最後方で最上方になったときの顎位．すなわち，上下歯列の対向関係からではなく，顆頭がどういう位置になっているかを規定したものである．

ただし，顆頭の最後退位は直接確認できるものではなく，また，後方へ下顎を誘導するときの圧力の大きさによっても変わってくる．そこで次のような補足の定義が必要になる．

❻ 無理な緊張がない状態（unstrained）であること．

❼ その位置から下顎の側方運動が無理なく行えるような顎間関係．

顆頭の最後退位では，ある範囲内で蝶番運動（hinge movement ヒンジムーブメント）によって開閉運動ができる．このときの回転中心を蝶番軸（hinge axis ヒンジアキシス）という（図2-32, 33）．

有歯顎者では，中心位と中心咬合位とは一致していない例が多く，中心咬合位は中心位の1〜0.5mm前方になっている．しかし，無歯顎者では，患者本

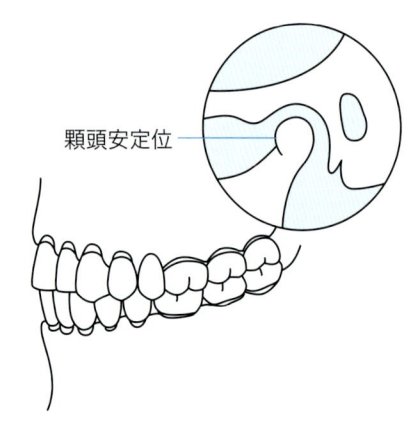

図2-30 ◆ 咬頭嵌合位における顆頭位 咬頭嵌合位では，顆頭は関節窩内で最後退位よりも少し前方にあって，いわゆる顆頭安定位を占めている（林，1981より改変）

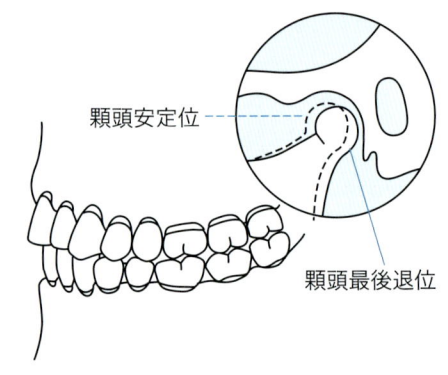

図2-31 ◆ 中心位における歯列の咬合と顆頭位 中心位では，顆頭は関節窩内で後方限界位になっていて，上下の歯は，一般的には咬頭嵌合位より後方で接触している（林，1981より改変）

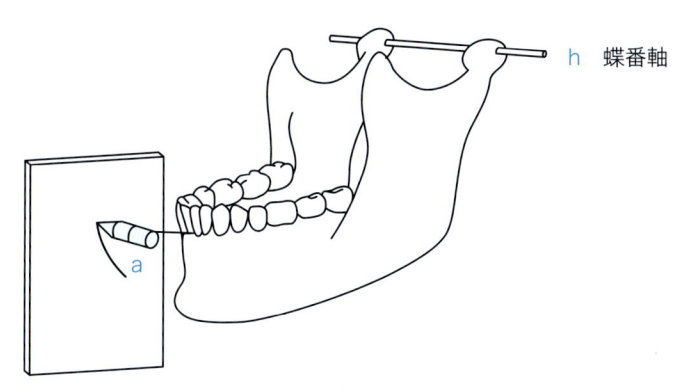

図 2-32 ◆ 下顎の蝶番運動（ヒンジムーブメント） 下顎を中心位に後退させて開閉運動を行わせると，ある程度の開口量までの範囲では，顆頭付近の特定の点（ヒンジポイント）を中心とする蝶番運動が起こる（終末蝶番運動, terminal hinge movement ターミナルヒンジムーブメント）．すなわち，h 軸を中心とする円弧(a)が描かれる

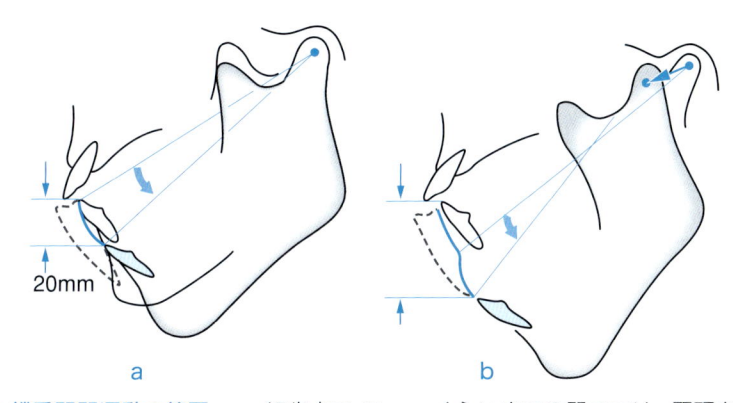

図 2-33 ◆ 蝶番開閉運動の範囲 a：切歯点で 20 mm くらいまでの開口では，顆頭を中心とした蝶番運動が可能であるが，b：それ以上の開口では，顆頭は矢状顆路を描いて前方移動する（図の点線は切歯部における限界運動範囲）

来の中心咬合位は知ることができないので，咬合を再建するよりどころとして，中心位を基準とする場合が多い．また，無歯顎者では歯根膜受容器による下顎運動制御機構が働かないため，顎関節内の受容器による下顎の位置の制御が優先し，下顎の閉口の終末は中心位に非常に近くなるという考え方もある．

(3) 下顎安静位（図 2-34）

❶ 閉口筋群および開口筋群とのあいだに力の平衡が保たれていて，下顎が一定の空間的位置を保っている状態．

❷ 上下口唇は弛緩し，軽く接触して口裂を閉鎖している．

❸ 下口唇とオトガイとのあいだのオトガイ唇溝や鼻唇溝が自然な状態である．

❹ 上下口唇が審美的に適正な位置にある．

❺ 安静位の口裂の上唇下縁から約 1～2 mm 下方に上顎中切歯の切縁が位置する．

❻ 上下顎の咬合面間に約 1～4 mm の間隙（安静空隙, 自由空隙, free-way space フリーウェイスペース）が存在する．

(4) 下顎安静位の変動

全部床義歯の製作では，安静位を下顎の基準位置として利用するのは有力な手段ではあるが，患者の状態をつねに考慮しなければならない．

❶ 下顎安静位（postural rest position：RP）は下顎挙上筋の緊張と重力とのあいだのバランスによって保たれている．姿勢が変化すると安静位にただち

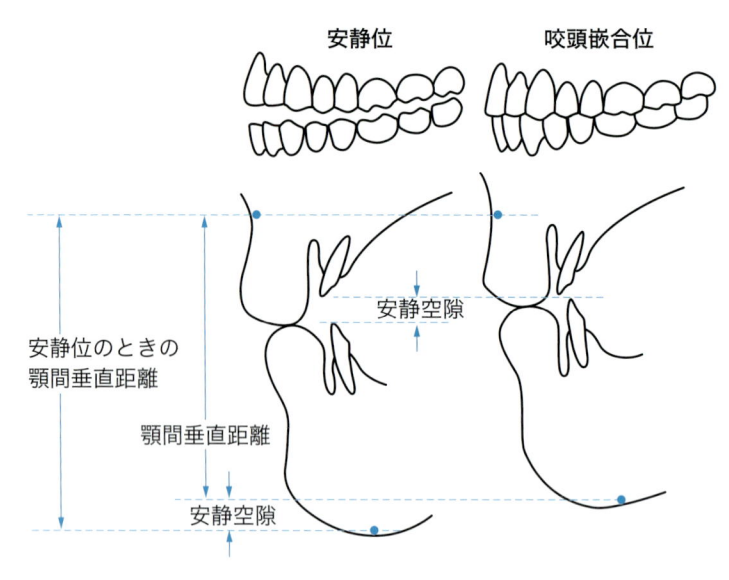

顎間垂直距離＝安静位のときの顎間垂直距離－安静空隙
安静空隙＝小臼歯部で2.0～3.0 mm

図2-34 ◆ **下顎安静位と安静空隙** 下顎安静位では，上下の歯は接触せず，下顎は上顎に対してほぼ一定の安静位顎間垂直距離を保っており，咬頭嵌合位における顎間垂直距離よりは安静空隙量だけ開口した状態にある(林, 1982)

に影響する．通常は，垂直な体位のときに，小臼歯部で咬合面間に 2.0～3.0 mm の安静空隙(free-way space)が存在するが，頭部を前屈すると，下顎が前上方に移動し，咬合面間距離(interocclusal distance)は減少する．頭部を後屈すると，下顎は後下方に移動して咬合面間距離は増加する．このように，安静位は，姿勢の条件を規定しなければならない．通常，安静位とは，患者が垂直な体位で座っているか，立っていて真直に前方を見ている状態で計測する．

❷ 下顎安静位には，姿勢の他の多くの要素が影響する．安静位垂直高径は咬合の喪失によって減少し，義歯を装着していない無歯顎者では安静位の変動が大きくなる．そして，義歯の装着後には再び安静位垂直高径は増加する．

また，舌と口蓋の関係が安静位を決めるための感覚機構として働いている．有歯顎者でも，口蓋を被覆するような床を装着すると安静位垂直高径が増加し，安静位も変動性が大きくなる．また，無歯顎者の安静位も，上顎義歯床による影響を受ける．

❸ 安静位に影響する要素には，年齢，健康状態，ブラキシズム，歯の喪失の順序と期間，顎堤の高さ，過去の義歯の経験などがある．

❹ 精神的な緊張も，神経筋作用に影響するので，重要な要素である．

ストレスや精神的緊張によって筋の緊張が増加する．このとき，下顎挙上筋の緊張の増加によって安静位垂直高径は減少し，その結果として咬合面間距離も減少することになる．

(5) **顆頭安定位**

❶ 関節窩，関節包内で，顆頭が独自の安定した姿勢に復帰した位置．

❷ 正常歯列の有歯顎者では，上下歯列が中心咬合位になったときの顆頭の位置と考えられる．

つまり，顆頭が安定位から変位したとき，関節円板などの顎関節軟組織にひずみが生じて，これが顆頭をもとの姿勢に復帰させる働きをする．したがって，顆頭安定位は，顆頭周囲の軟組織のトーヌスの均衡した位置と考えられる．

(6) **嚥下位**

❶ 嚥下時に上下歯が接触する位置である．

❷ 咬頭嵌合位の後下方で歯が接触し，平均 0.5 mm 前方滑走して嵌合位に達する．

❸ 後方歯牙接触位に近いものもある．

(7) 発音位（発音時下顎位）(図 2-35)

一般に自然な言語音の発音中には，上下歯列は接触せず，咬合面間には間隙がある．各種の母音，子音の発音時に下顎はさまざまな運動をするが，中でも[s, m]の発音時には，下顎は固有の顎位になる．

❶ [s]発音位：最小発音間隙，すなわち 1～2 mm の咬合面間間隙がある．

つまり，[s]などの歯音の発音時に，下顎は上顎に最も近づいて，上下前歯の切端間に狭い間隙ができる．これを最小(最近接)発音間隙(closest speaking space)という．

❷ [m]発音位：下顎安静位に近く，2～4 mm の咬合面間間隙がある．

つまり，[m]の発音時には，下顎は下顎安静位に近い位置になる．

3 下顎運動

顎運動や咀嚼に調和した補綴物を製作するためには，患者の下顎運動を知ることが重要である．そのためには，まず典型的な下顎中切歯部の運動に対応する左右顆頭の運動を理解し，そこから，上下歯列の相互の運動を考える．

最終的には，上下顎臼歯の運動方向に調和した咬合面をつくるのが目的となるが，単に口腔内を観察したり，模型をみても客観的に状態を把握できないので，まず，下顎運動を左右の顆頭点と切歯部で代行する機械，すなわち咬合器に移して判断する．

(1) 下顎運動の計測方法

切歯点の運動を観察するために最も簡便なのは，下顎に鉛筆などを付着して，上顎に固定した矢状面，または水平面の描記板に運動軌跡を描記する方法である．この他に，磁石を下顎(切歯点)に固定して，その動きを磁気センサーによって三次元的に計測する方法(mandibular kinesiograph：MKG)や，下顎に付着した発光ダイオードの動きを記録する方法などがある．

顆頭の運動を計測するには，描記法とチェックバ

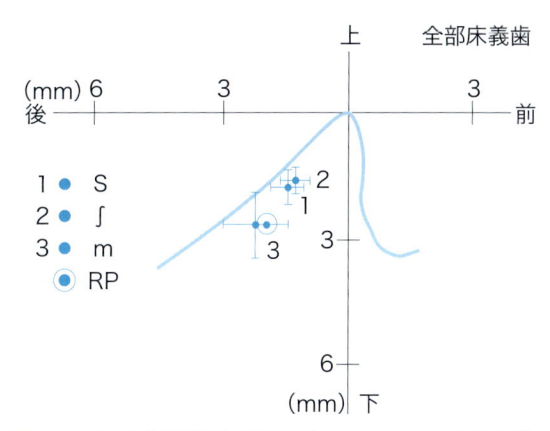

図 2-35 ◆ 中心咬合位と発音位（山縣，1984） 全部床義歯患者の 1 例について矢状面でみた下顎切歯点の中心咬合位(0 点)に対する[s], [ʃ], [m]の発音時の下顎位および下顎安静位(RP)の位置関係

イト法がある．

a．描記法

顔弓(第 10 章参照)を上下顎に固定し，そのアームの顆頭の外側に描記針を設置して顆頭の外側で皮膚上，または頭蓋に固定した描記板上に下顎運動に伴う描記針の動きを記録する(図 10-11～13 参照)．

パントグラフ法（グラフィック法）

切歯点および顆頭点で，水平面と矢状面に同時に下顎運動軌跡を描記して計測する(図 10-14 参照)．

6 自由度顎運動測定装置

単純に描記するわけではなく，オプトメカトロニクスなどの応用により全範囲での顎運動を再現する．

ヒンジアキスロケーター

ヒンジアキシスを求め，顆頭点の精度を高める．

b．チェックバイト法

チェックバイトとは，ある顎位を記録する方法をいい，前方位であれば前方チェックバイトとよばれる．偏心咬合時に，上下歯列間に現れる Christensen 現象（クリステンセン現象）による間隙を，ワックスや印象材などにより記録し，これを咬合器上の模型に適合させて顆路角を測定する(図

(2) 下顎の基本的な運動(図 2-36)
a．開閉運動
習慣性開閉運動
　　有歯顎者が意識せずに小範囲で開口，閉口を行った場合で，ほぼ一定の経路となり，通常は咬頭嵌合位と下顎安静位を通って往復する．
後方限界開閉運動
　　意識的に下顎最後退位を保ちながらの開閉で，小さな開口範囲では蝶番運動であるが，これを超えると前進運動を伴い顆頭は前方移動する．

b．滑走運動
上下の歯の咬合面の接触を保ちながら下顎を運動させる．
前方滑走運動
　　中心咬合位から前進させる．
後方滑走運動
　　中心咬合位から後退させる．
側方滑走運動
　　中心位または中心咬合位から外側方に移動させる．
作業側
　　下顎が外側に寄った側をいう．
平衡側(非作業側)
　　下顎が内側に寄った側をいう．
　　下顎が外側に移動した側，すなわち作業側の左右の別を付して区別する．たとえば，右が作業側となる運動を右側方運動とよぶ．

(3) 切歯点の運動
a．矢状面
有歯顎者の下顎切歯点の限界運動を矢状面に投影すると，図 2-36 のように運動する．
　　このとき，中心咬合位 CO から前方に滑走運動させると，前歯の被蓋度，または咬頭傾斜に沿って咬合平面に対して下方に移動する．この運動軌跡を切歯路といい，咬合平面に対する角度を矢状切歯路角とよぶ．さらに，前方運動をさせると前方限界点に達して，ここから開口すると最大開口位に達する．

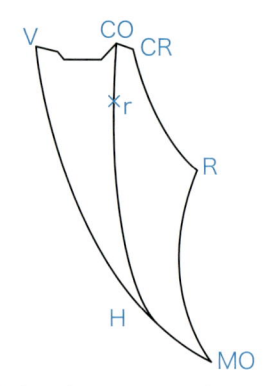

図 2-36 ◆ 有歯顎者の下顎切歯点の矢状面における運動範囲　CO：中心咬合位　CR：中心位(下顎の後方限界咬合位)　V：前方限界咬合位　MO：最大開口位　CR-R-MO：後方限界開口運動路　V-MO：前方限界開閉運動路　V-CO-CR：上方限界運動路(前後的咬合滑走路)　CO-H：習慣性開閉口路　r：下顎安静位

　　中心咬合位から後方に滑走運動させると，咬頭傾斜の影響を受けて後下方に移動して後方限界点，すなわち中心位 CR に達する．このときの中心咬合位から中心位までの移動量は平均 0.5 mm といわれているが，個人によって異なっており，両者が一致している者もある．
　　下顎を中心位から後方に引きながら開口させると，約 2 cm の開口範囲までは顆頭を中心とした蝶番運動で開口できる．これを蝶番運動路といい，この運動の回転中心を蝶番軸(hinge axis)という．さらに開口すると，下顎は前方に移動しながら開口する．すなわち，後方限界運動路には変曲点ができて最大開口位に達する(図 2-33 参照)．
　　中心咬合位から自然に開口すると，後方限界運動路よりも前方の習慣的な経路になる．これを習慣性開閉運動(habitual opening and closing movement)といい，習慣性開閉口路上に下顎安静位がある．

b．水 平 面(図 2-37)
　　下顎を中心位から側方滑走運動させると前側方に向う経路が描かれる．これが側方限界運動路であり，左右の運動路がなす角度を側方切歯路角(平均 120 度)という．左右の側方限界運動路と前方運動路は中心位 CR で一点に集まり，矢印の形になる．これをゴシックアーチという．

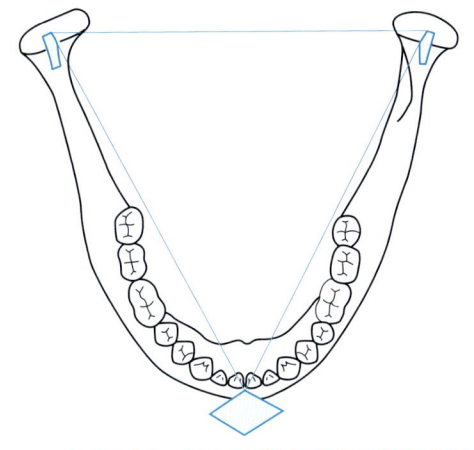

図 2-37 ◆ 水平面における下顎切歯点の全運動範囲
下顎の切歯点で下顎の全運動範囲を描かせると，下顎最後退位，最前方位，左右の側方限界位をそれぞれ頂点とする菱形がえられる．最後方の頂点が中心位で，これをゴシックアーチのアペックス(頂点)とよぶ．中心位から側方限界運動路がなす扇型をゴシックアーチまたは側方切歯路とよぶ(Posselt, 1957)

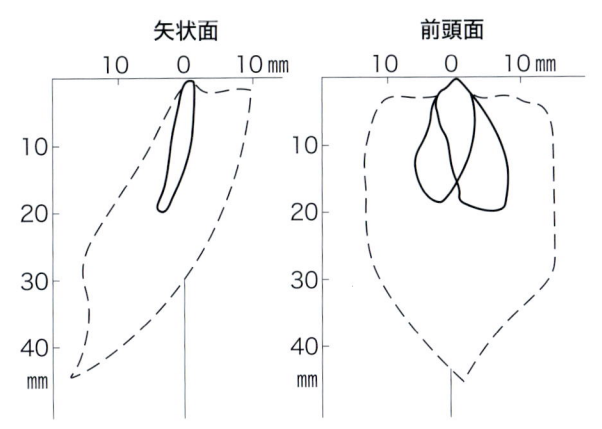

図 2-38 ◆ 下顎切歯点における咀嚼運動範囲　実際に食品を咀嚼しているときの下顎の運動範囲(実線)は全運動範囲(点線)のごく一部であって，咬頭嵌合位から上下的に 20 mm，前後的に 2 mm，左右的に 8 mm 程度の範囲内である(林, 1982)

側方限界点から下顎を前方に運動させると，前内方に移動して前方限界運動路に集まって，全体は菱形になる．

c．前頭面(図 2-38)

中心位または中心咬合位から側方滑走運動をさせると，上顎犬歯舌面または臼歯の咬頭傾斜に沿って下外方に移動して側方限界位にいたる．ここから開口すると，次第に正中に復帰して最大開口位に合致する．

(4) 顆頭の運動

顆路(下顎頭の運動路)は，下顎運動の後方決定要素とよばれ，前方決定要素である切歯路と共同して，下顎の三次元的な運動を規定するものである．したがって，人工歯の形態，ことに咬頭傾斜角や歯列の彎曲(調節彎曲)の程度などの調整に関係が深いが，各患者固有のものであるので，個別にチェックバイトなどで計測して咬合器に再現するべきである．

a．矢状面(図 2-39)

顆頭の運動を矢状面に投影してみた運動軌跡を矢状顆路という．

矢状顆路

下顎が前方運動すると，顆頭は関節窩前壁に沿って S 状の彎曲を描いて前下方に移動する．この軌跡が咬合平面となす角度は平均 30 度である．

蝶番運動の範囲を超えた開口運動時にも，顆頭は矢状顆路を描いて前方に移動する．そして，最大開口時には，顆頭は前方運動時よりもさらに前方に移動する．

側方運動時にも平衡側顆頭は，前下内方に移動して，水平面に対して角度をなすが，これを側方運動時矢状顆路とよぶ．

前方運動時と平衡側側方運動時の顆路を矢状面投影したときの角度の差をフィッシャー角(Fischers' angle 2～3 度)とよぶ．

b．水 平 面(図 2-40)

側方運動時の顆頭の運動を水平面からみたときに，正中線となす角度を側方顆路角という．

側方顆路

側方運動時の顆頭の軌跡で，平衡側および作業側顆路がある．

平衡側顆頭の運動

平衡側すなわち下顎の移動方向に対して反対側の顆頭は前下内方に移動する．この側方顆路が正中面となす角度をベネット角(Bennett angle, 平均 15 度)とよぶ(図 2-40)．しかし，

a　　　　　　　　　　　　b　　　　　　　　　　　　c

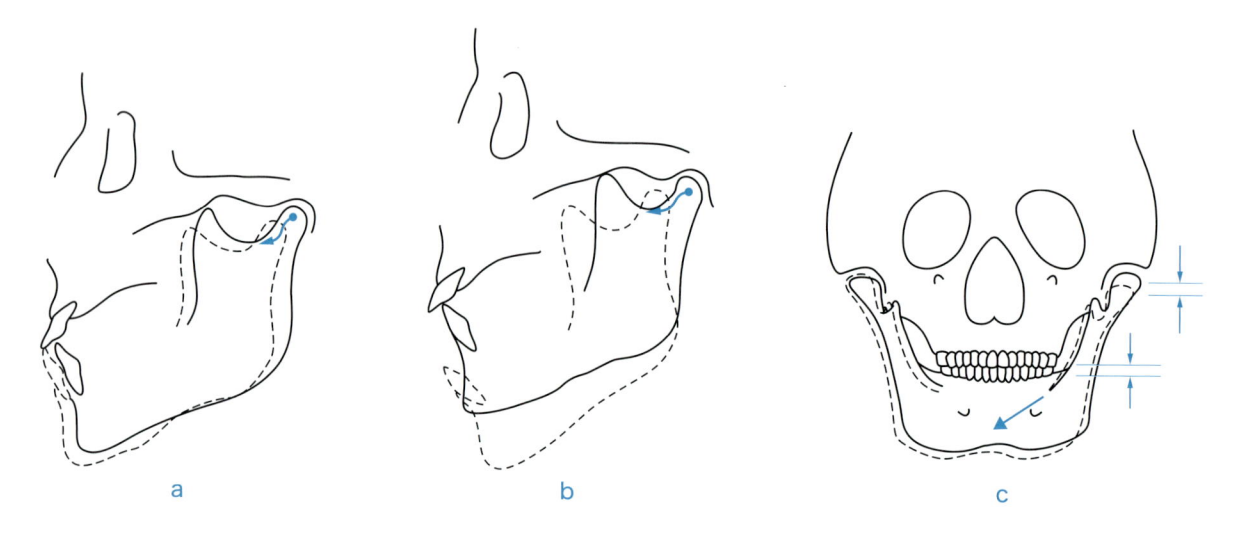

前方運動時の矢状顆路

角度差
フィッシャー角

側方運動時の平衡側
顆路の矢状面での投影

d

図2-39 ◆ 下顎運動と下顎頭の動き　下顎が咬合接触したまま前方運動(a)するときは，下顎頭は関節結節に沿って前下方に移動する．これを矢状顆路という．大きく開口(b)するときも同様であるが，その移動量は前方咬合のときよりも大きい．下顎が側方運動(c)するときは，平衡側下顎頭は前下内方へ移動する．このときも矢状面に投影してみると，平衡側顆頭は前方運動時と同様の矢状顆路を描く(d)．両者の角度の差をフィッシャー角という（林，1982より改変）

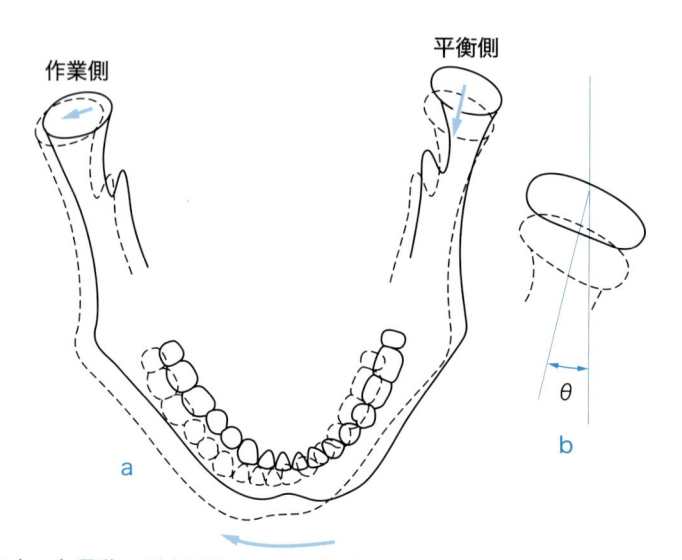

作業側　　　　　　　平衡側

a　　　　　　　　　　b

図2-40 ◆ ベネット運動　側方運動すると平衡側の顆頭は前下内方に動き(b)，作業側顆頭は回転しながら外側へ移動する．そのため，下顎全体は作業側方向に横すべりする(a)．これをベネット運動という．また，正中面に対して平衡側顆頭の運動軌跡がなす角度(θ)をベネット角という

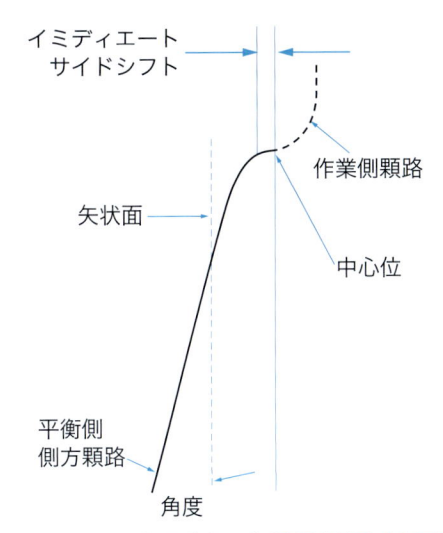

図 2-41 ◆ ベネット運動と平衡側側方顆路（水平面）
側方運動の際の平衡側顆頭は，矢状面に対し内方に向かって動く．そのときの顆路を水平面に投影すると，矢状面に対しベネット角をなしているが，運動軌跡は必ずしも直線ではなく，下顎全体のベネット運動の違いに応じて顆路の起点から終点までさまざまな程度の彎曲を描く．中心位から最初に側方移動する部分をイミディエートサイドシフト，直線的に前方移動する部分をプログレッシブサイドシフトとよぶ

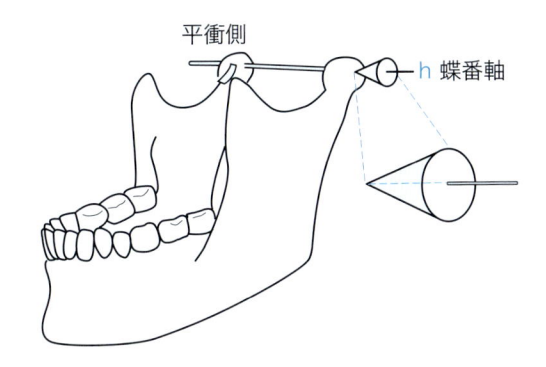

図 2-42 ◆ 作業側顆頭の運動範囲 作業側顆頭は，顆頭間軸を中心として頂点が60度の円錐形の範囲内を外側に移動する

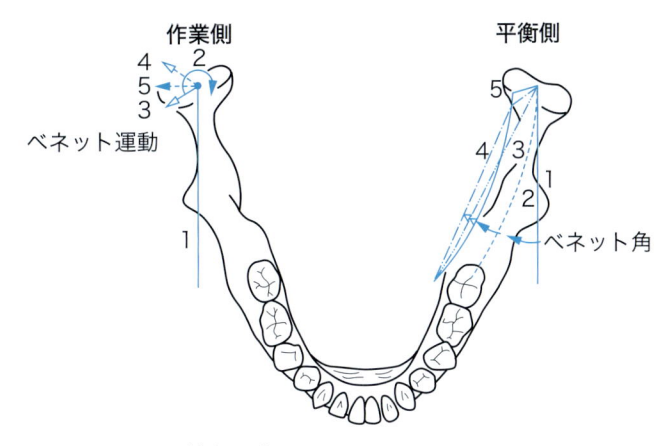

1：前方運動
2：作業側顆頭の回転
3，4：作業側顆頭が外前方，外後方に移動
5：作業側顆頭が真横に移動

図 2-43 ◆ 作業側顆頭の運動方向によって，平衡側の運動方向は異なってくる．平衡側の運動経路は同じ番号の作業側の運動方向と対応する

実際には平衡側側方顆路は直線ではなく，さまざまなタイプで彎曲している（図 2-41）．この場合は，直線的に前方移動する部分をプログレッシブサイドシフト，側方移動部分をイミディエートサイドシフトとよぶ．

作業側顆頭の運動

作業側，すなわち下顎が寄った側の顆頭の運動は，反対側の平衡側顆頭の運動よりも小さく，主として関節窩内での回転運動である．しかし，単純な回転だけではなく，外側方に大きく移動するタイプもある．外方への移動方向や量はさまざまであるが，顆頭間軸を中心とする60度の円錐形の範囲内であるといわれている（図 2-42）．このように，平衡側顆頭とともに作業側顆頭も外側方に移動するので，下顎全体が作業側方向に横すべりする．このような側方運動時の下顎の体移動をベネット運動（Bennett movement, Bennett shift ベネットシフト）とよぶ．

このような作業側顆頭の運動は，それ自体は小さくて正確な計測や咬合器への再現がむずかしいが，顆頭から離れた歯列では運動が拡大されるため咬合面への影響が大きくなり，作業側で働く咬合面形態の形成に重要な要素である（図 2-43）．

c．前頭面

〈中心位または顆頭安定位からの運動〉
作業側へ　→ほぼ水平に近く外方へ向かう．
平衡側へ　→急角度で内下方に向かう．

(5) 下顎の全運動範囲（図 2-44）

a．切歯点

切歯点での全運動範囲は，矢状面での限界運動路

と，水平面での限界運動路，すなわちゴシックアーチと，前頭面での限界運動を組み合わせたもので，Posselt(1957)によると，図 2-44 に示すようなバナナ形の菱形柱になる．これを，Posselt の図，またはスウェーデンのバナナとよぶ．

b．顆頭点

切歯の動きに対応して左右の顆頭が回転と移動を複合した運動を営むが，顆頭の運動範囲は限られていて，矢状面の顆路(図 2-39)と水平面の顆路を組み合わせた S 状の板の範囲内である(全運動軸，図 2-44)．

ただし，顆頭には大きさがあり，そのなかでこのような上下的に狭い範囲を運動するのは特定の基準点だけである．この点を全運動軸という．

(6) 歯列の運動

臼歯列は切歯点と顆頭点によって制限された範囲を運動する．つまり，下顎臼歯の咬頭は，左右の顆頭と切歯点の位置に対応した運動軌跡を描くが，このような上下顎臼歯咬合面の相対的な運動を知ることが重要である．

a．水平面

水平面でみると，図 2-45 に示すように前方歯で正中に近いほど切歯点のゴシックアーチに似ていて，後方歯ほど顆頭の軌跡に似てくる．すなわち，作業側では外側方に，平衡側ではベネット角に近く，前内方に運動して，ひずんだ菱形の運動範囲になる．

後方または正中から離れるほど左右の運動軌跡，すなわちゴシックアーチのひずみが大きくなる．

b．矢状面

前方歯ほど切歯点の運動軌跡に近く，後方臼歯ほど顆頭の運動に似てきて Posselt の図を上下的に圧

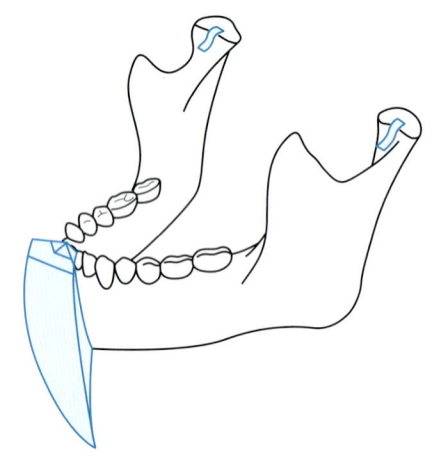

図 2-44 ◆ 下顎切歯点および両側顆頭点の全運動範囲 顆頭の全運動範囲は，わずかな厚みをもって S 字状に彎曲した平板状となり，下顎切歯点の全運動範囲は，最大開口位に頂点をもった菱形柱状となる(Posselt, 1962)

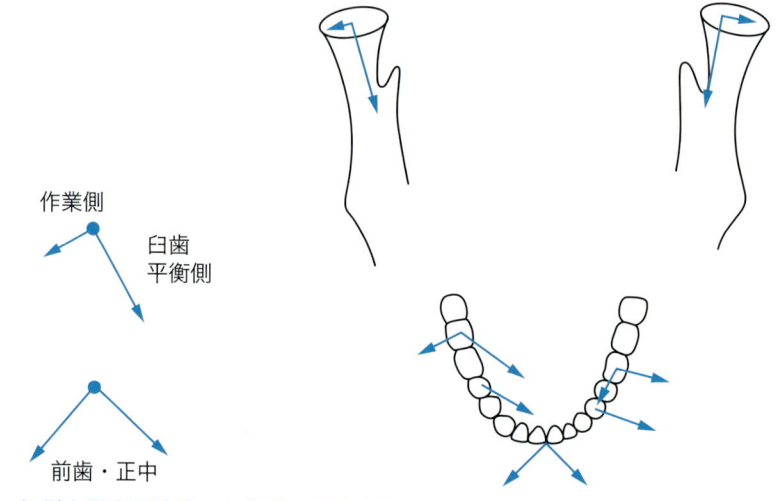

図 2-45 ◆ 側方滑走運動時の臼歯列の運動方向 平衡側では後方歯ほどベネット角に近くなり前内方に運動する．作業側では後方歯ほどベネット運動に近く外側方に運動する．前方で正中に近づくほど平衡側と作業側の運動方向は対称的になり，切歯点ではゴシックアーチをなす

縮した形になる．

c．前頭面

作業側への運動は，後方歯ほど作業側顆頭の運動方向に影響されて外側方に水平に近くなる．前方歯は，切歯路の運動方向に近づく．

平衡側への運動は，後方歯では平衡側顆頭の運動方向に近く，急傾斜で前下内方に動き，前方歯は切歯路の影響を大きく受ける．

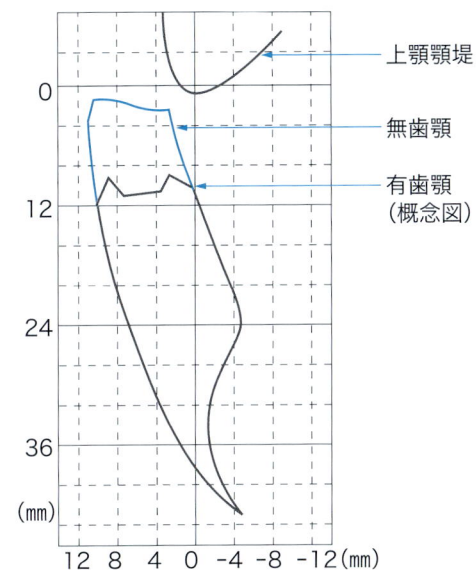

図 2-46 ◆ 無歯顎の矢状面での運動範囲（末次，1961より一部改変）

(7) 無歯顎の下顎運動の問題点とChristensen現象（クリステンセン現象）

無歯顎者では，歯による誘導要素（ガイド）がなくなっていて，顆頭による指導（ガイド）だけになる．

したがって，有歯顎による切歯点の全運動範囲の図がさらに上方に延長され，上面は平坦な形になる．つまり，残存歯による制限がないので，下顎は中心咬合位の水準を超えて上方まで閉じることができる．また，咬頭の凹凸による誘導がないため，自由で平坦な運動軌跡になる（**図 2-46**）．

ただし，人工歯列で補綴しようとするときは，一般に顆路と咬合平面が平行でないため，さまざまな問題が起こる．

たとえば，**図 2-47**のように，咬合面が咬合平面に平行で平らな義歯を装着して滑走運動をさせたとすると，次のような問題が起こる．

a．前方滑走運動では

前方部ほど緩い角度で前進し，後方部ほど矢状顆路傾斜に近く，急傾斜で前下方に移動する．このため，上下の咬合面は，前方で接触して後方ほど大きく離開し，くさび型の間隙ができる．これを，Christensen（1905）は矢状Christensen現象と名づけた．

b．側方滑走運動では

作業側では，外側方に水平に近い角度で動き，平衡側では平衡側顆頭の矢状顆路およびベネット角の

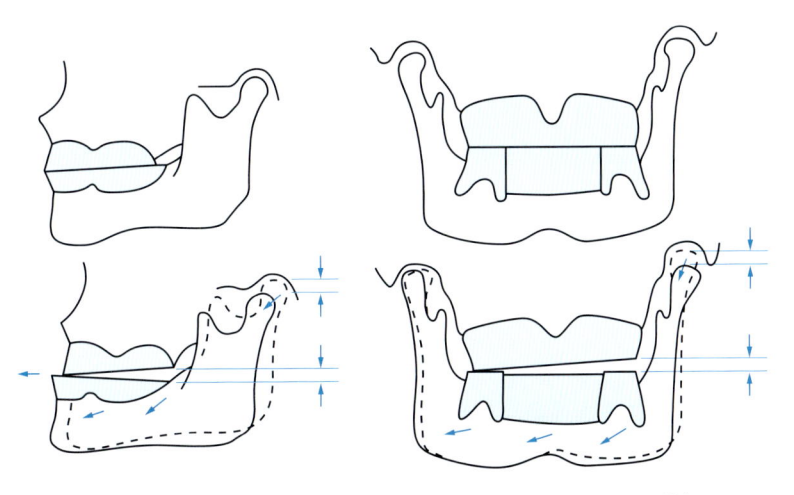

a：矢状Christensen現象　　b：側方Christensen現象

図 2-47 ◆ Christensen現象

影響を受けて，前下内方に急傾斜で移動する．
　このため，咬合面は作業側では接触して平衡側では離開する．これを側方 Christensen 現象という．
　前後的にみると，この間隙は前方では切歯路傾斜角の影響で小さく，後方になるほど平衡側顆路の影響を受けて大きくなる．つまり，三次元的にみると，平衡側では矢状と側方の Christensen 現象が同時に起こり，平衡側では後方に向かって大きな間隙ができる．有歯顎者では，通常は顆路傾斜よりも切歯路傾斜のほうが大きいので，これとは逆の現象が起こる．

　このような Christensen 現象は，全部床義歯の安定を阻害する大きな要素である．無歯顎者に与えるべき咬合様式の問題点を考える際には，この現象を防止することが重要である．

(8) 咀嚼運動
　咀嚼時の下顎運動は，食品の種類(硬い，軟らかい)や咀嚼の進行程度によって異なるが，通常は下顎全運動範囲内でごく狭い範囲に限られている．上下顎の歯が接触する頻度も少なく，範囲も中心咬合位から 2 mm 程度の範囲内である(図 2-38 参照)．

H　筋　肉

1　全部床義歯と関係の深い筋

　全部床義歯補綴では，咀嚼，咬合のための咀嚼筋だけではなく，義歯の維持のために，義歯床の周辺を取り巻いている顔面表情筋，あるいは口腔底の筋の理解も深める必要がある．
〈全部床義歯の機能に関与する筋〉
・顎運動を行う筋．
・義歯床を取り巻く筋(唇，頬，舌，口腔底，軟口蓋などを構成する筋)．

　結局，顎顔面領域のすべての筋が全部床義歯の形態および機能と関連をもっている．これらの筋はいずれも随意筋であるが，異なった性格の筋群から成り立っている．
・骨から骨に終わる運動筋的なもの．
・骨から始まって皮膚に終わる表情筋的なもの．
・筋あるいは腱板から始まって筋に終わる内臓筋的なもの．
　これらが入り混じっている．
　したがって，筋作用も，随意筋的な運動から不随意筋に近い運動が可能で，これによって，複雑な調節機序をもつ顎口腔の機能がまかなえる．

2　4 大咀嚼筋：咬筋，側頭筋，外側翼突筋，内側翼突筋(図 2-48)

●咬　筋
起始：頬骨弓下縁
　　　下方に向かって
停止：下顎外面の咬筋粗面
　　　浅部筋束は上前方から下後方斜めに走り，
　　　深部筋束は，上方から下方にほぼ垂直に走る．

●側頭筋
起始：側頭骨の広い区域
　　　筋束は頬骨弓の内側を通り，
停止：下顎骨の筋突起　processus muscularis
　　　扇状にひろがり，前部筋束，中部筋束，後部筋束の部分に分けられる．
　　　前部筋束はほぼ垂直に走行して筋突起を斜め後方に引っ張り，
　　　後部筋束は前後的に走って筋突起を後方に牽引する作用をもつ．

●外側翼突筋
起始：蝶形骨大翼の外側面および蝶形骨翼状突起外側板外面
　　　後外方に走って
停止：上頭は関節円板，下頭は下顎頭頸部前面

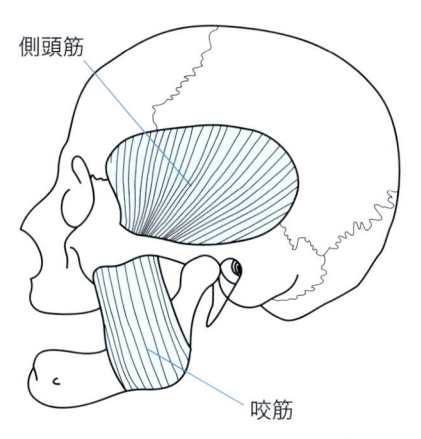

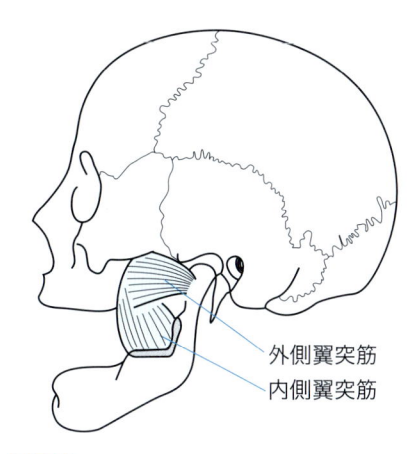

図 2-48 ◆ 4 大咀嚼筋

　この筋が収縮すると，関節円板とともに下顎頭が関節結節の斜面に沿って前下方に引き寄せられる．
　蝶番運動以外の開口運動のときは，下顎頭は回転とともに前下方へ滑走する．

● 内側翼突筋
　起始：蝶形骨翼状突起内面の翼突窩
　　　　後下方に向かって
　停止：下顎角内面
　　　　下顎枝のすぐ内側を通る．

3　下顎運動に関与する筋

〈主作用筋と補助作用筋の働き〉
・主作用筋：それぞれの運動を行うための筋．
・補助作用筋：主作用筋の機能を助ける筋．

(1) 開口運動に関係する筋(図 2-49)
〈主作用筋〉
顎舌骨筋　　M. mylohyoideus(My)
オトガイ舌骨筋　　M. geniohyoideus(Gh)
顎二腹筋　　M. digastricus(Di)

〈補助作用筋〉
外側翼突筋　　M. pterygoideus externus(Pte)
顆頭を前下方に引く．
・開口運動
　舌骨が固定された状態で，顎舌骨筋，オトガイ舌骨筋，顎二腹筋前腹が左右同時に収縮する

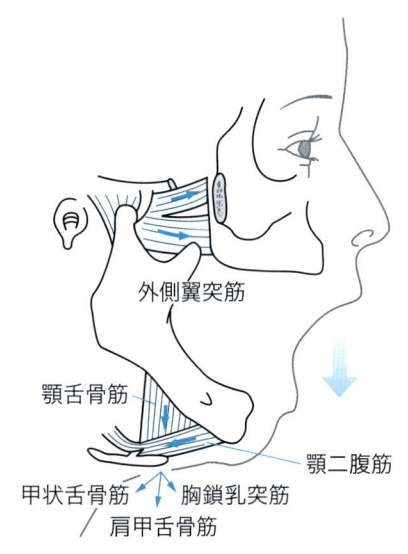

図 2-49 ◆ 開口運動

と，下顎は舌骨に引き寄せられて開口運動が行われる．
　このとき舌骨を固定するのは舌骨下筋である．

● 顎舌骨筋：口腔の横隔膜 diaphragma oris ともよばれており口腔底を形成する筋．
　起始：下顎骨内側の顎舌骨筋線から左右に中央で集まって平板状となる．
　停止：舌骨大角．
　　直接舌骨に達しているのは，顎舌骨筋の後部1/3 で，前部 2/3 は左右の筋束が正中に向かって集まり，オトガイ棘と舌骨中央とのあいだに

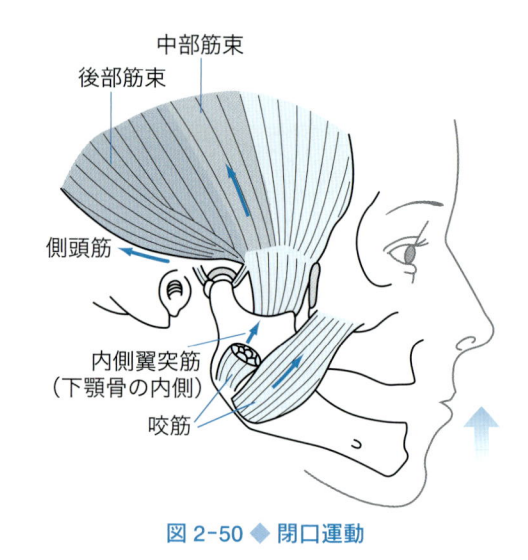

張る顎舌骨筋縫線に付着している．
　また，顎舌骨筋は下顎骨と舌骨とのあいだを全域にわたって塞ぎ，口腔と頸部とのあいだを境しているので口腔横隔膜とよばれる．

● **舌骨上筋**　suprahyoid muscles
　オトガイ舌骨筋（顎舌骨筋の上，正中付近）
　顎二腹筋前腹（顎舌骨筋の下，正中から発して外側寄り）
　茎突舌骨筋　M. stylohyoideus（舌骨と頭蓋下部とのあいだに張っている）．
　どちらも舌骨と下顎骨とのあいだに張っているので，舌骨上筋とよぶ．

● **舌骨下筋**　infrahyoid muscles
　胸骨舌骨筋　M. sternohyoideus
　肩甲舌骨筋　M. omohyoideus,
　甲状舌骨筋　M. thyrohyoideus
　胸骨甲状筋　M. sternothroideus

(2)　閉口運動に関係する筋（図 2-50）

〈主作用筋〉
内側翼突筋　M. pterygoideus internus（Pti）
咬筋　M. masseter（Ma）
側頭筋中部筋束　M. temporalis（pars media）（Tp）

〈補助作用筋〉
側頭筋後部筋束　M. temporalis（pars posterior）
・閉口運動
　内側翼突筋，咬筋，側頭筋が両側同時に収縮して営まれる．
　その際，顆頭は開口時と逆の経路をたどって関節窩内に復帰する．
下顎は側頭筋後部筋束の収縮と舌骨上筋の収縮によって後方に引かれ，その結果として関節頭は関節円板とともに回転しながら後方に移動する．

(3)　前方運動を行う筋（図 2-51）

〈主作用筋〉
外側翼突筋　M. pterygoideus externus（Pte）
〈補助作用筋〉
咬筋
内側翼突筋
開口筋群

図 2-50 ◆ 閉口運動

図 2-51 ◆ 前方運動

・前方運動
　前方滑走運動（上下顎の歯が接触したままで下顎が前方に移動する）．
　左右の外側翼突筋が収縮して顆頭を前方に引き寄せると同時に，閉口筋（とくに咬筋，内側翼突筋がわずかに収縮して咬合を保つ）が作用する．また，咬頭斜面および前歯の被蓋に沿って下顎が下降するので開口筋のわずかな収縮が必要．

(4)　後方運動を行う筋

〈主作用筋〉
側頭筋後部筋束

図 2-52 ◆ 側方運動
a：左側方運動
b：正中への復帰

〈補助作用筋〉
咬筋
内側翼突筋
舌骨上筋群

・後方運動

　前方咬合の状態にある下顎が咬頭嵌合位に復帰し，さらに後方咬合位に後退するためには，主として左右の側頭筋後部筋束が収縮する．ただし，そのあいだに前歯の被蓋および臼歯の咬頭傾斜に沿って歯が接触滑走するためには下顎を所定の開口度に保たなければならないので，咬筋，内側翼突筋，舌骨上筋群の協調収縮が必要である．

(5) 側方運動を行う筋（図 2-52）

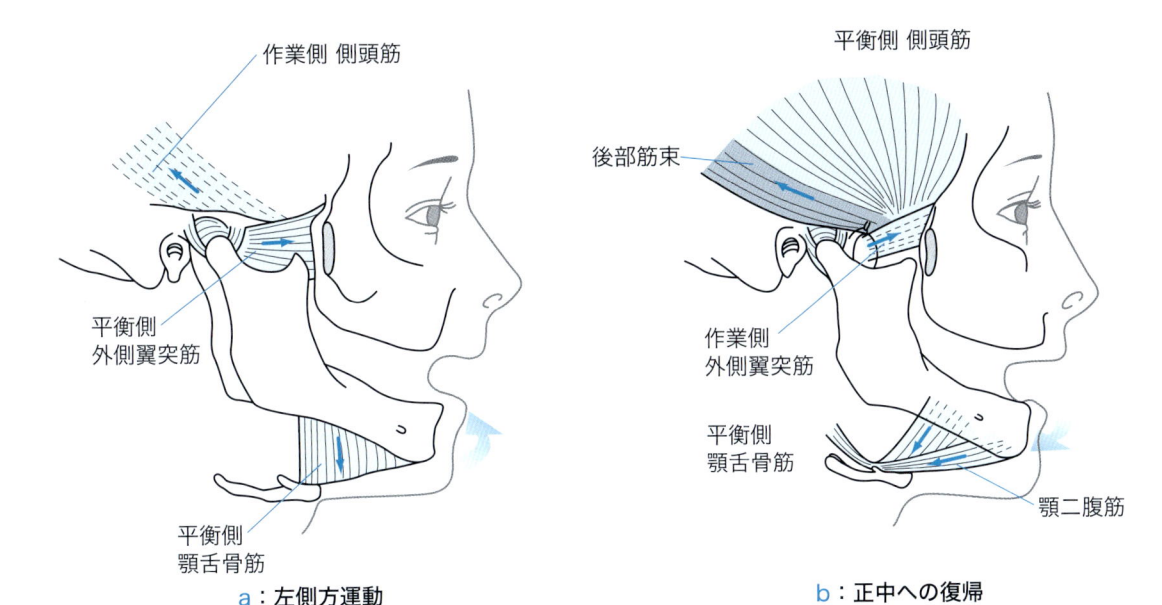

　側方運動は，正中にあった下顎が右または左側方（偏心位）に移動する運動と，側方位にあった下顎が正中に復帰する運動がある．

　a．側方への移動

〈主作用筋〉
平衡側外側翼突筋
作業側側頭筋後部筋束

〈補助作用筋〉
作業側閉口筋
平衡側顎舌骨筋

・側方位への移動

　平衡側の外側翼突筋が収縮して下顎頭および関節円板を前下方に引き寄せる．その際，上下歯間の接触を保つためには，作業側では閉口筋が収縮し，平衡側では開口筋，とくに顎舌骨筋が働いて下顎を下降させる．なお，作業側下顎頭は，やや外側に移動する．これは，作業側の側頭筋後部筋束の収縮による．

　b．正中への復帰

〈主作用筋〉
作業側舌骨上筋群
作業側閉口筋群
平衡側側頭筋後部筋束

〈補助作用筋〉
作業側外側翼突筋

・側方咬合位から中心咬合位への復帰

　作業側（偏位している側）の口腔底筋と閉口筋が働いて下顎が正中方向に引き戻される．同時に，前進している平衡側の下顎頭は，平衡側側頭筋後部筋束によって関節窩内の安定位に戻される．

4 表情筋(図2-53)

(1) 唇の筋

唇は，口裂(rima oris)を境として上唇と下唇に分かれているが，口裂周囲を取り巻く口輪筋(M. orbicularis oris)からなる1つの筋板である(図2-53).

解剖学的には，口角(angula oris)のすぐ外側にある結節(modiolus モダイオラス)から内側で，筋板が顎骨から遊離した部分を唇という．外見上は唇と頰とのあいだには明瞭な境界はない．

結節は，口輪筋を構成している上顎骨体の前面から起こった口元の表情筋が口角の外方に集まり，ここで一部の筋束が上下交叉して上唇および下唇に移行するために，局所的に厚くなった部分である．ここを人工歯で適切に支持しないと，唇および頰の機能が妨げられるばかりでなく，表情筋全体の機能も損なわれ，表情が自然でなくなる．

えくぼ(dimples)は結節のすぐ外側にできる．

口輪筋は，口裂を輪状に取り巻いていて，収縮すると口がすぼまり，尖る．独立した筋肉ではなく，口裂を中心として放射状に位置する表情筋(頰筋，口角下制筋，大頰骨筋，下唇下制筋，小頰骨筋，口角挙筋，上唇挙筋，広頸筋，笑筋)から筋束を受けている．

(2) 頰の筋(図2-54)

頰を形成している筋の大部分が頰筋で，その筋束は頰を横走する．

起始：上下顎大臼歯部歯槽骨の頰側面，下顎大臼歯後方の頰筋稜，翼突下顎縫線

〈翼突鈎—頰筋稜〉

前走して口唇に達し，さらに反対側の筋束につながる．

上半部筋束は上唇に，下半部筋束は下唇に移行し，中央部の表層筋束は，口角外方の結節部で交叉して，下部筋束は上唇に，上部筋束は下唇に入る．頰筋が口唇に入ってからは口輪筋となる．

頰筋が収縮するとき，翼突下顎縫線から後方に続いている上咽頭収縮筋と口輪筋が緊張していなければならない．頰筋の作用は咀嚼時に頰を緊張させることである．このとき，筋束は横走しているので，

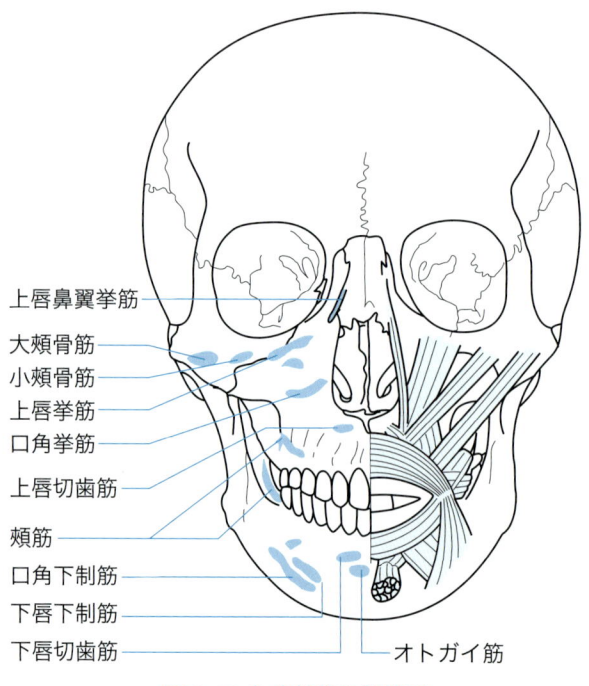

図2-53 ◆ 表情筋の起始部

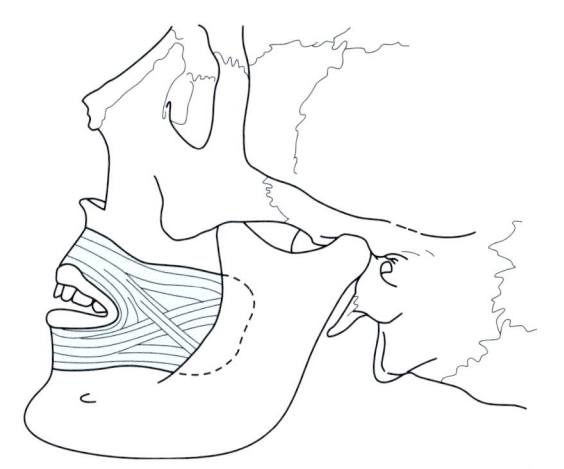

図 2-54 ◆ 頰筋は頰を形成し，一部の筋束は上下に交叉して口輪筋に移行し，口唇を形成する

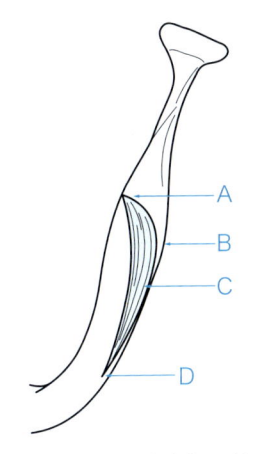

図 2-55 ◆ 頰筋の上下的に中央部の筋束(C)は口角の結節部(D)から翼突下顎縫線(A)までのあいだに"弓の弦"のように張っている．下部の筋線維(B)は，C字状の彎曲を描いて外斜線の外側に付着している (Watt & MacGregor, 1976)

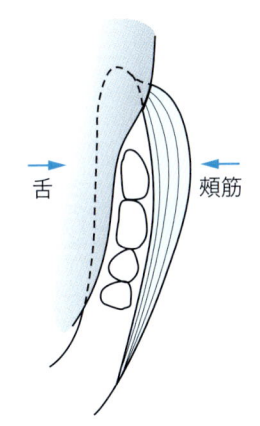

図 2-56 ◆ 下顎義歯の臼歯部の床翼は，頰筋と舌の豊隆で包み込まれて維持される (Watt & MacGregor, 1976)

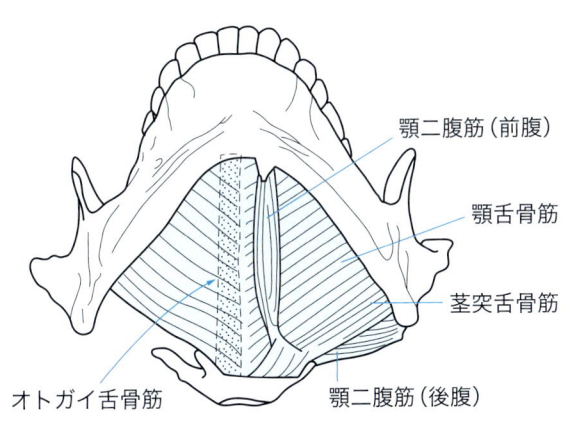

図 2-57 ◆ 舌骨上筋群　顎舌骨筋は口腔底を形成する．オトガイ舌骨筋は舌骨を上前方に引くか，または下顎を下後方に引く (Heartwell et al., 1980)

収縮によって中部筋束が膨らみ，歯列に沿って壁をつくり，食片が頰側前庭に流入するのを防ぐ．

さらに，全部床義歯の頰側床翼を内彎形にしておくと，義歯床を粘膜面に向かって押し下げる働きが期待できる．

また，頰筋は開口時に弛緩して薄い筋板となる（図 2-55, 56）．

頰筋が上下顎大臼歯部歯槽頰側面で付着する部位は，比較的歯槽から離れた位置にある．これより前方の小臼歯部でも，頰側には筋の付着がない．したがって，頰部口腔前庭の歯肉粘膜との移行・反転部は広くて伸展性がある．そこで，義歯床の頰側床縁を長く，厚くすることができる．ただし，小臼歯部にある頰小帯部は，床縁を切り込んでさける．

(3) 口腔底の筋 (図 2-57, 58)

口腔底 (mouth floor) には，舌の他に口腔底を形成する筋および顎下腺，舌下腺がある．

口腔底を形成するのは，次の6筋である．
顎舌骨筋
オトガイ舌骨筋
顎二腹筋
茎突舌骨筋
オトガイ舌筋
広頸筋

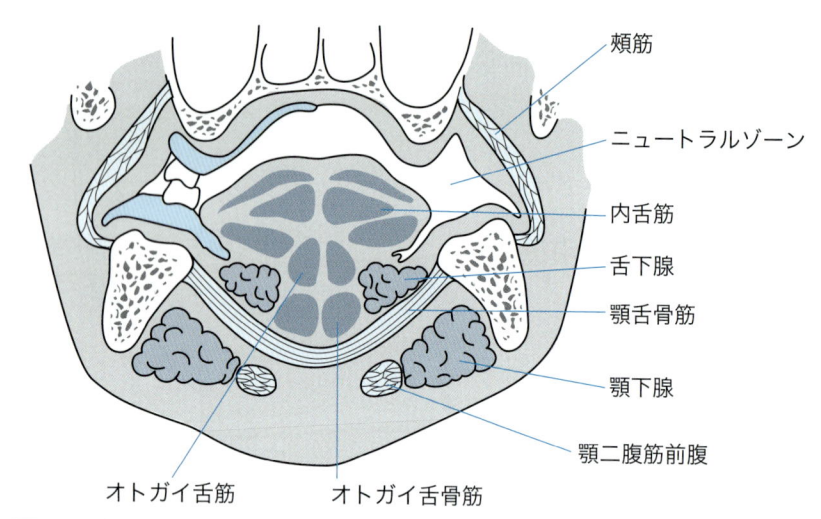

図 2-58 ◆ デンチャースペース周囲の筋　ニュートラルゾーンの中に義歯が収まる

口腔底を形成している筋の主体は顎舌骨筋で，その他の筋は口腔底の一部を通過している．

〈口腔底の機能と高さ〉

口腔の機能に伴う舌運動や下顎の運動に際しては，これらの筋が全体として協調的に働く．とくに重要なのは，口腔底の高さの変化である．

(4) 舌 の 筋(図 2-59)

舌は，固有筋(intrinsic tongue muscle)と外来筋(extrinsic tongue muscle)からなる．

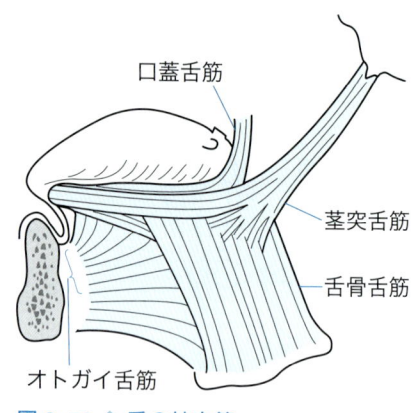

図 2-59 ◆ 舌の外来筋(Heartwell et al., 1980)

まとめ　口腔底の高さ
① 下顎が生理的安静位にあるとき →ほぼ一定の高さを保っている．
② 開口するとき →舌骨が固定された状態で舌骨上筋群が収縮するので，口腔底は緊張し，硬く，浅くなる．
③ 開口位から閉口するとき →咀嚼筋の収縮を助けるために，舌骨上筋群は弛緩・伸長するので，口腔底は深く，軟らかくなる．
④ 嚥下のとき →舌筋が緊張すると舌骨が挙上し，会厭軟骨(喉頭蓋 epiglottis)も挙上するので口腔底は浅く，硬くなる．

口腔底の高さは，下顎の動く方向とは逆に変化するので下顎の舌側床翼の長さの設定に関係する．

・固有筋：舌から始まって舌に終わる筋で，骨に付着せず，固有筋どうし，または外来筋とのあいだに筋線維を交換している．舌自体の形と大きさを変える作用をするので，その筋線維は舌内を前後・上下・側方方向に走っている．
・外来筋：骨から起始して舌に停止し，固有筋の固定源となり，舌全体の位置を固定したり移動させる作用をする．

外来筋：舌骨舌筋　M. hyoglossus
　　　　オトガイ舌筋　M. genioglossus
　　　　茎突舌筋　M. styloglossus
　　　　口蓋舌筋　M. palatoglossus
　　いずれも頭蓋骨，下顎骨，舌骨の両側から対

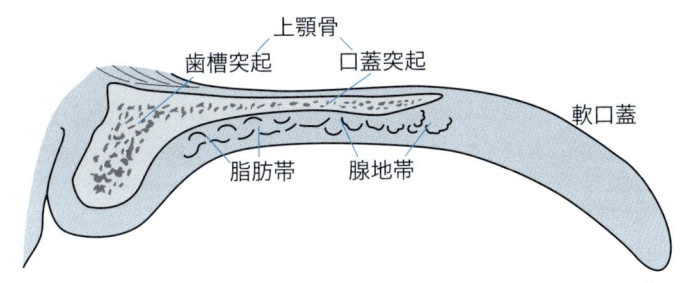

図 2-60 ◆ 口蓋の矢状断面図　①唇側前庭ではゆるく付着した粘膜下組織　②顎堤の斜面と頂上では強固に付着した粘膜下組織　③口蓋ヒダより遠心の口蓋では粘膜下組織は分化している
(Heartwell et al., 1980)

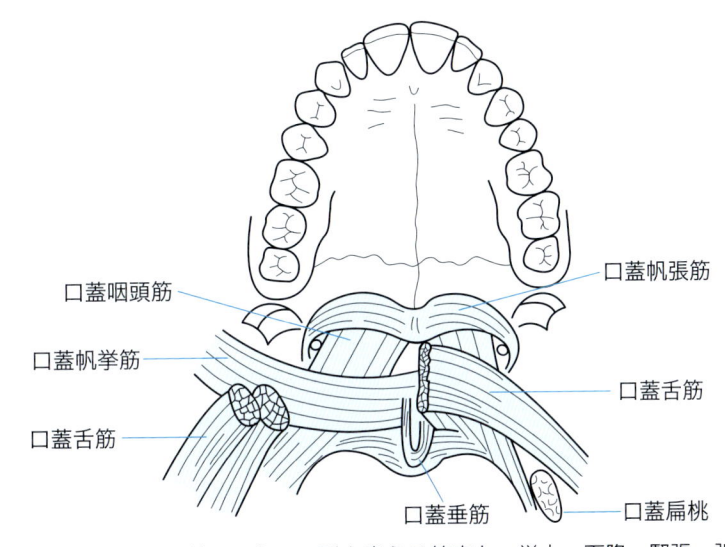

図 2-61 ◆ 軟口蓋の筋　軟口蓋そのものの形を変える筋束と，挙上，下降，緊張，弛緩させる筋肉とがある(林, 1982)

をなして起始し，内方に走って舌固有筋内に終わる．

(5) 軟口蓋の筋

a．軟口蓋(図 2-60)　soft palate

骨性(上顎骨口蓋突起，口蓋骨水平板)硬口蓋(hard palate)の後方に続いて，口蓋後部 1/3 を形成する筋肉の板で，鼻咽頭とを境している．その背側は遊離していて正中に口蓋垂(uvula)がある．骨の裏付けがなく，筋および前方部分は腱膜(口蓋腱膜)からなっていて，口腔および咽頭の機能に伴って運動する(図 2-61，62)．

❶ 安静時または鼻呼吸時には，軟口蓋は下垂し，鼻腔と咽頭との通路を開放する．

❷ 発音時には，軟口蓋は挙上して鼻咽頭と口咽頭とのあいだを閉鎖または開放し，口性音，鼻性音

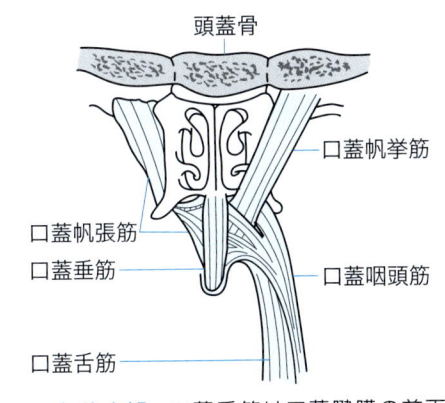

図 2-62 ◆ 後方観　口蓋舌筋は口蓋腱膜の前面から起こり，舌の側面に下行する．筋線維は舌の横行線維と交錯する．舌が頬に向かって動くと，口蓋舌筋の上を覆っている粘膜の反転部はぴんと張るようになる．したがって，下顎義歯の舌側床翼の後方の外形は，この動作と適応しなければならない(Heartwell et al., 1980)

の区別をするばかりでなく，軟口蓋自体が振動してつくる音もある．

❸ 嚥下時には，軟口蓋は挙上して背側遊離端で咽頭後壁と接触し，鼻腔との交通を塞ぎ，舌，咽頭，会厭との協調作用によって食塊を食道に向けて送る．

軟口蓋は外来筋と固有筋とからなっている．これらの筋のあいだには筋束の交流があり，軟口蓋の形と緊張度を変えながら挙上または下降させる．

I 神経感覚および神経筋システム

1つのニューロンは多数の筋線維を神経支配しているが，その比率の大小は要求される運動の精密さによっている．ニューロン対筋線維の比率は，目の外来筋では1：3，側頭筋では1：936，咬筋では1：640のオーダーである．このように，咀嚼筋の精密さは眼筋よりは少ないが，背筋などよりはるかに大きい．このような，運動ニューロンとその神経支配を受ける筋線維の組み合わせを運動単位(motor unit)という．運動単位の収縮によって発生する電気現象は，筋電図によって記録できるが，この方法によって，咀嚼筋の解剖から得られた推論が確証されてきた．それについて次に示す．

(1) 下顎運動では

下顎の挙上 →側頭筋，咬筋，内側翼突筋．
下顎の下降 →外側翼突筋と顎二腹筋．
側方運動 →同側の側頭筋と咬筋および反対側の内側翼突筋，外側翼突筋．
前方運動 →内側翼突筋，外側翼突筋．
後退運動 →側頭筋の，主として後方線維と咬筋の深部によって遂行される．

(2) 下顎反射の研究では

❶ 三叉神経(n. V)の運動核の中にあるニューロンは，三叉神経の下顎枝を経由して，4つの咀嚼筋の他に，顎二腹筋前腹，顎舌骨筋，鼓膜張筋，口蓋帆張筋を神経支配する．このように，三叉神経系が口腔機能に関連する有力な神経系ではあるが，顔面神経(n. Ⅶ)と，舌下神経(n. Ⅻ)の役割も見逃してはならない．アブミ骨筋，顎二腹筋後腹，茎突舌骨筋の他に，非常に重要な頬筋を含むすべての口腔周囲筋および顔面筋は，顔面神経によって神経支配されている．舌下神経は，口蓋舌筋を除くすべての舌の固有筋および外来筋を支配している．正常な口腔の活動には，これらのすべてのシステムの機能的な統合が必須である．

❷ 口腔の前方部では，とくに感覚受容器が豊富である．そして，豊富な神経支配によって，痛み，温度，接触，圧，固有受容の様相を敏感に知覚し，また，二点間距離，大きさ，形の識別でも優れた能力をもっている．このことは逆に，口腔の知覚力がより優れた無歯顎者では義歯による異物感がより大きく，装着後のトラブルが起こりやすいともいえる．一般的には，義歯装着者は，有歯顎者と比較して咬合面間に置かれた物体を探知する能力がはるかに劣っている．

❸ 歯根膜，歯肉，口蓋にある受容器への刺激は，下顎挙上筋を支配している運動ニューロンに対して抑制的に作用する．もしこれが筋肉の収縮中に起こると，これらの筋肉の筋電図には，短い運動休止(silent period)が観察される．この現象は，開口反射によって媒介されるが，この反射は，正常な状態では，歯列や口腔内組織を閉口中のストレスや損傷から保護するために役立つ．

❹ 有歯顎者では，下顎を精密な咬合位に反復して閉じることができるが，これは歯根膜受容器が知覚だけではなく，方向探知能力ももっているからである．したがって，歯とともに歯根膜が喪失することは重大な意味がある．すなわち，感覚入力の重要な源が奪われることである．すると，口腔内の認知能力が劣るだけでなく，閉口などの下顎運動の精密さが減る．義歯の咬合は，天然歯とは異なり，"均衡

がとれている"(balanced occlusion)ことが重要視されるのは，単に下顎の側方運動時に義歯の安定を助けるためよりも，むしろ閉口位がばらつくことへの対策だと考えたほうがよい．

(3) 嚥下についての研究では

❶ 咬合接触が正常に起こる成人の体性の嚥下では，下顎挙上筋が強い活動性を示すが，これに対して，幼児の内臓性の嚥下においては，顔面筋と口腔周囲筋が嚥下を開始するようで，歯列の代わりに舌を使って下顎の支えをする．無歯顎になると，幼児様の嚥下のパターンに戻るが，義歯を装着すると，もう一度，正常な成人の嚥下パターンを使えるようになる．

❷ しかし，嚥下は舌と口蓋とが接触して食塊を咽頭・食道方向に送り込む動作であるから，義歯によって舌と口蓋との接触関係が著しく変わると，滑らかに嚥下ができなくなる．

❸ 通常は，下顎が安静位にあるとき，舌背と口蓋とのあいだには，ドンダースの空隙（space of Donders）とよばれる空隙があるが，下顎が挙上して咬合位になると，舌背でみたされて空隙はなくなる（図2-63）．しかし，嚥下の場合には，舌背の前部で口蓋前部を強く圧迫する運動が必要である．した

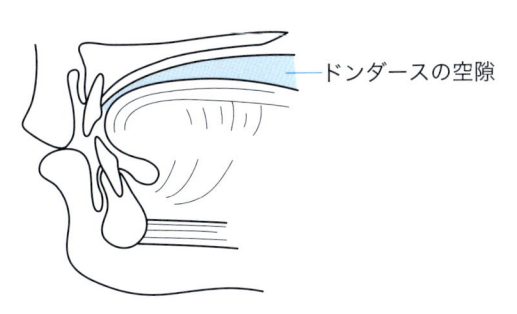

図2-63 ◆ ドンダースの空隙 下顎が安静位にあって舌が静止しているときは，口蓋と舌背とのあいだに前後に走る空隙がある．これをドンダースの空隙という

がって，もし全部床義歯が厚すぎて，ドンダースの空隙がつねに舌でみたされていると，嚥下時には，義歯床が舌で強く圧迫され，義歯床下粘膜に損傷を与え，骨吸収を促進する．また，舌と口蓋とがつねに接触しているために，無意識に空隙を回復しようとして閉口筋が伸展状態になる．そうすると閉口筋の筋紡錘を刺激して閉口反射を繰り返させ，くいしばり癖（clenching habit）を起こすことがある．

❹ なお，無歯顎者または咬合高径が著しく低い者では，嚥下位で上顎歯と下顎歯とを咬合させないで，舌縁を上下顎堤または歯列のあいだに介在させて嚥下する代償運動もみられる．

J 無歯顎者の咀嚼運動

咀嚼時などには，下顎は連続的でリズミカルに開口と閉口を繰り返すような周期的な運動をするが，成人有歯顎者では，これはほとんど無意識に行われて，しかも人それぞれに個性化されたパターンをもっている．これを"occlusal gait"（咬合の足取り）とよぶ．これは，長年の学習によって獲得されたもので，多くの因子が影響する．とくに歯の喪失，義歯の装着に伴って，ただちに劇的な変化が起こり，新たな状況に適応するように，再び意識的に別の運動パターンを学習しなければならなくなる．もし適応がうまくいけば再び自動化が進んで，患者の意識的な努力は必要なくなる．

❶ 有歯顎者の咀嚼中の下顎運動は，前頭面でみると涙のしずく形（涙滴状）で円滑に行われる（図2-38 参照）．

❷ 無歯顎者では，咀嚼運動はその過程がよりランダムで，乱雑になりひずんだ運動になる．

❸ 咀嚼サイクルの閉口路では，有歯顎者は，上下の歯が接触する直前に運動速度を減速して歯列に強く衝突しないようにしている．無歯顎者は，このように閉口の終点近くで減速することなしに，一定の速度で下顎を挙上し衝突させる傾向がある．さらに，義歯では，有歯顎者のように閉口位で等長性緊張を発現することは少ない．

❹ また，無歯顎者では，閉口時の咬合接触位置の精密さは減少する．したがって，義歯の咬合様式は，閉口位のばらつきに対応できるものでなければいけない．

K　舌

前述したように，舌の筋肉（第 XII 脳神経，舌下神経によって神経支配される）は 2 群に分けられる．固有筋は舌の形を変化させ，外来筋は，舌を運動させる．全部床義歯では，これらの筋肉の起始点が大きな意味をもつ．たとえば，オトガイ舌筋は，下顎の内側面の正中線上にあるオトガイ棘から起こっているが，歯槽突起の吸収のためにオトガイ棘が極度に突出するようになると，オトガイ舌筋の収縮によって義歯が移動されないように，下顎義歯の舌側床翼の形成に注意しなければならない．

舌の背面は，特殊化された粘膜で覆われている．舌の前方 2/3 には毛状乳頭がみられ，その中に散在して茸状乳頭がある．茸状乳頭は味蕾をもっている．

舌の背面の前方 2/3 と後方 1/3 は有郭乳頭によって境されていて，大きな丸い乳頭で描かれた V 字型の線のようにみえる．有郭乳頭はそれぞれが溝で取り囲まれていて，その中に漿液性のエブネル腺の導管が開口している．また，有郭乳頭は味覚機能もまかなっている．

高齢者では味蕾の数が減少する傾向がある．また，毛状乳頭が萎縮すると"bald はげた"舌，平滑舌になる．

舌の側縁は，後方面では，葉状乳頭の平行で垂直な粘膜のヒダがあるが，それ以外では平滑な粘膜で覆われている．葉状乳頭は，著しく突出することがあり，患者が腫瘍ではないかと心配することがある．

舌の腹側面は，安静時には通常は口腔底と接触していて，乳頭がまったくない単純な粘膜で覆われている．高齢者では，舌の腹側面上に静脈の小結節状の腫脹（静脈瘤腫脹，caviar tongue キャビア状舌）がみられることが多い．

舌は発音に不可欠な役割をはたしている．舌が直接に調音体として働く音はもちろん，その他のすべての音声に舌が関与している．すなわち，明瞭な語音を発音するためには，適切な下顎位，開口度によって声道の一部としての口腔内が所定の形になる必要がある．そのため，舌はその形を変え迅速に運動する．運動の速さ，繊細さからみても，舌の動きは咀嚼時よりも発音時にむしろ大きく関与する．

したがって，全部床義歯の設計が適切でなく，人工歯が舌側に寄りすぎて排列されたり，床翼の形態が適正でない場合には，舌運動が妨げられ明瞭な発音ができない．会話中に上下の義歯が衝突してカチカチと音がするのは，義歯床の維持が不良で，舌，その他の運動によって義歯が離脱するか，咬合が高すぎることがおもな原因である．

L　唾液腺

唾液は多くの機能をもっている．防御作用と味覚および消化の機能の他に，口腔粘膜と口唇の潤滑において重要な役割をはたしている．これが，円滑な発音と義歯を満足に装着するために最も必要な因子である．

唾液は大唾液腺と小唾液腺から分泌される．大唾液腺は，耳下腺，顎下腺，舌下腺の 3 組の腺からなっている．それぞれの腺の組織学的構造と分泌物は異なり，また，それぞれの腺からの唾液の組成は，分泌率や腺に対する刺激のタイプなどの因子に従ってしだいに変化する．

小唾液腺は，口唇，頬，舌，口蓋などの口腔全体

に配置されている．

1　全部床義歯と唾液腺

補綴学の立場からも唾液腺はさまざまな関係があり重要である．

❶　耳下腺導管(Stensen 管)の開口部は，上顎第一大臼歯の歯冠の高さで，頬にある小さな粘膜のヒダの上に開口する．全部床義歯と密接するが，上顎義歯が耳下腺管の閉鎖を起こすことはほとんどない．

❷　顎下腺は，下顎の舌側面の顎下腺窩の中にあって，腺の一部は顎舌骨筋の後方部分で包み込まれている．顎下腺のこの部分から Wharton 管が前方に彎曲して走り，口腔底の前方部で，正中線のすぐ横にある小さな粘膜の乳頭(舌下小丘)の尖端に開口する．この部位で義歯の舌側床翼を延長すると，顎下腺の閉塞が起こる．その場合，患者は，食事のときに下顎の下面が腫脹すると訴える．

❸　舌下腺は人によって大きさが異なり，ときには下顎義歯を満足に装着できないほど大きく腫脹する．8〜12 の導管があるが，これを義歯で著しく阻害することはまれである．

❹　1 日当たりに分泌される唾液の量は，個人によって異なる．水分補給，食習慣，習慣的な口呼吸など多くの因子により左右される．高齢者では，流涎(sialorrhea 唾液の過度の流出)を訴えることがあるが，一般的には 1 日当たりに分泌される唾液の量は，年齢とともに減少する．唾液腺の実質細胞に影響を及ぼし，それらを死滅させるような疾患，たとえば，Sjögren 症候群によって口腔乾燥症(xerostomia)が起こる．これは悲惨な状態で，発音，咀嚼，そして，義歯の装用がむずかしい．義歯の装用困難が，Sjögren 症候群の最初の微候であることもある．これはまれではあるが，高齢者では，その可能性も考慮しなければならない．

2　無歯顎者の唾液

(1)　安静時唾液

義歯装着後の数日ないし数週間は唾液分泌が増大する傾向がある．しかし，この義歯装着直後の唾液分泌量の増加は，一般には一時的で，義歯に順応するに従い正常に戻る．

(2)　全部床義歯の維持力と唾液

❶　口蓋床の離脱力は，床と口腔粘膜とのあいだに介在する唾液量に影響され，唾液の量が多すぎても，少なすぎても離脱力は減少する．

❷　新しい全部床義歯の装着後，形態や機能の異常などの義歯の刺激により，一時的に唾液分泌の増加が認められる．

(3)　唾液分泌を増加させる義歯の因子

❶　咬合の不調和．
❷　咬合が高すぎる．
❸　義歯床口蓋部が厚すぎる．
❹　義歯床縁が長すぎる．とくに，上下後縁の延長過剰．

　　①〜④の場合，唾液を嚥下することが困難となり，唾液が咽頭後方にたまり，嘔吐感をもよおす．

❺　義歯床により圧迫され，口腔粘膜に疼痛があったり，過度の圧が加わるとき．

❻　義歯が異物として作用し，唾液腺に対する異常刺激となるとき．

M 発音

1 言語音のつくられ方

　発音器官は肺，気管，喉頭(声帯を含む)，咽頭，鼻腔，口腔からなり，これらの器官は，一体となって肺から口唇につながる複雑な形をした管と考えられる．このうち喉頭より上の部分が声道とよばれ，声道の形は，舌や口唇その他の部分を動かすことによってさまざまに変わりうる．

　このような発音器官によって言語音がつくられる過程を大きく分けると，次の5段階(図2-64)になる．

　　呼吸　　respiration
　　発声　　phonation
　　共鳴　　resonance
　　調音(構音)　articulation
　　制御・統合　integration

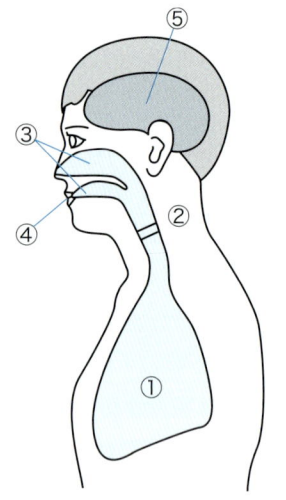

図2-64◆発音器官によって言語音がつくられる過程　大きく分けると5段階になる
① 呼吸　respiration
② 発声　phonation
③ 共鳴　resonance
④ 調音(構音)　articulation
⑤ 制御・統合　integration

　言語音がつくられるためのエネルギー源は呼気によって肺から押し出される空気の流れであるが，通常の呼吸時には耳に聞こえる程度の大きな音は立てていない．ところが，いびきのように何かの原因で空気の流れが振動を起こすと耳に聞こえる音となる．

　言語音を発するときにも，いくつかの方法で定常的な空気の流れに振動を起こしている．その1つが声帯の動きによるものである．

　発声時には声帯は閉じられているが，肺からの空気圧によって押し開かれて空気が流出し，圧が弱まると弾力的に閉じるという動作を素早く繰り返す．こうして，空気の流れを"ぼつぼつ"に区切って疎密波がつくられる．

　このようにして，定常的な空気の流れが振動を起こして音がつくられるが，この過程が発声である．ここでつくられる音を喉頭原音(buzz)とよぶ．このとき，声帯の長さや緊張度が異なると振動数が変わるので，それに応じた高さの音がつくられる．一般的には，声帯の短い子供や女性では高い声になり，声帯の緊張を高めたり，呼気流を強くするとやはり高い声になる．

　こうして声の高さを調節できるが，喉頭原音そのものは実際に言語音として聞かれているものと異なった単純な音である．これは，いわば声のもとであるが，さらに，次の共鳴の過程で増幅，修飾されて言語音となる．

　人間の声道もラッパの管に相当する共鳴腔をなしていて，その音響特性に応じた周波数の成分が共鳴し，増幅される．そしてこのとき，頭蓋，顔面の洞(sinus)なども共鳴効果に関与して，その個人に固有の音色がつくられる．一方，咽頭，軟口蓋，舌，下顎，口唇などを動かすことによって声道の形，すなわち共鳴腔の形が変化し，それに応じて共鳴し増幅される周波数帯域が変化するので，つくられる音も異なって聞こえる．このような機構で各種の言語音，とくに母音の区別がなされている．

以上のように，声道の形をさまざまに調節して言語音をつくる活動を調音または構音とよび，舌，口唇など声道の各部分の動きを調音運動とよぶ．

言語音をつくる過程の1つは，さきに述べた方法によるものであるが，呼気を耳に聞こえるようにするには，他の方法もある．

その1つは，声道の一部を狭窄させ，そこを呼気が通過するときに空気の乱流を起こす方法である．これは隙間風の音がつくられるのと似ていて，狭窄部が狭いほど鋭い摩擦音（hiss）となる．

もう1つは，声道の途中を遮断して呼気をせき止め，遮断部の後方の気圧を高めておいて急に解放する方法である．こうして破裂音がつくられる．

この他に，気流の途中を瞬間的に閉鎖して弾音をつくる方法などがある．

そして，声道につくられる狭窄や閉鎖の位置が異なると，生じる摩擦音や破裂音の音色が変わってくる．また，このような調音活動と声帯の振動とを併用するか否かによって音は異なり，有声音と無声音の区別がされる．

このように，各種の調音方法と調音部位の組み合わせによって，多くの種類の言語音がつくられる．

以上のように，言語音がつくられるまでにはさまざまな過程を経ているが，これが統合されて正しい言葉となるためには，個々の発音器官の活動が巧みに制御され，互いに協調して流動的に行われなければならない．このためには微妙な制御機構が必要で，正常な中枢神経の働きが最も重要である．

制御機構の一例として聴覚によるフィードバックがある．すなわち，われわれが言葉を発するときにはつねに自分の声を聞いて調整している．したがって，聴力に障害があると発音にも影響が及んでくる．

2 言語音の分類

言語音のつくられ方（調音部位，調音方法）と物理的な性質（楽音，雑音）の組み合わせによって音が分類できる．このような分類に従って音を整理し，理解しておくと，それぞれの音と歯科的な処置との関連も考えやすい．

言語音は発音器官全体の活動によってつくられるが，それぞれの音が特徴づけられるのは調音の段階である．そして，調音において最も積極的に活動を行うのは舌，口唇，軟口蓋など口腔付近の器官である．このため，発音において口腔のはたす役割が大きい．

そこで，音がつくられるときに，主として声道のどの部分が関与しているかという調音部位によって音を分類できる．

たとえば，「サ」と発音しようと意識してみよう．すると，反射的に下顎や舌はほぼ定まった位置になる．このとき，とくに上下顎前歯の位置関係と舌と口蓋の接触関係とが重要で，一定の条件をみたすものとなっているはずである．

このような，口腔内の調音部位，とくに口蓋，歯列と舌の接触範囲を調べる簡便な方法がパラトグラム法である（図14-1～3 参照）．

こうして，各種の調音方法と調音部位の組み合わせによって，多くの種類の言語音が区別される．分類を表2-1，2に示した．

表2-1では，母音と子音に大別し，子音については調音方法（縦欄）と調音部位（横欄）により分類した．また，母音は下顎の開口度（縦欄）と舌背の高まりの位置（横欄）によって分類した．それぞれに，日本語の言語音を国際音声記号（IPA）で表記し，該当する欄に記してある．

表2-2は，それぞれの国際音声記号が日本語の語音（いわゆる五十音の文字）のどれに該当するかを示したものである．この表からわかるように，日本語の仮名文字は国際音声記号で表記すると，母音以外は子音と母音が結びついたものが1単位となっている．しかも，五十音図の同一の行に属するものでも，調音部位，調音方法が異なる場合がある．たとえば，サ行音のうちの「サスセソ」と「シ」，タ行音のうちの「タテト」と「チ」，「ツ」，ハ行音のうちの「ハヘホ」と「ヒ」，「フ」とは互いに調音部位が異なるので別の音声記号で表されている．

したがって，個々の音の障害と口腔内の状況とを

表 2-1　標準日本語音の分類表（国際音声記号による）

			両唇音	唇歯音	歯音	歯茎音	硬口蓋音	軟口蓋音	喉腔音
子音	破裂音	無声 有声	p b			t d		k g	
	通鼻音	無声 有声	m			nɲ		ŋ	n
	摩擦音	無声 有声	ɸ w	(f) (v)	s z	ʃ ʒ	ç j		h
	破擦音	無声 有声			ts dz	tʃ dʒ			
	弾音	無声 有声				r			
母音	小開き母音 半開き母音 大開き母音						i ɯ e o a		

関連づけて考えるためには，言語音を音声記号の段階まで分解してみて，調音方法と調音部位を手がかりに検討する必要がある．

3 発音機能と補綴処置との関係

前項で述べた言語音のつくられる過程のなかで，補綴処置と関連があると考えられるのは，主として，共鳴と調音（構音）の段階であって，その他の呼吸，発声，制御・統合にかかわる発音障害は歯科医師の守備範囲外となる．

(1) 呼吸・発声

この段階で障害があると，声そのものが弱々しかったり，カスレ声，シワガレ声などになる．これらは，呼吸機能や声帯の障害によるもので，通常の補綴処置とは直接の関係はない．

(2) 共鳴

共鳴の段階では，言語音の形成に関与する共鳴腔として口腔と鼻腔が大きな働きをしているので，補綴処置とも関係が生じる．その際に問題となるのは，共鳴腔としての容積，形態，内壁の性質などである．

たとえば，口蓋裂や顎切除手術などによって口腔と鼻腔が交通してしまって，それぞれが独立した共鳴腔として働かない場合や，形態が大きく変化したときに発音の異常が起こる．このような症例では，顎補綴装置，あるいはスピーチ・エイドなどの装置によって欠陥を補って，鼻音以外の発音時には鼻腔と口腔が隔てられて別個の共鳴腔として働くようにする必要がある．その際，鼻腔と口腔の容積のバランスが保たれていることが大切である．また，発音全体に鼻にかかった音が強い場合には，鼻咽腔閉鎖機能の障害が考えられる．

義歯を装着した場合にも，極端に床が厚いと口腔内の容積が狭くなり，共鳴効果に影響が及ぶ．さらに，義歯床の材料，とくに口蓋部を覆う部分の材質や形態も共鳴に関係するので微妙な音色の差を生じる可能性があるが，通常は音の了解度を損なうほどの変化は起こらないはずである．ただし，歌唱時など，とくに共鳴効果が重視される場合には注意が必要である．

いずれにしても，共鳴効果が重要な要素となるのは，母音，通鼻音，弾音などの共鳴を主体としてつくられる音についてである．

表 2-2 標準日本語音と国際音声記号の対照表

		a	i	ɯ	e	o
両唇音	[p]	パ	ピ	プ	ペ	ポ
	[b]	バ	ビ	ブ	ベ	ボ
	[m]	マ	ミ	ム	メ	モ
	[ɸ]			フ		
	[w]	ワ				
歯音	[s]	サ		ス	セ	ソ
	[ts]			ツ		
	[dz]	ザ		ズ	ゼ	ゾ
歯茎音	[t]	タ			テ	ト
	[d]	ダ			デ	ド
	[n]	ナ	ニ	ヌ	ネ	ノ
	[ʃ]	シャ	シ	シュ		ショ
	[tʃ]	チャ	チ	チュ		チョ
	[dʒ]	ジャ	ジ	ジュ		ジョ
	[r]	ラ	リ	ル	レ	ロ
硬口蓋音	[ɲ]	ニャ		ニュ		ニョ
	[ç]	ヒャ	ヒ	ヒュ		ヒョ
	[j]	ヤ		ユ		ヨ
軟口蓋音	[k]	カ	キ	ク	ケ	コ
	[g]	ガ	ギ	グ	ゲ	ゴ
	[ŋ]	ガ°	ギ°	グ°	ゲ°	ゴ°
喉腔音	[h]	ハ			ヘ	ホ
口蓋化音	[pj]	ピャ		ピュ		ピョ
	[bj]	ビャ		ビュ		ビョ
	[mj]	ミャ		ミュ		ミョ
	[rj]	リャ		リュ		リョ
	[kj]	キャ		キュ		キョ
	[gj]	ギャ		ギュ		ギョ
母音		ア	イ	ウ	エ	オ

(3) 調音

調音の段階では口腔が大きな役割をはたしている．下顎，舌，口唇，軟口蓋などの調音活動によって多くの言語音が特徴づけられ，区別されている．そして，口腔内の形態や機能に異常が生じると言語音にもさまざまな影響が及んでくる．そのため，補綴処置との関係が深い．

そこで，表 2-1 に示した調音部位による言語音の分類に従って，音と補綴処置の関連を順に述べる．

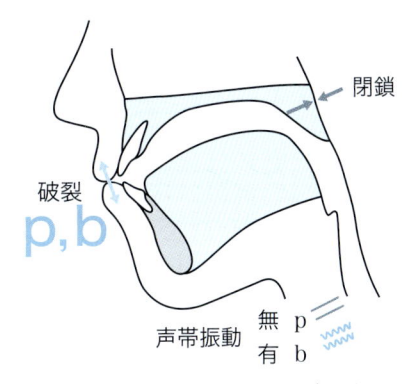

図 2-65 ◆ [p, b]の発音　上下口唇が閉鎖して破裂音を形成する．[p]は声帯の振動なし，[b]は声帯の振動あり

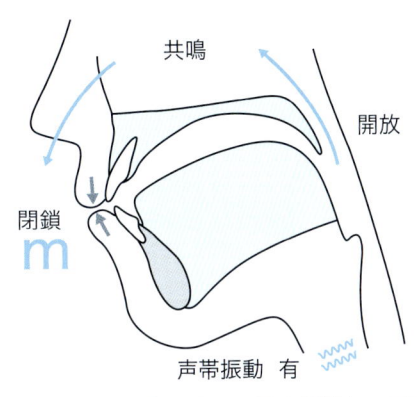

図 2-66 ◆ [m]の発音　上下口唇を閉鎖し，口蓋帆が下がって呼気を鼻腔に通して発音される

a．両唇音 [p, b, m, ɸ, w]

両唇音は上下の口唇のあいだでつくられる音であるが，調音方法の違いによって，破裂音[p, b]，通鼻音[m]，摩擦音[ɸ, w]に分けられる．

[p] (パピプペポの子音)では，図 2-65 に示すように，上下口唇を閉じて呼気流を止め，瞬間的に離して破裂音がつくられる．[b] (バビブベボの子音)では破裂音の形成に先行して声帯の振動を伴う有声音である．

[m] (マミムメモの子音)は，図 2-66 に示すように，口唇を閉じて，同時に口蓋帆が下がって呼気を鼻腔に通す．こうして声帯の振動によりつくられた喉頭原音を鼻腔と口腔で共鳴させ増幅する．

[ɸ] (フの子音)では，図 2-67 に示すように，上下口唇のあいだに狭い間隙をつくって，ここに呼気を流して摩擦音をつくる．[w] (ワの子音)は[ɸ]と

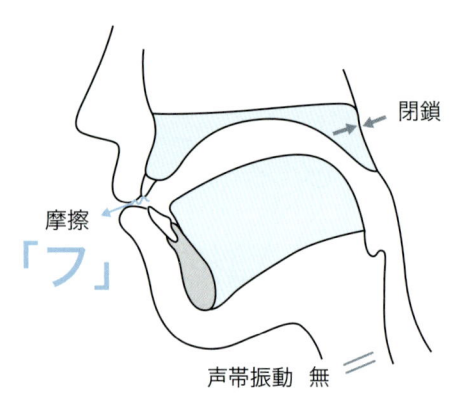

図 2-67 ◆ [φ]（フの子音）　上下口唇のあいだに狭い間隙をつくって，摩擦音をつくる
　[w]（ワの子音）はφと同様の調音方法に声帯の振動を伴う有声音

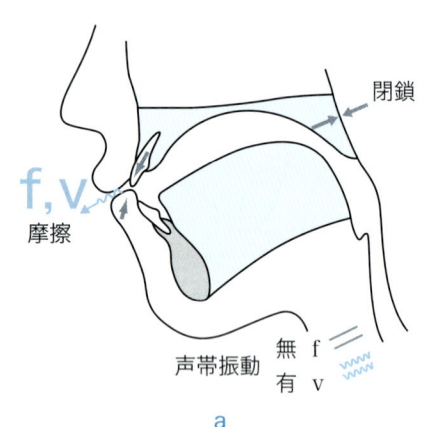

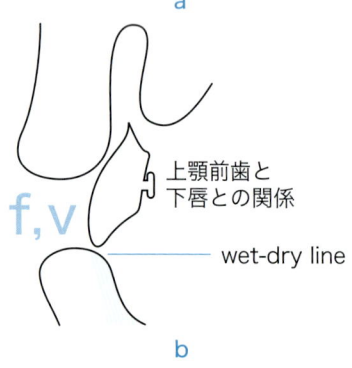

図 2-68 ◆ a：[f, v]の発音；上顎前歯の切縁に下口唇の中央のやや舌側寄り（wet-dry line）が接して摩擦音を形成する．vはこの有声音である
　b：[f, v]の発音と人工歯排列；上顎前歯の人工歯の切縁が下口唇の中央やや舌側寄りに接触するような位置に排列する（Poundより）

同様の調音方法に声帯の振動を伴う有声音と考えられる．このように，日本語の「フ」は英語の[f]とは異なっている．

〈補綴処置との関連〉

両唇音の調音に共通して重要なことは，口唇が自由に運動できることである．そして，上下の口唇が閉じたり，瞬間的に離れたり，適度の間隙が保持されることが必要で，このためには，口唇が前歯によって適切に支えられなければならない．

したがって，①前歯の前後的な位置，②咬合高径の適否が発音に影響する．また，義歯の場合には，③唇側の床翼の厚さも関係するし，④前庭部が唾液で濡れた状態を保っていることも大切である．

このため，①歯肉部をまったく平滑ではなく凹凸を形成すること，②前歯の歯間部に多少の間隙を設けることも発音上有効である．

これらは，とくに破裂音[p, b]のように迅速な運動を行うときに影響が大きい．このため，義歯の製作過程で蝋義歯（ろう義歯）試適時などに，人工歯の位置が発音を阻害しないことを確かめておく必要がある．

鼻音[m]の発音時には，下顎は安静位に近い位置になるので，この発音を利用して咬合高径を決める方法もある．すなわち，マ行音の先行子音の部分を持続的に発音（ハミング）させて，そのあいだに鼻下点―オトガイ点間の距離を測る．そして，この値から 2〜3 mm を減じた距離を中心咬合位とする（p.122参照）．

b．唇歯音[f, v]

唇歯音は口唇と歯のあいだで調音されるもので，標準日本語にはないが，英語などで用いられている．[f]の発音は，日本語の[φ]（フ）とは異なって，上顎前歯の切縁に下唇の中央よりやや舌側寄りの wet-dry line が接して摩擦音をつくる（図 2-68）．[v]はこの有声音である．

〈補綴処置との関連〉

調音方法からわかるように[f, v]の発音には，とくに上顎前歯の前後的，上下的な位置が大切である．このため，①上顎前歯人工歯の排列位置の決定に発

音活動を利用することができる．

たとえば，全部床義歯の蝋義歯試適の段階で，上顎の蝋義歯を口腔内に装着して，[f]または[v]を含む言葉を発音させ，人工歯の切縁と下唇との接触状態を観察しながら排列位置を修正していく．このようにして，発音機能と調和した位置に人工歯が排列できる（図 2-68）．

ただし，この方法によって厳密な排列位置が決まるのではなく，②審美的な外観の調和も含めた総合的な判断が必要である．また，下唇の運動は，下顎前歯による適度の支えがないと不自然になる恐れがあるので，③下顎前歯の排列位置が決まった段階で再度チェックする．

　c．歯音[s, z, ts, dz]

歯音は主として上下顎の前歯のあいだで調音される音である．調音方法によって摩擦音[s, z]と破擦音[ts, dz]に分けられる．

[s]（サスセソの子音）の発音では，図 2-69 に示すように，下顎は中心咬合位から前下方に移動して上下顎前歯のあいだに 1.0～1.5 mm ほどの間隙ができる（図 12-7 参照）．この間隙に呼気を流して摩擦音をつくるが，強い呼気流を供給するために，舌の側面が上顎犬歯の近心以後の口蓋側歯槽部に接し，舌の正中溝が深まって，中切歯の口蓋側に開口するトンネル状の形態となる．したがって，パラトグラム（舌の接触範囲）は，図 2-70 に示すような形となる．

[z]（ザズゼゾの子音）は，[s]と同様の調音方法に声帯の振動を伴う有声音である．また，[ts]（ツの子音）は，のちに述べる破裂音[t]の直後に[s]が連続する複合音であり，[dz]（ヅの子音）はこれの有声音である．

〈補綴処置との関連〉

[s]で代表される歯音の発音には，①舌が口蓋に一定の様式で接触して強い呼気流を供給する，②これを受けて鋭い摩擦音とする，③そのため，下顎が一定の位置に移動して，④上下顎の前歯の切縁のあいだに適当な間隙をつくる，ことが必要である．

このような発音方法のため，全部床義歯では次のことが問題となる．

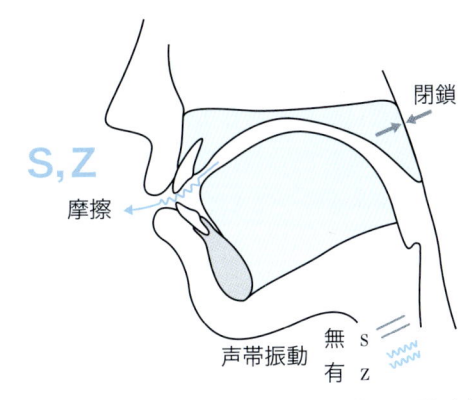

図 2-69 ◆ [s]（サスセソの子音）の発音　下顎は中心咬合位から前下方に移動し，上下顎前歯のあいだに 1.0～1.5 mm ほどの間隙ができる．この間隙に強い呼気流を供給するために，舌の側面が口蓋側歯槽部に接し，舌の正中溝が深まって中切歯の口蓋側に開口するトンネル状の形態となる

　[z]（ザズゼゾの子音）は，声帯の振動を伴う有声音である

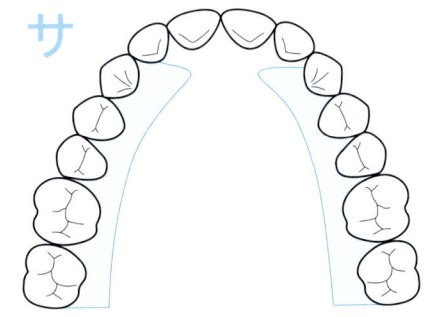

図 2-70 ◆「サ」のパラトグラム（舌の接触範囲）　舌の側面が上顎犬歯の近心以後の口蓋側歯槽部に接し，舌の正中溝が深まって，中切歯の口蓋側に開口するトンネル状の形態となる

❶ 咬合高径．
❷ 上下顎人工歯の排列位置．
❸ 口蓋側歯槽部の形態の適否．

一般に言語音の発音中には上下顎の歯は接触せず間隙があるが，[s]などの歯音の発音の際には他の音のときよりも下顎は上顎に近づき，最小発音間隙（closest speaking level）となる．これは日本語の場合にもあてはまり，有歯顎者では，[s]の発音時の下顎位（s 発音位）は狭い範囲で安定している．

したがって，次のことが考えられる．

❶ 咬合採得時にサ行音を多く含む言葉を発音させて発音試験を行い，[s]の発音のときに上下顎の咬合堤のあいだに少なくとも1〜2mmの間隙ができるような咬合高径でなければならない．

❷ 蝋義歯試適時や完成義歯装着の発音中に，上下の人工歯が触れ合ってカチカチ音がするのは，咬合高径が高すぎる．

また，[s]の発音には，上下顎の前歯の位置関係が重要である．すなわち，発音時に下顎は中心咬合位から前下方に運動し，上下顎前歯の切端のあいだに一定の間隙をつくるが，このような①習慣的な下顎運動方向と上下顎の前歯の垂直的および水平的な被蓋の程度が調和していることが重要である．そのため，②[s]発音位（"S"position）を利用して下顎前歯人工歯を排列する方法もある．

前歯の排列には発音と同時に審美的な要求がみたされなければならない．さらに，全部床義歯では床の安定や顎堤の保護をはかるために，中心咬合位で上下顎の前歯は接触しないことが望ましい．幸い，発音中には上下の歯は接触しないので，前歯部に適度の間隙を設けても支障はないが，[s]の発音時には所定の間隙が保たれなければならない（functional space）．

さらに，[s]の摩擦音をつくるには，上下顎前歯でつくられる間隙に強い呼気を流す必要がある．このため，**図2-70**に示すように，舌は口蓋側歯槽部側面に接触，閉鎖し，中切歯の後方には接触せず，トンネル状の開口部（呼気流路）ができる．この呼気流路を狭めるため，上顎前歯の口蓋側歯槽部に豊隆（S隆起）を設ける（**図2-71, 72**）.

d．**歯茎音**［t, d, n, ʃ, ʒ, tʃ, dʒ, r］

歯茎音は音声学の分野では「ハグキオン」とよばれるもので，舌が上顎歯槽部に働きかけて調音される音である．調音方法によって，破裂音［t, d］，通鼻音［n］，摩擦音［ʃ, ʒ］，破擦音［tʃ, dʒ］，弾音［r］に分けられる．

［t］（タテトの子音）は，**図2-73**に示すように，舌が上顎の歯列および口蓋側歯槽部に接して呼気流をせき止め，急に開放してつくられる破裂音である．

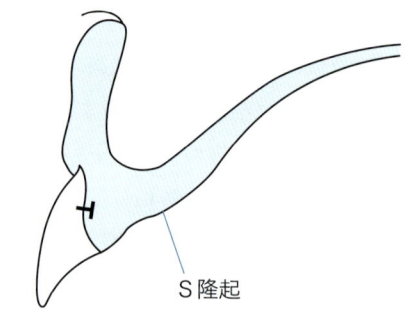

図2-71 ◆ S隆起 上顎前歯の口蓋側歯槽部に豊隆を設ける

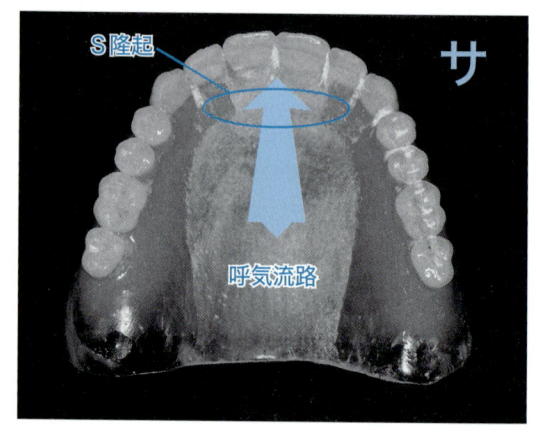

図2-72 ◆ S隆起と呼気流路 上顎全部床義歯で採得したパラトグラム．舌は口蓋側歯槽部側面に接触，閉鎖し，中切歯の後方には接触せず，トンネル状の開口部（呼気流路）ができる．この呼気流路を狭めるため，上顎前歯の口蓋側歯槽部に豊隆（S隆起）を設ける

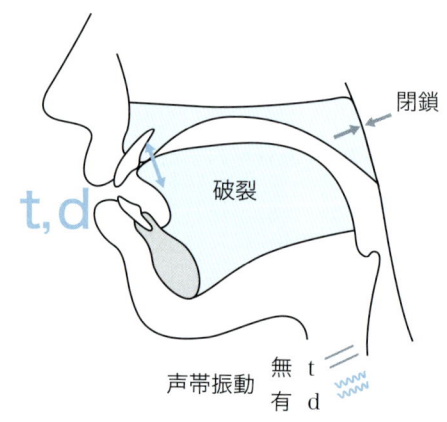

図2-73 ◆ [t]（タテトの子音） 舌が上顎の歯列および口蓋側歯槽部に接して呼気流をせき止め，急に開放してつくられる破裂音．[d]（ダデドの子音）は有声音である

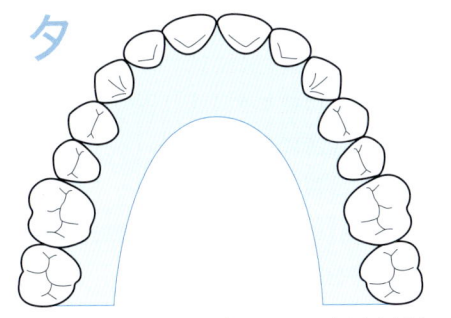

図 2-74 ◆「タ」のパラトグラム 口蓋側歯槽部に馬蹄形に接触し，全面閉鎖する

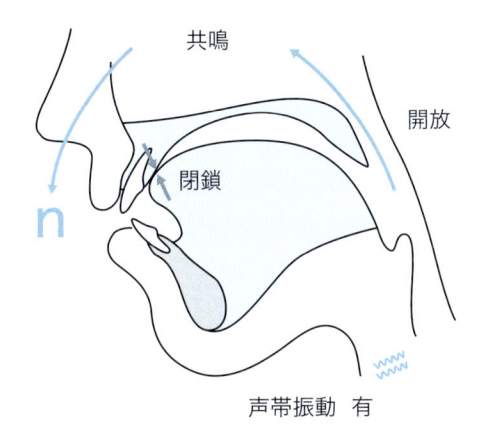

図 2-75 ◆ [n]（ナニヌネノの子音） 舌が上顎の歯列および口蓋側歯槽部に接して呼気流をせき止め，同時に口蓋帆が下がって呼気を鼻腔に流出する通鼻音．「ナ」のパラトグラムは，「タ」とほとんど同じである

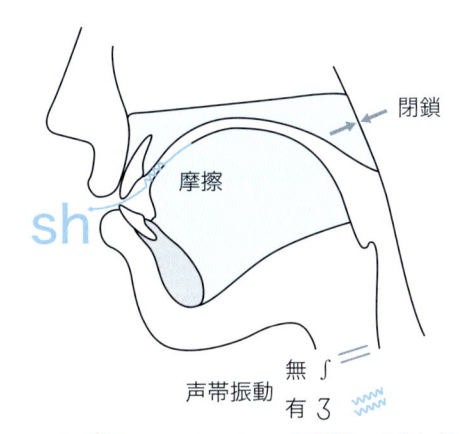

図 2-76 ◆ [ʃ]（シシャシュショの子音） [s]と似た調音方法であるが，[s]の場合よりも舌の接触範囲が後方で，口蓋ヒダ部と舌尖との間隙でつくられる摩擦音．[ʒ]（ジジャジュジョの子音）は有声音

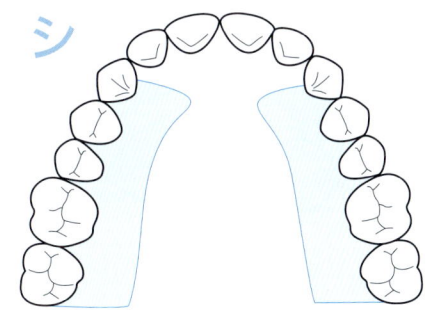

図 2-77 ◆「シ」のパラトグラム [s]よりも舌の接触範囲が後方で，犬歯の中央以後の歯列と口蓋側歯槽部に舌の側面が接して口蓋ヒダ部に開口するトンネル状となる

[d]（ダデドの子音）はこれの有声音である．

パラトグラム（舌の接触範囲）は，**図 2-74** に示すように歯列，口蓋側歯槽部に沿って連続的に閉鎖する形となる．

[n]（ナニヌネノの子音）は，[t]とほぼ同じ範囲で舌が接して気道を閉鎖するが，同時に**図 2-75** に示すように口蓋帆が下がり，呼気流が鼻腔から流出して共鳴する通鼻音である．

[ʃ]（シシャシュショの子音）では，**図 2-76** に示すように[s]と似た調音方法で発音されるが，[s]よりも舌の接触範囲が後方となり，口蓋ヒダ部と舌尖との間隙でつくられる摩擦音である．**図 2-77** に示すパラトグラムのように，犬歯の中央以後の歯列と口蓋側歯槽部に舌の側面が接して，口蓋ヒダ部に開口するトンネル状となる．この間隙に呼気を流して摩擦音がつくられる．下顎は[s]の場合よりも少し下方で，より前方に位置する．

[ʒ]（ジジャジュジョの子音）は[ʃ]の有声音である．

[tʃ]（チの子音）と[dʒ]（ヂの子音，通常はジと区別されない）は，[t]と[ʃ]，[d]と[ʒ]との複合音で，破裂音[t, d]の直後に摩擦音[ʃ, ʒ]が連続して発音される．

[r]（ラリルレロの子音）は[d]と似た有声音であるが，**図 2-78** に示すように調音部位はより後方となる．弾音とよばれ，舌尖を口蓋のほうへそり上げておいて，呼気が流出し始めてから舌尖を口蓋部に打

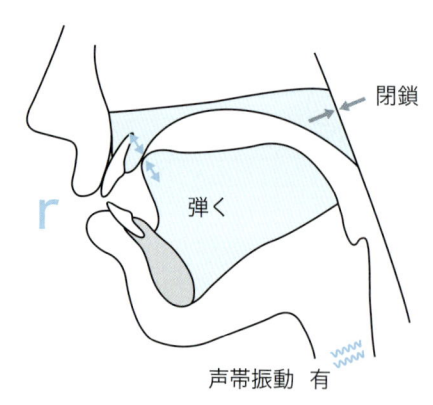

図2-78 ◆ [r]（ラリルレロの子音） 舌尖を口蓋のほうへそり上げておいて，舌を口蓋部に弾くように打ちつける

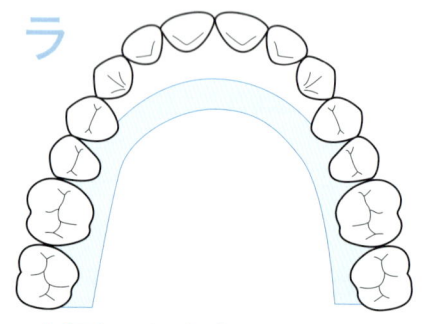

図2-79 ◆「ラ」のパラトグラム 大臼歯部から前方に向かって彎曲するアーチ型となるが，個人によって接触範囲のばらつきが大きい

ちつけ，ただちに離して発音される．パラトグラムの形態は，大臼歯部から前方に向かって彎曲するアーチ型となるが，個人によって接触部位のばらつきが大きい（図2-79）．

〈補綴処置との関連〉

歯茎音の発音では，口蓋および口蓋側歯槽部の形態が重要である．

❶ [t, d]の発音では，口蓋側歯槽部に舌が接して素早く離れなければならないので，全部床義歯の場合には，この部分の床の厚さ，形態が問題となる．
すなわち，
・床が厚すぎると舌の運動を阻害し，破裂音の形成が不明瞭となる．
・逆に，顎堤の吸収が大きい場合には，この部分の床を厚くして歯槽部の豊隆を回復し，舌との接触を保つ必要がある．

・義歯床に口蓋ヒダの形を再現する．
その意義は，
触覚の鋭敏な口蓋ヒダにより舌の位置感覚が助けられており，発音にも役立っている．このため，口蓋ヒダ部を床で覆うことは根本的に不利である．しかし，床の表面に口蓋ヒダに似せた凹凸を設けると，舌の位置感覚を助けて発音に役立つ．ただし，レジン床では床が厚くなりすぎないように注意する必要がある．

❷ [n]では，舌の接触範囲は[t, d]とほとんど同じであり，補綴処置との関連も同様に考えられる．しかし，[n]では，舌の接触は単に呼気を閉鎖するためで，口蓋帆が下がって呼気を鼻腔に流す動作がより基本的な要素となる．したがって，歯槽部の形態よりも，むしろ口蓋帆の運動をスムーズに行えるかどうかが重要で，義歯の場合には，口蓋後縁部の床の厚さや形態が問題となる．

❸ [ʃ]では，口蓋ヒダと舌尖のあいだに適度の間隙がつくられることが必要である．このため[s]と同様に①口蓋側歯槽部の形態が重要となる．とくに[ʃ]では上下顎前歯の位置関係よりも，②トンネル状の舌の開口部の位置，広さが大切である．このため，③パラトグラム法によって，舌の接触範囲を調べて，標準的な形態となるように歯肉形成を行う方法もある．このときに，先に述べた[s]および，のちに述べる[ç]（ヒ）の接触範囲と区別されることが目標となる．

❹ [r]では，舌の接触範囲のばらつきは大きいが，一般に口蓋を横断するアーチ型となる．接触様式も素早い運動を伴うので微妙な調音といえる．舌の接触範囲から考えて，口蓋，とくに口蓋ヒダ部の床の厚さや形態が関連する．部分床義歯でパラタルバーを用いる場合には，パラトグラム法によって舌の接触範囲を調べて，その部位をさけて設置することが望ましい．

e．硬口蓋音[ç, j]

硬口蓋音は，硬口蓋部と舌のあいだで調音される．[ç]（ヒの子音）は，図2-80に示すように[ʃ]の調音方法と類似しているが，調音部位はより後方と

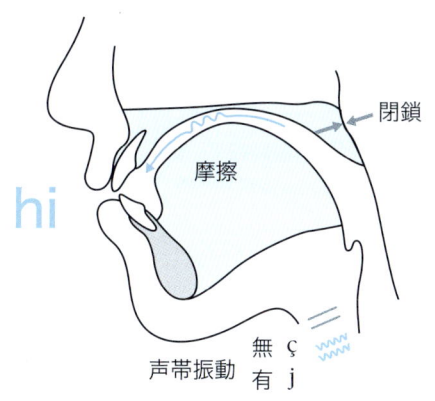

図 2-80 ◆ [ç]（ヒの子音）　舌と硬口蓋のあいだで摩擦音をつくる

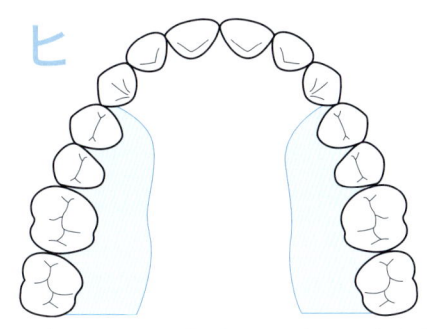

図 2-81 ◆「ヒ」のパラトグラム　上顎臼歯や歯槽部と舌の側面が接触する．[ʃ]の場合よりも口蓋の後方に接触している

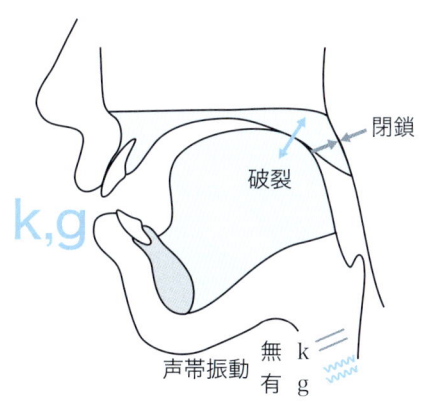

図 2-82 ◆ [k]（カキクケコの子音）　奥舌を挙上して軟口蓋と接触させて呼気をせき止め，急に開いて破裂音をつくる．[g]（ガギグゲゴの子音）は有声音である

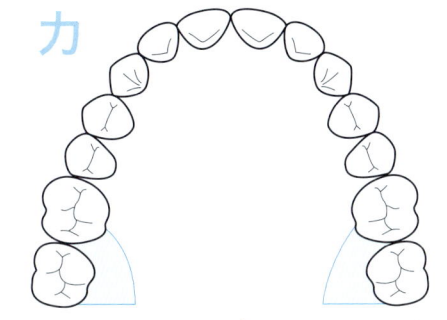

図 2-83 ◆「カ」のパラトグラム　「パラトグラムでは」口蓋後縁部に舌が接触する

なって，舌と硬口蓋のあいだで摩擦音がつくられる．パラトグラムでみると[ʃ]のときよりも口蓋の後方に接触している（**図 2-81**）．

[j]（ヤユヨの子音）は[ç]と同様の構え方で有声音をつくる．[j]は「キャ」，「ピャ」などの拗音では先行子音と後続母音のあいだにはさまれて，[kja, pja]のかたちで発音され，半子音ともよばれている．

〈補綴処置との関連〉

❶ 上顎臼歯や歯槽部で舌の側面が適度に支えられる必要がある．

❷ 「ヒ」と「シ」とは聴覚的に混同が起こりやすいが，両者の音の聞こえ方とパラトグラムの形態とのあいだには密接な関連がある．すなわち，接触範囲の前方のものは「シ」，後方のものは「ヒ」と聞こえる傾向がある．このため，「サ」「シ」「ヒ」のパラトグラムの形が互いに区別されるように歯槽部の形成を行うことに意味がある（**図 14-1 参照**）．

f．軟口蓋音[k, g, ŋ, N]

軟口蓋音は軟口蓋と奥舌のあいだで調音される．調音方法によって，破裂音[k, g]と通鼻音[ŋ, N]に分けられる．

[k]（カキクケコの子音）では，**図 2-82** に示すように奥舌を挙上して軟口蓋と接触させて呼気をせき止め，急に開いて破裂音をつくる．[g]（ガギグゲゴの子音）はこの有声音である．

パラトグラムでは口蓋後縁部に舌が接触する（**図 2-83**）．

[ŋ]（カ゚キ゚ク゚ケ゚コ゚の子音）は鼻濁音とよばれ，破裂音ではなく，鼻腔へ呼気を流す通鼻音である．

[N]（ン）は奥舌と軟口蓋の端とが接する．

〈補綴処置との関連〉

　軟口蓋音では，口蓋帆の運動を阻害しないことと，軟口蓋部への舌の接触を邪魔しないことが大切である．このため，口蓋床やパラタルバーを設ける場合に粘膜可動部分に過度に延長しないことと，厚さに注意して異物感がないようにしなければならない．一般的には，発音時と鼻呼吸時の口蓋帆の運動を観察して，可動部と不動部の境界線（振動線，Ah-line　アーライン）を見つけて，これを床の後縁の位置とする．すなわち，「アー」と発音しているあいだは口蓋帆は挙上して鼻腔との交通を遮断しているが，発音を止めて通常の呼吸に移ると口蓋帆は下がって鼻腔と交通するようになる．このときの粘膜の折れ目を基準にする（図 2-84）．

　g．喉腔音[h]

　[h]（ハヘホの子音）は咽喉付近でつくられる摩擦音である（図 2-85）．日本語の五十音図のハ行音のうちでも「ヒ」[ç]は硬口蓋音，「フ」[ɸ]は両唇音であり，また，ハ行の濁音である「バビブベボ」[b]は両唇音であって，いずれも[h]とは異なる調音方法でつくられるので注意を要する．

　[h]では，調音方法から考えて通常の補綴処置との関係はない．

　h．母　音[aiɯeo]

　標準日本語の母音は[a]（ア），[i]（イ），[ɯ]（ウ），[e]（エ），[o]（オ）の 5 種類で，発音時の開口度によって，大開き母音[a]，半開き母音[e, o]，小開き母音[i, ɯ]に分けられる．また，舌背の高まりの前後的な位置によって，前母音[i, e]，中母音[a]，後母音[ɯ, o]に分類される．

　パラトグラム法で調べると，母音のうちで舌が口蓋に接するのは[i, e]だけで，[a, ɯ, o]では接触しない．

〈補綴処置との関連〉

　一般に，母音の発音に影響が及ぶのは共鳴の段階であって，通常の補綴処置では，問題が起こることは少ない．ただし，

❶　母音のなかでも[i, ɯ]のように発音時の開口度の小さい音では，比較的に補綴物による影響が大

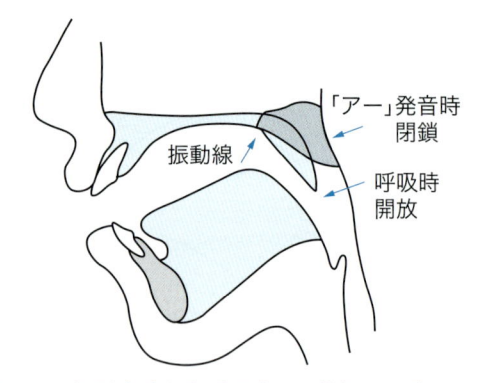

図 2-84 ◆ 発音時と鼻呼吸時の口蓋帆の運動
「アー」と発音すると口蓋帆は挙上し，鼻腔との交通を遮断するが，発音を止めると口蓋帆は下がる．このときの可動部と不動部の境界線がアーライン（Ah-line 振動線）

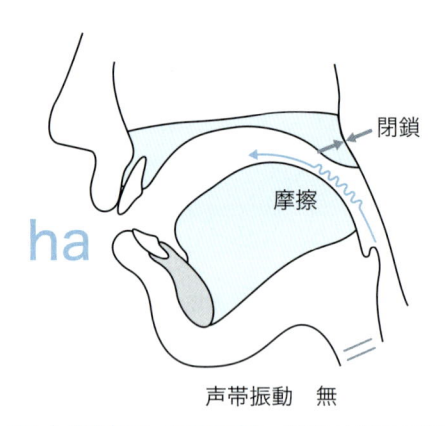

図 2-85 ◆ [h]（ハヘホの子音）　咽喉付近で摩擦音をつくる

きい．

❷　とくに，母音単独ではなく，子音と結びついた場合にイ列，ウ列の音の障害が多い．これは，共鳴腔の形の変化によるよりも，義歯などによって舌の活動範囲が制限されることの影響が大きいためと思われる．

（4）　統合，制御

　ここまで，言語音を分解して，個々の音のつくられ方と補綴処置の関係をみてきたが，実際の会話が不自由なく行えるためには，素早い複雑な運動が統合，制御され，協調して行われなければならない．このためには，個々の歯の位置関係など，静的な条件より以前に筋肉の自由な活動を阻害しないことが

重要である．したがって，義歯の外形などの全体的な形態が周囲の組織の活動を阻害せず，しかも義歯の安定に不安がないことが大切である．

さらに，発音活動のための基本的な条件として，聴力，神経筋機構，および心理的な影響も考慮しなければならない．

a．聴　　力

われわれは聴覚によって他人からの言語信号を受け取るだけではなく，自分自身の発音を聞いて，モニターとして働かせている．聴力に障害のある者では，このフィードバック機構に欠陥が生じるために言葉のひずみが起こってくる．

高齢の義歯装着者では聴力の減退を伴うことが多く，そのために言葉のひずみが起こっている可能性もある．したがって，義歯側に発音障害を起こすような形態や機能の異常がないのに，言葉のひずみがある場合は，聴力の検査が必要である．

b．神経筋機構

言葉は中枢神経系において高度に統合された複雑な機構によって生み出されるものである．したがって，正しい発音のためには，末梢的な問題より以前に中枢神経が正常に機能をはたすことが第一の条件である．しかし，高齢者では，中枢神経に障害のある場合があり，極端な場合には aphasia（失語症），dysphasia（不全失語症）の症状を呈することがある．このような中枢に由来する言語障害と，義歯が原因となっているものとを区別することが大切である．

c．心理的影響

患者の義歯に対する心理状態によっても言葉は大きな影響を受ける．とくに，義歯の外観に満足しているかどうかが重要である．たとえば，人工歯列の外観に満足していない患者では，歯を人に見せずに発音しようとするので，発音中の口唇，舌，下顎の運動が抑制される．同様の現象は義歯の安定が悪いか，または患者が安定に不安をもっている場合にも起こり，言葉が不明瞭となったり，"こもった"感じの声色となる．

以上は音単位にみた場合であるが，実際には，個々の音を単独には発音できるが，会話などの連続音の

> **まとめ** 調音部位および調音方法からみた音と義歯の要素の関連
>
> (1) 咬合高径に関連する音
> 両唇音[p, b, m, ɸ, w]，歯音[s, z]
> (2) 上顎前歯の位置に関連する音
> 両唇音[p, b, m, ɸ, w]，唇歯音[f, v]
> (3) 上下前歯の対合関係に関連する音
> 歯音[s, z]
> (4) 上顎前歯舌側歯肉部および口蓋ヒダ部に関連する音
> 歯音[s, z]，歯茎音[t, d, n, ʃ, ʒ, tʃ, dʒ, r]
> (5) 上顎口蓋側歯槽部に関連する音
> 歯音[s, z]，歯茎音[ʃ, ʒ, tʃ, dʒ, r]，硬口蓋音[ç, j]
> (6) 口蓋後縁部に関連する音
> 軟口蓋音[k, g, ŋ]，鼻音[m, n]

発音の際に障害が起こることが多い．

この原因は，①義歯によって舌や口唇の運動が阻害される，②発音運動中に義歯が不安定となることである．

4　義歯患者の発音機能の評価法

(1) 義歯製作過程での発音試験

一般的には，新聞，雑誌の朗読，数を順に数える，一定の単語，文章を読ませるなどして発音に支障がないかどうかを術者の聴覚と患者の訴えによって判定する．日本語では，いわゆる五十音図を順に読ませるのも実用的である．

検査の際に，発音中に患者の音声だけではなく，口唇，舌，下顎などの調音運動を観察し，どの音に異常が生じるかを評価する．異常があれば，義歯の要素と発音機能の関連を考えるが，その際には言語音のつくられるメカニズムと音の分類から推察する（表2-2参照）．

このような発音試験による評価の際に，機能の退化した高齢患者では，老化や中枢神経系の疾患による言語障害にも注意する必要がある．すなわち，患

者の発音障害が義歯に関連したものか，他の原因によるものかを見分けることが重要であるが，これが最もむずかしいことでもある．

(2) 発音評価法の種類

〈補綴のための発音検査法の分類〉

1．自覚的発音障害の検査：
　　患者自身が発音しにくいか？
2．音声の検査
　1）聴覚による検査：発音明瞭度検査
　　a．術者個人の主観による評価：他覚的障害，術者が音の異常を感じるか？
　　b．複数の検者の評価により数値化
　2）計測器による検査
　　a．ソナグラフ　sonagraph,
　　　　周波数分析　spectrum analyzer
　　b．声紋
3．調音運動の検査：発音の動作は自然か？
　　　　　　　　　ぎこちないか？
　1）舌運動の解析　palatography
　　a．粉末法パラトグラム法
　　b．ダイナミック　パラトグラム法
　2）下顎運動の解析

3 義歯の構成要素と機能的要件

A　義歯の構成要素

1　全部床義歯の構造と各部の名称(図3-1)

義歯は次の3つの部分からなる．

人工歯
　　陶歯，硬質レジン歯，レジン歯，金属歯；維持装置，咬合面．

歯肉部
　　歯肉色レジン．

床
　　レジン床，金属床；辺縁部，床翼．

患者にとって大きな異物である全部床義歯を口腔内に装着し，しかも所定の位置に維持安定させて機能をはたさせるためには，全部床義歯の各部がはたす役割を理解し，その目的に合った形態に形成することが大切である．そのためには，義歯床がデンチャースペース(denture space)に無理なく適合し，人工歯と歯肉部が咀嚼や発音などの機能を円滑に遂行できる形態にする(図3-2)．

1）各部の役割と要点

(1) 義歯床部

義歯床基底部(粘膜面，組織側面，印象面)
　　義歯の基底の部分で顎粘膜に接触し，義歯の維持装置の役割と同時に咬合圧を顎粘膜に伝達，分散する．

口蓋床部　palatal denture plate
　　口蓋を覆う板状の部分．

義歯床辺縁部(床縁，床周縁，denture border)
　　基底部と研磨面の移行部で，可動粘膜の閉鎖弁作用を利用して辺縁封鎖効果による維持をはかる．したがって，この部分の形態は，周囲組

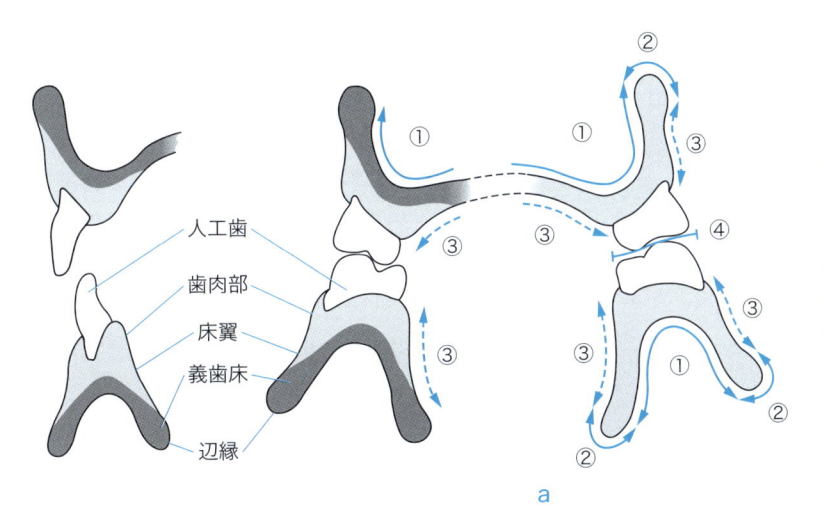

①義歯床基底部
　　粘膜面
　　印象面
②義歯床辺縁部（床縁）
③義歯床研磨面
④咬合面

図3-1 ◆ 全部床義歯の構造（上顎・下顎）　a：各部の名称

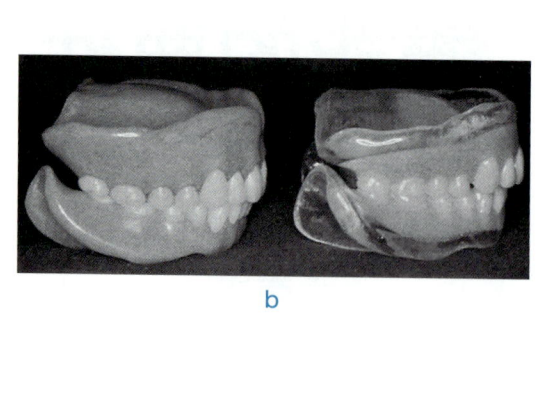

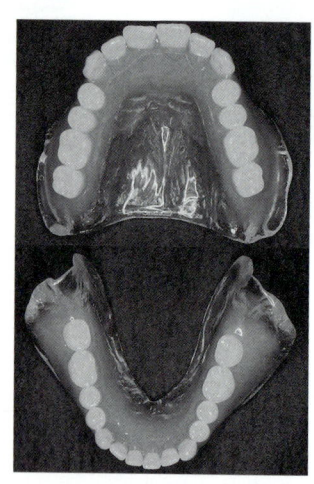

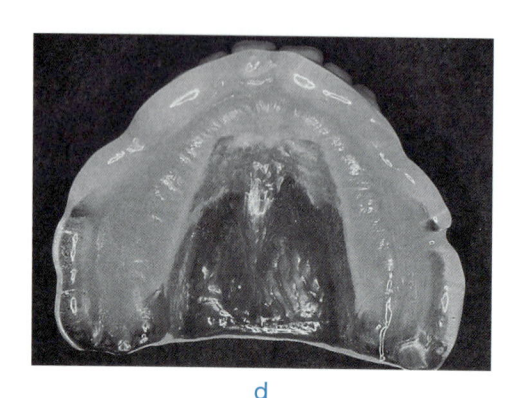

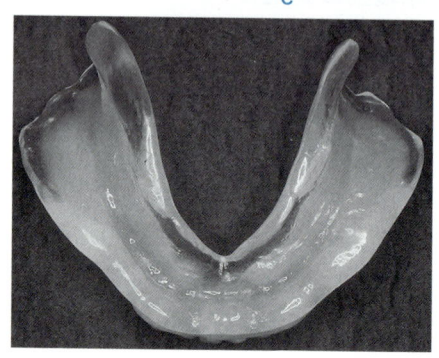

図3-1 ◆ つづき　b，c，d，e：実際の全部床義歯，透明の部分が床

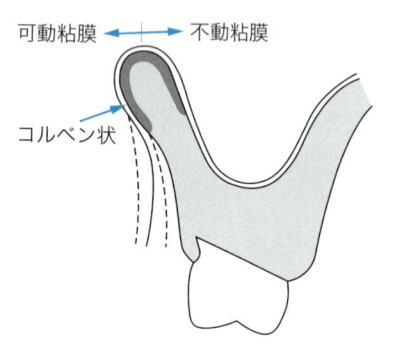

図3-2 ◆ 義歯床縁形態　床の後縁以外の辺縁部ではコルベン状(Kolbenähnlich Form, Kolben：棍棒)の形態にして，粘膜によって包み込まれるようにして床縁封鎖(辺縁封鎖)を助ける

織の機能筋圧と調和しなければならない．

(2) 床翼(フレンジ)　denture flange

義歯床の人工歯歯頸部から辺縁にいたるまでの部分で，翼状の形態をなすことから頰側床翼，舌側翼などとよばれている．

(3) 義歯研磨面(歯肉部)

床外表面で，床辺縁部および咬合面以外の人工歯の側面であり，口腔内の可動粘膜と接触し，筋活動の作用が加わる面である．したがって，この面の形態は審美的であると同時に，唇，頰，舌の活動と調和しなければならない．

(4) 義歯咬合面

一般には既製の人工歯からなる．その形態，排列位置ならびに咬合接触関係は，義歯の審美性，発音，咀嚼などの機能回復のみならず，義歯床の維持，安定に大きく影響する．

2　全部床義歯の分類

(1) 使用目的による分類

本義歯(最終義歯)

　　抜歯創が治癒し，骨吸収も安定期にあると思

われる症例に対して行う．

暫間義歯 interim denture, temporary（仮義歯）
　　抜歯直後の，歯槽骨吸収が不安定な時期に製作し，本義歯が完成するまでの一定期間，暫間的に装着する．

即時義歯 immediate denture
　　抜歯前に，抜歯後の状態を予測して製作しておいた義歯を，抜歯直後に装着する．

治療義歯 treatment denture
　　下顎が習慣的に偏位して咬合する場合など，義歯の咬合を修正しながら，正しい上下顎の位置関係を回復させるために使用する．

移行義歯 transitional denture
　　抜歯が必要な残存歯を保存したままで，いったん義歯を製作して装着し，順次，抜歯により生じた欠損部を義歯に追加，増歯して補い，最終的に無歯顎に移行させる．

B　義歯の支持・維持・安定

1　維持力と全部床義歯の形態との関係

〈全部床義歯床の維持（retention）の主要要素〉
❶　解剖学的維持力．
❷　物理的維持力．
❸　気圧．
❹　床縁閉鎖および閉鎖弁作用．
❺　咬合圧．
❻　筋圧など．
　また，維持力（義歯の離脱に対する抵抗力）には義歯全体の形態が関与する．

(1)　解剖学的維持力
　義歯床基底面が床下組織によく適合し，顎粘膜に沿って嵌入することにより，維持・安定が強化される．これを解剖学的維持力といい，義歯の離脱，動揺，推進，および転覆などに抵抗する．

〈維持力の大小に関与する解剖学的要素〉
❶　義歯床粘膜面の面積…大きいほど大．
❷　顎堤の大きさ，高低…大きく高いほど大．
❸　上下顎堤の対向関係…正対しているほど大．
❹　口蓋の深さ…深いほど大．
❺　顎粘膜および粘膜下組織の性状…厚さ，硬軟の差が少ないほど大．

(2)　物理的維持力
静的付着力
　　義歯床を床下粘膜に向かって引き寄せる力で，介在する液体の表面張力，厚さ，後退接触角，床の面積が関連する．

動的付着力
　　義歯床に外力が働いたとき，義歯の床下粘膜面からの脱離および移動に抵抗する力である．

粘着力
　　床と顎粘膜とのあいだに作用する粘着力．粘着力が強力に作用するためには，介在した唾液が床基底面と顎粘膜面にも強力に粘着し，しかも唾液自体の分子凝集力が大であること．

(3)　気　圧
　義歯床粘膜面の内部が陰圧になれば床は吸着されて，維持力は増強される．そのためには，床の全周縁を粘膜面に緊密させ，義歯を離脱させようとする力が働いたときに床と粘膜とのあいだに空気が侵入するのを防ぐ．そのためには，印象採得のときに筋圧形成を行って辺縁封鎖をはかることが大切である．

(4)　床縁閉鎖および床周縁粘膜の閉鎖弁作用
　義歯の維持を確実にするには，とくに床の周縁全体を粘膜に密着させ，床下に外気が侵入するのを防止する．いわゆる床縁粘膜の閉鎖弁作用によって辺縁を全周にわたって封鎖（周縁閉鎖）することが重要

である．

(5) 咬合力，咀嚼力

咀嚼力が，義歯の咬合均衡を保った状態，すなわち，義歯が傾かない状態で作用すると床が粘膜に均等に圧接されるので，義歯の維持に効果的に働くが，逆に咬合の平衡状態が破れるような作用，すなわち，不均等に圧迫すると，義歯を離脱させる力として働く．

(6) 筋　圧

適切な形態の義歯であれば，患者が使い慣れるのに伴い，周囲の筋の緊張力により，無意識に義歯が保持され，いわゆる筋圧維持の働きを現す(**図 3-3**)．

(7) 空　室

義歯床粘膜面に便宜的に凹部をつくり，粘膜表面とのあいだに部分的な空隙を設け，その窩内の空気を圧迫排除して陰圧状態とし，義歯を吸着させようとするものである．しかしながら，床下組織に対して持続的な吸引力が働くので，粘膜が肥厚して空室を埋め，無効になるだけでなく，骨の吸収の危険もある．→リリーフとの違いに注意．

2　全部床義歯の形態と支持，維持，安定との関係

(1) 支持との関係

顎粘膜を生理機能範囲内で最大被覆することにより，床基底面の面積が拡大でき，支持(咬合力に対する抵抗力)が増加する．

(2) 維持との関係

義歯床の維持には，陰圧が大きく関係する．それには義歯床辺縁が粘膜に密着適合し，また，可動粘膜が閉鎖弁作用を現す形態でなければならない．これによって，吸着力(義歯を垂直方向に離脱させようとする力に抵抗)を発生する．

(3) 安定との関係

義歯が水平方向に移動させられたり，回転，転覆

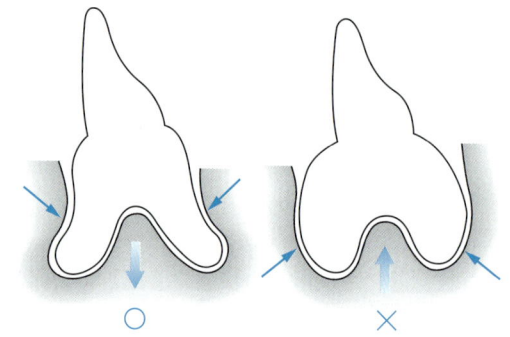

図 3-3 ◆ 筋圧維持　床翼の形態は，その部の筋の走行，筋束の形態，機能を考慮し，筋圧によって義歯床が圧接されるようにし(○)，逆に筋圧によって排除されるようにしてはいけない(×)

あるいは動揺しない状態を安定がよいという．安定をよくするためには，床の維持力を増強し，しかもこれを損なわないようにする必要がある．そのためには，次のことがあげられる．

❶　食物を介して片側に咬合圧が加わったときに力学的に安定すること(テコ均衡)．

❷　空口時に上下人工歯が接触し中心咬合位になるとき，および偏心咬合位に向かって滑走運動したときの均衡(咬合均衡)が保てるような，顎堤に対する咬合面の位置，および形態，咬合様式でなければならない．

> **まとめ　全部床義歯の維持，安定，支持力を増大させるための原則**
> ① 義歯床の面積を拡大する．
> ② 床内面と粘膜表面の適合度の向上をはかる．ただし，粘膜の被圧縮度の部分的な相違も考慮する(咀嚼圧が加わったときの安定のため)．
> ③ 床翼の外形を機能的に形成し，筋圧による維持力を増加させる．
> ④ 咬合面形態を適正にして，推進力，転覆力を最小にする．

part Ⅱ ◆ 無歯顎補綴の診療手順

4 無歯顎者の診査と義歯製作過程

A　全部床義歯の製作過程と問題点

(1)　無歯顎患者の診査
抜歯後の顎堤の変化，歯槽骨の吸収．
口腔周囲組織の老化，全身的な老化による神経筋機構の異常．

(2)　印象採得
義歯床を維持できるような床辺縁の形態を決定する（辺縁形成，筋圧形成，border molding）．
義歯の維持力を増加させる要素はなにか？

　a．概形印象採得（preliminary impression，予備印象，スナップ印象）
既製トレーにモデリングコンパウンド（modeling compound）またはアルジネート印象材を盛って顎堤，および義歯負担域に圧接して陰型をとる．これに石膏を注入して研究用模型（スタディモデル）をつくる．

　b．個人トレー製作
印象材の精度向上のため，印象材の厚さをできるだけ薄く，均一にする．

　c．最終印象採得，機能印象採得
筋圧形成ののちにウォッシュ印象（wash impression，上塗り印象）を行う．

　d．作業模型製作
ボクシング（boxing，箱枠形成）．

(3)　咬合採得
〈目　的〉
❶　義歯に与えるべき顎位（上顎に対する下顎の垂直的および水平的な位置関係）を記録する．
❷　人工歯の排列基準を設定する．つまり，完成義歯の外形を予測して，咬合堤の外形を決める．

　a．咬合床の製作（基礎床，咬合堤）
　b．咬合平面の設定
　c．上下顎間関係の記録
　　　（中心位，咬合高径を決める）

(4)　人工歯の選択
患者の個性にマッチした形態，色，大きさは？

(5)　咬合器に模型を装着
下顎運動の要素をどのように咬合器で再現させるか？

(6)　人工歯排列
審美性と義歯の維持・安定，床下組織の保護．

(7)　歯肉形成
加齢変化の表現と，舌，口唇，頰の運動との調和．

(8)　蠟義歯試適

(9)　フラスコ埋没，流蠟，レジン塡入，重合
仮床やワックスの部分をレジンに置き換える．
重合変形をいかに少なくするか？

(10)　咬合器に再装着（リマウント）

(11)　咬合調整
天然歯列との相違，義歯の維持，安定のための必要条件．

(12)　研　磨

(13)　完成義歯の口腔内装着

(14)　調整および予後観察
義歯の保守．

(15)　床下組織の変化に応じてリライン，リベース
床の再適合．

B　無歯顎者の診査・診断

　無歯顎者(全部床義歯患者)は一般に高齢者が多いので，診断の際には全身的な健康状態，疾患や老化による変化，精神面などを診査することが重要である．しかし，ここでは全部床義歯の予後に直接関係する具体的な口腔内因子を主として述べる．

(1) 初　診

　患者が診察室に入ってくるときに，全身の体格や歩行の様子を観察する．また，リラックスした状態で会話しながら医科的，歯科的な既往歴をとる．とくに，全部床義歯に対する期待度や使用中の義歯，これまでの歯科治療についての感想をきく．

(2) 口腔外診査

　顔面の計測を行い，のちの咬合高径の設定や人工歯排列の参考にする．

　天然歯が残存していたり，すでに義歯を使用している患者では，ノギスを用いて次のような計測をする．

　❶　中心咬合位での鼻下点からオトガイ下縁までの距離．
　❷　鼻下点から上顎中切歯切端までの距離．
　❸　下顎中切歯切端からオトガイ下縁までの距離．
　❹　前歯の垂直被蓋度と水平被蓋度．

(3) 口腔内診査

　無歯顎者では，それぞれに典型とは異なる部分があり，それによって各個人特有の問題が生じるが，予後を予測するには，まず無歯顎の典型的な状態を知る必要がある．

　全部床義歯のための理想的な口腔環境を次に示す．

1　床下粘膜

　口腔内の問題点を探るために，患者が使用中している義歯を除去した直後に口腔内を視診，触診し，健康でしっかりしたピンク色の粘膜と，炎症性変化が起きた粘膜との違いを見分ける．粘膜を健康な状態に回復させる処置は患者ごとに異なり，義歯の除去やリリーフによる組織の安静，粘膜調整材の裏装，外科的処置，抗真菌剤や抗生物質療法，栄養の補充などを症例に応じて行う．

2　上　顎

　❶　理想的な上顎顎堤は，幅広く，角型で，健康で均一な厚さの粘膜で覆われ，前歯部と上顎結節部の骨性アンダーカットは最小限で，両側や3か所にないものである．

　❷　明確な犬歯隆起と歯槽隆起があること．

　❸　前庭部の粘膜は可動性があり，床縁を包み込んで辺縁封鎖ができること．

　❹　顎堤周囲の唇頬側前庭部が明確で，粘膜と筋付着の高さが正常であること．

　上顎臼歯部の吸収が著しいと頬骨弓の付着部が突出し，上顎小臼歯部頬側の前庭が浅くなる．この部分を触診して骨の隆起をリリーフするが，過度にリリーフすると辺縁封鎖が損なわれる．

　❺　側方咬合位で，上顎結節の頬側面と筋突起のあいだに床が収まるスペースがあること．

　これを確かめるには，上顎結節の頬側に術者の指先を入れておいて側方運動または開口させる．すると，頬粘膜の外側に硬い骨(筋突起)が寄ってくるのがわかる．

　❻　硬口蓋の横断面はU字型で，口蓋隆起や正中口蓋縫線部が突出していないこと．

　この状態であれば義歯床の離脱力に最もよく抵抗できる．

　横断面がV型の口蓋は維持に不利である．水平な負担域がないため，義歯のわずかな動きでも封鎖が破られやすい．

　❼　軟口蓋は，口蓋垂に向かってゆるやかなスロープで，硬口蓋との接合部で大きな屈折がないこ

と.

Ⅴ型の口蓋では，アーラインが前方寄りで，しかも急角度で軟口蓋が下降するので，口蓋後縁封鎖域が狭く，ポストダムの設定がむずかしい．

3 下　顎

❶ 下顎顎堤は，幅広く，角型で，均一な厚さの粘膜で被覆され，下顎隆起などの骨隆起がないこと．

❷ 下顎義歯の第 1 の負担域であるバッカルシェルフ(頬棚)がしっかりした粘膜で覆われていて，広く，棚状であること．なお，この部分の境界は，内側は顎堤，外側は外斜線，前方は頬小帯，後方は咬筋切痕とレトロモラーパッドである．

❸ 下顎顎堤への小帯や筋，とくに，オトガイ筋や顎舌骨筋の付着位置が高くないこと．

❹ レトロモラーパッドがしっかりしていて，後縁の辺縁封鎖が確保できること．

❺ 舌側溝がはっきりしていて，舌側床翼を適切に延長できる深さがあること．

❻ 顎舌骨筋後方窩内に舌側床翼遠心を延長できるように，深いアンダーカットがなく，また，舌運動でスペースがなくならないこと．

これを診査するには，レトロモラーパッドの内下方に指先を入れ，舌の前突，反対側への舌尖の移動をさせる．こうして口腔底粘膜の緊張の程度をみる．

4 顎間関係

理想的には，人工歯を舌背と調和した位置に排列できるような顎堤間距離があり，また，上下顎顎堤が垂直に対向する関係であること．しかし，通常は理想とは異なった顎堤間関係であることが多い．一般に，顎堤の吸収は，上顎では頬側，下顎では舌側のほうが多いので，上顎顎堤弓は狭く，下顎顎堤弓は広くなる(図 2-26 参照)．

これらを確かめるには，診断用模型を適切な咬合高径で咬合器に付着する必要がある．上下顎の模型を観察したときに，上顎が下顎に比べ小さくみえるときは対向関係を確かめる必要がある．

5 舌

舌は，下顎義歯を使いこなすために重要な働きをする．無歯顎になると，舌は口腔環境の変化に対応して大きさ，機能，位置が変化する．無歯顎であるのに長期間義歯を装着していないと舌が大きくなる．

(1) 大きさ

臼歯の喪失に伴い，舌は空所をみたすように形と大きさが変わり，外側に肥大する．それに伴って口腔底と舌下ヒダが引っ張られ，顎堤の上に乗ってしまう．そのため，下顎義歯を装着すると舌を押し込めるようになり，舌圧で義歯を離脱させてしまう．しかし，これは義歯の装着によって変化が起こり，正常な状態になる．

逆に，舌が小さい場合(小舌症)も下顎義歯の維持が困難である．なぜなら，舌が安静時に後退し，前歯部舌側床翼に接しないので，舌下半月部での辺縁封鎖ができないからである．

(2) 機　能

舌が異常な運動をすると下顎義歯が離脱する．これは，維持不良の上顎義歯や下顎天然前歯に対合する上顎全部床義歯を装着していた患者にみられる現象である．すなわち，舌で上顎義歯を支えたり，食塊を口蓋に押し付けて咀嚼しようとする習慣がついているので，その異常な舌運動によって下顎全部床義歯を押し上げてしまうことによる．

(3) 位置(舌姿勢の悪習慣：後退した舌位置)

多くの無歯顎者で，舌が後退して異常な姿勢，または位置(atypical position)になっている．

正常な舌位置であるか，異常な後退した舌位置であるかを調べるには，軽く開口させる．このとき，舌背と人工歯の咬合面だけがみえ，舌が義歯の舌側面に密着しているのが正常な位置である(図 19-17-b 参照)．この場合には，下顎義歯は安定し，前歯部をそっと押しても抵抗して移動しないはずである．人工歯の咬合面だけではなく，義歯の舌側面と

口腔底がみえるのは，後退した舌位置である（図19-17-a 参照）．この場合は，義歯は不安定で維持力が弱く，下顎前歯部をそっと押しただけでも容易に離脱してしまう．そして，患者は，義歯が"ゆるく"，"浮き上がる"という．

このように舌の姿勢は下顎全部床義歯の維持，安定に重要な要素であり，適切な舌の位置の患者は義歯を使いこなせるが，維持不足を訴える患者ではこれが身についていないことが多い．

〈処置法〉

舌位置の重要性を患者に認識させることである．そのため，患者に，鏡を見ながら適切な舌位置を保って開口，閉口する練習をさせ，義歯の維持，安定が増すことを実証してみせる．これを一度体験すれば，正常な舌姿勢が身につくはずである．

しかし，舌運動を意識的に協調させることができない者，たとえば，オーラルディスキネジアで不随意の舌運動を繰り返す場合には，舌位置のコントロールは困難である．

6　顎堤粘膜

顎堤粘膜は，全部床義歯で加わる圧力に耐えるようにはできていない．無歯顎者が全部床義歯を装着したときの粘膜の変化の1つは角化の増加であるが，これは機能的ストレスに対抗する上皮の防御反応の表れである．

健康な無歯顎者が適合のよい義歯を使用していると，顎堤粘膜は次のように反応する．

❶ 表皮の真皮内への網状突出の伸長によって，上皮が全体的に厚くなる．

❷ 上皮下の結合組織に炎症症状がない．

❸ 角化層が全体的に厚くなる．

しかし，高齢者や不適合な義歯を使用している患者では，顎堤粘膜の反応は非常に異なっており，そのため粘膜の適応能力を超えて義歯で過圧し，ストレスを与えてしまう．

上皮下の結合組織は粘膜の圧負担能と関係する．この結合組織にも加齢変化がみられ，増齢とともに

コラーゲンの伸長力が減少するため組織の弾力がなくなる．こうなると，表面の上皮は健康そうにみえても，その下の結合組織は全部床義歯による圧力に耐えられないことがある．したがって，臨床的な口腔内診査で顎堤粘膜の炎症の有無をみただけでは，粘膜とその下の骨が義歯による機能的な圧を負担する能力があるかどうかは予測できない．組織学的検査がより有効な診断法である．

7　唾　液

唾液の量と粘稠度は，義歯の物理的維持力と口腔粘膜が義歯の表面に適応する能力に影響する．また，唾液は口腔粘膜と義歯床とのあいだのクッションフィルムとして働き，唾液層ができるだけ薄いときに義歯の維持は良好になり，さらに，義歯床下から唾液が出入りしないように辺縁封鎖すれば維持力は高まる．

患者によって唾液の量や粘稠度が異なり，これらが異常な場合には，次のような問題が生じる．

(1)　唾液の過剰

❶ 印象採得が厄介である．

❷ 義歯の維持が悪い．とくに，新しい義歯は異物として働くので，いずれにしても唾液の分泌量が増加する．

(2)　唾液の減少

❶ 義歯の維持力が減少する．

❷ 粘膜表面の潤滑さがなくなるため，義歯による擦過傷が起こる．

❸ 義歯に接する口腔組織の表面に唾液が介在しないと，粘膜が義歯に張り付いてしまうので，患者は不快で，義歯をコントロールしにくくなる．

(3)　唾液の粘稠度

❶ 小口蓋腺から分泌されるねばつく唾液は，義歯を物理的に押し上げてしまうので，むしろ維持を悪くする．

❷ ねばつく唾液があると，印象材が硬化するときに粘膜面に気泡ができてしまうので，印象採得がむずかしい．

❸ 大量の，粘稠度の高い，ねばつく唾液がある患者では，新しい義歯を装着したときに嘔吐反射が起こりやすい．

C X線写真診査

無歯顎者の診査では，パノラマX線写真のほうがデンタルフィルムよりも適している(図4-1)．

X線写真によって，残根，埋伏歯，囊胞，腐骨，骨の変化，異物など，補綴処置の支障になるものの有無がわかる．しかし，これらの病変があれば，いつでも外科的に処置するわけではない．理由は，高齢者では全身状態が劣っていることが多いので，無症状の埋伏歯や残根，異物を除去するための外科的リスクをおかすべきではない．ただし，患者には病変があることを知らせ，将来，支障が起きたら，そのときに処置することの同意を得ておく必要がある．

パノラマX線写真は，下顎の骨吸収の度合いを推測する診断方法としても役に立つ．すなわち，骨吸収のない有歯顎者では，オトガイ孔の下方の安定した骨は下顎全体の骨の高さと一定の比率になっている．すなわち，下顎骨全体の高さとオトガイ孔の下縁までとの平均の比率は3：1である．したがって，無歯顎者のパノラマX線写真で下顎骨下縁からオトガイ孔の下縁までの距離を測り，3：1の比率で計算すればもとの下顎骨の高さを推定できる(図4-2-a)．こうして，骨喪失量をもとの骨の高さに対する割合として表すことができる．さらに，無歯顎であった期間に対する骨喪失の比率を推測することに

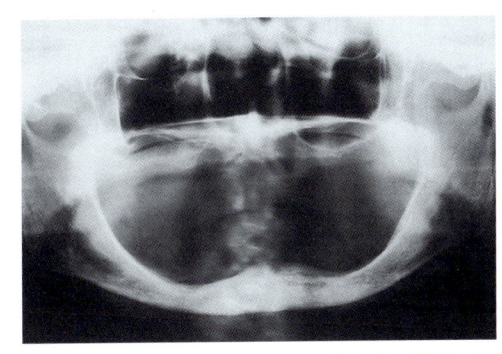

図4-1 ◆ **無歯顎者のパノラマX線写真** 顎堤が高度に吸収している例

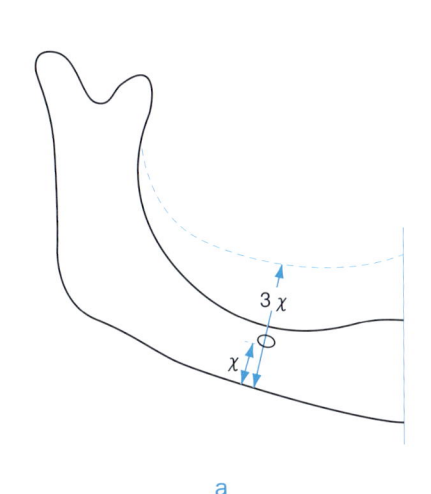

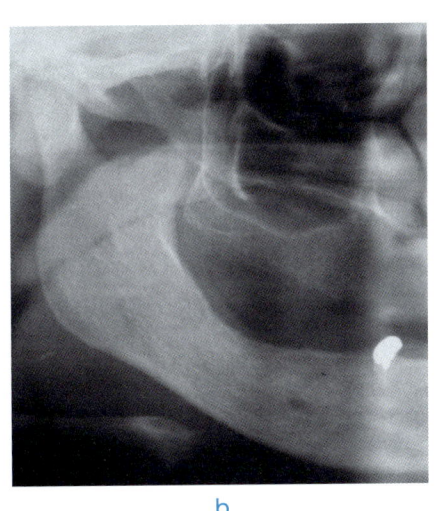

図4-2 ◆ **パノラマX線写真から下顎の骨吸収の度合いを推測する方法** 骨吸収のない有歯顎者では，オトガイ孔の下方の骨は下顎全体の骨の高さと一定の比率になっており，その下顎骨全体の高さとオトガイ孔の下縁までとの平均の比率は3：1である(Wical, 1974)

よって，その患者の下顎骨喪失の進行速度を計算することができる．

D　患者の旧義歯の診査

患者の使用中の義歯を口腔内および口腔外で観察する．これによって，次に示す治療方針に役立つ．

❶ 義歯を再製作するか？　リライン，リベースするか？　複製するか？　積極的な治療をしないか？　を決める診断のための貴重なデータが得られる．

❷ 旧義歯の床縁や咬合を修正，あるいは粘膜調整材を裏装して，新義歯製作の前に口腔内状態を改善するための治療用義歯として使用することを検討する．

1　口腔外からの診査

旧義歯を装着した状態で患者と会話しているあいだに，旧義歯について多くの情報が得られる．とくに，口唇，頬の支持程度，中切歯の唇舌側の位置や長さ，頬側回廊(buccal corridor，図 12-6 参照)が存在するか否か，顔面と歯の形態が調和しているか，人工歯排列や咬合平面の位置，適切な咬合面間間隙があるか否か？　に注目する．このような審美的要素が補綴学的にみた標準的な位置とかけ離れている場合には，患者の強い希望によってそうせざるを得なかったことも多い．これらの位置や形態を記録し，さらに詳細に診断するには，旧義歯を印象して模型を製作しておくとよい．

2　咬合面

人工歯の材質(陶歯かレジン歯か)と義歯使用期間に対する咬耗の程度を診査する．使用期間に比して摩耗が著しく，咬合面が平坦になっている場合には，ブラキシズムなどの異常習慣が疑われる(図 19-48 a〜e 参照)．正常な咬合で良好に機能していた場合には，角度のある咬合小面のファセットが形成されている(図 19-44，46 参照)．さらに咬耗が進むと，中心咬合位で接触する機会が多い機能咬頭(上顎舌側，下顎頬側咬頭)が摩耗するのでアンチモンソンカーブを描くようになる(図 19-40，42 参照)．

E　口腔内模型による診査

歯の喪失後は顎堤の吸収が続き，つねに変化するが，典型的には図 2-20，21 に示すような段階を経る．これを念頭において，歯の喪失後の経過を推測する．すなわち，正常な治癒経過であるか？　顎堤の吸収状態は高度か？　などである．

このような正常な状態の他に，部分的に異常な状態もある．それは，局部的な陥凹，突起，大きなアンダーカットなどである．顎堤に異常な陥凹がみられる部位は，抜歯窩の治癒不全，あるいは歯槽骨の損傷が大きいと思われる．局部的な突出部は，歯槽骨の鋭縁，ナイフエッジの存在や歯あるいは異物の埋伏の疑いがある．このように，石膏模型上からも粘膜下の骨の状態を推測することが大切である．

義歯の装着を妨げるようなアンダーカットや骨の鋭縁があれば，補綴前処置として骨整形手術が必要である．また，顎堤による義歯負担能力の判定をする．すなわち，顎堤の吸収が高度であったり，イレギュラーな形や，ナイフエッジの存在が疑われる場合には，その部位の床による負担を軽減するように設計しなければならない．

天然歯の植立位置の推測も人工歯排列のために重要であるが，その 1 つとして，Lingual Gingival Margin の残遺線がある．これは，顎堤頂付近の細いコード様の粘膜の隆起（図4-3-a）で，この線の垂直線上に天然歯の舌側歯頸部が位置しており，顎堤が吸収して低下してもその位置は頬舌側的にあまり変化しないといわれている（Watt, 1986）．したがって，天然歯の頬舌的な植立位置を推測する基準線になると思われる．すなわち，天然歯列のときの唇，頬粘膜は，この線から図4-3-bに示す数字の距離だけ隔たっているという．

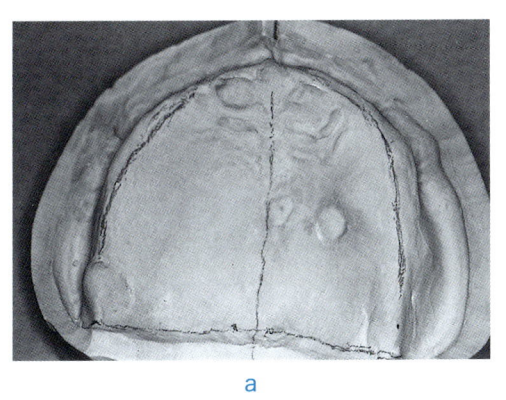

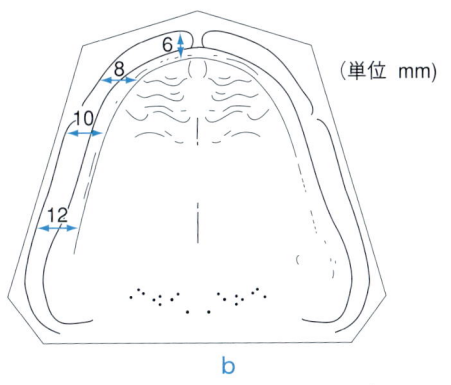

図4-3 ◆ Lingual Gingival Margin の残遺線　欠損部の顎堤上に細いコード様の隆線がみられる．天然歯ではこの線のほぼ垂直線上に舌側歯頸部が位置し，また，本来の唇，頬面は，この線から図中の数字の距離だけ離れているという（Watt, 1986）

F インフォームドコンセント ─トラブル発生の予防─

　義歯の装用には患者側の適応能力や意欲，理解力が大いに関与するので，顎堤の状態など客観的な情報だけで予後を予測することはむずかしい．そのため，義歯装着後に心理的な要素が絡むような決定的なトラブルが起きないように，義歯製作前，製作中をとおして予防策を講じておく必要がある．

1　術前教育

　全部床義歯を使いこなすには患者の適応能力や意欲，理解力が大いに関与するので，義歯製作前，製作中をとおして，❶全部床義歯の維持機構と，❷限界を理解させ，❸義歯の使用法の習熟など，患者側の努力も必要なことを認識させる．

（1）義歯の使用経験者の場合

　部分床義歯を使用していた患者では，全部床義歯との義歯の維持機構の相違，すなわち，とくに下顎義歯では固定が困難であることと，床面積拡大の必要性について，義歯の維持と床下組織の保護の観点から理解させる必要がある．

　すでに全部床義歯を使用している患者では，旧義歯を題材にして具体的に希望を聞いて，術者に対する信頼度などの心理的側面を探る．すなわち，次のことを患者にたずねる．

❶　なぜ新しく義歯をつくって欲しいのか？
❷　旧義歯のどこが不満なのか？
❸　なぜ旧義歯に適応できないのか？

　そして，口腔内と旧義歯を診査して，患者の訴えがすじのとおったものかどうかを確かめる．

　もしも，これらの診査所見と一致しないような漠然とした訴えであるならば，患者の期待は義歯での限界を超えているのかもしれない．このタイプの患者は，事前に義歯の維持や安定の制約から現実に可能な範囲について理解させなければ，新しい義歯に対しても旧義歯以上に適応できないであろう．

(2) 初めて義歯を使用する患者の場合

a．義歯による差（全部床義歯と部分床義歯，クラウンブリッジとの相違）

全部床義歯は，クラウンブリッジや部分床義歯とは義歯の維持機構と支持機構が異なる．すなわち，次のことを説明する．

❶ 固定源がないため，とくに下顎義歯では固定が困難である．

❷ 義歯の維持，咬合圧の分散と床下組織の保護のために，床面積拡張の必要がある．

b．義歯への慣れ

有床義歯の使用経験のない患者には，治療の早い時期に患者教育をする必要がある．義歯を装着して，問題が起きてから説明したのでは，患者は下手な仕事の"言い訳"だと思ってしまう．したがって，新しい義歯を装着したときに起こりやすい現象，たとえば，口が一杯になったように感じることや，一時的に唾液が過剰に分泌することなどについて説明しておくとよい．

5 補綴前処置

　全部床義歯の製作過程で問題が起こるような部位を早期に発見するためには，全顎の口内法X線写真，パノラマX線写真，および咬合器に装着した模型による検討が役に立つ．外科的処置を要する治療計画は，まず別のアプローチを検討し尽くしてしまったのちに最後の手段とすべきである．たとえば，義歯が原因で変形し，傷めた病的組織は，まず組織の安静，または粘膜調整(tissue conditioning)を実施してみる．また，病的状態の原因となっている全身的状態を改善するためには内科医に照会する．この他，栄養上のカウンセリングやビタミン療法によって口腔組織の健康が改善できる場合も多い．

　ここでは，全部床義歯の製作に先立って外科処置を検討する病的状態について述べるが，その場合にも義歯床の支持には顎堤の量と質がきわめて重要となるので，歯槽骨を保存するように努めるべきである．すなわち，最小量の骨削除で最大の効果をあげるような外科的術式が望ましい．

A　埋伏歯，埋入歯

　顎の内部に存在する歯を残すか？　抜去するか？を決めるには，多くの因子を考慮しなければならない．その際，患者の年齢は重要な因子である．すなわち，若年者では，埋伏歯はまだ萌出する可能性があり，それを早期に抜去すると不必要に大量の骨を喪失させる．また，高齢者では，骨密度の増加，強直および治癒能力の遅れなどがあるので，埋伏歯を抜去すると過度の骨喪失が起こる(図5-1)．

　埋伏歯の位置を確認するためには，異なる照射角度で撮影したデンタルフィルムによる観察が望ましい．

　上顎洞中にあるようにみえる埋伏歯根も，通常は像の重なり合いから起こる．すなわち，上顎洞の頬側か口蓋側にあるか，またはシュナイデル膜と骨のあいだにあることが多い．洞内に位置していることの手がかりの1つは，明確な硬板(lamina dura，白線，歯槽硬板)が欠如していて，X線透過性部で完全に取り囲まれていることである．

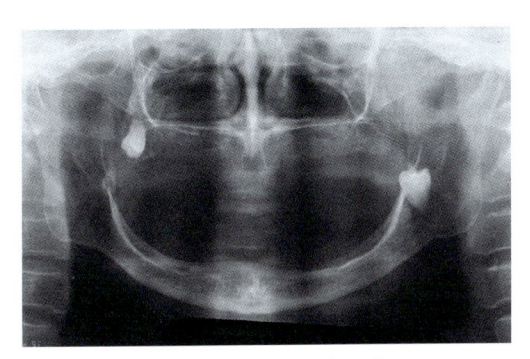

図5-1 ◆ 埋伏歯，埋入歯

1　未萌出歯

　埋伏歯(embedded)あるいは埋入歯(impacted)は，とくに若年者では，含歯性嚢胞への移行，およびその後のエナメル上皮腫への分化の可能性のために予防的に除去すべきであるといわれている．X線写真でみて，未萌出歯の濾胞中に暗い部分があって，病的状態が付随していることが明らかなときは除去す

る．また，濾胞壁が歯槽骨皮質板に非常に近いか，あるいは穿孔しているときも除去する．

　数年間も病的な状態がなく，無症状であったものは残す．とくに，歯が正常な外観の骨梁骨で囲まれていて，もしそれを除去すると大きな欠損を残すような位置，たとえば，薄い多孔性の下顎骨の中などにあるときは残すが，将来，濾胞の拡大がないかを監視する．

2　残存歯根

　ほとんどの残存歯根は，補綴処置の以前に除去する．ただし，硬化症を起こしている骨との鑑別を必要とする．硬化症を起こしている骨は，外形線が不規則で明確な硬板が欠如し，内側骨性皮質に付着している．他方，残存歯根は明確な輪郭の辺縁境界と硬板を伴い，海綿骨の範囲内にある．

　残根が無症候性であり，しかも骨梁骨の深い位置にあり，もし除去すると大きな欠損を生じる恐れがあるときは残す．

B　軟組織の異常

　歯槽骨をほとんど傷つけない軟組織についての小手術では，補綴処置に有利な状態にできる場合が多い．この処置の目標は病的な状態を除去して，義歯を支持するために，均一な厚みの硬い粘膜組織を得ることである．たとえば，粘膜が肥厚してフラビーな場合には，過剰な組織の外科的除去が必要になる．

　軟組織の異常は，適合不良の義歯によって起こることが多い．顎堤の吸収に伴い，義歯は不安定になる．不安定な床は軟組織を変位させ，慢性的な疼痛，および前庭粘膜の過形成の一因となる．新義歯の製作を始める前に，このような軟組織の異常を修正しなければならない．たとえば，粘膜調整用レジン（tissue conditioning resin）を暫間的に裏装して炎症を減少させ，のちの外科処置を容易にする．

　異常な軟組織は，一般には，鋭い切開によって除去する．エレクトロサージェリーによると切除が容易で，手術時間を減少できる．線維性上顎結節の削除，乳頭過形成における乳頭腫の切除，小帯切除などに用いる．電極で組織を焼灼し，Kenalog lotionのような鎮痛剤を塗布したのちに，使用中の義歯を粘膜調整材で裏装して装着させる．

1　フラビーガム　flabby gum
　　（過可動性の顎堤組織）

　フラビーガムは，不適合な義歯で，限局した部位に不均衡で持続的な咬合力が加わることにより骨が吸収して起こる（図19-56，57参照）．

　通常は無歯顎顎堤の前歯部，またはナイフエッジ状の下顎歯槽骨を覆ってみられる．

　上顎前歯部にみられることが多い．これは下顎前歯による上顎義歯の突き上げなど咬合の不均衡による．したがって，この予防には義歯床が粘膜内に沈下し，上顎前歯に対して下顎前歯が相対的に前上方に移動したときにも前歯部が早期接触しないような咬合様式にする．

　治療法は病状の重篤さに応じて決める．もしもフラビーガムが限局していて，義歯の安定を妨げないことが予測できるならば保存し，粘膜静態印象法（mucostatic impression）で変形させないように印象する．一方，組織が過剰で，義歯の安定を著しく妨げるようであれば外科的に除去する．ただし，フラビーガムの中にほとんど骨がないような症例では，外科的除去によって必ずしも好ましい結果は得られない．外科的に除去すると，低い平らな顎堤，ある

いは薄い瘢痕化した粘膜で覆われた鋭い顎堤を残すだけになることも多い．こうなると，かえって義歯の維持はむずかしくなる．

したがって，まず組織を安静にしたのちに，使用中の義歯，または仮義歯によって粘膜調整を試みる．そしてこのような処置ののちにも裂溝やヒダを生じていて改善されず，しかも中に骨が相当に残っていれば，鋭利な切開による外科的切除が適応となる．一方，可動性が減少して縮小し，炎症がおさまるならば組織を保存すべきである．

2 義歯性線維腫(症)，デンチャーフィブローマ epulis fissuratum

適合不良義歯の床翼による前庭溝上皮への慢性的な刺激に対する過形成性組織の回復反応によって起こる．それは，前庭の内側の粘膜と床翼とのあいだの溝の中へ増殖する．

小さな単一のヒダから多数のヒダ，あるいは過剰の軟組織など，さまざまな外観を呈する．範囲も前庭部の局部だけのものから，全長にわたる広範囲のものもある(図 19-53〜55 参照)．

組織学的には，上皮はわずかに過形成性であり，潰瘍化している場合もあるが，軟組織の増大は主として線維性組織増殖と炎症によるものである．

原因は，鋭い床辺縁が粘膜に食い込んでいることである(図 5-2，3)．

治療法は，義歯を除去すること，あるいは，食い込んでいる過延長の床翼を短縮する，延長不足の場合はヒダを床翼内に含め，辺縁を前庭部の底部まで伸ばすことによって組織を安静にさせることである．回復が進むにつれて，義歯の辺縁に粘膜調整材を付加して修正する．発生初期のものは，組織の安静だけで治癒する．

長年放置された症例では，外科的除去が必要になる場合もあるが，縫合を伴う外科処置では瘢痕収縮が起こり前庭が浅くなる．これをさけるためには，二次的上皮化前庭形成術(secondary epithelization vestibuloplasty)を行う．

3 乳頭過形成 papillary hyperplasia

乳頭過形成は，口蓋に発現する上皮の多数の乳頭状の突起物である(図 19-58 参照)．原因は局所刺激，口腔衛生不良，monilia のような軽度の感染による．

通常は，義歯の口蓋部のリリーフ空室に付随して

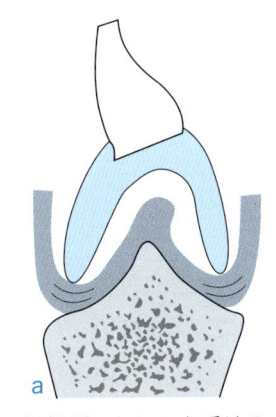

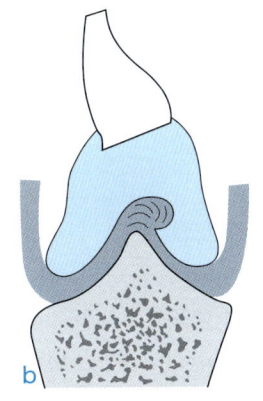

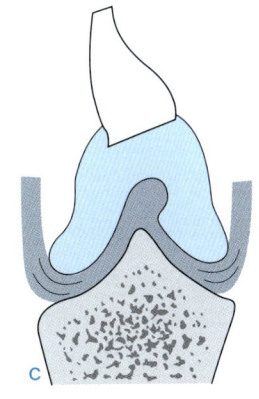

×辺縁がストレスを受ける　×被圧変位性の高い部分にストレスがかかる　○正しい印象により顎堤歯肉にストレスがかからない

図 5-2 ◆ 顎堤が吸収し，浮動性粘膜となった場合の義歯と粘膜の関係(Watt et al., 1976)　a：義歯床が不適合になり，義歯辺縁のみで支持されている．義歯は安定せず辺縁が粘膜に食い込み病的状態になる　b：誤った印象法で粘膜を加圧した場合は，義歯床で歯槽頂の浮動粘膜を折り曲げてストレスを与える　c：正しい義歯は，歯槽頂の浮動粘膜に負担をかけずに，広い範囲の床下組織で支持される

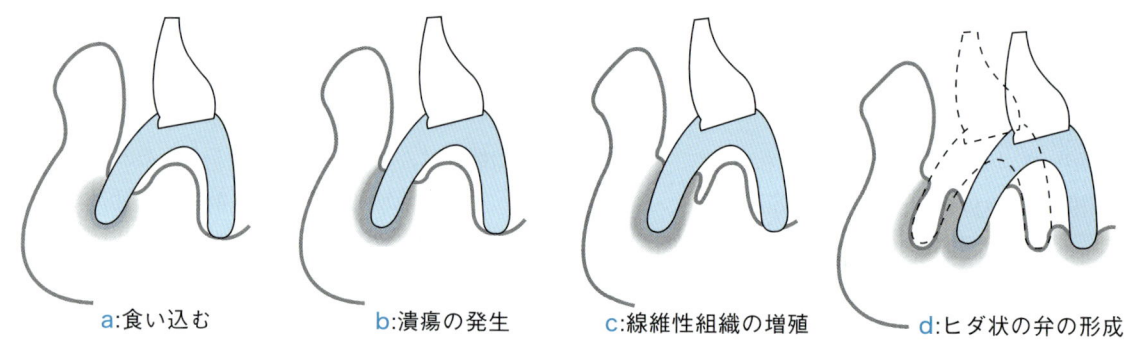

a:食い込む　　b:潰瘍の発生　　c:線維性組織の増殖　　d:ヒダ状の弁の形成

図5-3 ◆ 義歯性外傷による線維性増殖の発生(Watt et al., 1976)　a：顎堤が吸収すると，義歯辺縁が粘膜に食い込んで潰瘍が生じ，治癒後には瘢痕組織が残る　b：そこに義歯を再び装着すると，さらに瘢痕の基底部に潰瘍が生じ，義歯床辺縁の内外側に瘢痕組織が積み重なる　c：義歯内面と粘膜との空隙が陰圧になり，吸引作用で線維性組織の増殖と弁の形成が助長される　d：顎堤が吸収して義歯が沈下すると，顎間距離は減少し，下顎が前方へ出るので，下顎義歯は上顎前歯と衝突して後方へ変位させられ，そのためヒダ状の弁が形成される

いることが多い．これは空室内での吸引圧の変化によるポンプ作用で粘膜組織を刺激し，増殖させるためと考えられる．また，義歯を装着していない者でも，舌の悪習慣などによって起こり得る．

　ポリープ様の塊は，通常は鮮烈な赤色で軟らかく可動性である．組織学的には，上皮の線維性過形成と結合組織の炎症性細胞浸潤を伴う過形成である．

　小さな孤立した突起のものから，口蓋の大部分を覆って，裂溝を伴う多数の乳頭状突起のものまでさまざまな症状で発現する．

　処置方針は病状によって異なる．初期の孤立した過形成は，義歯の除去と清掃の徹底，あるいは粘膜調整によって治癒する．慢性化してしまうと抗生物質軟膏，薬品あるいは圧迫壊死療法などでは治癒せず，外科処置の適応になる．

　小さい場合は，鋭利な有窓鋭匙あるいは回転切削器具による粘膜剝脱，エレクトロサージェリーによって除去する．大きいものは，中間層骨膜上切除術で切除する．外科的に除去したのちに，使用中の義歯を粘膜調整材で裏装して装着する．そして，手術創が完全に治癒したのちに，義歯をリベースするか，新義歯を製作する．

4　肥大性の上唇小帯

　通常は，小帯に食い込まないように唇側切痕を深く，丸く滑らかにしてさけるが，小帯が広く，歯槽頂に近い位置に付着している場合には，切痕が露出し辺縁封鎖が失われてしまう．また，唇側切痕が深いと，構造的に義歯床が弱くなり，正中での破折が起こりやすい．

　小帯切除術は，ハサミで小帯の基底部を切り，粘膜を鋭い切開で穿下し，線維性の付着部を切断する．切開部を縫合し，義歯に粘膜調整材を塗布して，外科処置で生じた空所をみたしておく(図5-4-a〜f)．

5　肥大性の舌小帯

　舌小帯が高い位置に付着して下顎義歯の安定を妨げる場合，通常は舌小帯切除術の適応になる．

　短い線維性組織の帯が顎堤と舌の腹面とのあいだに付着していて，舌の運動を制限すると短舌症(tongue-tie)，舌小帯短縮症(ankyloglossia)となり，発音障害が起こる．

第5章 ◆ 補綴前処置

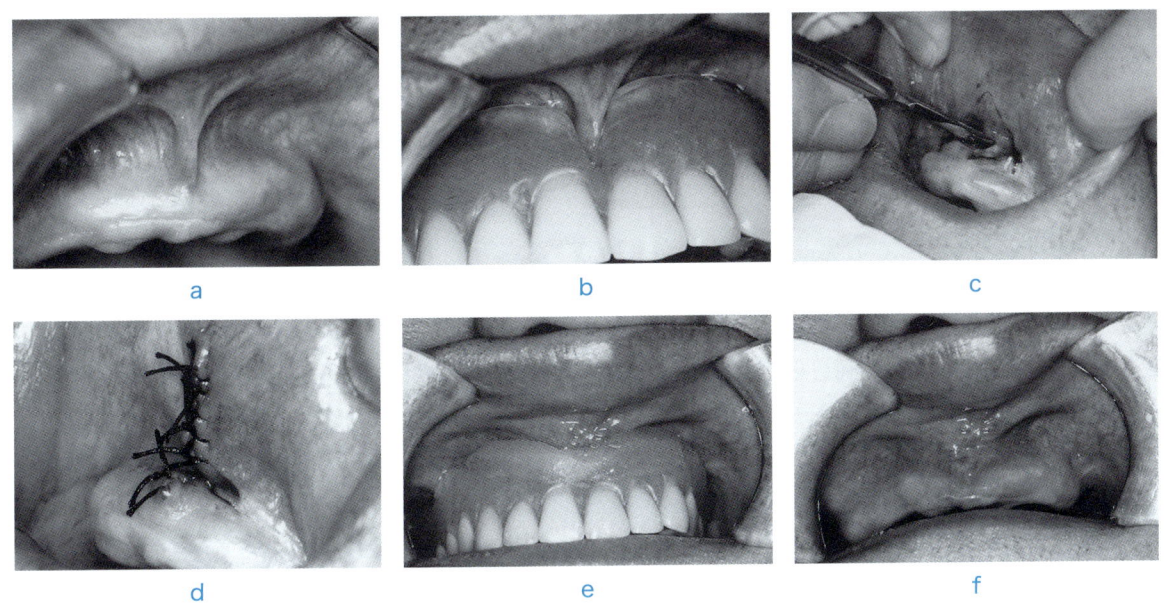

図5-4 ◆ 上唇小帯切除術　a：上唇小帯が歯槽頂に近く付着　b：小帯を深い切痕でさけてある　c：粘膜を鋭い切開で穿下し，線維性の付着部を切断する　d：切開部を縫合する　e：義歯に粘膜調整材を塗布して圧迫する　f：術後；完成義歯では小帯切痕がなく，辺縁封鎖が強化される

6　頬小帯

頬小帯は，結合組織の間質のみを含む粘膜の薄いヒダであり，頬筋の筋付着部ではない．すなわち，筋線維を含んでいない．小帯のヒダは歯槽粘膜にゆるく付着しており，顎堤の高い位置に付着している場合にも，義歯による不快を起こすことはまれである．というのは，小帯は軟弱で圧縮でき，また，義歯を離脱させるほど強くは緊張しないからである．したがって，刺激が認められるときには，義歯の小帯切痕を深く丸くすればよく，外科的切除が必要な例はまれである．頬小帯は活動性が大きいので，切除すると治癒が遅れ，小手術のわりには手術後に大きな不快を患者に与える．

C　骨性異常

無歯顎顎堤の骨は義歯を支持するための重要な基盤であるから，外科処置は最小量の骨除去で所期の目的を達するように計画すべきである．とくに，抜歯時に行う歯槽堤整形術（alveolo-plasty）は控えめにする．なぜなら，抜歯後の歯槽堤はどのようなかたちで治癒するかを予想することは困難だからである．もしどうしても外科的処置が必要なときは，軟組織が治癒した数週間後に実施する．このように第2次外科処置を行うことは，抜歯時に過度の骨除去を行うことよりも好ましい．

除去すべき骨の量と範囲を同定するためには，前もって修正した予想模型上で，透明レジンによって透明テンプレート（サージカルガイドプレート）を製作しておくと確実に行える．これを口腔内に装着すると，衝突している部分の粘膜が蒼白になって透視でき，判別しやすい．

1 顎堤のアンダーカット

　好ましくないアンダーカットは，義歯の挿入経路を妨害していて，しかもそれをリリーフすると義歯床の適合と維持を損なう．

　すなわち，挿入経路に対するすべてのアンダーカットを除去する必要はなく，義歯の適合の改善で得られる利益が外科処置の不利益を上回るかどうかを判断しなければならない．とくに，前歯部唇側のみのアンダーカットは削除する必要はない．それは，前方寄りの挿入経路にすれば義歯を装着できるからである．また，前歯部顎堤はできるだけ保存しなければならない．なぜなら，ここは義歯の支持と安定に重要な部位であり，しかも急速な骨吸収が起こりやすいからである．したがって，前方と後方部にアンダーカットがある場合は，後方部位だけを削減する．

　上顎結節部に両側性の骨性隆起がある場合は，一方のみを外科的に修正する（詳しくは本章 C-3 参照）．とくに，下顎顎堤のアンダーカットの外科的修正は慎重に検討して，どうしても必要な場合にのみ行うべきである．

2 突出した顎舌骨筋線および内斜線

　内斜線は，筋突起の側頭筋稜から臼歯部の舌側歯槽骨縁に向かって内方に伸びている．顎舌骨筋線は，内斜線の下方にあり顎舌骨筋の付着部である．これらの隆線は，顎堤の吸収が進むにつれて突出してきて，相対的に他の部分よりも高くなる（図 2-15 参照）．そして，これらが粘膜表面近くにあると，歯槽舌側部における義歯辺縁の延長を妨げる．隆線の上を覆う粘膜性骨膜は，一般に薄く，刺激を受けやすく，慢性的潰瘍を生じやすい．そうなると嚥下困難および咽頭痛が起こる．

　著しい顎堤吸収の症例では，床の維持のために，よりよい床翼の形態にして辺縁閉鎖を得るよう，内斜線，顎舌骨筋線を外科的に修正することもある．

治療法は，骨ヤスリを用いて外科的に削除，整形すること，および顎舌骨筋の後方の筋付着を剥離することである．

3 骨性上顎結節による妨害

　上顎結節が下方に突出し，上下顎の顎堤間距離が小さく，人工歯排列のスペースがない場合がある．これは，歯の挺出とともに歯槽突起も延長するためと思われる．すなわち，対合歯が欠損すると，上顎臼歯とともに歯槽骨も伸び出して，抜歯後に顎堤が高いままで残る．この場合，上顎洞も延長した上顎結節の中まで広がっているため，除去できる骨の量は限られる．

　処置に際して重要なのは，望ましい咬合平面の位置と上顎洞で制約される範囲とのかね合いで正確な骨の削除量を決定することである．そのためには，所定の咬合高径で咬合器に装着した診断用模型上で上下顎顎堤の対合関係を検討し，削除範囲を印記して外科処置の参考にする．

　上顎結節が外方に突出していて，その外側の頬骨後方ポケット部（postmalar pocket area）に義歯床翼を延長したときに下顎運動を妨害する場合は，上顎結節を削減する．この部位に十分な空隙があるかどうかを確かめるには，上顎結節の外側に術者の指先を置き，患者に開口または側方運動を行わせる．このとき，指が邪魔して自由な運動ができないときはスペースが不十分である．

4 鋭く尖った歯槽骨（ナイフエッジ）

　鋭い骨を含む顎堤は，義歯による不快の原因になる．とくに，下顎前歯歯槽骨の唇側と舌側からの急速な吸収によってナイフエッジ状の骨の突起が残るが，この骨上の歯肉は横揺れし，フラビーガムが増殖する．この軟組織が義歯床と鋭い骨のあいだにはさまれるので，慢性的な疼痛が起こる．義歯のリリーフと咬合調整によって一時的に痛みは軽減するが，それだけでは長期的な解決にはならない．軟組織が，

さらにリリーフスペースの中に増殖して，義歯をますます不安定にさせ，症状を再発させるからである．

処置法は，唇舌側の組織弁を反転して，露出した骨のエッジを削除，整形し，軟組織も整形して縫合する．義歯を支持するために，上を覆う歯肉の厚さを保存するように注意する．使用中の義歯に粘膜調整材を裏装して治癒を促進させる．

D　骨隆起および外骨症

骨隆起(tori)は，良性でゆっくりと成長する骨性の突起で，30歳代までに最大の大きさに達する．この外骨症が硬口蓋の正中部で起こったものを口蓋隆起(torus palatinus)とよび，下顎の舌側に局在する場合は，下顎隆起(torus mandibularis)とよぶ．

1　口蓋隆起

口蓋の外骨症は，さまざまな大きさ，パターンで起こる．これは，左右の口蓋突起の内側マージンが過剰発育したために生じると思われる(図5-5)．

口蓋隆起を削除するかどうかは治療計画の際に決めるが，もし次にあげる状態の1つ以上がみられる場合は削除する．

❶ 口蓋床内をリリーフして覆ったときに，床の突出によって発音を障害するほど隆起が大きい．

❷ 義歯の口蓋後縁封鎖に支障をきたすほど後方まで広がっている．

❸ 隆起によるテコ作用のために，義歯の安定が損なわれる恐れがある．

歯槽突起は吸収されるが，外骨症の骨は変化せずに残るので，相対的に突出し，テコの作用が起こり義歯が不安定になる．また，義歯の不安定さと咬合力が集中するため，義歯の正中部での破折が起こりやすい．

小さな隆起は残すが，その際，リリーフしてテコ作用を防ぐ．リリーフが予想されるときは，粘膜面の削除で穴があかないように隆起上の床に十分な厚みを設けておく．

外科処置の術式は，組織弁を側方に反転して隆起全体を露出させ，デンタルバーで溝を切り込み，チ

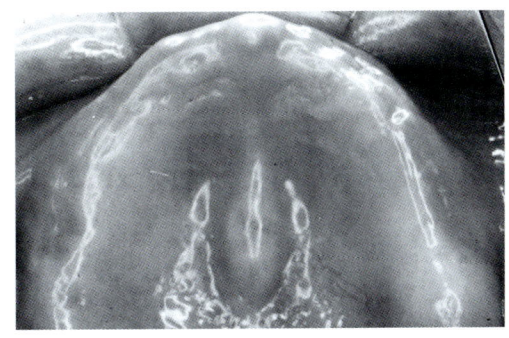

図5-5 ◆ 口蓋隆起　口蓋中央に硬い突出部がある

ゼルで溝のあいだの小骨片を除去する．

骨バーで平滑にし，組織弁辺縁を閉じる．外科用ステントを用いて，血腫形成を防ぐ．4〜6週間で治癒する．

2　下顎隆起

下顎隆起は，下顎犬歯から小臼歯部の舌側に発生する．無歯顎では，隆起の部分は骨吸収されずに残るので，周囲に比較してますます突出してくる．隆起部の粘膜は薄く，義歯床で慢性的刺激を受けやすい．下顎義歯は嚥下および咀嚼中に動きやすいので，床の衝突による疼痛が生じる．大きな隆起をリリーフすると，舌下半月部での辺縁封鎖が損なわれる．このため，大きな下顎隆起は義歯製作に先立って除去するべきである．

外科的な削除法は，隆起を完全に露出するように粘膜骨膜弁を反転し，骨バーかチゼルで除去する．手指による加圧を続けながら注意深く縫合して，組織弁の辺縁を正確に合わせる．外科用ステントは通常は必要なく，2〜4週間で治癒する．

6 印象採得

〈印象とは〉

　補綴装置の製作の大部分は，患者の口腔内で直接ではなく，各患者の口腔内の形態を正確に再現した模型(cast, model)上で行われる．その模型を得るために，補綴装置製作対象組織の陰型(negative likeness, imprint)を記録する操作を印象採得(impression taking, making)という．

　つまり，歯，顎堤などの口腔組織の表面に可塑性の材料(印象材 impression material)を圧接し，硬化(set)後に口腔外に撤去すると組織の陰型，すなわち印象(impression)が得られる．この印象に歯科用石膏などの模型材を注入すると陽型，すなわち模型ができる．なお，可塑性の印象材を口腔内に搬入して，印象対象組織に圧接するためには受け皿が必要である．これを印象用トレー(impression tray)という．トレーには，あらかじめつくられて市販されている既製トレーと，各患者個人の印象対象に合わせて個別に製作する個人トレーがある．

　また，印象材には多くの種類がある．これは，印象目的，製作する補綴装置，および印象対象の性質，要求される精度の差によって必要条件が異なるからである．したがって，印象の目的，および印象対象組織の性質に応じた印象術式，および印象材を選択しなければならない．

A　無歯顎印象の目的と特徴

　無歯顎印象の目的は，義歯床の維持(retention)，安定(stability)，支持(support)，顔面の審美性の回復，床下支持組織の保護などの全部床義歯の目的にかなった床基底面(組織側面，粘膜面)，および辺縁形態をつくるために，顎堤粘膜および前庭部の機能的な動態を記録することである．つまり，単に口腔組織の静的な状態を記録するのではなく，理想的には，咬合圧下での粘膜の圧縮状態の違いや義歯床周囲組織の機能的運動に応じた辺縁封鎖(床縁封鎖)，粘膜下の組織の部位による特殊性などを配慮した状態を記録しなければならない．

1　目　標

(1)　床維持力の獲得
　　(維持力：垂直方向への離脱に抵抗する力)

　床の維持力を強化するために，床辺縁を粘膜で包み込んで辺縁封鎖して，床が粘膜表面から離脱しかけたときに床内面に陰圧が生じて床を引き戻す，このように吸着するようにすることが重要である．

(2)　床の安定をよくする

　軟弱な組織に床が乗ると，咬合圧が加わったときに不安定になる．また，弾力性に富んだ組織を加圧，変形させて印象採得すると，その形のままにつくられる義歯床を反発して不安定となる．逆に，硬い突出部に床が衝突すると，テコ作用の支点となって不

安定となる．したがって，床下組織の部分的な被圧縮度の違いに応じた印象が理想である．

(3) 床の支持力の増加

（支持力：咬合圧による沈下に対する抵抗力）

支持力を増すためには，床基底面の面積をできるだけ広くする．そのため，床支持組織面をできるだけ広く印象するが，加圧により疼痛を生じるような部位は圧負担域として期待できないので，圧負担に適した部位の面積の拡大をはかる．

2 特　徴

以上のように，無歯顎印象では，一部には相反する必要条件が存在するので，おのおのをみたすように機能的な形態をとらえること，変形しやすい粘膜をひずませずに精密な印象を得ると同時に，辺縁部（床縁，床周縁）では，粘膜を所要の位置に変位させた状態を印象しなければならない．

このためには，単一の印象材では目的が達せられず，通常は複数の印象材のそれぞれの特色を生かした連合印象法を行うなど，さまざまな工夫が必要になる．

B　無歯顎印象採得の基本的な考え方

1 印象域（義歯床の被覆すべき範囲）

❶ 義歯床の接着維持力を増加させる．
❷ 咀嚼圧の負担域を拡大して，単位面積当たりの圧を減少させ床下組織を保護し，咀嚼能力を最大にする．

義歯床縁が周囲の筋肉の生理的機能運動を障害しないような限界内で，最大範囲を印象する．

2 義歯床内面と顎粘膜面との密接

義歯床の接着維持力を強化させるためには，義歯床下粘膜が変形されていない静止状態を精密に印象する（解剖学的印象，粘膜静態印象）．

3 義歯床と周囲粘膜との密接閉鎖

辺縁封鎖（床縁封鎖 border seal, peripheral seal）により義歯床の維持を強化するためには，辺縁に接触する粘膜の印象にとくに注意する．

❶ 床縁からの外気侵入を防ぐように床縁閉鎖印象とする．
❷ 周縁の可動粘膜による弁作用が働くように，不動性と可動性粘膜との境界を機能的に印象する．そのため機能印象，筋圧形成，辺縁形成（ボーダーモールディング）を行う．

4 義歯床支持組織の咬合圧均等負担

義歯に加わる咬合圧，咀嚼圧による床下被圧組織の圧縮，変形，ひずみなどの部分的な差異に応じた組織配置をする．すなわち，咬合圧が加わった状態を想定して，より被圧縮度の大きい部分は他の部位よりも圧迫された状態で印象採得する．

C 印象採得法の種類

1 使用目的による分類

(1) 概形印象（予備印象，準備または1次印象）

❶ 診査用研究模型をつくる．できるだけ広範囲に義歯周囲の解剖学的形態を記録する．

❷ 得られた模型上で精密印象または最終印象に使用する個人トレー（各個トレー）をつくる．

(2) 最終印象，精密印象

義歯を製作するための作業模型をつくる．

2 印象目標による分類

(1) 解剖学的印象（粘膜静態印象，ミューコスタティックインプレッション）

粘膜が静止した状態を，そのまま正確に印象する．主として研究用模型の製作に用いる．

(2) 生理的機能印象（機能印象，機能動態印象）

顎周囲組織の生理的機能運動状態を印象に記録する．

〈特　徴〉

❶ 義歯床縁の位置，厚さ，および形態が周囲の筋活動に調和する．

❷ 外気侵入に対し，床縁の粘膜が閉鎖弁として作用して，義歯の維持・安定が強化される．

(3) 床周縁閉鎖印象

可動性粘膜と不動性粘膜とのあいだの境界粘膜の状態を正確に印象し，床縁全周からの外気侵入を防止する．

(4) 咬合圧印象（咬座印象）

咬合圧によって義歯床下の顎粘膜，粘膜下組織の圧迫変形，ひずみを起こした状態の印象をする．

(5) ダイナミック印象（動的印象）

いったん完成された義歯の粘膜面に，遅硬性の軟性レジン（ダイナミック印象材，粘膜調整材，ティッシュコンディショナー）を裏装して，粘膜（組織）調整（tissue treatment）と機能印象（functional impression）とを同時に行う印象法である．

〈利　点〉

❶ 患者自身の咀嚼，発音などの生理的機能運動中の義歯周囲組織の活動状況を印象，記録できる．

❷ 咬合面に加わる機能圧に対応した粘膜面を形成できる．

❸ レジンの重合収縮，内部応力の開放による義歯の変形を補正できる．

❹ 粘膜調整を行う．すなわち，病的状態の床下粘膜を生理的状態に回復できる．

3 印象圧による分類

(1) 無圧印象（粘膜静態印象）

印象対象を圧縮，変形，ひずませないように，圧を最小限にする．

(2) 加圧印象

印象対象の圧縮，変形，歪（ひずみ）を起こした状態を印象する．すなわち，義歯に咬合圧が加わった場合に義歯床で圧迫されて変形する顎粘膜面の動態を想定して，印象時に圧を加えて記録する．

手圧印象法

術者の手圧によるので簡便であるが，完成義歯に加わる咬合圧と加圧方向と力が一致しているかどうか疑問である．

咬合圧印象法

咬合堤を付着したトレー，または人工歯を排列した蝋義歯（ろう義歯）によって咬合させて，患者自身の咬合圧を加えて印象する（咬座印象）．

機能圧印象法

重合した義歯床粘膜面に遅硬性の印象材（動的印象材，ダイナミックインプレッション，粘膜調整材）を裏装し，咀嚼，発音などの機能を行わせて辺縁を形成する．

(3) 選択的加圧印象法

加圧印象と無圧印象の原理を組み合わせた考え方で，咬合圧に十分に耐える支持組織をもつ部位には強い圧を加え，また，圧の負担を最小限に軽減すべき部位には，圧を軽減，あるいは無圧で印象する．選択的加圧印象法の術式には，個人トレー内面にリリーフ，あるいは部分的にスペーサーを設けるなどの方法があるが，本法は最も合理的である．

a．加圧する区域

❶ 健康で条件のよい顎堤．
❷ 下顎大臼歯頰側部の皮質骨で構成された区域(buccal shelf)．
❸ 床(辺)縁封鎖を目的とする区域(とくに上顎の硬軟口蓋境界部のポストダムを施す区域)．

b．圧の負担を最小限にする区域

緩衝(リリーフ)を併用すると効果的である．
❶ 切歯乳頭部，口蓋隆起部，オトガイ孔部．
❷ 歯槽骨の吸収が不規則で，狭く弱い歯槽頂部．
❸ 鋭利で尖った歯槽骨部．
❹ 病的で軟弱な軟組織(フラビーガム flabby tissue)が存在する区域．

4 使用材料による分類

(1) 単一印象法
1種類の材料で印象する．

(2) 連合印象法
2種類以上の印象材を組み合わせて使用する．

5 その他

(1) 開口印象
開口した状態で，顎周囲組織の緊張した状態を印象する方法．とくに筋圧形成のときに開口させて行う方法もある．

(2) 閉口印象
閉口して，咬合状態での組織の形態を印象する．また，閉口印象のほうが機能時の口腔内の形態に近いので安定がよい．

このように，必要に応じて開口および閉口して印象をとるが，基本的にはやや閉口気味で行う．

D　無歯顎印象用トレー

トレーとは，印象採得のときに印象材を盛って口腔内に挿入し，顎粘膜面に圧接して印象材が硬化するまで正しい位置に保持し，印象材が硬化したのちに，印象が変形しないように口腔外に取り出すための器具である．

1 無歯顎印象用トレーの具備条件

❶ トレーの体部が適切な大きさである．すなわち，印象の辺縁形成を妨害してはならない．
❷ トレーの体部が小さすぎないこと．小さいと必要な床支持組織を十分に被覆した印象が得られない．
❸ トレー内面と顎粘膜面との間隙が，なるべく均等である．
❹ 印象材の種類によっては保持装置が必要である．
❺ トレーハンドル(把柄)は口唇の運動を妨害してはいけない．

2 トレーの種類

(1) 印象の目的による分類

既製トレー
　患者の顎の大きさに応じて既製のものから選定し，修正を加えて使用する．おもに概形印象のために用いる．形が修正できて，しかも印象圧によって変形しない材質のものがよい．一般には金属でつくられている(図6-1)．

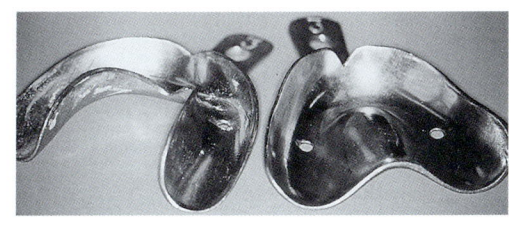

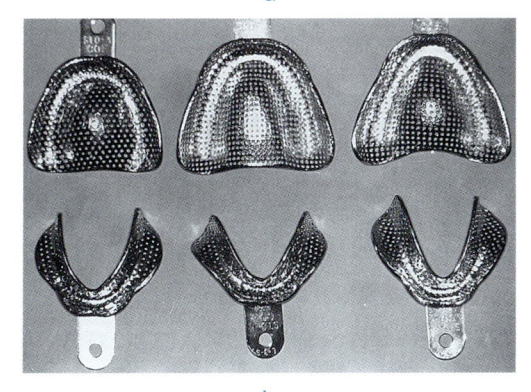

図6-1 ◆ 無歯顎用既製トレー　a：モデリングコンパウンド用　b：アルジネート印象材用　c：臼歯部にフィンガーレストがついている

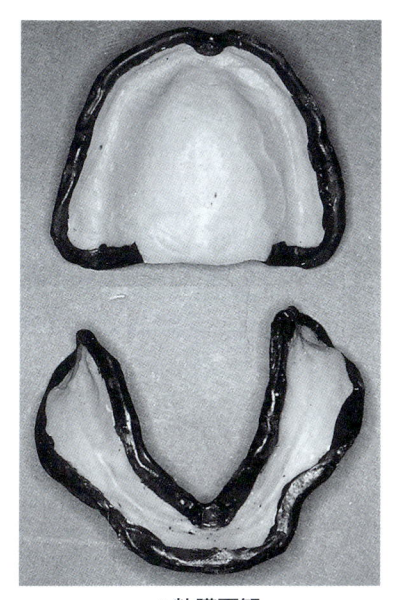

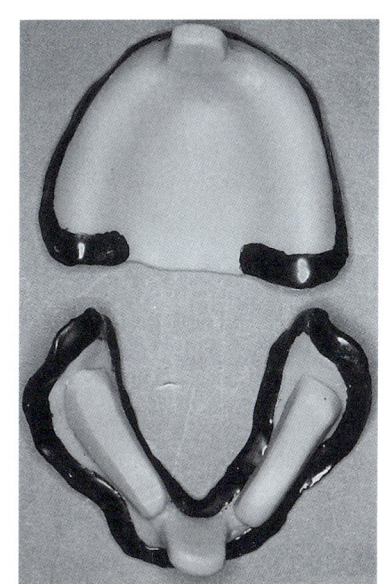

a：粘膜面観　　　　　b：外表面
図6-2 ◆ 無歯顎用個人トレー

個人トレー
　各患者の概形模型上で，床外形を考慮しながらトレー外形を設定し，即時重合レジンなどで本体を製作し，辺縁部にはコンパウンドを付着して機能印象に用いる（図6-2）．

(2) 使用する印象材による分類

モデリングコンパウンド用
　コンパウンドのように流動性の劣る印象材を加温軟化し，加圧して使用するので，強度のあるトレーでなければならない．

流動性印象材料用
　アルジネート印象材のようなゲル化を利用した弾性印象材を使用する場合，印象材の保持装置が必要である（網トレー，小孔の付与など）．

E 印象材

各種印象材にはそれぞれ長短があるので，印象の術式，目的，ならびに印象対象の状態などに応じて選択しなければならない．

> **復習 印象材の性質**
> ① 硬化後の特性
>   弾性印象材：硬化後弾性を示すもの．
>   非弾性印象材：硬化後弾性を示さないもの．
> ② 状態変化の可逆性の有無
>   熱可塑性：熱を加えると，形を変えることが可能になること（可逆性）．
> ③ 弾性ひずみ
>   変形に対する柔軟さを示している．
>   ひずみ＝変形とすれば，
>   弾性変形能力＝弾性ひずみの大きさ
> ④ 永久ひずみ
>   印象に加わる力を解除したときに残る変形．
> ⑤ 流動性（flow）
>   一定の力を加えたときの流れやすさ．
>   flow が大きい印象材＝流れのよい印象材
> ⑥ 濡れ（wettability）
>   印象材が非印象面（支台歯，粘膜）に対するなじみやすさ，被印象面と接触する性質．

1 無歯顎用印象材の所要性質

(1) 辺縁形成用印象材

適度の塑性流動性（plastic flow）があって，粘膜をある程度，加圧・圧排でき，しかも周囲組織の機能運動に応じて形成できるように硬化までに時間的なゆとりがあること．辺縁封鎖効果を確認するため，硬化後には床材料と同様の硬さであることが望ましい．

例】モデリングコンパウンド，スティックコンパウンド，ヘビーボディシリコーン印象材

(2) 粘膜面のウォッシュ（上塗り）印象材

軟弱な粘膜を変形させないよう，流動性が大きいこと．強く圧接しないでも，粘膜の微細な凹凸になじむように濡れがよいこと．トレーとの接着剤の必要なしに，薄層になってトレーに付着すること．

例】酸化亜鉛（亜鉛華）ユージノール印象材

2 各種印象材の特徴

(1) 石膏印象材　plaster

無圧印象による最終印象に利用される．モデリングコンパウンドと連合して，いわゆるウォッシュ印象（wash impression，上塗り印象）に用いられる．

長　所	短　所
1．可塑性に富み，正確，精密である	1．印象面が滑沢でない
2．流動性が高く圧を要しない	2．加圧印象ができない
3．印象対象の変形，ひずみを起こさない	3．弾性がないので，強いアンダーカットがある場合には使えない
	4．注入する模型材との分離剤が必要である

(2) モデリングコンパウンド　modeling compound

軟化温度の異なった数種類がある．軟化温度が高いものは概形（予備）印象に用いて，そのまま個人トレーとして利用することもある．軟化温度が低く，流動性の高いものは，辺縁形成，筋圧形成に使用する．

長　所	短　所
1．加圧ができる	1．加圧によって顎粘膜の柔軟部は不当に変形・変位しやすい
2．機能印象，床周縁閉鎖印象ができる	2．硬化時の収縮が大きいので，印象にひずみを生じやすい

(3) アルジネート印象材

長所	短所
1. 可塑性に富む．硬化後も弾性があり，アンダーカット部の印象も可能で静態印象が得られる 2. 印象面が比較的滑沢である	1. 加圧印象ができない 2. 機能印象，床周縁閉鎖印象が困難である 3. 経時的に収縮変形するので，ただちに模型材の注入が必要 4. 唾液により印象面が不鮮明になる 5. トレーとの接着のため小孔などの維持装置が必要である 6. 石膏と反応し模型表面があれる

(4) 酸化亜鉛ユージノール印象材

長所	短所
1. 高度の流動性があり，精細な印象が得られる 2. 粘膜表面との"濡れ"（なじみ）がよいので，粘膜表面の，微細な形態を記録できる 3. トレーとの接着剤の必要がなく，組織表面と密接したトレーで印象できる 4. 無圧で顎粘膜の解剖学的静態を印象できる 5. 硬化後の硬さおよび体積が安定している	1. 単一では機能印象，加圧印象ができず，個人トレーが必要である 2. 口腔粘膜を刺激したり灼熱感を与える 3. 硬化後に弾性がないので，大きなアンダーカットがある場合は不適当である 4. 唾液によって印象面に気泡を生じることがある

(5) シリコーン印象材

長所	短所
◆インジェクションタイプ 1. 優れた流動性を有し，細部を精密に印象できる 2. 長時間保存しても容積，弾性の変化が少ない ◆ヘビーボディタイプ 適度の可塑性を有していて，周囲組織の機能活動で形成できる	トレーとの接着剤が必要

(6) ダイナミック印象材（アクリル系印象材，粘膜調整材）

咬合圧負担による顎粘膜の動態（動的）印象に用いる．

長所	短所
1. 口腔内に挿入後も長時間可塑性を保ち，機能運動による圧によって圧延，変形されて機能的，動的な圧が加わった状態の辺縁および粘膜面の形成ができる 2. 流動性がある 3. 弾性がある 4. 義歯床との接着が強固であり，接着剤の必要がない	長期間口腔内に放置すると劣化し，粘膜を著しく損傷する

F　無歯顎印象採得の術式

通常は，既製トレーを用いて概形印象を採得し，得られた研究用（概形）模型上で印象域を設計して個人トレーを製作し，これを用いて辺縁形成（筋圧形成，ボーダーモールディング）を行ってから最終印象を採得する．個人トレーは研究用模型上で，トレーレジンとコンパウンドで製作する．

1　印象域の設定と解剖学的ランドマーク

〈各部位の印象採得および辺縁形成の要点〉

機能的な床縁の形を求めるためのさまざまな材料やテクニックが工夫されているが，いずれも自動的に辺縁形態が決まるとは期待できない．とくに顎堤の吸収の著しい症例では，第2章，図2-5，8に示

すような基本的な解剖学的ランドマークを参考にして，外形線を設定する必要がある．

(1) 上顎では

❶ 口蓋後縁封鎖域を適切に設定する．

❷ 上顎結節頰側のスペース(頰骨後方ポケット retrozygomatic pouch)に十分に床翼を延長する．

ただし，下顎を側方運動させると筋突起が内方に寄るので，これが衝突しない厚さにしなければならない．

(2) 下顎では

❶ レトロモラーパッドが床後縁の目印となるばかりでなく，のちの咬合平面の設定や臼歯部人工歯排列位置の基準となるので大切である．

❷ 咬筋切痕は，嚙み締める動作をしたときに咬筋の豊隆により頰粘膜が前内方に押される部位にあたる．レトロモラーパッドの頰側の床辺縁に凹みをつくるが，辺縁形成の際，嚙み締める動作をさせて，これを印記する．

❸ 頰棚(バッカルシェルフ)は，咬筋切痕より前方で頰側に張り出す部分である．ここは皮質骨上なので，咬合圧負担に最適の場所である．したがって，ここをできるだけ広く利用するために，頰粘膜のたるみを押し拡げて外斜線を少し越えるところまで床を延長する．頰側には頰筋が付着しているが，幸い筋束が前後方向に走行しているので，義歯床を筋付着部上に延長しても，筋活動によって義歯が脱離させられることはない．

(3) 下顎舌側部

辺縁封鎖を保つために舌および口腔底の動きと調和させる．

ここは，①舌下半月部，②顎舌骨筋線部，③遠心舌側床翼部，すなわち，顎舌骨筋後方窩の3区域に分けて考えるとよい．

大臼歯部で，前下方に走行する顎舌骨筋線を触診できる範囲では，床縁は，この骨隆線を約5mm越えた位置にする(図2-8，14，15参照)．これより前方の舌下半月部では，顎舌骨筋の上に舌下腺が乗って軟らかい組織となるので，床縁を厚くして，粘膜をやや圧迫して辺縁が粘膜で包み込まれるようにする．通常は，図6-9(p.85)に示すように顎舌骨筋線が口腔底の下に入る部分には，外側に向かって突出する"くびれ"(顎舌骨筋前方隆起)が認められる．

顎舌骨筋線は，後方では第二大臼歯部の舌側結節(図2-14，15参照)で終わっている．これにより後方の床縁は，外側に彎曲して全体としてS字状となる(図6-9参照)．後方には床縁をかなり延長可能であるが，通常はレトロモラーパッドから垂直に下ろした線を後端の目安とする．あるいは，口蓋舌弓(図2-5-c参照)の前縁が後方への延長の限界である．

2　筋圧形成(辺縁形成)時に行わせる運動

(1) 上顎のチェックポイント(図6-3-a)

a．口唇，頰をすぼめる運動

小帯部の切痕の形成．

b．下顎の側方運動，開口運動

頰骨後方ポケット部の厚さと，筋突起の動き(とくに側方運動時の平衡側の確認)．

c．舌を前突させて口蓋舌筋を緊張させ，軟口蓋を前方に位置させる．

口蓋後縁部，ポストダム，ハミュラーノッチ部の形成．

(2) 下顎のチェックポイント(図6-3-b)

a．口唇突出，下唇を軽く引き上げる運動

前歯部，小臼歯の唇頰側辺縁の形成．

b．口角牽引運動

前歯部，小臼歯部の唇，頰側辺縁の形成．

c．頰小帯部の前後への移動

頰小帯の位置および活動範囲の記録．

d．嚙み締め動作

下顎遠心隅角の咬筋膨隆に相当する咬筋切痕部の形成．

e．舌の前突，左右運動，舌で上口唇をなめる

前歯部の舌側の形成，舌下半月部(前歯，小臼歯舌側部)．

舌小帯部，オトガイ棘部と舌側後縁の長さと厚さ．

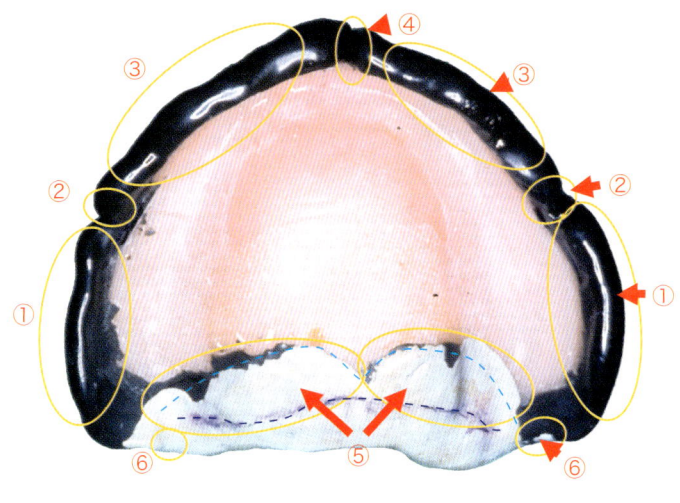

筋圧形成時に行わせる動作

① 頰骨後方ポケット部
   下顎を左右に運動・大きく開口させる
      →筋突起の動き
   唇をすぼめる；"ストローを吸うように"させる
      →頰筋の動き
② 頰小帯部
   口角を広げる・すぼめる運動をさせる
③ 唇側床縁
   上口唇を下方に伸ばさせる
   術者が上口唇の外表を軽くマッサージする
④ 上唇小帯部
   上口唇を下方に伸ばさせる
   術者が上口唇を下方と左右に引っ張る
⑤ ポストダム部（口蓋後方封鎖）
   トレー本体の内面の口蓋後縁封鎖域にコンパウンドを盛り，圧接する
   トレーを下方に引きながら「アー」と発音させたときに吸着するようコンパウンド量を調整する
   外表面を軟化し，嚥下動作をさせる　→舌根部で圧接され，平担に後方に延びる
   後端は，アーラインの後方まで延ばす
⑥ ハミュラーノッチ部（翼突上顎封鎖）
   開口，および頭を前傾して舌を前方に突出させる
      →翼突下顎ヒダが緊張し，狭い陥凹が形成される

── 後振動線：アーライン　　── 前振動線

a：辺縁形成時の動作；上顎のチェックポイント

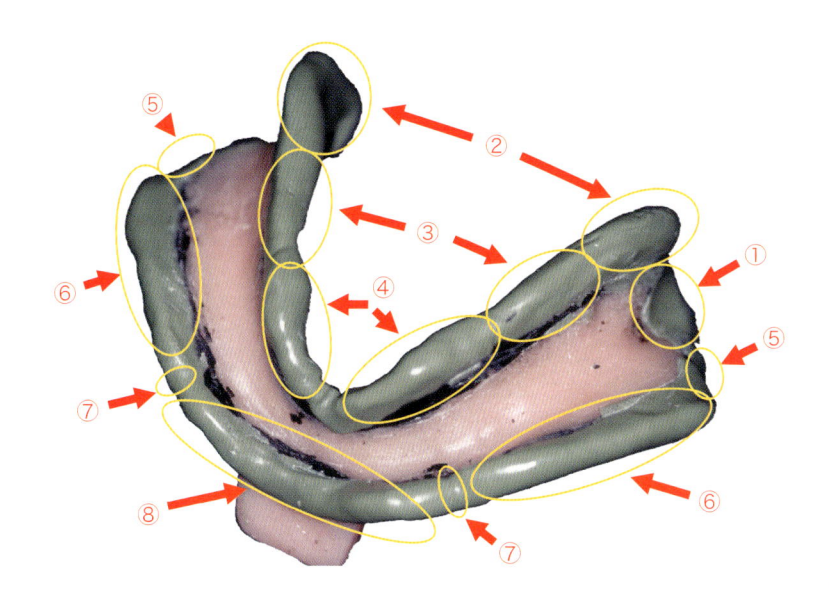

筋圧形成時に行わせる動作

① レトロモラーパッド
   噛み締め
② 顎舌骨筋後方窩
   嚥下動作　→舌の前突
③ 顎舌骨筋線部
   反対側の頬粘膜を舌尖で押させる
④ 舌下半月部
   舌尖で上口唇を左右になめさせる
   舌小帯部：舌の前突
         左右運動
⑤ 咬筋切痕
   噛み締めさせる
⑥ 頰棚
   口唇をすぼめる，指を吸わせる
⑦ 頰小帯
   術者が指で頰を持って動かす
⑧ 唇側床縁
   閉口　→口唇を運動させる
         下口唇は弛緩するので辺縁は延長
   開口　→下口唇が緊張　→辺縁は短くなる

b：辺縁形成時の動作；下顎のチェックポイント

図 6-3 ◆ 辺縁形成時の動作

f．舌尖で側方の頰粘膜を前後的になめさせる，舌を左右に運動
反対側臼歯舌側の顎舌骨筋線部の形成．

g．嚥下運動および舌尖で口角を押す運動
舌側後縁部，顎舌骨筋後方窩部の形成．

h．口をすぼめる，または指を強く吸引する運動
頰筋の活動状態の記録．頰棚部頰側の形成．

i．口唇，頰をすぼめる
唇，頰側 前庭部の辺縁の長さと厚さ．

j．大きく開口する
前歯部唇側床縁の長さと唇側床翼の厚さ．

G 印象採得の実際例

1 概形印象

　概形印象の目的は，診査・設計用の模型をつくることである．したがって，義歯床に関連する組織の解剖学的形態を，できるだけ精密に記録しなければならない．ただし，のちの最終印象時の筋圧形成を能率よく行うためには，この段階で，すでに印象辺縁を床の外形に近づけた筋圧形成を行うべきだという考え方もある．

　使用する印象材は，筋圧形成を行うことを重視するか，粘膜表面の再現性を重視するかによって異なる．

(1) モデリングコンパウンド
辺縁形成を積極的に行おうとする場合に用いる．

既製トレーの選択と適合
　無歯顎印象用の既製トレーのセットの中から，患者の顎の大きさに合う番号のものを選び，余分な部分を金冠ハサミなどでトリミングしたり，プライヤーで屈曲し，トレーが被印象面から印象材の厚さの分だけ2～3 mm離れて均等に接近するように適合させる．

コンパウンドの軟化と盛り上げ
　中性（ミディアム）のコンパウンドを約60℃の恒温槽（図6-14参照）中で温めて軟化する．これを既製トレーに盛って口腔内に圧接する（図6-4）．

筋圧形成
　トレーを所定の位置に圧接したのちに，コンパウンドが硬化する前に口唇，舌，頰を運動させて辺縁形成を行う．このとき小帯部では，術者の手指で口唇や，頰の組織を動かして積極的に印象材に刻み目（切痕）を形成する．口腔内で注水して冷却，硬化させた印象を口腔外に取り出して，印象の過不足を点検する．もしもコンパウンドが圧接不足で，印象域の細部にゆきわたらずに粘膜表面と遊離したところがあれば，コンパウンドの表面をトーチランプの炎で再度加熱して約60℃の温湯に浸したのち，口腔内に再圧接する．つまり，1回目の印象をトレーとして働かせる．

トリミングと追加（図6-5，6）
　モデリングコンパウンドでは可塑性が少ないので，印象辺縁の組織を過度に押し広げて延長過剰になることが多い．その場合には，解剖学的な目印を基準にして，ナイフで削除する．逆に，不足している場合には，ブラックコンパウンドを追加し，トーチランプで部分的に加熱し，口腔内に装着して筋圧形成を行う．とくに口蓋後縁部では，1回目の圧接では印象材が垂れ下がって粘膜表面から離れているので，印象内面にコンパウンドを盛り足さなければならない（図6-5）．なお，コンパウンドを火焰で軟化したときには，火傷を防ぐために口腔内に挿入する前に適温の湯に浸して，表面温度を下げなければならない．この操作をテンパリング（tempering）という．

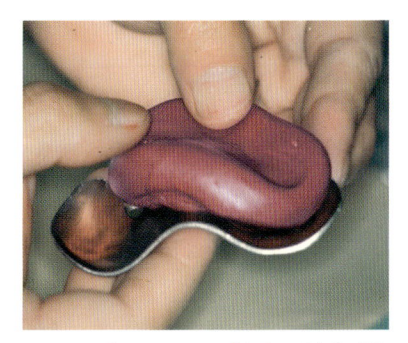

図 6-4 ◆ モデリング印象　適合,調整した金属製の既製トレーに軟化したモデリングコンパウンドを盛り上げる

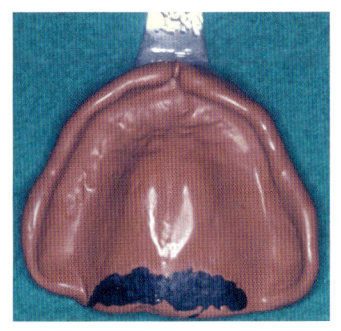

図 6-5 ◆ 上顎のモデリング印象　辺縁形成を行い,口蓋後縁の印象面にはブラックコンパウンドを追加して圧接してある

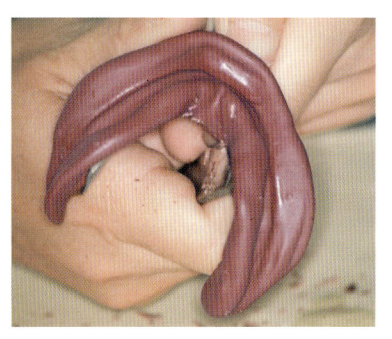

図 6-6 ◆ 下顎のモデリング印象　1回目の圧接で,延長過剰の部分は削除する

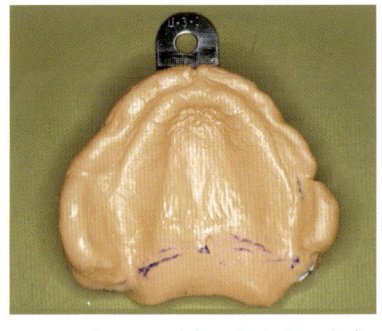

図 6-7 ◆ アルジネート印象　印象材をやや硬めに練ると,辺縁組織の抵抗に負けずに広範囲の印象が得られる

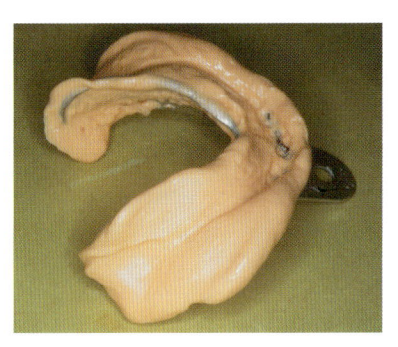

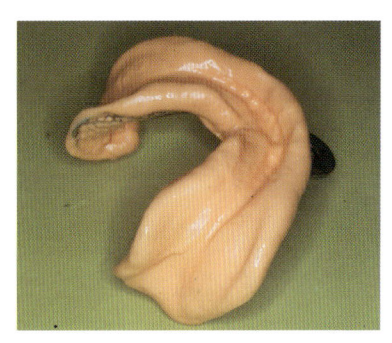

図 6-8 ◆ アルジネート印象　硬いペーストによる1回目の印象(a)をトレーとして働かせて,軟らかいペーストで二重印象(b)すると,十分に延長された印象が得られる

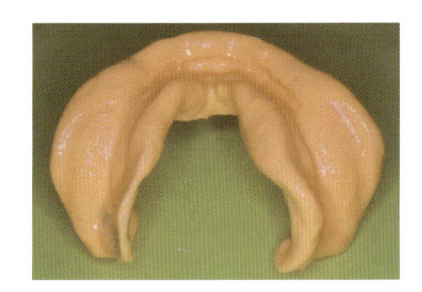

図 6-9 ◆ 下顎のアルジネート印象　舌側辺縁は,舌下半月(舌下腺部)と顎舌骨筋線部との境界で外側に隆起して"くびれ"ができる.これより後方では内側にふくらみ,さらに後方では外側に彎曲して,全体としてはS状の形態となる

(2) アルジネート印象材

既製トレーの選択

無歯顎のアルジネート印象用の網トレーのセットの中から顎堤の大きさと形に合った物を選ぶ(図6-1参照).通常は,トリミングの必要はない.

印　象

アルジネート印象材を硬めに練る.トレーに盛り,口腔内のアンダーカット部や前庭溝にも印象材を塗布したのちに,トレーを圧接する.そして,硬化する以前に口唇,頰,舌を患者に運動させる(図6-7).

トリミングと2次印象

硬化した印象を口腔外に取り出して点検する.アルジネートは可塑性に富み,粘膜へのなじみがよいので,粘膜表面の微細な形態が記録されるはずである.しかし,延長過剰になっていたり,トレーが印象面に露出していることもある(図6-8-a).過延長の部分はハサミやメス

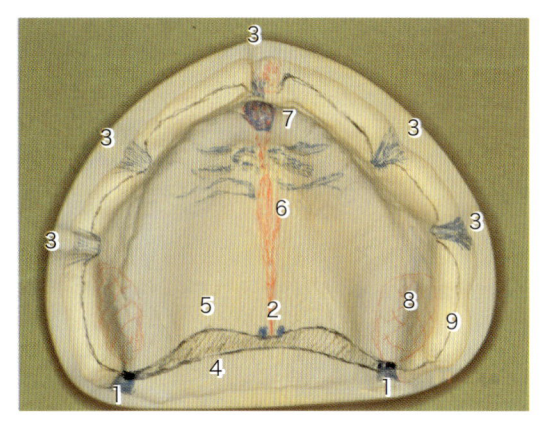

図 6-10 ◆ 上顎研究用模型上の解剖学的ランドマークと個人トレーの外形線

1：ハミュラーノッチ
2：口蓋小窩
3：小帯付着部
4：アーライン（後振動線）
5：前振動線
6：正中口蓋縫線
7：切歯乳頭
8：上顎結節
9：頬骨後方ポケット

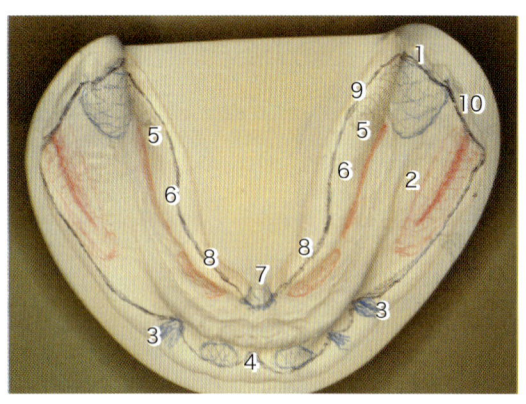

1：レトロモラーパッド
2：外斜線
3：頬小帯
4：下唇小帯
5：舌側結節
6：顎舌骨筋線
7：舌小帯付着部
8：下顎隆起
9：顎舌骨筋後方窩
10：咬筋切痕

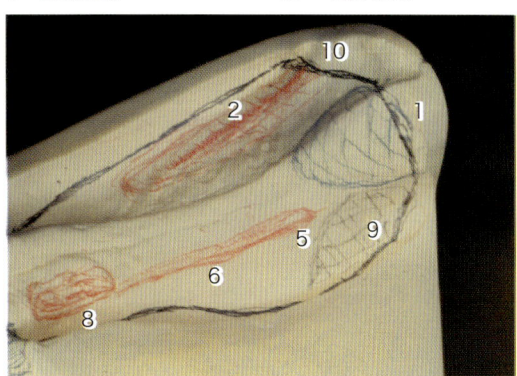

a

1：レトロモラーパッドの遠心部
2：外斜線
5：舌側結節
6：顎舌骨筋線
8：下顎隆起
9：顎舌骨筋後方窩
10：咬筋切痕

b

図 6-11 ◆ 下顎研究用模型上の解剖学的なランドマークと個人トレーの外形線

で切り取り，印象面にアルジネート用の接着材を塗布して乾燥する．アルジネート印象材を軟らかめに練って，印象面に薄く塗布して口腔内に圧接する．つまり，最初の印象をトレーとして上塗り印象する（図 6-8-b, 9）．

2 研究用模型（スタディモデル）

概形印象に石膏を注入して模型を製作するが，このとき印象面をできるだけ広く模型に移す．とくに辺縁部の形態を十分に再現するようにする．

(1) 設　計

❶ 本来は，口腔内と研究用模型を対照しながら，義歯床の外形の位置や圧負担域，リリーフの必要範囲などを決めて模型上に記入する．

❷ 口腔内と対照できない場合には，研究用模型に再現されている解剖学的なランドマークを基準にして，上記の設計を行う（図 6-10, 11）．

3 個人トレーの製作

(1) 体　部

❶ 一般的には，即時重合レジン（トレーレジン）を模型上に直接圧接して本体をつくる．

❷ しかし，印象材が入るスペースを考慮して粘膜表面とトレー内面のあいだに空隙をつくっておくべきだという考え方もある．その場合には，模型上を一層のワックス（スペーサー）で覆っておいて，その上にトレーレジンを圧接する．ただし，最終印象の前にワックスを除去して印象材を盛るが，そのと

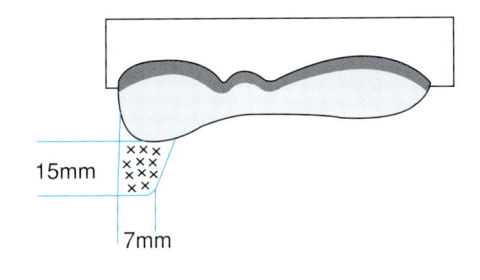

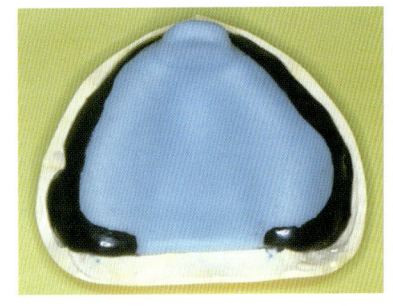

図6-12 ◆ 上顎個人トレーの柄は，中切歯を想定した位置で口唇の運動を妨げない大きさにする．体部の外形線は，口蓋後縁以外では最終的な床縁の予想位置よりも3～4mm短く設定する

図6-13 ◆ 下顎個人トレーでは，口唇，舌の運動を妨げない位置と大きさの柄を設けて，第一大臼歯部には術者の指を乗せるためのフィンガーレストを付ける

きはトレーの位置づけをするストッパーを残しておかなければならない．そのためワックスを数か所くり抜いて，レジンの突起が直接模型に接するようにしておく．スペーサーを設けると，トレーで粘膜を加圧しないので無圧印象が得られるといわれている．

(2) 柄，フィンガーレスト

❶ 本体の上に柄を付ける．柄は，口唇や舌の運動を妨げない大きさ，位置でなければならない（図6-12，13）．

❷ 下顎では，口腔内でトレーを保持するために，臼歯部に指を乗せる台（フィンガーレスト）を付けるが，その位置，大きさはトレーの前後的に，ほぼ中央で指圧により安定し，しかも舌，頰の運動を妨げないようにする（図6-13）．

❸ 柄とフィンガーレストの代わりに歯列に相当するような堤を設ける方法もある．この方法では，筋圧形成時の舌や頰の運動範囲が歯列で制限されるので，より生理的な辺縁組織の状態が記録できると思われる．

(3) 辺　縁

トレー辺縁の処理は，次の2つの方法がある．

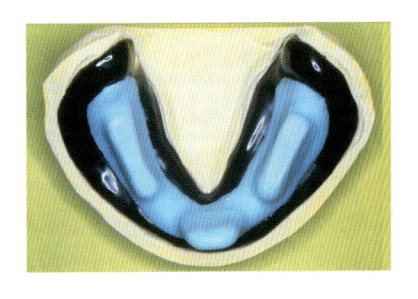

❶ トレーレジンだけにする方法．
❷ 周囲にコンパウンドを付着しておく方法．

この場合には，口腔内で辺縁のコンパウンドを一部ずつ加熱，軟化して筋圧形成を行うので，コンパウンドは加熱後の可塑性を保つように相当の幅が必要である．一般的には，予想した外形線よりも3～4mm後退した内輪の2次外形線の範囲をレジンでつくり，その外側にコンパウンドを付着しておく．ただし，口蓋後縁部では，外形線を少し越える所までレジンを延長しておく．これは，最終印象で口蓋後縁封鎖を設ける際に，トレー内面にコンパウンドを盛って圧接するためである．

4　最終印象採得

(1) 筋圧形成（辺縁形成，筋形成）の要点

辺縁形成時には，あらかじめトレーに付着されているブラックコンパウンドの上に，軟化温度の低いスティックコンパウンドを部分的に上塗りして行う．このコンパウンドはフローが大きいので微細な形態を記録しやすい．また，中のブラックコンパウンドが適度の"芯，コア，支え"の役割をする．

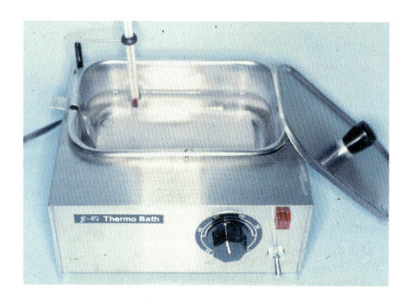

図6-14 ◆ 恒温槽(サーモバス) コンパウンドを火焔で加熱,軟化後,口腔内に挿入する前に湯に浸して,表面温度を下げる

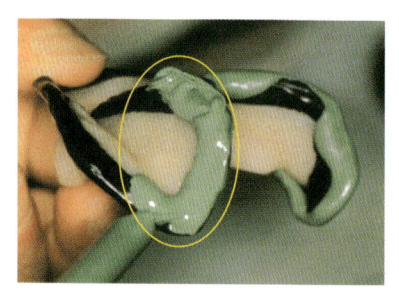

図6-15 ◆ 顎舌骨筋後方窩部(遠心舌側床翼部)の形成 レトロモラーパッド部および顎舌骨筋後方窩部(遠心舌側床翼部)のトレー内面にスティックコンパウンドを盛る

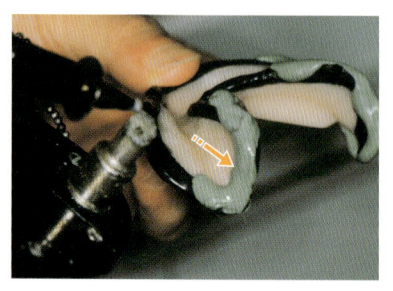

図6-16 ◆ アルコールトーチランプでコンパウンドの表面を加熱し,滑らかにする

なお,スティックコンパウンドを火焔で加熱,軟化後,口腔内に挿入する前に適温の湯に浸して,表面温度を下げる(図6-14).これは,火傷を防ぐためで,この操作をテンパリングという.

❶ まず,辺縁の内面にコンパウンドを盛って圧接する(図6-15参照).こうすると,トレー内面に顎舌骨筋線などの解剖学的ランドマークが印記され,辺縁の位置を設定しやすい(図6-23参照).

❷ 次に同部の辺縁部を軟化,圧接し,部位に応じて図6-3に示すような運動を行わせる.

❸ さらに,辺縁の外側にコンパウンドを盛り(図6-19参照),同様の運動を繰り返させる.こうして,床縁だけではなく,床翼の範囲も形成する.

(2) 辺縁形成の順序と仕上げ

辺縁形成の順序は,下記の順にこだわらず,運動を阻害したり,トレー挿入の邪魔になる部分は先に概形成しておく.また,辺縁形成が完了したならば,トレー内面のレジン面上やアンダーカット部のコンパウンドを除去する(図6-65-b参照).また,リリーフが予想される部位も十分に削除する.

(3) 下顎の印象採得

a.下顎の筋圧形成(辺縁形成)

❶ レトロモラーパッド部

トレー内面にコンパウンドを盛って圧接する(図6-15,16).硬化後に,軟組織を変位させないようにリリーフする.こうして,トレーの位置づけをする.

❷ 顎舌骨筋後方窩部(遠心舌側床翼部)

ⅰ トレー内面にコンパウンドを盛って圧接.舌尖で口角を押す,および嚥下運動をさせる.

ⅱ 辺縁を軟化し,口腔内に挿入する.トレーを圧接する前に患者に軽く閉口させ,舌を前方に軽く突出させる.術者がフィンガーレスト上でトレーを押さえながら噛み締め動作をさせてトレーを定位置に収めてから嚥下動作と舌運動をさせる(図6-17,18).こうすると,口腔底が弛緩し,舌根部も邪魔しないので,コンパウンドが舌側溝に延びて形成される.

ⅲ 床翼の表面を軟化し,上記の手順でトレーを収め,嚥下動作と舌の前突をさせる(図6-19〜21).

このように,いったん嚥下動作などで後方窩内に延長したのちに舌運動に調和する範囲まで短縮する.

❸ 顎舌骨筋線部(大臼歯部)

ⅰ トレー内面にコンパウンドを盛って圧接する.顎舌骨筋線が前下方に斜に走る溝として記録される(図6-23参照).

ⅱ 辺縁を軟化し,❷ⅱと同様にしてトレーを収めたのちに,形成しようとする側の反対側の頰粘膜を舌尖で押させる.このとき,術者の指頭で頰の皮膚に触れ,そこを口腔内から舌尖で触れるように指示すると,自然に舌位置をコントロールできる(図6-22).

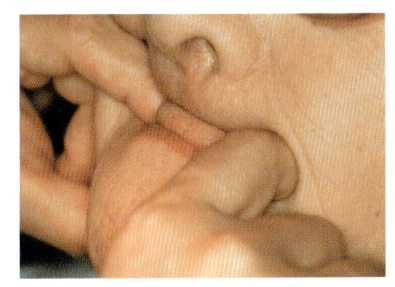

図6-17 ◆ トレーを口腔内に挿入し、①軽く閉口して舌を前方に位置させる。②フィンガーレストを押さえながら噛み締めさせる。トレーを術者が"押さえつける"のではなく、患者自身の"噛み締め"で圧接する

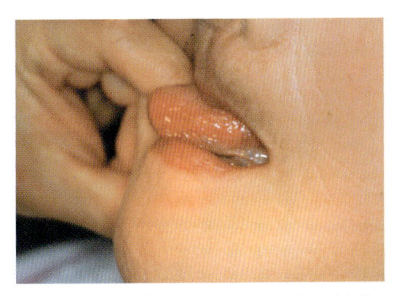

図6-18 ◆ ③嚥下動作と舌の前突を交互に行わせる

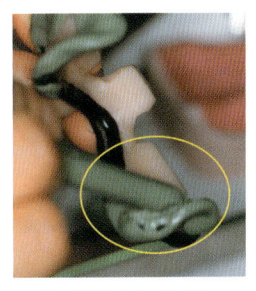

図6-19 ◆ 床翼の外表面にコンパウンドを塗布する

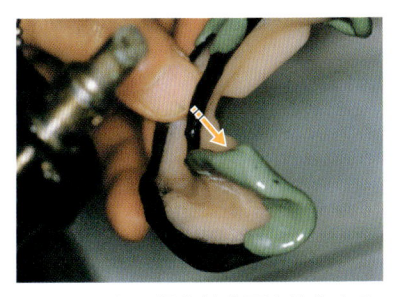

図6-20 ◆ 辺縁と外表面を軟化する

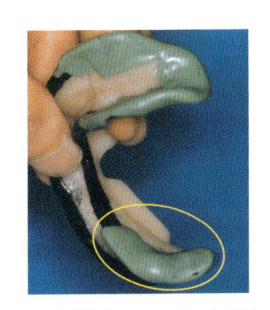

図6-21 ◆ 図6-17, 18と同じ動作をさせると、外表面が舌で圧迫され形成される

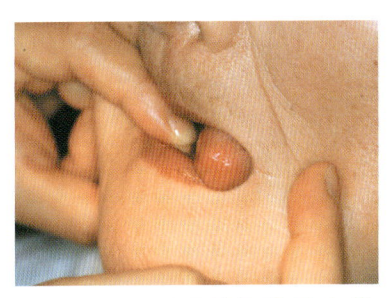

図6-22 ◆ 顎舌骨筋線部（大臼歯部）の形成 形成しようとする側の反対側の頰粘膜を舌尖で押させる。このとき、術者の指頭で頰の皮膚に触れ、そこを口腔内から舌尖で触れるように指示する

iii 外表面を軟化して、舌を左右に運動させる（図6-24）.

顎舌骨筋線の前縁部には、顎堤側に突出する"くびれ"が形成される．

❹ 舌下半月部

〈小臼歯部, 前歯部〉

i トレー内面と辺縁にコンパウンドを盛って圧接する．下顎隆起の陥凹がみられる場合には、トレー内面を十分にリリーフする．

ii 辺縁を軟化し、トレーを収めたのちに舌尖で上口唇を左右になめさせる（図6-25～27）．

iii 外表面にコンパウンドを盛って、舌を左右に運動させる（図6-28）．こうして辺縁が十分な厚さになるように形成する（図6-29）.

iv 極度の顎堤吸収の例では、顎堤の陥凹部の内側の可動粘膜の下に骨の隆線が隠れていることがある．この場合には、指頭で触診して、その位置を確かめ、できればトレーで覆うようにコンパウンドを延長する．

〈舌小帯部〉

i 辺縁を軟化し、舌の前突と左右運動をさせる．

ii 吸収の大きな症例では、オトガイ棘が顎堤よりも高く突出する．この場合には、できれば骨突起を覆うが、十分なリリーフが必要である．

❺ 咬筋切痕部

i 辺縁を軟化し、トレーを術者が下方に押さえながら噛み締めさせる（図6-30, 31）．こうすると、遠心頰側隅角部に陥凹が形成される（図

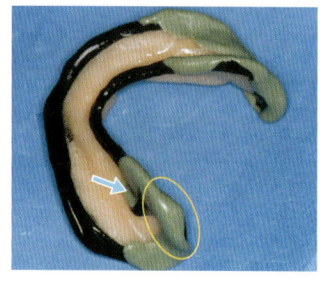

図6-23 ◆ 舌側後縁が形成され、トレー内面には顎舌骨筋線が記録されている

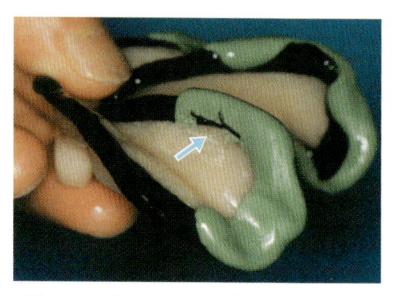

図6-24 ◆ レジン面上に延びたコンパウンドは削除する

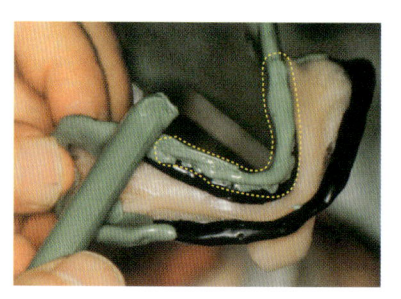

図6-25 ◆ 舌下半月部（小臼歯部、前歯部）の形成　舌下半月部にコンパウンドを盛る

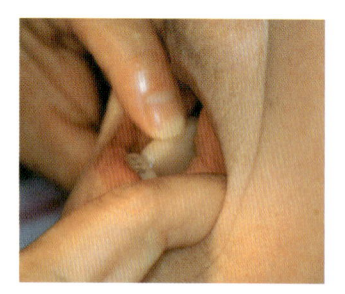

図6-26 ◆ 舌尖で上口唇を左右になめさせる

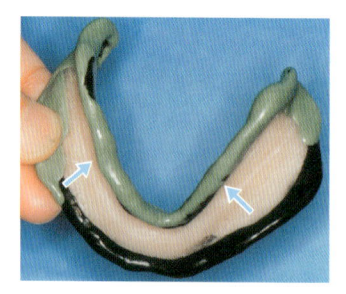

図6-27 ◆ 舌下半月部の辺縁が形成された

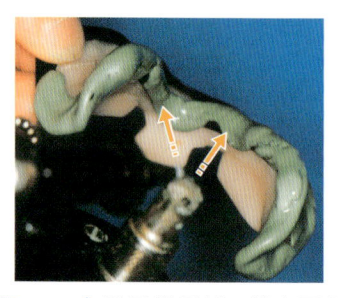

図6-28 ◆ 舌下半月部の外表面を軟化する

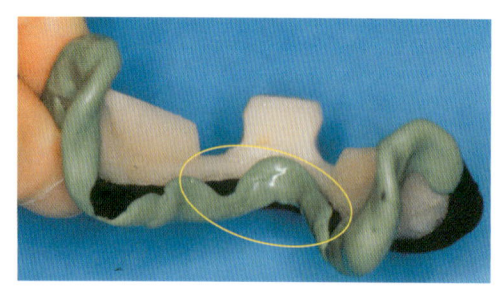

図6-29 ◆ 舌を左右に運動させ、辺縁が十分な厚さになるように形成する

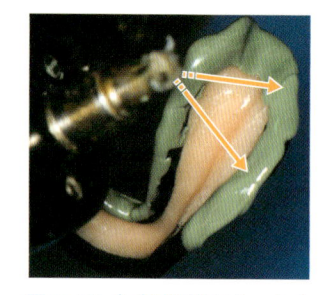

図6-30 ◆ 頰棚部（バッカルシェルフ）と咬筋切痕部の形成　頰棚部のトレー内面にコンパウンドを盛る

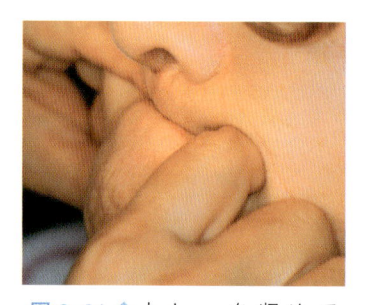

図6-31 ◆ トレーを収めてフィンガーレストを押さえながら噛み締めさせる

6-32, 44, 45).

ⅱ　粘膜面を観察して、上方へ向かう変曲線に沿ってトリミングする．

❻　頰棚部（バッカルシェルフ）

ⅰ　トレー内面にコンパウンドを盛って圧接し、噛み締めさせる（図6-30, 31）．こうすると、頰筋付着部（外斜線）の凹みが記録される（図6-32, 33）．

ⅱ　辺縁を軟化し、口をすぼめる、または指を吸わせる（図6-34, 35）．

❼　頰小帯

ⅰ　辺縁を軟化し、口をすぼめさせる．

ⅱ　下顎では、術者が指で頰をもって運動させることも必要である（図6-36, 37）．

❽　唇側床翼部

ⅰ　トレー内面にコンパウンドを盛って圧接する．

ⅱ　辺縁を軟化し、トレーを挿入して軽く閉口さ

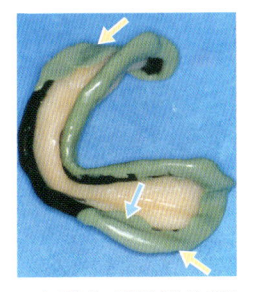

図6-32 ◆ 遠心頬側隅角部に陥凹（咬筋切痕）が形成される．トレー内面に頬筋付着部（外斜線）の近遠心方向の溝が記録される

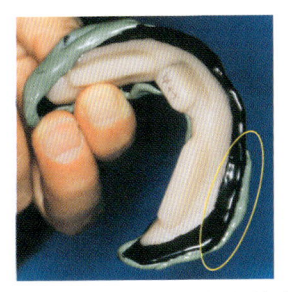

図6-33 ◆ 頬棚部の辺縁と外表面は，まだ形成されていない

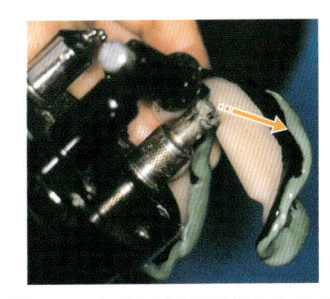

図6-34 ◆ 床翼外表面を軟化する

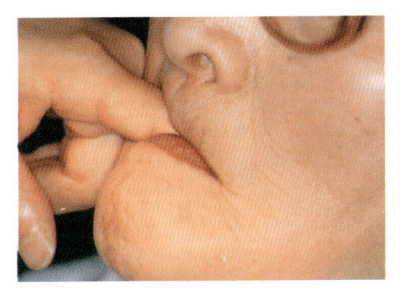

図6-35 ◆ 術者の指を吸わせ，頬筋を活動させる

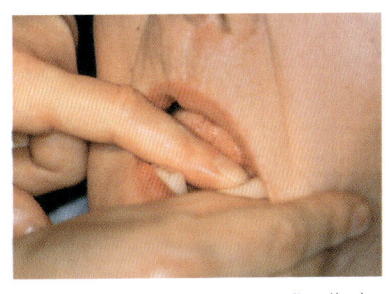

図6-36 ◆ 頬小帯部の形成　術者が指で頬をもって頬小帯を運動させ，頬側切痕を形成する

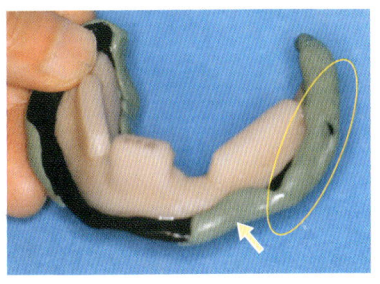

図6-37 ◆ 頬側床翼外表面が形成された

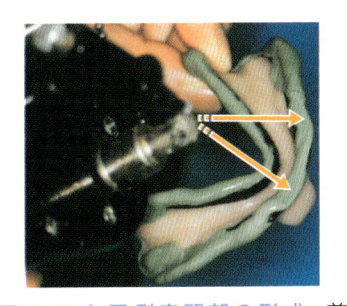

図6-38 ◆ 唇側床翼部の形成　前歯部唇側にコンパウンドを盛り，軟化する

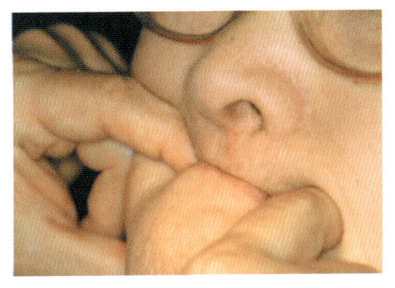

図6-39 ◆ フィンガーレストを押さえながら嚙み締めさせ，いったん辺縁を深く延ばしたのちに口唇を"すぼめ"させる

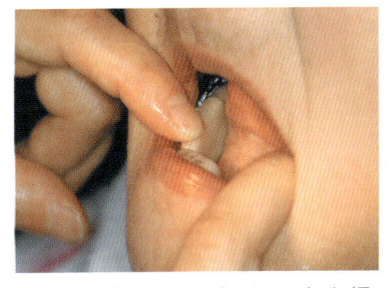

図6-40 ◆ フィンガーレストを押さえながら大きく開口させる．口唇は緊張して前庭は浅くなる

せてから定位置に収め，口唇を運動させる（図6-38，39）．こうすると，下口唇は弛緩するので辺縁を延長しやすい．

iii　外表面を軟化し，トレーを押さえながら開口させる（図6-40）．こうすると，下口唇が緊張し，前庭部は浅くなって辺縁は短くなる．このように，唇側床翼の長さは，下口唇の運動様式によって大きく影響される．

iv　いったん形成後に，下口唇を弛緩させた状態で術者が下口唇を動かして，トレーが浮き上がらない形態を模索する（図6-41〜44）．

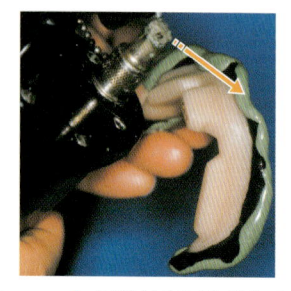

図6-41 ◆ 唇側外表面を軟化する

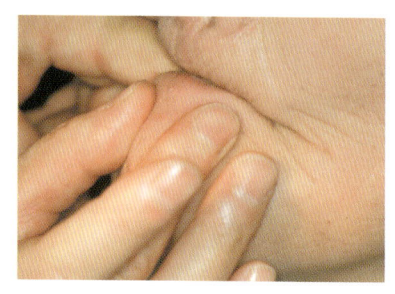

図6-42 ◆ 口唇を軽くマッサージする

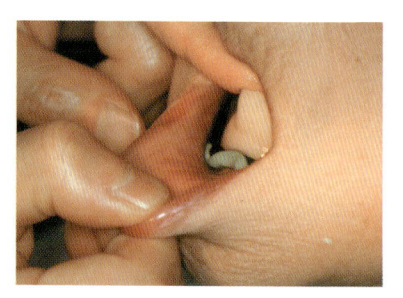

図6-43 ◆ 下口唇を弛緩させた状態で術者が下口唇を動かして，トレーの浮き上がりをテストする

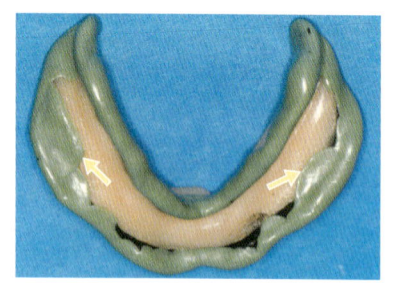

図6-44 ◆ 筋圧形成が完了した下顎トレー　トレー内面のレジン面上やアンダーカット部のコンパウンドを除去する

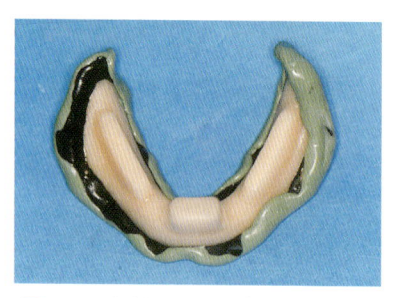

図6-45 ◆ 筋圧形成が完了した下顎トレーの外表面

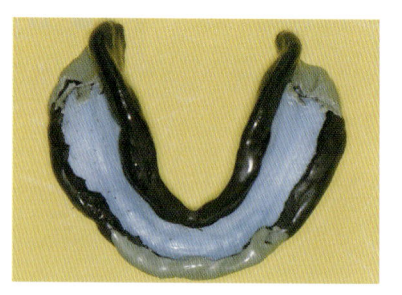

図6-46 ◆ 辺縁形成が終了した個人トレー

b．下顎のウォッシュ印象採得
〈酸化亜鉛ユージノール印象材によるウォッシュ印象〉

辺縁形成によって機能運動時の辺縁封鎖を確実にして，最大限の維持力を発揮する形態を求めるように努めるが，図6-44～46に示すように形成されたトレーの辺縁を生かして，しかも過圧部の生じないようにウォッシュ印象を行う．

一般的には，ここでトレー内に酸化亜鉛ユージノール印象材（インプレッションペースト）を盛って，口腔内に圧接して硬化させる．ところが，このような通法によると，印象材の量が多くなりすぎたり，トレーが所定の位置に収まらないこともあるので，次のようにして2回ウォッシュ法を行うことを推奨したい．

1回目には，インプレッションペーストを辺縁のみに盛って（図6-47），口腔内にしっかりと圧接して印象採得を行う（図6-48）．すると，辺縁の過圧部や延長の過不足が検出でき，トレーの適合度もわかる．トレーの露出した部分は削除してリリーフする（図6-49）．もし延長不足部が見つかれば，この段階でスティックコンパウンドを部分的に追加して修正する．こうすると，最終印象時に辺縁の過圧部が生じない．また，トレーの位置づけを確実にできるという利点がある．

2回目のウォッシュでは，ペーストを修正部と不足部，またはトレー内面全体に薄く塗布して，口腔内にしっかりと圧接する（図6-50，51）．

なお，1回目のウォッシュには比較的粘稠なペースト（medium）を用いて，2回目のウォッシュには流れのよいもの（hard）を用いる．

図6-47 ◆ トレーの辺縁のみにインプレッションペーストを盛り，口腔内に1回目の圧接を行う

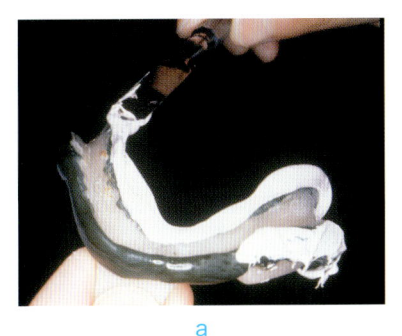

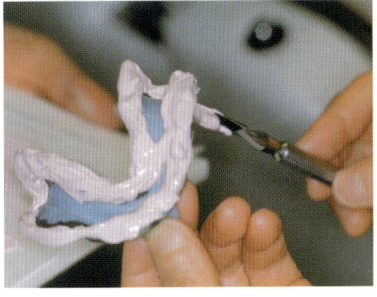

図6-48 ◆ 辺縁のディスクロージング印象　辺縁の過圧部や過延長，延長不足を検出できる．過圧部のコンパウンドを除去する

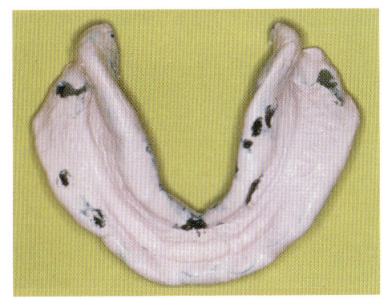

図6-49 ◆ リリーフが終わった1回目のウォッシュ印象

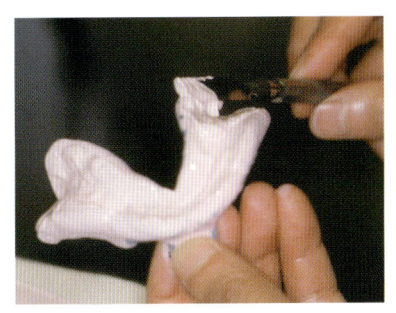

図6-50 ◆ 2回目のウォッシュ印象　ペーストを不足部分に一層盛る

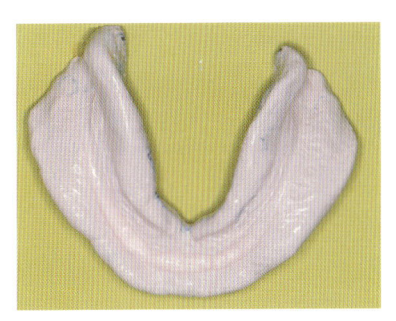

図6-51 ◆ 下顎の精密印象　完成したウォッシュ印象

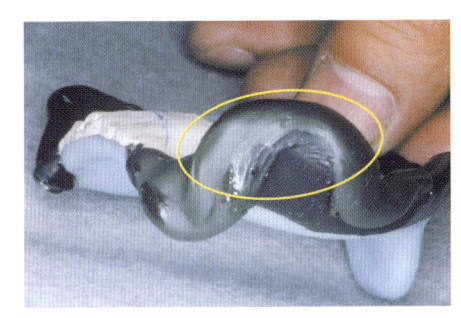

図6-52 ◆ 頰骨後方ポケット部の筋圧形成（辺縁形成）が終了した個人トレー　下顎を左右に運動させた

(4) 上顎の印象採得

a．上顎の筋圧形成（辺縁形成）

〈唇・頰側前庭部の辺縁形成〉

❶ 頰骨後方ポケット部
 i 辺縁を軟化し唇をすぼめる．"ストローを吸うような形"にするように指示する．
 ii 床翼辺縁の外表面を軟化して下顎を左右に運動させる．または大きく開口させる（図6-52）．

❷ 頰小帯部（図6-53）
 i 口角を広げたり，すぼめる運動をさせる．
 ii 上顎では術者が頰を動かして大きく回避する必要はない．

❸ 唇側床縁（図6-54）
 i 上口唇を下方に伸ばさせる．上唇小帯の外側に浅い凹部が形成される（図6-54）．
 ii 前歯部の吸収の著しい症例では，床縁外表面にコンパウンドを盛って，術者の手指で上口唇の外表を軽くマッサージするようにして，できるだけ辺縁を厚く形成する．

❹ 上唇小帯部（図6-54）
上口唇を下方に伸ばさせる．
患者をリラックスさせて，術者が上口唇を下方と左右に引っ張る．

〈口蓋後縁部の辺縁形成〉（図6-55）

❶ ポストダム部
次項に述べるようにして，ポストダムの設置域を

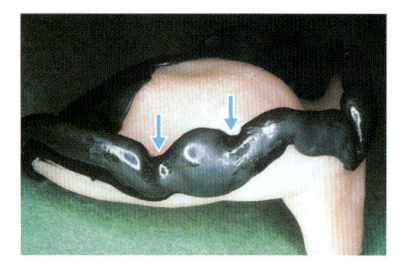

図6-53 ◆ 頬小帯部の筋圧形成
口角を広げたり，すぼめる運動をさせた

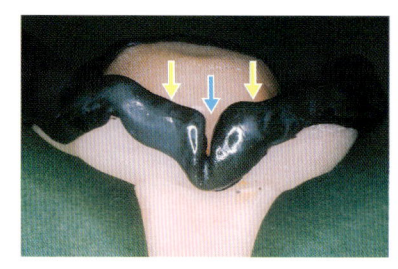

図6-54 ◆ 唇側床縁と上唇小帯部の筋圧形成 上口唇を下方に伸ばさせた．上唇小帯の外側に浅い凹部が形成されている

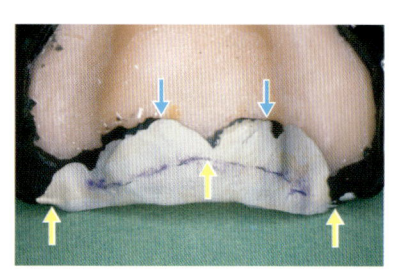

図6-55 ◆ 個人トレー内に設けた口蓋後縁封鎖
■ ポストダム部
 i 個人トレーの内面にコンパウンドを盛って軟化して口腔内に圧接した
 ii 外表面を軟化し，嚥下動作をさせ，コンパウンドをアーライン（後振動線：インク鉛筆のマーク）の後方まで延ばした
■ ハミュラーノッチ部
 i 開口
 ii 頭を前傾して舌を前方に突出させた．翼突下顎ヒダが緊張し，狭い陥凹が形成されている

確認したのちに，個人トレーの内面にコンパウンドを盛り，軟化して口腔内に圧接する．こうして，トレー内面にポストダムを設ける．
 i 左右のハミュラーノッチ間の口蓋後縁封鎖域のトレーの内面にコンパウンドを盛り，口腔内にしっかりと圧接する．トレーを下方に引きながら「アー」と発音させたときにも，吸着するようにコンパウンドを追加する．
 ii 過剰なコンパウンドを削除し，外表面を軟化し，口腔内に装着して嚥下動作をさせる．こうすると，コンパウンドが舌根部で圧接され，平担に後方に延びる（図6-55）．
 iii 後端は，アーラインの後方まで延ばす．これは，ウォッシュ印象時に印象材が咽頭に流れ落ちないようにするためである．

❷ ハミュラーノッチ部
コンパウンドを軟化し，開口および，頭を前傾して舌を前方に突出させる．こうすると翼突下顎ヒダが緊張し，狭い陥凹が形成される（図6-55）．

〈ポストダムの設定と形成法〉
上顎義歯の維持および発音を障害しないためには，上顎義歯床の口蓋後縁をできるだけ延長して，しかも軟口蓋が機能的に運動したときにも床と粘膜面が遊離しないことが大切である．つまり，口蓋後縁封鎖を機能的に設置する必要がある．そのためには，この部分の解剖学的・生理学的特徴をよくわきまえていなければならない．

第2章の図2-6に無歯顎の頭蓋骨を示した．骨口蓋後縁は正中部から左右に前彎したかたちで上顎結節後方に至っている．そして，上顎結節と蝶形骨翼状突起のあいだには，翼突上顎切痕（ハミュラーノッチ）という骨のクレフトがある．さらに，その内後方には，鋭利な骨の突起である蝶形骨の翼突鈎がある．

生体では，口蓋骨の後方に口蓋腱膜，すなわち口蓋帆張筋の腱が付着して軟口蓋の前方部分をなしている．そして，筋線維は軟口蓋を左右に横切るかたちで走行（図2-61 参照）しているので，機能時にも上下方向には大きく運動しない．つまり，口蓋骨の後方で軟口蓋の前方1/3は移動量が少ないので，ここまで床を延長して，さらに組織側面に堤状の突出（ポストダム）を設けて粘膜に圧入することにより空気の出入を防ぐことができる．これが口蓋後縁封鎖の趣旨である．

一方，ハミュラーノッチは，翼突下顎ヒダで覆われている．このヒダは上顎結節の後方面から後下方に伸び，レトロモラーパッドに連なっていて，開口度によって張り具合が異なる．

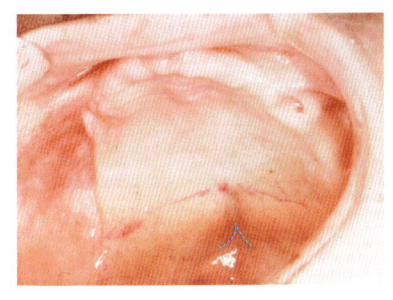

図 6-56 ◆ 後振動線の決定 「アー」と普通に発音させると，軟口蓋が挙上される．鼻呼吸時に降下する部分と不動部との境界線をインク鉛筆でマークしてある

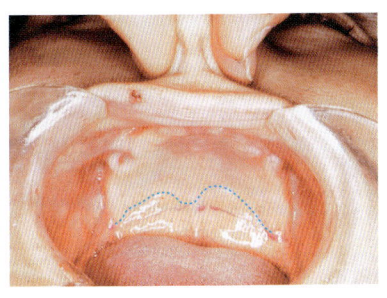

図 6-57 ◆ 前振動線の決定 鼻孔を塞いで鼻腔へ息を吹き込ませると（Valsalva の操作）後振動線（インク鉛筆の線）より前方の粘膜（点線）まで膨隆する

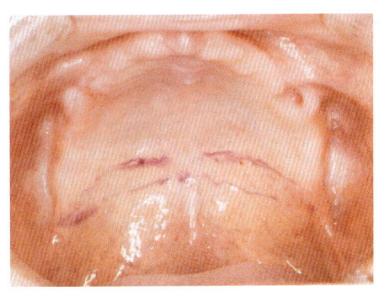

図 6-58 ◆ 前振動線と後振動線のマーク 2 本の線でキューピットの弓の形が描かれ，上顎結節の後方のハミュラーノッチの所で合流している

したがって，印象採得時の開口度が機能時の床との密着度にかかわってくる．つまり，大きく開口したままで印象を採得すると，ヒダは緊張した状態で記録されるので，口を閉じたとき，ヒダがゆるんで床とのあいだに間隙ができる．逆に，閉口したときの状態に床を適合させておくと，開口時に床がヒダにくい込んで潰瘍をつくるかもしれない．

このように，口蓋後縁封鎖域は，性質の異なる部分，すなわち，翼突上顎封鎖と口蓋後方封鎖に分けて考えるとよい（図 7-7 参照）．

原則として，ポストダムは口蓋骨上に設けてはいけない．そうすると疼痛や骨吸収を招くからである．また，機能時の運動量の大きい軟口蓋の部分にまで延長すると，軟口蓋の運動を障害したり，機能時に粘膜表面と床面が離れて辺縁封鎖が無効となるばかりでなく，異物感も大きくなり，嘔吐反射を起こす．したがって，口蓋後縁封鎖域は，硬軟両口蓋の境界に沿った軟組織であって，その部分に義歯床で組織の生理的限界内の圧を加えて，義歯の維持を助けることができる範囲ということになるが，それは，前振動線と後振動線のあいだと考えられる（図 2-3, 5 参照）．

後振動線は，口蓋帆張筋の腱膜と軟口蓋の筋肉部分との接合部を想定する仮想線である．つまり，軟口蓋のなかで機能時に小さな振動するような運動を示す部分と，大きく移動する部分との境界線である．この位置を知るには，患者に「アーアー」と繰り返し

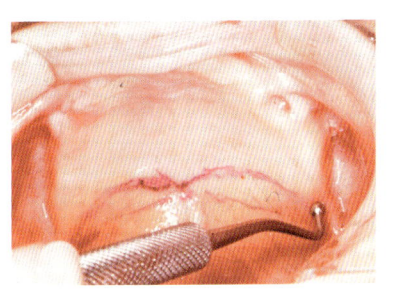

図 6-59 ◆ ハミュラーノッチの位置の確認

て普通の声の大きさで発音させてみる．こうすると，「アー」の発音中には鼻咽腔閉鎖を保つために軟口蓋が挙上され咽頭後壁に密着するが，発音を中断して鼻から呼吸する瞬間には，鼻咽腔閉鎖が解かれるので軟口蓋は下降する．このとき大きく移動する部分の境界がわかる（図 6-56）．これが後振動線で，一般には床を延長できる後方限界である．

前振動線は硬口蓋を覆う付着性組織と，これに直接隣接する軟口蓋の可動組織との接合部を表す仮想線である．この位置を知るためには患者に Valsalva（ワルサルワ）の操作を行わせる．すなわち，鼻孔をしっかり塞いでおいて鼻に息を吹き込ませる（図 6-57）．こうすると，軟口蓋の可動部が帆のように前方にふくらんで不動部との境界線がわかる．もう 1 つの方法は，患者に「ア！」と短く力強く発音させて軟口蓋の運動を観察することである．

後鼻棘の部分が後方に突出しているので，正中部では前振動線は後振動線に近づいて，両者で"キュー

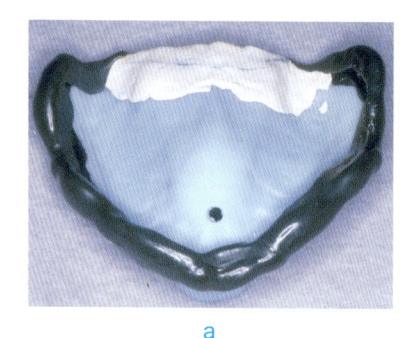

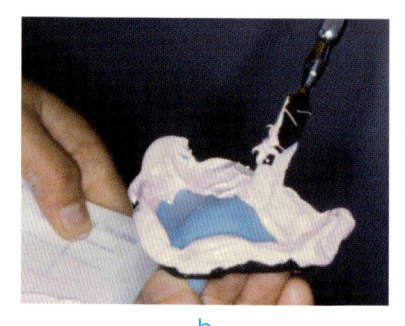

図6-60 ◆ a：口蓋ヒダ部に空気抜きの孔を開ける
　　　　b：個人トレーの辺縁のみにペーストを盛る

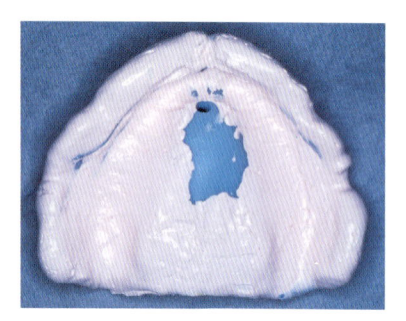

図6-61 ◆ 1回目のディスククロージング ウォッシュ印象

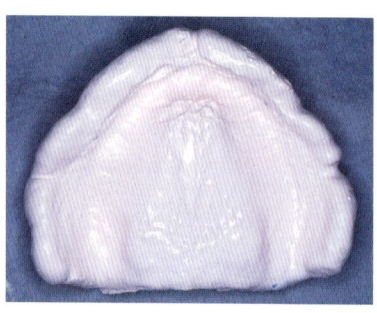

図6-62 ◆ 2回目のウォッシュ印象 ペーストを不足部分に薄く盛る

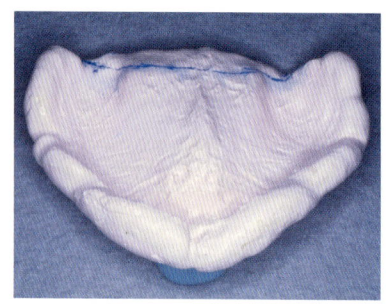

図6-63 ◆ 2回目のウォッシュ印象 最終印象

ピットの弓"の形が描かれる(図6-58)．このような前振動線と後振動線との位置関係は症例によって異なっているので，実際に口腔内にインク鉛筆で印記して印象面に転写するとよい．

ハミュラーノッチの位置を確認するためには，図6-59に示すようにバニッシャーで顎堤上を後方に探って陥没する部分を見つけ出す．顎堤の吸収が著しくて上顎結節が不明瞭な症例では，床後縁が顎堤上で終わっているような延長不足の義歯により骨吸収された凹部を，ハミュラーノッチと誤認する危険もあるので注意を要する．

b．上顎のウォッシュ印象採得
〈酸化亜鉛ユージノール印象材による
　　　　　　　　　　　　　ウォッシュ印象〉

トレーの口蓋ヒダ(皺襞)部に，ラウンドバーで孔を1つ開けて空気抜きとする(図6-60-a)．

この場合にも，1回目の印象ではペーストをトレーの辺縁のみに盛って(図6-60-b)，口腔内に圧接して口唇，頬を患者自身に運動させる．トレー面の露出した部分はリリーフし(図6-61)，次に不足部分にペーストを盛って，2回目のウォッシュ印象を行う(図6-62)．

最終印象(図6-63)には，インク鉛筆によって描かれた前振動線，後振動線の印記が転写されているので，これをさらに明瞭に描いてから石膏を注入すると模型上に転写できる．ポストダムをさらに確実に設定するためには，第7章(図7-8〜12参照)に示すように作業模型上で確認するとよい．

図6-64に上下顎の最終印象を示す．

(5) シリコーン印象材によるウォッシュ印象

長年，ウォッシュ印象材として酸化亜鉛ユージノール印象材が用いられてきた．しかし，この材料はフローが大きく，トレーとの接着剤が必要なく，薄層になっても付着するなどの長所がある反面，刺激性が強く，辛いので患者に苦痛を与え，症例によっては口唇や舌の自然な運動を妨げるという欠点がある．

そこで，より刺激の少ない印象材が望ましい．そ

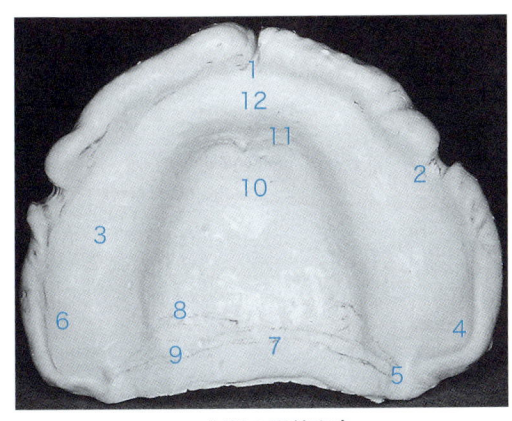

a：上顎の最終印象

1：上唇小帯の切痕
2：頰小帯の切痕
3：歯槽堤の溝
4：上顎結節の陥凹
5：翼突下顎ヒダの切痕
6：遠心頰側床翼
7：口蓋小窩
8：前振動線
9：後振動線
10：正中口蓋縫線
11：口蓋ヒダ
12：切歯乳頭

b：下顎の最終印象

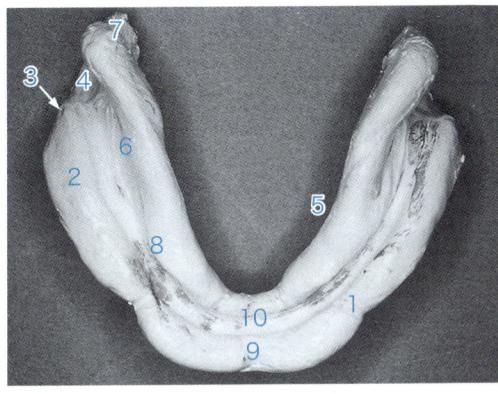

1：頰小帯の切痕
2：頰棚部
3：咬筋切痕部の陥凹
4：レトロモラーパッドの陥凹
5：舌下ヒダ
6：顎舌骨筋線
7：顎舌骨筋後方窩内の突出部
8：顎舌骨筋前方隆起
9：下唇小帯の切痕
10：舌小帯の切痕

図6-64 ◆ 酸化亜鉛ユージノール印象上の解剖学的ランドマーク

のため，無歯顎用のシリコーン印象材を用いる．これはトレーとの接着剤が必要で，印象材が薄層になった部分では，トレー面が露出する欠点があるが，アンダーカットの大きな場合や，下顎の印象にはとくに適している．

トレーに接着剤を塗布する必要があるので，前述の2回法ウォッシュ印象をそのままには行えない．しかし，2回法の主旨を生かして，次のようにすれば確実な印象が採得できる．

上顎では，1回目に口蓋ヒダ部の遁路の周囲を残して辺縁を覆うようにペーストを盛り，口腔内にしっかりと圧接する．遁路が空気抜きの役割をするので抵抗が少なく，トレーが浮かずに定位置に収まりやすい．トレーを保持しながら辺縁組織を繰り返し運動させる．硬化後に撤去し，過圧部をリリーフし，トレー面の露出部だけに酸化亜鉛ユージノール印象材，または，印象用ワックスを追加して口腔内に圧接し，仕上げをする（図6-65）．

下顎では，ペーストをトレー辺縁と内面全体に薄く盛って口腔内にしっかりと圧接し，酸化亜鉛ユージノール印象材の場合と同様にして固定し，筋圧形成時の運動を繰り返し行わせる．トレーの露出面は，必要があればリリーフし，上顎と同様に仕上げる（図6-66）．

このように，2回目の修正を覚悟してトレー面の部分的な露出を恐れずにしっかりと圧接，固定して十分に筋圧形成の動作を行えば，辺縁が生きた印象が得られ，たいていの場合は2回目の修正の必要はない．

図6-67にシリコーン印象材による典型的な印象と周囲組織の関係を示す．

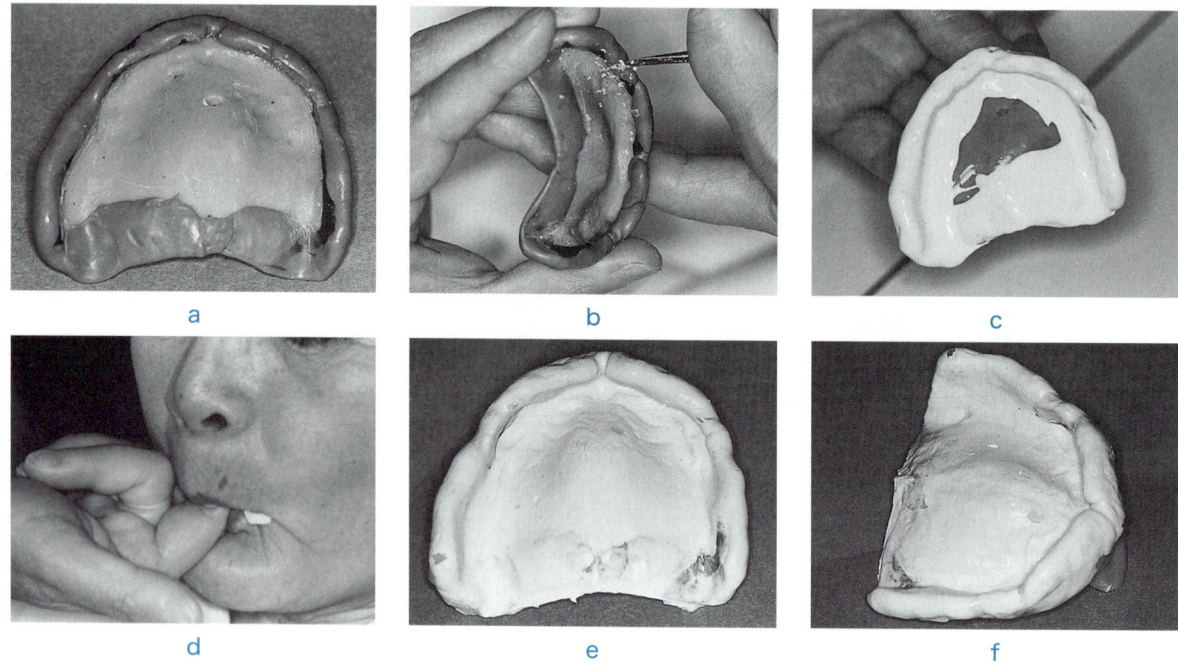

図6-65 ◆ シリコーン印象材による上顎のウォッシュ印象　a：辺縁形成の終了したトレー：口蓋ヒダ部に空気抜きとして孔を1か所あけておく　b：アンダーカットの中のコンパウンドを削除する．　c：孔の周囲を残してペーストを塗布する　d：トレーを口腔内に圧接し，筋圧形成時の動作を繰り返させる　e：シリコーン印象材によるウォッシュ印象　f：気泡部などを印象用ワックスで修正する

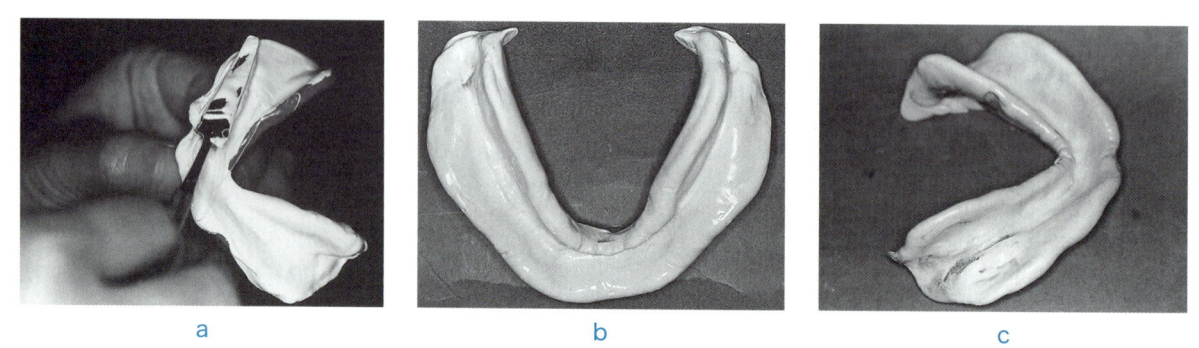

図6-66 ◆ シリコーン印象材による下顎のウォッシュ印象　a：トレー内面と辺縁にペーストを塗布する．フィンガーレスト上に指を置いてトレーを口腔内にしっかりと固定し，噛み締め動作と舌，口唇の運動を繰り返させる　b，c：シリコーン印象材によるウォッシュ印象

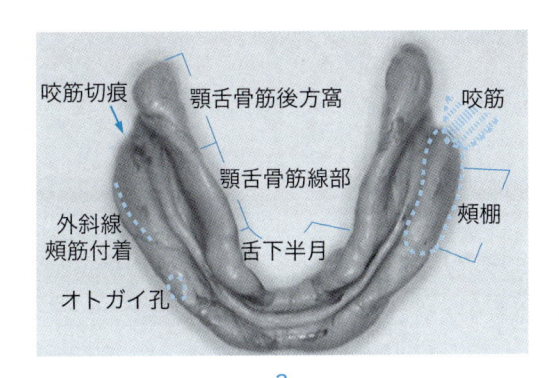

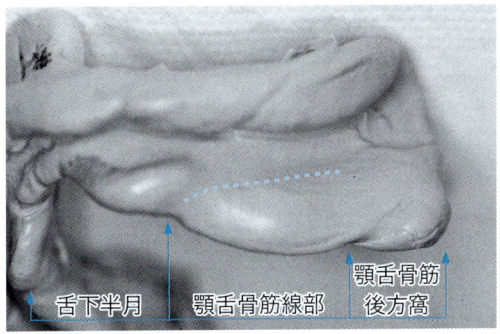

図 6-67 ◆ シリコーン印象材による典型的な印象と周囲組織の関係

a の標示:
- 咬筋切痕
- 顎舌骨筋後方窩
- 咬筋
- 外斜線頰筋付着
- 顎舌骨筋線部
- 頰棚
- 舌下半月
- オトガイ孔

b の標示:
- 舌下半月
- 顎舌骨筋線部
- 顎舌骨筋後方窩

7 作業模型

作業模型(working cast or model)とは，補綴装置の製作に直接使用する模型をいう．これに対して，トレー製作など補綴の準備工作のためのものを準備模型といい，診療計画，設計などの検討に用いるものを研究用模型(study cast or model)という．

1 作業模型の製作

印象は，ビーディングをしてボクシングをしたのち，硬石膏または超硬石膏を注入する．

(1) ボクシング(箱枠形成) boxing

印象の周縁，すなわち，将来の義歯床辺縁に相当する部分を正確に模型に表し，また，模型の基底部の過不足がないようにするため行う．そのため，辺縁全体の周囲に棒状のビーディングワックス，またはユーティリティーワックスを巻きつける(図7-1)．このとき，辺縁のふくらみ全部が露出するようにする．また，上顎の後縁よりも約1mm下に位置させて，模型周囲に棚をつくるようにする．下顎では辺縁全周にビーディングワックスを付着するが，このとき，レトロモラーパッド部では，余分なビーディングワックスを追加することが多い．これは，この部が斜面になっていて模型が高まるので，これを補強するように十分な石膏の厚さを与えるためである．舌側では，ベースプレートワックスの板をビーディングワックスに付着して模型に平らな舌側棚をつくる．これによって以後の人工歯排列の際に後方から作業しやすくなる(図7-2)．

上下顎とも，ボクシングワックスまたはパラフィンワックス板を軟化してビーディングワックスの周囲に円筒状に巻きつける．そして，印象面の最も高い所よりも10～12mm上方で円筒に印をつける．この高さまで石膏を円筒内に注入する．このとき，バイブレーターを使用して振動を与えながら，1か所から順に流し込んで，気泡の埋入をさける．

石膏が硬化したら，ボクシングワックスとビー

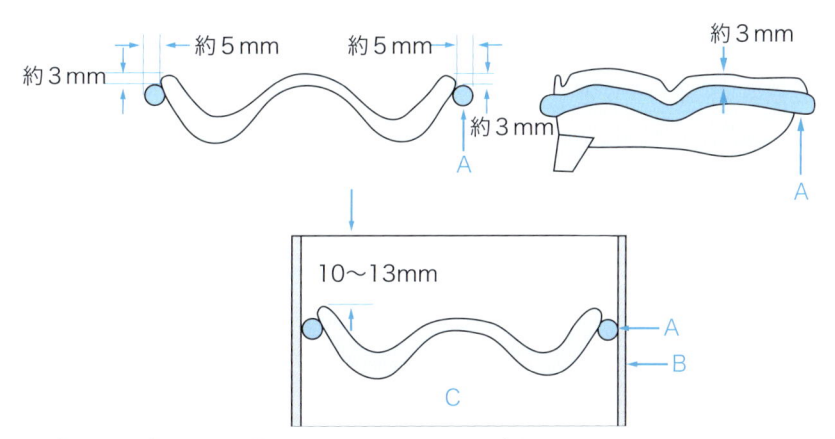

図7-1 ◆ ボクシング製作法の模型図　A：ビーディングあるいはユーティリティーワックス　B：ボクシングワックス　Cの部分にボクシングプラスターを使用する方法もある

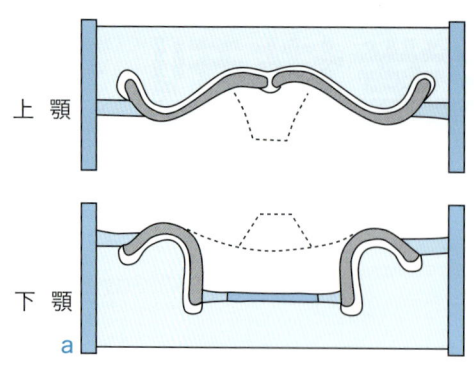

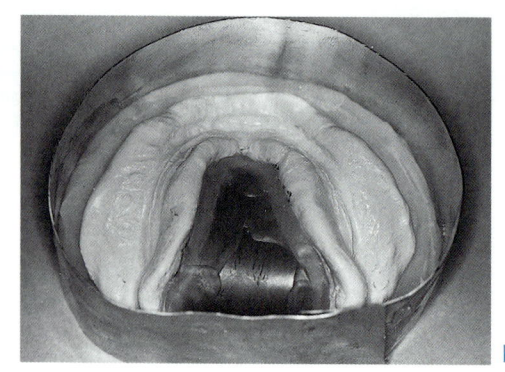

■ 個人トレー　■ パラフィンワックス
□ 上塗り印象材　□ 石膏
■ ビーディングあるいはユーティリティーワックス

図7-2 ◆ a：ボクシングの断面図；ボクシングの要点は，印象辺縁の形態を忠実に模型に再現することである．また，模型の外形や厚さを所要の寸法にする　b：下顎のボクシング例

ディングワックスを除去し，模型を70℃の温湯中に4～5分浸してから，トレーと印象材を除去して模型を取り出し，トリミングする．

(2) 模型の必要条件

❶ 最終印象の組織表面のすべてを含んでいること．

❷ 母模型の全周にわたって2～3mmの余地を残すこと．

❸ 印象の辺縁全体が現れていること．

❹ 10～12mmの厚さの基底部をもち，模型の底面は顎堤とほぼ平行であること．

❺ 石膏にヒビや気泡がないこと．

2 模型の修正工作

印象から撤去した模型は，維持・安定のよい咬合床，あるいは義歯床を製作するためにさまざまな修正を行う．

すなわち，どのような印象法によっても，被圧縮度の異なる顎堤粘膜および口蓋粘膜，さらには粘膜下の骨の状態に完全に適合した模型は得られない．そこで，作業模型上で緩圧処置（リリーフ）をする必要がある．また，辺縁封鎖を完全にするためには，とくに上顎後縁での封鎖を確実にするように，床粘膜面に堤状の突起（ポストダム）を設けて口蓋粘膜に圧入する（図7-3～5）．

(1) 緩衝腔（リリーフ relief chamber）

義歯床と粘膜面とのあいだに間隙を設けることである．これには部位によっていくつかの異なった目的がある．

a. 目　的

❶ 床下組織保護のための緩衝腔…咬合圧による床の沈下により，床下粘膜，軟組織，骨，および血管，神経などが過圧されて，疼痛や潰瘍，骨吸収が促進されるのを防止し，保護する．

❷ 床の安定のための緩衝腔

・床下組織で他に比して突出し，硬い部位がテコ支点となって義歯の動揺，不安定を起こすのを防止する．たとえば口蓋隆起部（図7-6）．

・軟弱な粘膜の部位…印象時に加圧変形されていて，義歯装着時に粘膜が反発して床が不安定となるのを防止する．

b. 緩衝腔を設定する部位

❶ 上　顎

・切歯乳頭…神経，血管の圧迫の防止．

・口蓋ヒダ部…複雑な凹凸による刺激の防止．

・正中口蓋縫線および口蓋隆起部…テコ作用，疼痛の防止．

・顎堤頂の尖鋭部および骨隆起部…疼痛の防止．

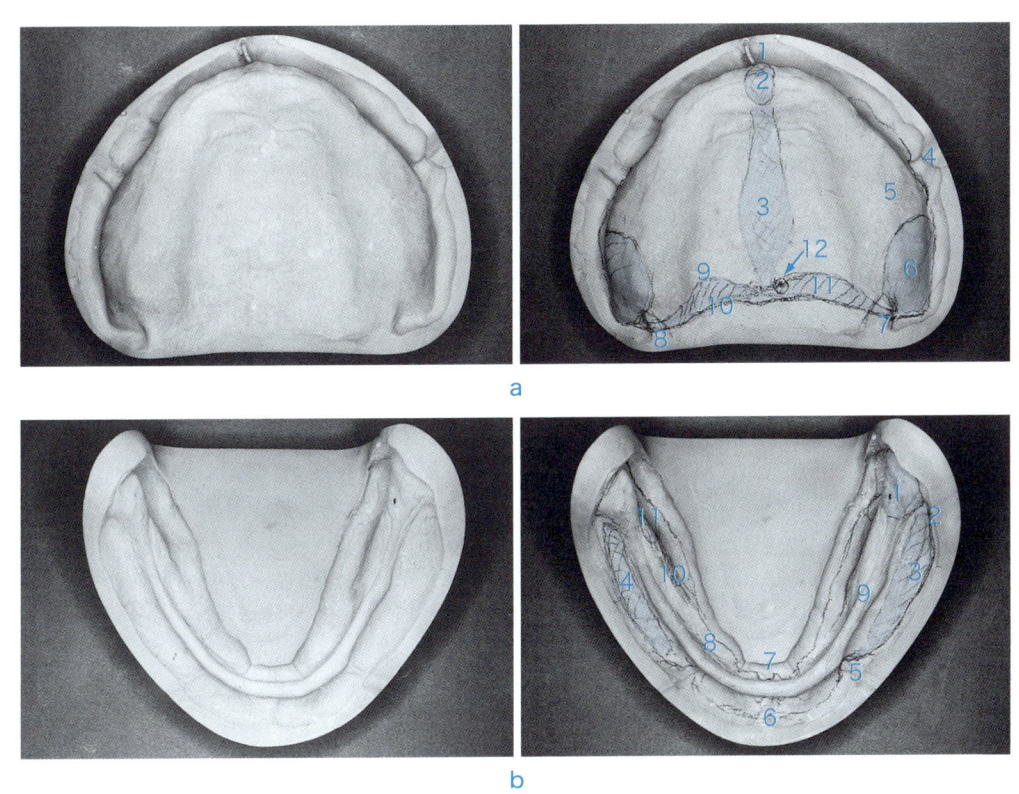

図7-3 ◆ 作業模型　a：1；上唇小帯　2；切歯乳頭　3；口蓋隆起部　4；頬小帯　5；歯槽頂　6；上顎結節部　7；ハミュラーノッチ　8；翼突下顎ヒダ（縫線）　9；前振動線　10；後振動線　11；口蓋後縁封鎖域　12；口蓋小窩
b：1；レトロモラーパッド　2；咬筋切痕部　3；外斜線　4；頬棚　5；頬小帯　6；下唇小帯　7；舌小帯　8；下顎隆起部　9　歯槽頂　10；顎舌骨筋線　11；顎舌骨筋後方窩

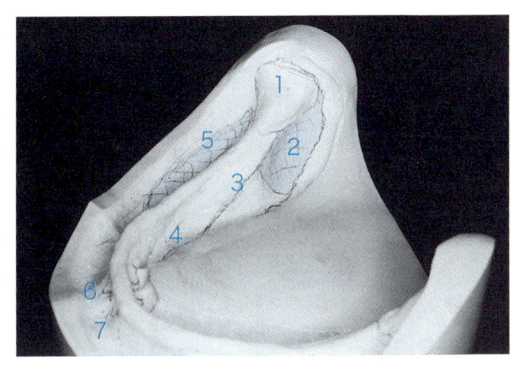

図7-4 ◆ 1：レトロモラーパッド　2：顎舌骨筋後方窩　3：顎舌骨筋線　4：舌下腺部　5：頬棚　6：下唇小帯　7：オトガイ筋部

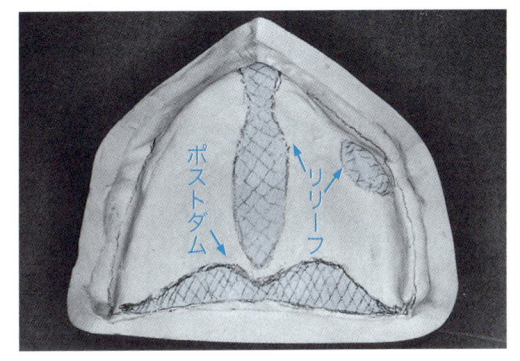

図7-5 ◆ 作業模型の1例　前後振動線の位置が転写されていて，ポストダムの設置域を示してある．口蓋隆起部，切歯乳頭および抜歯窩の骨の鋭縁部のリリーフが指示されている

❷　下　顎
・オトガイ孔部…神経，血管の圧迫の防止…一般的には緩衝する必要はないが，骨吸収が著しい症例でオトガイ孔が歯槽頂近くにある場合に行う．
・顎堤頂の尖鋭部（ナイフエッジ）…疼痛の防止．
・顎舌骨筋線部…疼痛の防止．
・下顎隆起…骨への床の衝突による疼痛の防止．

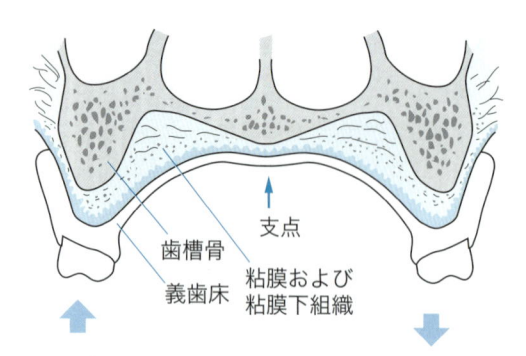

図 7-6 ◆ 口蓋隆起部は粘膜が薄く，義歯の片側に咬合圧が加わったとき支点となり，反対側が下がり，義歯床がはずれやすい

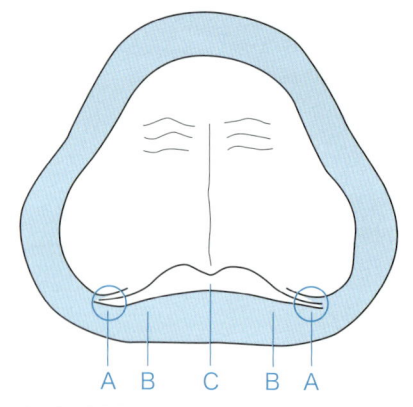

図 7-7 ◆ 後堤法(山縣訳, 1981)　A：翼突上顎封鎖は，翼突上顎切痕を通って頬側に伸びる　B：口蓋後方封鎖は，左右の上顎結節の後方のあいだでキューピットの弓の形となる　C：口蓋後縁封鎖域は，前振動線と後振動線のあいだである．この範囲内にポストダムを設ける

❸ 共　通
・フラビーガム…印象時の変形による義歯の反発防止．
・抜歯後で治癒していない部位…骨吸収の促進を防止．

c．緩衝腔の製作法

❶ 作業模型上の該当部位に，適当な厚さの金属板を貼付する方法．

❷ 印象の内面を削除したのち，石膏を注入し，作業模型を製作する…印象材の種類によっては不可能であり，また，削除量の調整も困難である．

❸ 完成義歯粘膜面を削除する方法…口腔内を十分に診査して，適合検査材(P.I.P. またはフィットチェッカーなど)を利用して，削除範囲および深さを確認しながら行う(第 18 章参照)．

❹ 機能印象を利用する方法…加圧部および無圧部の調整，および印象材料の選択や操作が困難であるが，ダイナミック印象材の応用で行える．

d．緩衝腔と空室の比較

便宜的に口蓋粘膜面に設けた凹部を空室という．これは合理的な緩衝腔に似ているが，両者は根本的に意義と目的が異なっている．

緩衝腔は，圧を緩和するのが目的であり，逆に，義歯床と顎粘膜とのあいだの間隙のため物理的維持力が低下する場合もある．

空室は，陰圧による吸着を目的とするものである．しかし，この空室内に粘膜組織が増殖し，みたしてしまうと，その効果はなくなる．また，持続的な陰圧のため骨吸収の危険がある．

(2) ポストダム(後堤法)

a．目　的

義歯床の後縁にポストダムを施すと，床後縁の粘膜面の堤状の突出部が口蓋粘膜に圧入され密閉するので，辺縁封鎖が確実で維持が良好になる．こうして適合すると床後縁と硬軟口蓋移行部の粘膜とが平滑に移行するので，異物感が減少し，嘔吐反射や発音障害を防止できる．

b．後堤法を実施する時期

❶ 機能印象時に，後堤に相当する部位の粘膜を加圧して印象する．

❷ 印象後に印象面の後縁にワックスを盛り，後堤を形成したのちに石膏を注入する(流動ワックス法)．

❸ 作業模型上の相当部位に溝を刻み込む(図 7-7)．

❹ 義歯完成後，後縁に即時レジンを追加し，直接，口腔内で形成する．

c．作業模型にポストダムを形成する方法

❶ まず作業模型上にシェラック板を圧接する(図 7-8)．これを口腔内に装着して，前振動線，後振動線との位置関係を確認して模型に転写する(図 7-9, 10)．模型上で，前振動線と後振動線とのあい

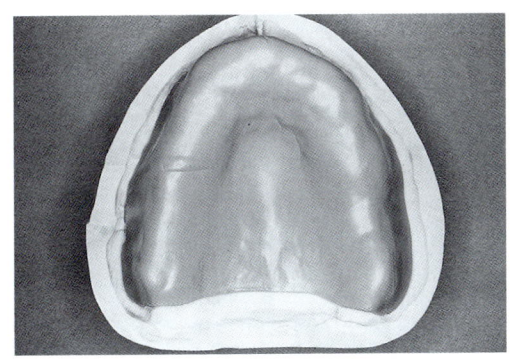

図 7-8 ◆ ポストダムを確認する方法　作業模型上にシェラック板を圧接し，これを口腔内に装着して振動線のマークを転写する

だを船底型に刻み込んで，その溝の中にシェラック板を軟化して，圧接して適合させる．このシェラック板を再び口腔内に装着し，発音時にも口蓋表面とのあいだに間隙が生じないことを確かめる（図 7-11〜13）．

❷ これを便宜的に行うには，模型に第 15 章，図 15-8 に示すような溝を刻み込む方法もある．一般的にはポストダムの溝の最深部は，口蓋後縁封鎖域の後方 1/3 のところとする．

(3) 歯槽頂線の描記

上下顎の顎堤の頂上の位置を代表する線（歯槽頂線）を，前歯部と臼歯部に分けて作業模型上に記入する（図 7-14）．

すなわち，天然犬歯の植立位置を推測して，これと前歯正中部の歯槽頂とを結ぶ直線を描いて，さらにその延長線を模型辺縁に記入してⅠの記号を付する．

第一大臼歯部の歯槽頂と犬歯の植立位置を直線で結び，これを模型辺縁まで延長して記入し，Ｍの記号を付する．臼歯部の歯槽頂線および下顎前歯部の歯槽頂線は，咬合堤製作のための基準，および人工歯排列時の参考となる．しかし，顎堤の吸収が著しい症例ほど歯槽頂の位置の判定が困難となり，また，利用価値も低下する．

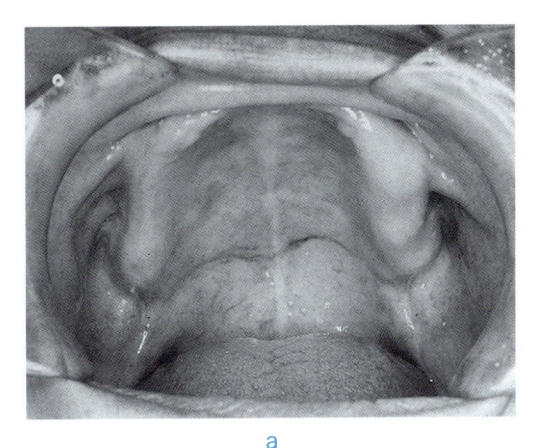

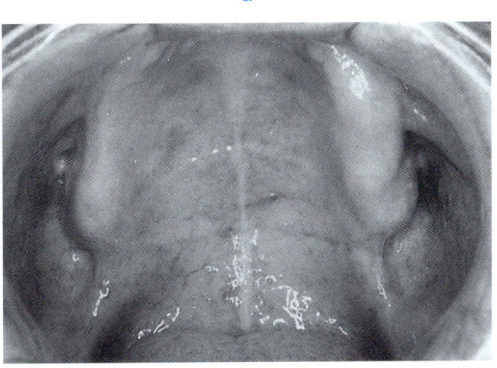

図 7-9 ◆ 口蓋後縁封鎖域の設定法　a：前振動線の決定；鼻孔を塞いで鼻腔へ息を吹き込ませると（Valsalva の操作），前振動線（インク鉛筆の線）より後方の粘膜が膨隆する　b：後振動線の決定；「アー」と普通に発音させると，軟口蓋が挙上する．鼻呼吸時に下降する部分と不動部との境界線をインク鉛筆でマークしてある．前振動線と後振動線でキューピットの弓の形が描かれ，ハミュラーノッチのところで合流する

(4) 床外形線の描記

口蓋後縁部および下顎の床後縁の外形線を描記する．その他の床辺縁の位置は，印象辺縁の形態が正確に作業模型辺縁の溝として転写されていれば自動的に決まるので，外形線を描く必要はない．ただし，小帯部，頰棚部など，組織の運動範囲が最終印象に完全には表現されていない部位があれば，口腔内での実際の組織の運動と見比べながら外形線を描く．

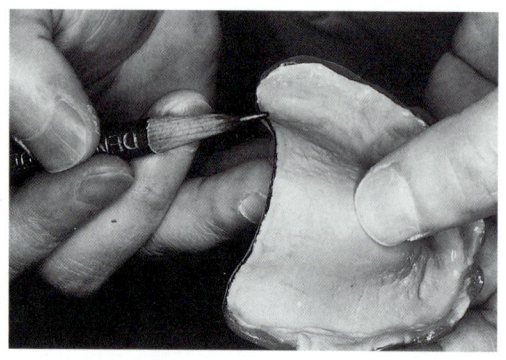

図 7-10 ◆ シェラック板の後端にインク鉛筆を擦り付ける．これを口腔内に圧接すると粘膜にインクが移る．その位置を後振動線のマークと対照しながらシェラック板の後縁を後振動線の位置に一致させる

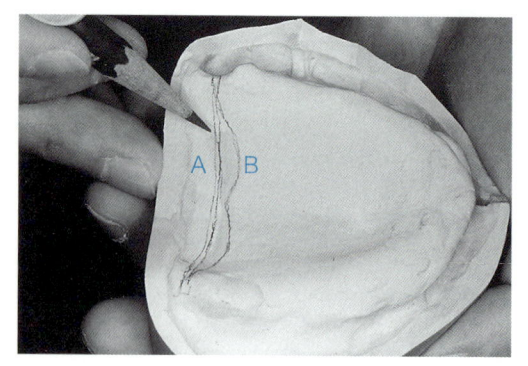

図 7-11 ◆ 模型上に振動線の位置を転写し，前後振動線の間を刻み込んでポストダム溝を形成する　A：後振動線　B：前振動線

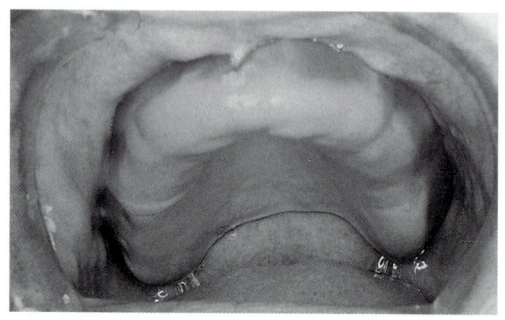

a：鼻呼吸時

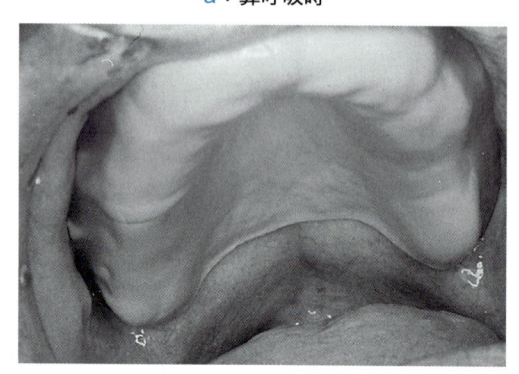

b：「アー」発音時

図 7-12 ◆ 模型上の溝に圧接してポストダムを付与したシェラック板を口腔内に装着して，発音時に粘膜面との間隙が生じないことを確認する．もし後縁が長すぎると間隙が生じ，空気が吹き込まれてシェラック板は脱落する

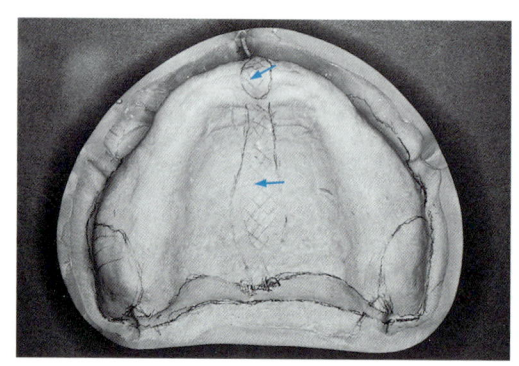

図 7-13 ◆ ポストダム溝を形成し，リリーフ域をマークした作業模型

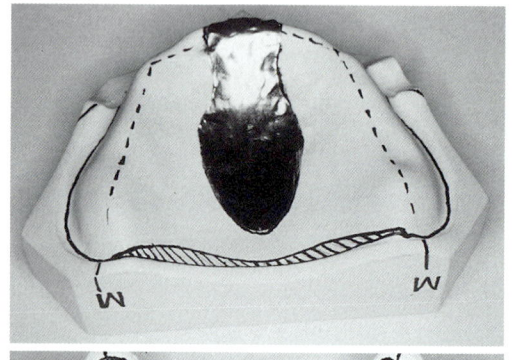

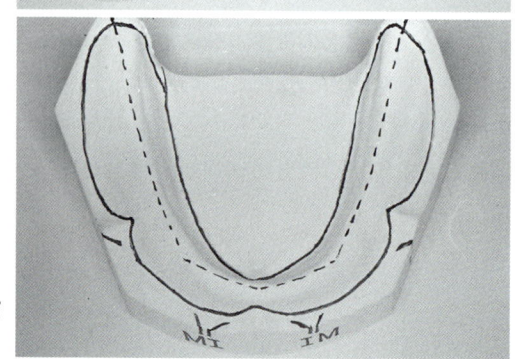

図 7-14 ◆ 作業模型上の設計　歯槽頂線，外形線，ポストダム，リリーフ

8 咬合床

A　咬合床の役割

　咬合床(記録床 recording base)とは,無歯顎者の中心咬合位設定のための道具であると同時に,咬合採得後に人工歯排列の基準となる情報を記録するものである.すなわち,義歯の概形を予測する.

　咬合床は,基礎床と咬合堤(蝋堤)とからなる.この基礎床と咬合堤の重要性は,一般にあまり認識されていないが,適切に製作すれば,全部床義歯製作の診断,治療に大きな役割をはたす.

　咬合床は,上下顎間関係の記録と人工歯排列のため用いる.正確な顎間関係記録を得るため,およびこれらの記録を咬合器へ確実にトランスファーするために,基礎床は強固で精密に適合し,かつ安定していることが必要である.

　患者にできるだけ不快感を与えないように,基礎床の辺縁はスムーズで丸みをおび,十分に研磨されているべきである.不快感のある咬合床では,患者を刺激して緊張させてしまう.患者が緊張すると,正確な顎間関係を記録することができない.

B　基礎床の具備条件

① 作業模型面に精密に適合している.
② 口腔内温度で軟化,変化しない.
③ 咬合圧に耐える強度がある.
④ 人工歯排列を妨害しない.

C　作業模型の処理

　作業模型のアンダーカットは,骨性でも軟組織のものでも,咬合床の撤去や再装着の際に,模型の表面を傷つけないようにブロックアウトする(図8-1,2).このために,ワックス,モデリング粘土を用いる.

　永久基礎床法の場合には,ブロックアウトは必要ない(図8-3,4).

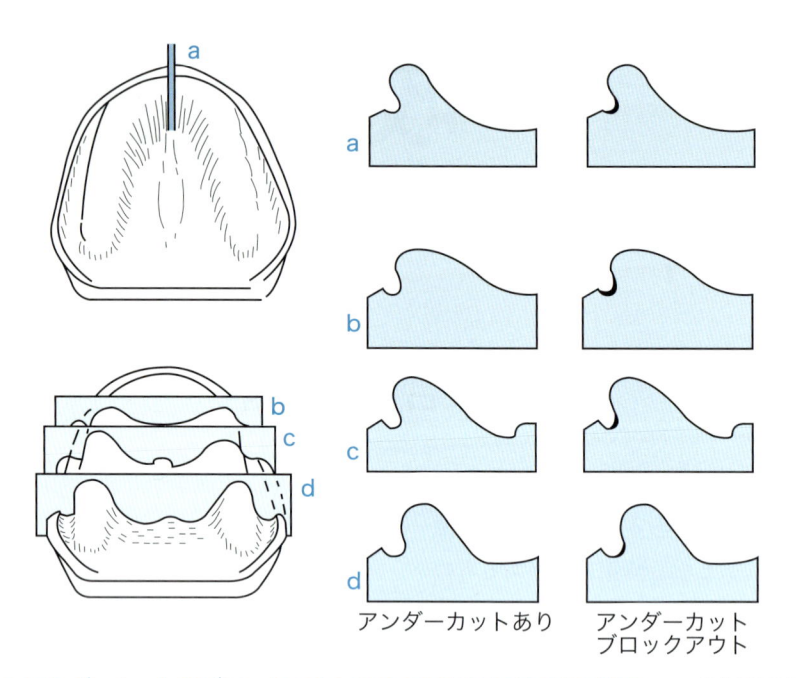

図 8-1 ◆ アンダーカットをブロックアウト前後の無歯顎上顎模型の断面　a：前歯部の矢状断面　b：犬歯部の横断面　c：小臼歯部の横断面 →口蓋隆起に注目　d：大臼歯部の横断面（山縣訳，1981）

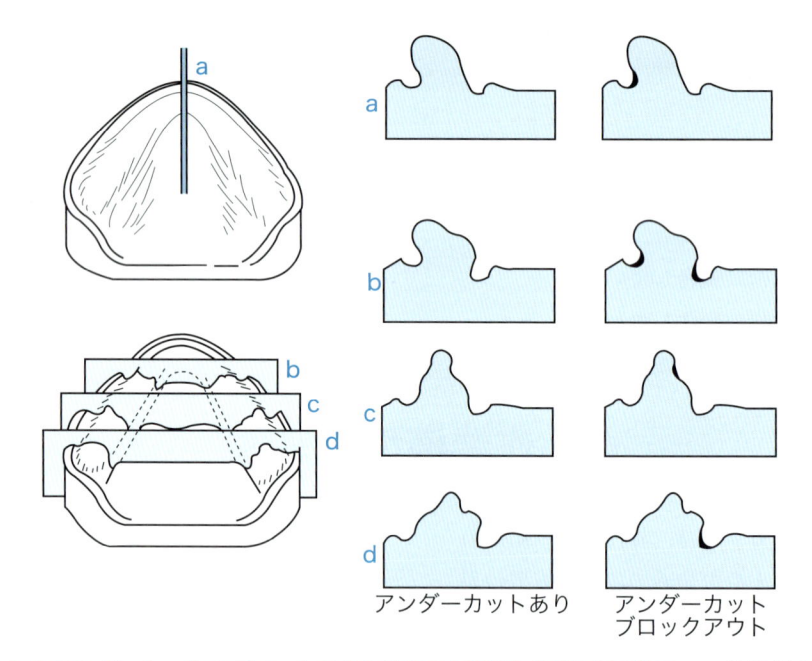

図 8-2 ◆ アンダーカットをブロックアウト前後の無歯顎下顎模型の断面　a：前歯部の矢状断面　b：犬歯部の横断面 →下顎隆起に注目　c：小臼歯部の横断面　d：大臼歯部の横断面（山縣訳，1981）

第8章 ◆ 咬合床　109

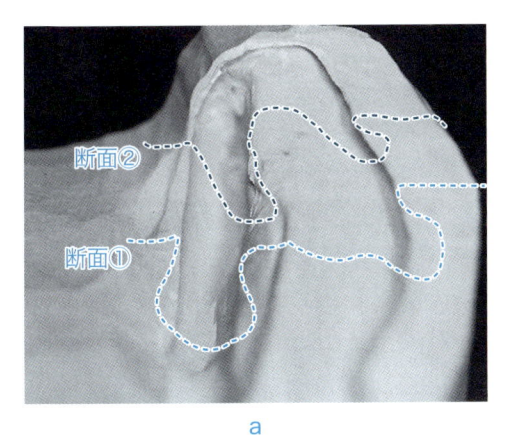

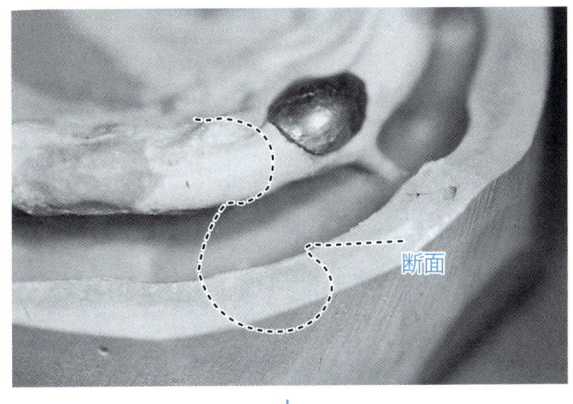

　　　　　a　　　　　　　　　　　　　　　　　b

図8-3 ◆ 永久基礎床の作業模型　作業模型の辺縁の溝，すなわち，印象辺縁を再現する部分を床翼（フレンジ）側のアンダーカットを越えて深くできる．このためには，ボクシングのときにユーティリティーワックスを通法よりも辺縁から離れた高い位置に巻きつける．こうして，印象辺縁の床翼側までの広い範囲の形態を基礎床に移すことができる

D　基礎床の製作

1　基礎床

使用目的によって，次の2つの方法がある．
❶ シェラック板，または即時重合レジンなどによって仮床を製作する方法．
❷ アクリリックレジン床または金属床などの，永久床を応用する方法．

基礎床の使用目的によって，次の材料がある．
❶ 暫間的な基礎床（仮床）…常温重合アクリリックレジン．真空成形法によるビニール，またはポリエチレン．
❷ 永久的な基礎床…加熱重合レジン，金合金，コバルト－クロム合金，チタン合金．

永久的な基礎床は，最終的に完成した義歯の一部となる．

（1）　即時重合レジンの基礎床

専用のトレー用レジンだけでなく，義歯修理用レジンも使用できる．専用レジンは，弾性を減少させるために大量のフィラーを含む．

〈適合方法〉
前準備された作業模型に分離剤としてスズ箔（0.001インチ），ワセリン，またはレジン分離剤を薄く塗布する．アンダーカットは，ワックス，その他の適当な可塑材でブロックアウトする．

トレー用レジンを混和し，餅状期になったら葉巻形に丸めて，ローラーボードの上に置き，望ましい厚さ（2～3mm）になるまでローラーでならす．レジンの粘着を防ぐために，ボードとローラーには薄くワセリンを塗布しておく．指にもワセリンを薄く塗布しておくか，または水でぬらしておくとレジンが手指に粘着するのを防ぐことができる．

板状のレジンを模型上に乗せ，まず最初に口蓋部，あるいは下顎模型の舌側面に適合させ，次に顎堤の頂上，そして，辺縁の反転部の溝の内に順に適合させる．

余剰なレジンがまだ軟らかく可塑性の状態のうちに鋭利な刃物で切り取る．

重合が完了したのちにレジン床を模型から撤去してトリミングする．もしレジンがうまくはずれない場合は，模型を水につけると撤去しやすくなる．

辺縁をさらにバーで調整し，外表面は湿らせた軽石末と布バフで研磨する．顎堤の外側斜面と歯槽頂上にあたる部分の厚さは，約1mmにする．

(2) 真空成形法による基礎床

真空法は，硬く，正確に適合した咬合床を成形するための能率的な方法である．使用する材料次第で，暫間的なものも永久的な床も成形できる．しかし，この方法には特別な機械が必要である．模型は適当な材料（ワックス，その他の熱を加えると溶けるものは不可）で，アンダーカットをブロックアウトする．

〈適合方法〉

ベースプレートレジンの薄板を電気ヒーターコイルの下にあるフレームの中に差し込み，ヒーターを作動させる．レジン板が約 0.5 インチたるみ始めるまで加熱を続ける．軟化してたるんだレジン板をサポーティングフレームによって模型の上までおろし，バキュームで吸引する．軟化したレジン板は，模型に密着するように吸引される．ヒーターを切って，床を 1 分間冷却させる．

床を模型から撤去して，トリミングして仕上げる．

(3) ベースプレートワックスによる咬合床

安価で，容易に成形できる．しかし，強度，寸法精度が不足して，容易に変形してしまうので好ましくない．

2 永久基礎床法

(1) 加熱重合レジン

〈透明レジンによる永久基礎床の効用〉

咬合床の基礎床部分をレジンで製作し，それをそのまま義歯床として組み込むのが永久基礎床法である．作業模型上でワックスアップし，透明レジンを加熱重合して基礎床をつくる．これは，できるだけ維持がよく，かさばらず，異物感の少ない基礎床を用いて咬合採得や蝋義歯試適を行うことが狙いであるが，さらに透明にすることによって，調整などにもさまざまな利点がある．

(2) 永久基礎床の利点

❶ 最大の利点は，印象辺縁の床翼側までの広い範囲の形態を基礎床に移せることである．というのは，作業模型上で基礎床を着脱する必要がないので，作業模型の辺縁の溝，すなわち，印象辺縁を再現する部分を床翼側のアンダーカットを越えて深くできる（図 8-3）．このためには，ボクシングのときにユーティリティーワックスを，通法よりも辺縁から離れた高い位置に巻きつける．

❷ 咬合床を完成義歯と同じ条件で維持し，咬合採得や機能的運動（発音，タッピングなど）のチェックができる．とくに，発音中には上下顎の歯は咬合しないので，発音機能をチェックするためには蝋義歯が開口時にも浮き上がらず，余分な"かさばり"がないことが重要である．

❸ 咬合採得の前に床の過延長や過圧部の調整を行うことができ，しかもその効果がそのまま完成義歯に生かされる．とくに，透明レジンを用いると床と床下組織の接触状態が観察でき，過圧部の粘膜は貧血して白く見えるので容易に判別できる．

❹ 模型のアンダーカットをブロックアウトする必要がないので，基礎床はその症例としては最善の維持が得られる．また，床翼の厚さの適否をチェックできる．通法の基礎床では，模型を保護するためにアンダーカット部を十分にブロックアウトしなければならず，口腔内では床翼が粘膜から離れ，結果的に厚い状態で作業を進めることになる．

❺ 印象の成否を基礎床の試適時に確実に判定できるので，万一，印象が不備な場合は，咬合印象法やリラインなどによる補正を見込んで，以後の診療計画が立てられる．

❻ 義歯を重合する以前に基礎床の着脱を繰り返すことによって，作業模型を破損する恐れがない．

(3) 製作手順

a. 作業模型の修正

永久基礎床を製作する際にとくに重要なことは，あらかじめ機能的なポストダムを設定することである．

b. 基礎床の製作（図 8-4）

作業模型にポストダムとリリーフを施したのちにパラフィンワックス 1 枚を圧接する．さらに，補強の意味で顎堤上のワックスに厚みを付与する（図 8-4-a, b）．これを重合用フラスコに埋没し，透明レジンを填入して重合する（図 8-4-c）．重合物取り出

第8章 ◆ 咬合床　111

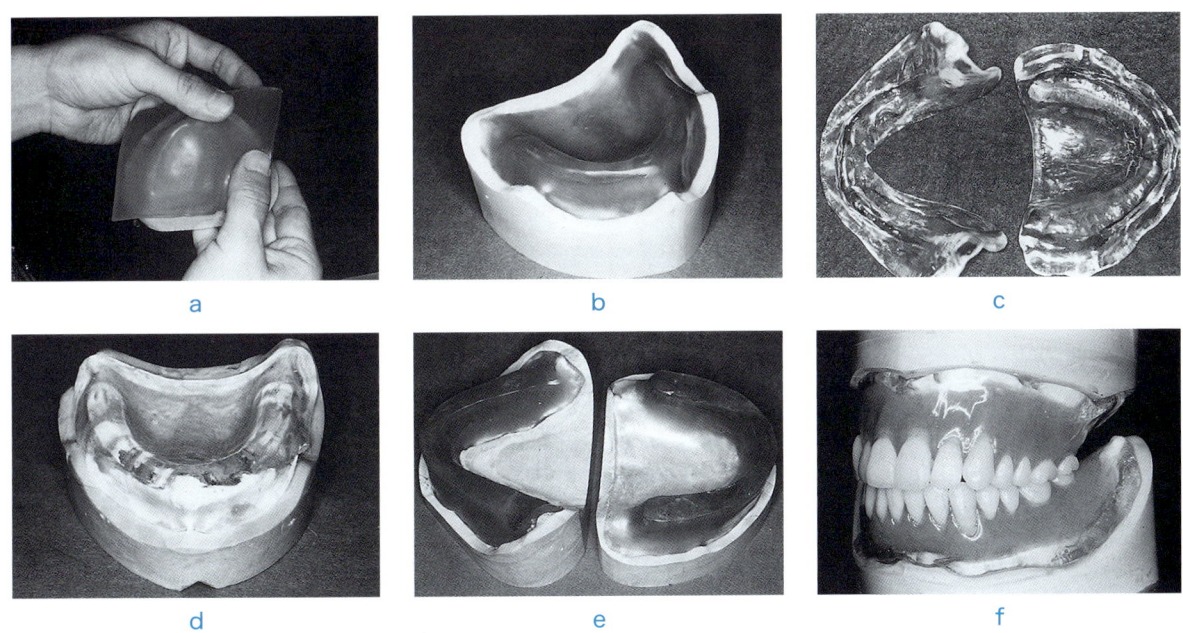

図8-4 ◆ **基礎床部をレジンで重合して製作する方法**　a, b：作業模型上での基礎床部のワックスアップをする　c：基礎床を加熱重合レジンで重合する　d：アンダーカットをブロックアウトして再装着用模型をつくる　e：基礎床上に咬合堤を付着し，咬合採得後に蝋義歯を製作する　f：基礎床以外の部分を歯肉色レジンで重合する

し時に作業模型は破壊されてしまうので，咬合器装着用の石膏ブロック（模型）をつくる．すなわち，基礎床内面のアンダーカット部にシリコーンのパテを填入してから石膏を注入する（図8-4-d）．

重合された床に付着したワックスの中に人工歯を排列して，蝋義歯を製作する．試適ののちに，蝋義歯をフラスクに埋没し，重合して仕上げる．このときの歯肉部の重合には，常温重合レジンか加熱重合レジンのどちらを使用してもよい（図8-4-e, f）．

E　咬合床の安定化

1　ラバーベース

症例によっては，顎堤にきびしいアンダーカットがあることがある．とくに，顎舌骨筋後方域，下顎顎堤の唇側部分，上顎前歯部顎堤の唇側部分，あるいは上顎臼歯部の顎堤の頬側部分でしばしばみられる．このような症例に対して，アンダーカットをブロックアウトしてある模型上で製作した暫間的な咬合床は，口腔内で維持と安定が不足することがあるので，弾性印象材で床を裏装することによって維持と安定を改善する．

〈術　式〉

ラバーベースの接着剤を咬合床の組織側面全体に塗布する．

ライトボディのラバーベース印象材を練和し，咬合床の内面に盛る．

次にレジン圧接のときにアンダーカットをブロックアウトするために用いた可塑材を除去して，スズ箔で覆ってある作業模型上に床をしっかりと圧接する．

ラバーベース印象材が完全に硬化するまでには

10分間を要する．
　床を除去して点検し，辺縁を調節して仕上げる．

2　軟性裏装用レジン

　軟性裏装用レジンは，弾力性を与えるためにさまざまな量の可塑材を含んでいる．用いられる術式はラバーベースの使用法で述べた方法と同様である．

F　咬合堤の製作

1　咬合堤の目的

　咬合堤（occlusion rim，蝋堤 wax rim）は，基礎床上に付着するワックスの堤で，義歯の人工歯排列位置，歯肉部の形態など義歯の概形を予測するものである．これを用いて咬合採得，すなわち，上下顎間関係を記録したのちにワックス内に人工歯を排列し，蝋義歯を製作するために用いる．
　咬合採得および人工歯排列の操作が行いやすく，しかも変形が少ないことが必要なため，パラフィンワックスを用いる．
　咬合堤を適切に製作するためには，次の4つの基本的な要素を考慮する．
① 歯槽骨に対する天然歯の位置関係．
② 無歯顎堤に対する咬合堤の位置関係．
③ 製作術式．
④ 咬合堤のための臨床的ガイドライン．

2　無歯顎堤に対する咬合堤の位置関係

　無歯顎堤に対する咬合堤の設置位置と形態は，基本的には歯槽骨に対して天然歯冠が存在した状態と同じである（図8-5〜7）．すなわち，咬合堤の形態と周囲の解剖学的構造物に対する位置関係は，天然歯および抜歯に伴って喪失した顎堤の形態を復元するものと考えるとよい．とくに近年は，人工歯の排列位置は天然歯が存在していた位置に近づけ，天然歯の抜去後に顎堤の吸収が起こっていたとしても，咬合堤によってもとの位置関係を想定し，再現するという考え方が有力である．

3　製作術式と咬合堤の形態

　ワックスによる咬合堤の製作にはいくつかの変法があるが，いずれの方法も，咬合堤の形態，位置に大きな差は生じない．
〈術　式〉
　ベースプレートワックスの一端をブンゼンバーナーで加熱し，ワックスを軟化し，しなやかにする．このとき，ワックスが完全に溶けてしまわないように注意する．
　軟化した部分を加熱していない所の少し手前まで巻き込む．そして，全体が軟らかいロールが出来上がるまでこの工程を繰り返す．
　基礎床にはスティッキーワックスのビーズを前もって塗布し，その上に軟化したワックスロールを付着する．
　さらに，ワックススパチュラで溶解したワックスを添加して，ワックスロールを基礎床に焼きつける．ロールの側面は基礎床の辺縁まで延ばしていく．咬合堤の外面の凹みがあればワックスを添加してみたす．
　加熱した，幅が広く平らなパテナイフか石膏スパチュラを用いて，咬合堤の唇側表面を素早くなでて平滑な面に形成する．
　前歯部の外表面は辺縁から外方に傾斜させるが，臼歯部の外表面は逆にやや内方に向かう勾配をつけ

第8章 ◆ 咬合床　113

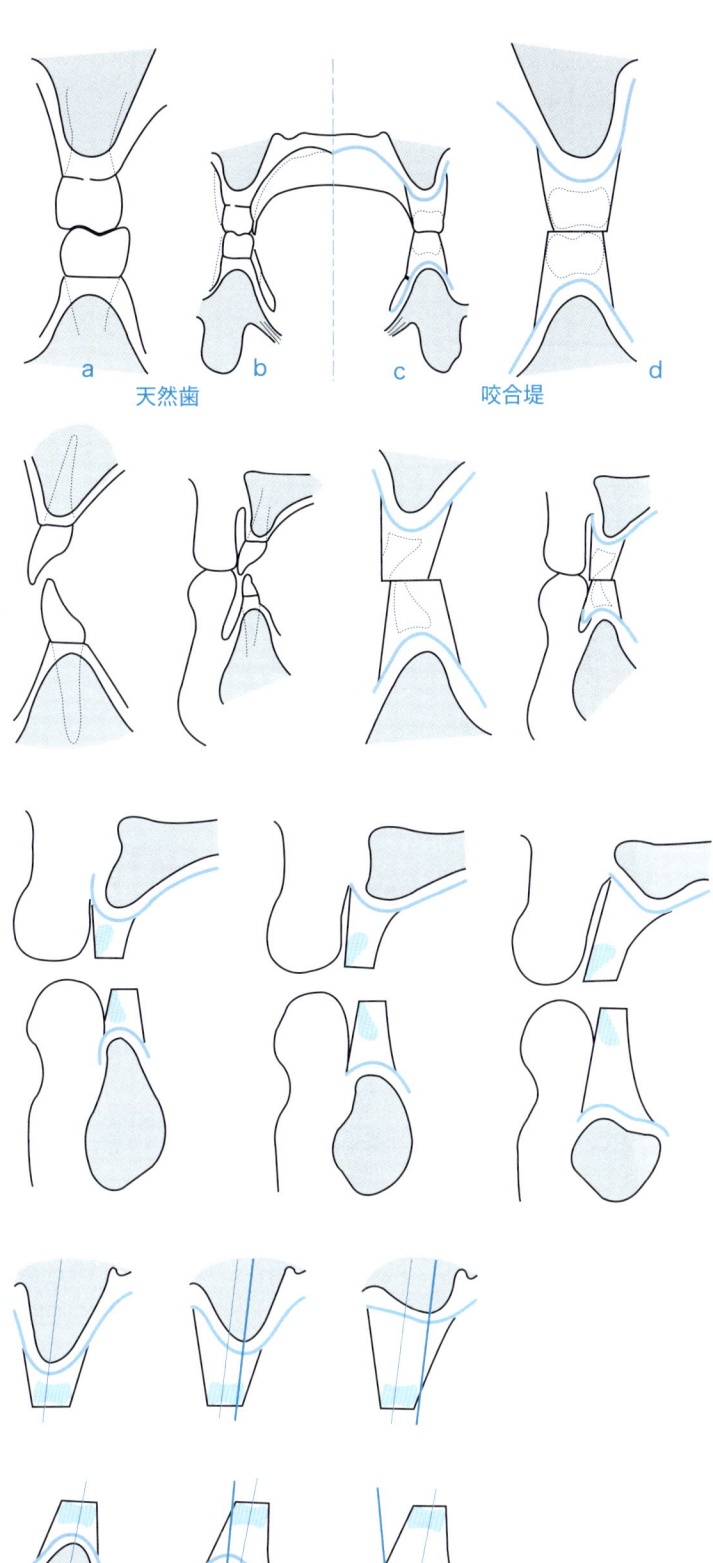

天然歯　　　　　　咬合堤

図8-5 ◆ a：天然の臼歯と前歯の位置関係　b：所定の位置にある軟組織との天然臼歯および前歯の位置関係　c：天然歯を置き換えている咬合堤の位置関係　d：解剖学的構造物に対して天然歯の位置を想定した咬合堤の位置関係（山縣訳，1981）

図8-6 ◆ 上顎前歯部顎堤および下顎前歯顎堤の吸収パターンと，それに対する咬合堤の配置を示している．咬合堤中に描いてあるのは，天然中切歯の想定位置である

図8-7 ◆ 上顎臼歯部顎堤，および下顎臼歯部顎堤の吸収パターンと，それに対応した咬合堤の配置を示している．細い線は，無歯顎堤のもとの歯槽頂の中心を示す．太い線は，その後の吸収による見かけ上の歯槽頂の中心を示す．歯槽頂の位置は変化しても咬合堤の位置は不変であることに注目

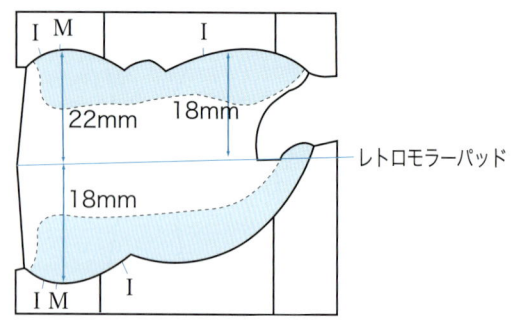

図 8-8 ◆ 咬合堤の標準形態の例(1)

る．加熱したワックススパチュラで舌側面を滑らかにし，咬合堤上端の幅を前歯部で約 5 mm，臼歯部で 8～10 mm に成形する．上顎咬合堤の高さは，前歯部は模型の辺縁の粘膜反転部から約 22 mm に（図 8-8），また，臼歯部は第一大臼歯部で約 18 mm になるように製作する．

下顎咬合堤には上顎とはやや異なった基準を適用する．すなわち，高さは前歯部は辺縁から約 18 mm にするが，臼歯部ではレトロモラーパッドの 1/2 の高さにする（図 8-8）．咬合堤の幅は，前歯部で約 5 mm，臼歯部では 8～10 mm である（図 8-9）．

実際には，患者の口腔内で，この咬合堤をもとにして適切な垂直高径，咬合平面，顔面の支持，歯列弓の形態，正中線の位置や前歯の長径と副径，犬歯隆起，微笑時(高 high)唇線，発音時(低 low)唇線を決定するので，前記の基本的な寸法は最終的にチェアーサイドで変更することになる．そこで，咬合堤をあらかじめ標準的な形態に製作しておくことによって各症例の偏差がわかり，以後の義歯製作における問題点が把握できる．

4 臨床的ガイドライン

最終的に患者の口腔内で上顎咬合堤の前歯部を成形する際に，臨床的に頼りになる指標は，鼻唇溝，オトガイ唇溝，人中，そして口角(口唇交連)である．口唇の支持が適切なときは，これらの解剖学的なランドマークは明確で正常な外観を呈するが，もし適切な支持がなければ，鼻唇溝やオトガイ唇溝は深く

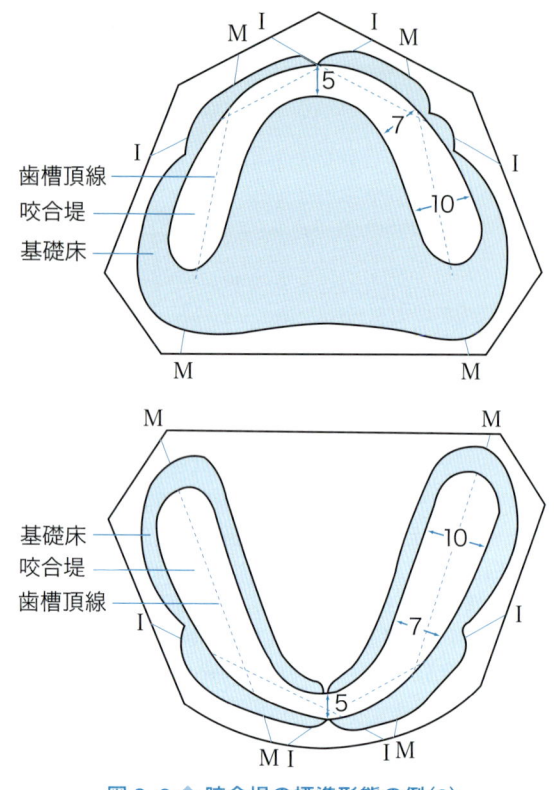

図 8-9 ◆ 咬合堤の標準形態の例(2)

なり，人中が不明確になり，口角の下降が起こる．咬合堤が突出しすぎると，"皮膚が突っ張った顔つき"になる．鼻唇溝，オトガイ唇溝と人中が浅く平滑にみえ，口角は側方に"突っ張って"しまう．

上顎咬合堤の前歯部の高さは，安静時の口唇の下縁，またはその下方約 1～2 mm に合わせる．この唇の位置を"低唇線(low lip line)"とよぶ．臼歯部では，第一大臼歯部において咬合堤の下縁が耳下腺管開口部(Stensen 管)より約 1/4 インチ下方になるようにする（図 9-3 参照）．咬合堤を上記の高さに成形したのちに，咬合平面が鼻翼から耳珠の後端に延長した線(鼻聴道線，カンペル線 Camper's line)と平行になるように修正する．また，前方からみたときに咬合平面は瞳孔間線と平行にする（図 9-3，4 参照）．

咬合堤上に口角のところで犬歯隆起の線を印記する．この線は，犬歯遠心面のおおよその位置を表している．犬歯線より後方では，咬合堤はやや内側に向かう勾配をつける．こうすると，患者が微笑したときに歯列と頬のあいだに適当な頬側空隙(buccal corridor 頬側回廊)ができる．

下顎咬合堤では，異なったガイドラインを適用する．左右犬歯間では，咬合堤はわずかに前方へ傾斜させるが，基礎床の辺縁の範囲内に収まるようにする．犬歯部より後方では，咬合堤の中央が本来の歯槽堤頂の真上になるようにする（図 9-5 参照）．

このように基礎床上に咬合堤を付着して，次章で述べる咬合採得を行うが，次のようなガイドラインを活用して形成すると，能率よく作業を進めることができる．また，その症例の人工歯排列における問題点などが早期に明らかになる．

> **まとめ　咬合堤のためのガイドライン**
> ① 上顎前歯部・切歯乳頭中央よりも 10 mm 前方（図 12-5 参照）．
> ・床辺縁より 22 mm の高さ．
> ② 上顎臼歯部・耳下腺管開口部より 6 mm 下方．
> ・床辺縁より 18 mm の高さ．
> ③ 下顎前歯部・床辺縁より 18 mm の高さ．
> ④ 下顎臼歯部・レトロモラーパッドの 1/2 の高さ．
> ・レトロモラーパッド中央と犬歯尖頭を結ぶ線が咬合堤中央．
> ・レトロモラーパッド舌側と犬歯尖頭を結ぶ線が咬合堤舌側面．

9 咬合採得

A　無歯顎の咬合採得

　咬合採得とは，一般的には上下顎の対向関係位の設定を行う操作であるが，全部床義歯製作のためには他の要素も同時に考慮しなければならない．

　全部床義歯の人工歯列の中心咬合位を設定すべき下顎位を求める．すなわち，天然歯列当時の中心咬合位に相当する上下顎関係位（顎堤の対向関係）を推定して記録し，これを咬合器上に再現する．同時に，義歯製作に必要な各個人の解剖学的・生理学的条件を記録する（図9-1）．

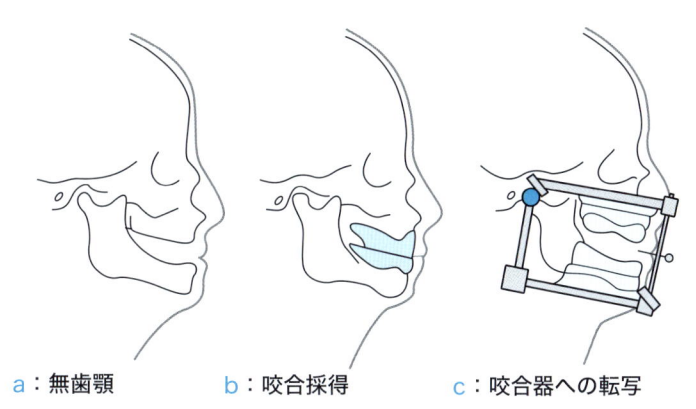

a：無歯顎　　b：咬合採得　　c：咬合器への転写

図9-1 ◆ 無歯顎の咬合採得　a：無歯顎では歯の咬合が失われている　b：そこで，患者に咬合床を介して咬合させ，人工歯排列の基準となる下顎の位置を記録し　c：この咬合床を介して上下顎模型を咬合器に装着すると，生体と同じ顎間関係が咬合器上に移せる（林, 1982）

B　無歯顎の咬合採得の要点

　上下顎の立体的対向関係を決定する（顎間関係記録）と同時に，歯の喪失による外貌変形の修復程度を決定し，さらに，人工歯の排列位置の基準面を設定する操作を，咬合採得という．

　すなわち，印象採得（第6章）によって上顎および下顎顎堤の作業模型がつくられたが，それだけでは互いの対向関係が決まらないので，患者の口腔内で適切に咬合するような歯列を製作することはできない．そこで，生体の口腔内の所定の顎位での上下顎堤の位置関係を口腔外で再現しなければならない．これを求めるのが顎間関係の記録（occlusion record, occlusal registration），または上下顎顎間関係記録（maxillomandibular record）である．

C 咬合採得の内容

1 目 的

① 上顎に対する下顎の立体的(垂直的,水平的)な位置関係の静的な記録(下顎位),すなわち義歯の中心咬合位を与えるべき下顎位を決める.

② 口腔内で記録された咬合床の位置関係によって,無歯顎堤の模型を咬合器に装着して患者の顎位を再現する.こうすれば,模型から咬合床を撤去しても顎位を再現できる.

③ 上顎に対する下顎の動的な顎間関係(下顎運動)の記録.

④ 咬合器を患者の下顎運動に適合するように調節し,下顎運動を再現する.これによって,顎間関係が形態的,機能的に口腔外で再現できる.

⑤ 最終的に,咬合器上で人工歯の咬合面形態の形成を行う.

2 問 題 点

① 咬合平面の位置ならびに方向の決定.
② 中心咬合位の設定
　・垂直的咬合位の設定(咬合高径の決定).
　・水平的咬合位の設定(中心位,中心咬合位の決定).
③ 口唇周囲の審美的形態の回復程度の決定.
④ 人工歯の排列位置,方向,大きさの決定.
⑤ 舌の運動範囲など,義歯周囲組織と咬合堤(蠟堤)の外形の調和の決定(舌房の広さの確認など).

3 咬合平面の設定

(1) 上顎で決める方法

上顎咬合床の咬合平面を患者の鼻聴道線(Camper's line カンペル線,鼻耳道線)に平行に設定する方法.

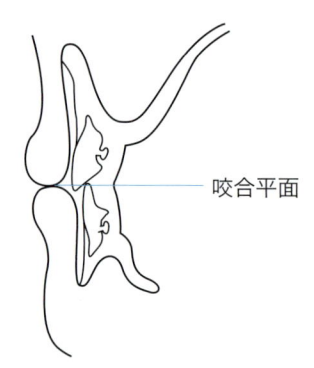

図 9-2 ◆ 安静時の口唇の状態 下顎法では,上顎咬合堤の正中部の高さを上口唇下縁に一致させる.この点を起点として上顎咬合堤の臼歯部の咬合平面(OP)を形成する.上顎法では,上口唇下縁の1〜2 mm下方を起点とする

① 口唇閉鎖線(口唇接合線)の設定…上下口唇を軽く閉じたときの接合線を咬合堤上に記入する.

② 上顎咬合堤の前縁部の高さの設定…安静時の上口唇下縁または口唇閉鎖線を基準に,これと一致させるか,または1〜2 mm下方とし,瞳孔間線(両瞳孔線)に平行になるようにする.すなわち,上顎中切歯の切縁の高さの基準であるが,臼歯部を上顎から排列するか(上顎法),下顎から排列するか(下顎法)によって異なってくる(図9-2).

③ 上顎咬合堤の咬合平面の設定…正面からみて瞳孔間線に平行にし,側面からみて鼻聴道線に平行になるように調整する(図9-3, 4).

(2) 下顎で決める方法

下顎咬合堤の前端,後端の位置を口腔内の解剖学的基準によって設定する方法.

① 口唇閉鎖線の描記.

② 中心咬合位の下顎咬合堤の前縁の高さの決定…安静位の口唇閉鎖線に一致させるか,またはこれよりも2〜3 mm低い位置で,しかも瞳孔間線に平行に設定する(図9-5).

③ 下顎咬合堤後縁の高さの設定…レトロモラーパッド(臼後パッド)の1/2の高さとする.

④ 下顎咬合堤臼歯部の高さの設定…安静時の舌

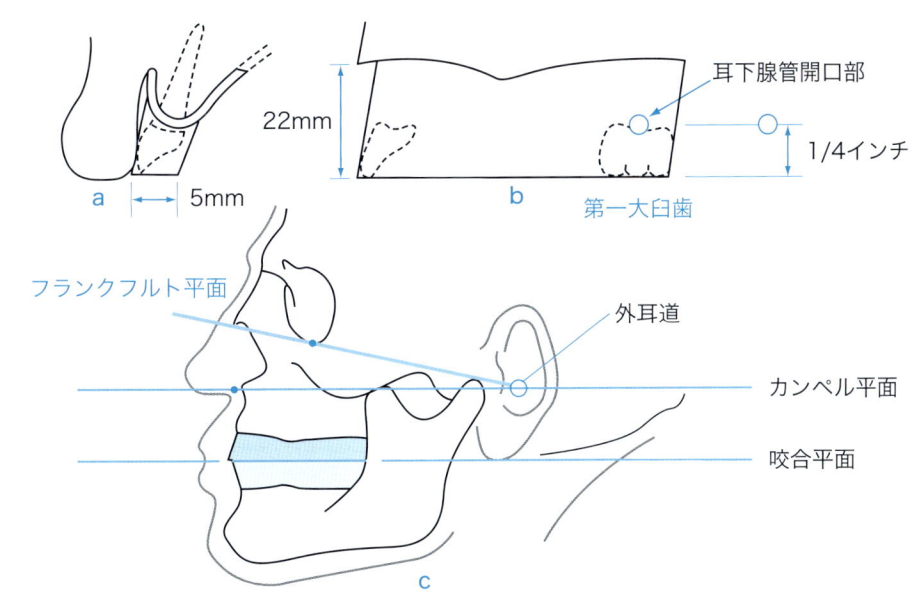

図9-3 ◆ a：前歯部における軟組織に対する上顎咬合堤の位置関係；幅は5mmである．点線のスケッチは，抜歯された中切歯の位置を示す　b：上顎咬合堤の側方観；中切歯および第一大臼歯の想定位置を描いてある．咬合平面に対して耳下腺管(Stensen管)開口部は1/4インチ上方に位置する　c：咬合平面とカンペル平面およびフランクフルト平面の位置関係

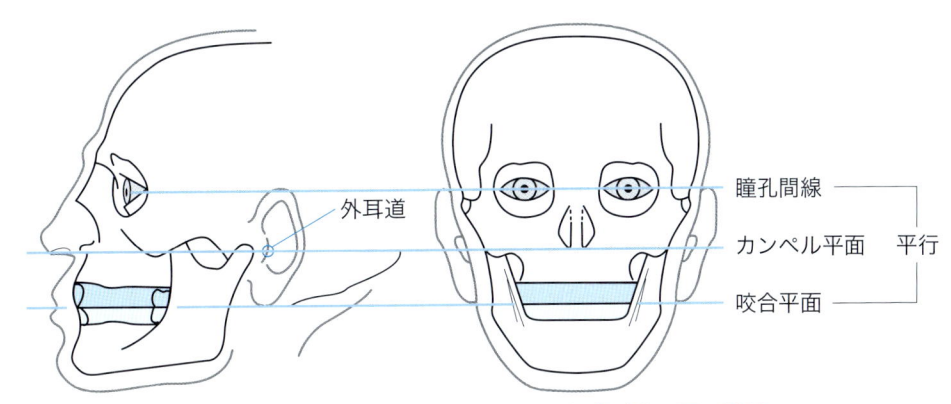

図9-4 ◆ 瞳孔間線，カンペル平面と仮想咬合平面の関係

の側縁の高さとする（第2章，図2-9参照）．

（3）咬合平面に関する考え方と求め方

臼歯部の咬合平面を決定するには，さまざまな観点を総合して判断する．とくに下顎の咬合平面の高さは，咀嚼時に食塊を咬合面に保持するため，舌の側縁と頰筋中央筋束の位置に一致することが重要である（図9-6）．そのため，天然歯の位置を推測する必要があるが，その目印として有力なものがレトロモラーパッドである（図9-5）．

すなわち，下顎の咬合堤前歯部がほぼ口角の高さになり，後縁がレトロモラーパッドの1/2の高さになり，また，臼歯部の咬合平面が舌の側縁の高さになるようにする．

4　中心咬合位の設定法

機能的ならびに形態的に適切な下顎位を，矢状面，水平面，前頭面の3次元的に設定する．

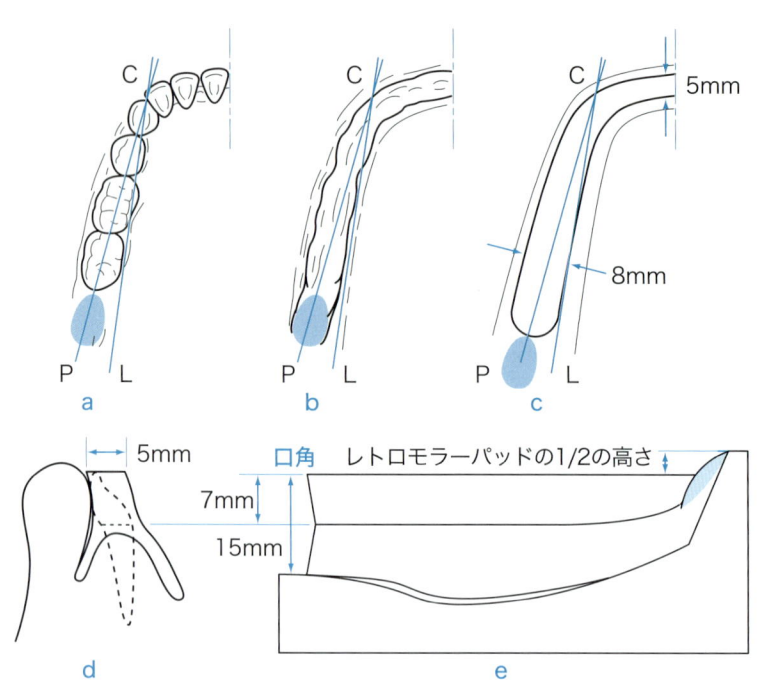

図 9-5 ◆ a：顎堤に対する下顎天然歯の位置；線 PC は，レトロモラーパッドの中央と犬歯の切端をむすび，臼歯の中心溝を通る．線 LC は，レトロモラーパッドの舌側縁から犬歯の切端をむすび，臼歯の咬合面の舌側面の位置を表す　b：a に示したガイドラインの無歯顎顎堤に対する位置関係　c：ガイドラインに従った咬合堤の位置；線 PC が咬合堤の中央を通り，ほぼ人工臼歯の中心窩の位置を表す　d：下顎前歯部における軟組織に対する咬合堤の位置関係；点線のスケッチは，抜歯された中切歯の位置を示す．下顎前歯部の咬合堤は安静時の下口唇の高さに近い　e：レトロモラーパッドに対する下顎咬合床の関係；下顎咬合平面の後方延長線はレトロモラーパッドの 1/2 の高さとする（山縣訳，1981 より改変）

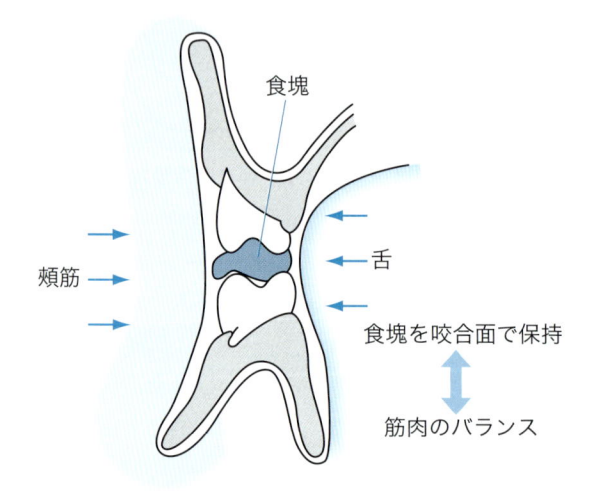

図 9-6 ◆ 咬合平面の設定　咬合平面の高さは，頬筋中央筋束と舌の側縁と適合し，食品を咀嚼するとき，唇，頬の粘膜と舌が人工歯および床翼の側面に適度に密着して食片を咬合面上に保持し，頬唇側前庭および舌側口腔底への溢出を防がなければならない

> **要点** 咬合採得のエラー
>
> **(1) 咬合採得の不正による障害**
> 全部床義歯の咬合が不正であると，顎口腔系にさまざまな障害が起こる．
>
> ■咬合高径が高すぎる場合
> ① 咀嚼や嚥下時に人工歯が早期に，しかも衝突的に接触するので，打撃的な圧が繰り返し歯槽粘膜を刺激し，慢性炎症や歯槽骨の吸収の原因となる．
> ② とくに下顎の歯槽部全体に，慢性炎症による疼痛が生じやすい．
> ③ 人工歯が中心咬合位になったとき顎関節内で顆頭が安定した位置に収まらないので，違和感を生じ，顎関節障害を起こす．
> ④ 筋肉の疲労感がある．
> ⑤ 顔が引き伸ばされたような不快感がある．
> ⑥ 発音中に上下顎人工歯が接触してカチカチ音を発生し，また，発音障害を起こす．
>
> ■咬合高径が低すぎる場合
> ① 下顔面が変化する．オトガイ部が突出し，口唇は緊張が弱く，薄く直線状になる．口角部の緊張もなくなり下降する．
> ② 顎関節頭は後退し，関節窩の後壁を圧迫するので，次のような症状が出る．
> ・関節部の不快感，疼痛および関節音，難聴．
> ・軽度の頭痛．
>
> ■水平的中心咬合位が不正の場合
> 閉口の終末位，すなわち，咀嚼時に噛み締める位置，あるいは習慣的な閉口位で歯が接触する位置と義歯の咬頭嵌合位がずれていると，閉口のたびに咬頭斜面が衝突したのちに嵌合位に滑走することになる．このような衝突と滑走(hit and slide)が起こると，次のような症状が生じる．
> ① 義歯に水平力が加わって，顎堤上を横揺れして移動するので，疼痛や潰瘍を生じる．
> ② 無意識に顎位を調節しようとするので，顎関節のストレスや筋肉のしこりを生じる．
>
> **(2) 障害の発生をさけるためには**
> 各患者の形態および生理的機能に適した中心咬合位を設定すべき垂直的および水平的な顎位を見つけなければならない．しかし，現在のところ，これを求めるための決定的な唯一の方法はない．そのため，さまざまな方法を併用して決めることになる．

(1) 咬合高径(上下顎垂直距離)の設定

a．形態学的に求める方法

下顎中切歯の露出度から審美的に決める方法

　　口を軽く開けたときに，下顎咬合堤の上端が下唇上縁と同じ高さになるようにする．これを，すでに上唇下縁に合わせてある上顎咬合堤と咬合させると，ほぼ適切な中切歯の露出度をもつ咬合高径になる．

b．抜歯前記録を利用する方法

側貌写真法および側貌記録法

　　有歯顎時代の顔の側貌写真から求めるか，顔の正中線に沿って軟らかい金属線を曲げて側貌の輪郭を記録し，これを型紙の切り抜きとして保存しておいて，これに当てはめて高径を決定する．

有歯時の写真上での計測値利用(Wright)

　　特定の部位間距離の比により高径を決める．

c．顔面計測値を利用する方法(図9-7)

ウイルス(Willis)の顔面計測法

　　下顎安静位において瞳孔—口裂間距離と，鼻下点—オトガイ底(gnathion)間距離が等しくなるような咬合高径にする．Willisのバイトゲージ，坪根式バイトゲージを使用する．

マックギー(McGee)法

　　眉間正中点—鼻下点間距離，瞳孔—口裂間距離，口裂線の彎曲に一致した左右口角距離のいずれもが等しければ，または二者が等しければ，その値を鼻下点—オトガイ底間距離にする．

ブルノー(Bruno)法

　　鼻下点—オトガイ底間距離を，その患者の手掌の幅径と等しくする．

ブヤノフ(Byanov)法

　　上唇結節—オトガイ底間距離を左右口角間距離に等しくする．

―― Willis法　　―― Byanov法
―― McGee法　　―― Bruno法

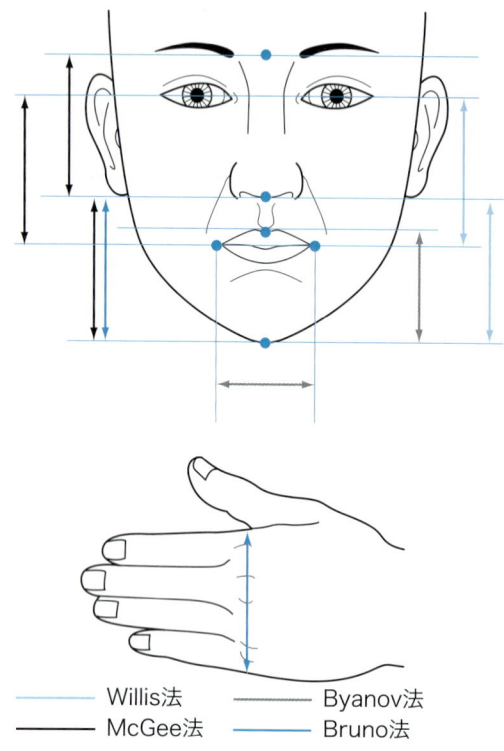

図 9-7 ◆ 顔面計測による垂直高径の決定法

X線写真法

有歯時代のレントゲンセファロ上に基準点を設けて利用する．

d．機能的に求める方法

下顎安静位法(Niswonger)

安静空隙（平均 2～3 mm）の恒常性を利用する方法である．下顎安静位の上下顎間距離を求め，この高さの咬合堤から安静空隙に相当する量を削減し，咬合高径とする．

〈方　法〉

❶ 患者の頭と上体を直立させ，真直に前方を見ながらリラックスさせる．

❷ 鼻下点とオトガイ点の皮膚面上に標点をつける．

❸ 上顎咬合床のみを装着させて，下顎安静位をとらせる．

❹ 標点間の距離をノギスで計測して，安静位垂直距離(rest vertical dimension)とする．

❺ 安静空隙量(free-way space)を患者の条件を考慮して決める．平均値は 2～3 mm である．

❻ 標点間距離が咬合位垂直距離になるように下顎咬合堤の高さを決める（図 2-34 参照）．

咬合位垂直距離(occlusal vertical dimension)
＝安静位垂直高径－安静空隙

発音法（発音利用法）

最小発音間隙(closest speaking space)を基準とする．すなわち，言語音の発音中には，一般に上下顎歯は咬合接触せず，間隙があるが，この間隙は歯音[s, sh]の発音時に最も狭くなり，1～1.5 mm である．したがって，歯音発音時に上下歯列間に，この間隙が認められるような咬合高径にする．

両唇音[m]の発音のときは，下顎安静位に近くなる．したがって，[m]の発音で上下口唇が最初に接する高径から 2～3 mm を減じた位置を咬合高径とする（図 2-35 参照）．

嚥下法（嚥下運動利用法）

有歯顎者の嚥下機能時には上下歯列が咬合し，ほぼ一定の下顎位になることに注目し，咬合高径の設定に利用しようとする方法である．すなわち，嚥下の第1相では下顎は咬頭嵌合位の近くになる．

下顎咬合堤の咬合面にソフトワックスを置き，口腔内に装着させて，唾液を嚥下させる．これを繰り返すうちにソフトワックスが上顎咬合堤に圧接されて，機能的な咬合高径と水平的な中心咬合位が求められる．ただし，嚥下時の咬合接触は，舌根の運動を助けるために下顎の位置を固定する役割なので，無歯顎者では自動的に所定の下顎位になるとは限らない．

咬合力計測法

咀嚼筋は，適切な垂直高径の位置で最大の咬合力が発揮されるので，咬合力計で咬合力を計測し，顎位を設定する．ただし，最大咬合力点は中心咬合位よりもやや開口した位置であるので，最大咬合力の大きさに応じて，最大咬合力発揮位置よりも垂直高径を 2～3 mm 減じて咬合高径とする

つまり，筋は起始から停止までが固有の長さ

になっているときの収縮時に最大の力を発揮できる．これを臨界点(critical point)というが，咀嚼筋も適切な開口度のときに最大咬合力が発揮される．したがって，最大咬合力を示す開口度，すなわち，垂直高径は上下歯列間に食物を介在している状態であって，咬合高径を求めるには，ここからさらに閉口した垂直高径にしなければならない．Ralph Boos(1940)は，Gnathodynamometer(Boos の Bimeter)とよばれる咬合力測定装置を製作して垂直高径を変化させながら咬合力を測定し，各個人それぞれに最大咬合力を示す垂直高径があり，しかも同じ高径でも下顎の水平的位置によって咬合力が変化することを報告した．この方法で求めた最大咬合力を示す垂直高径を，最大筋力点(maximum power point)とよび，ここから表 9-1 に示すような換算表を用いて，最大咬合力が大きいときほど短縮量を大きくして咬合高径を決定する．

筋電図法
咀嚼筋群の活動状態を筋電図に記録し，顎位の設定に利用しようとする方法．

患者の感覚による方法
Screw Jack 法(Brill)．咬合高径を低い位置から順に高くしていき，逆に高い位置から段階的に低くして，そのあいだで患者が最も好ましいという高径を求める．

咀嚼筋群の刺激反射を利用
Myo-monitor(Jankelson)は，咀嚼筋群に電気刺激を与えて，不随意に閉口筋群を収縮させて顎位を決定しようとするものである．

(2) 水平的中心咬合位の設定
a．生理的方法
筋の疲労法
筋の緊張や悪習慣により，下顎運動や下顎位が不良になっている症例に行われる．下顎をさまざまに運動させて筋を疲労させることによって，筋の緊張や"こり"をほぐし，下顎の不自然な偏位を修正して本来の中心咬合位に誘導する．

表 9-1　垂直高径短縮量換算表の 1 例
　　　　（ポンドをグラムに換算）

[Boos]	
最大咬合力	垂直高径短縮量
159 g 以下	1.5 mm
159〜273 g	2.0 mm
273 g 以上	2.25 mm
[修正値]	
最大咬合力	垂直高径短縮量
0〜227 g	2.25 mm
227〜454 g	3.00+α mm

反復咬合法（習慣性閉口路利用法）
上下咬合床間の対合接触関係ならびに水平的位置関係を確かめる目的で行われる．小さな開口範囲で急速に反復して咬合（タッピング）させることにより習慣的な閉口位を求める．すなわち，正常歯列の有歯顎者では，反復開閉口運動を行わせると，咬頭嵌合位に正確に一致した位置で咬合する．ところが，このような下顎位に誘導されるのは，歯根膜受容器によるコントロールが働くためであるから，無歯顎者で同様の位置が正確に再現されるとは期待しにくい．

ワルクホッフ（Walkhoff）の小球利用法（図 9-8）
上顎咬合床の後縁正中部の表面にワックスの小球を付着して口腔内に装着する．舌尖でこの小球を触れながら閉口させる．こうすると，オトガイ舌筋を後上方に牽引して，下顎の前方偏位を防止できる．

咬筋触診法
咬筋の機能時の収縮を皮膚上から触診する．有歯顎者では，一般的には，中心咬合位において最も強く緊張を触知できるので，上下の咬合床を装着して，さまざまな下顎位で咬合させて緊張度が最大になる位置を義歯の中心咬合位とする．

側頭筋触診法
中心咬合位で咬合したときに最も強く収縮を触知できる．

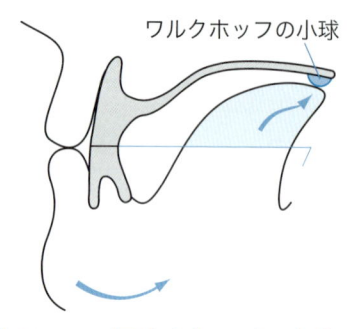

図9-8 ◆ Walkhoff（ワルクホッフ）の小球 上顎咬合床の後縁正中部にワックスの小球を付着し，舌尖で小球を触りながら閉口させると，下顎は後退位に誘導される

咬筋，側頭筋の同時触診法

咬筋と側頭筋を同時に触診して，両者が最大に収縮する顎位を求める．

嚥下運動利用法

有歯顎者では，嚥下の第1相で下顎は咬頭嵌合位に近くなる．したがって，咬合高径を決定してある咬合床を装着し，唾液を嚥下させたときに，上下顎咬合床の咬合面が接触する顎位を義歯の中心咬合位とする．ただし，嚥下運動の強弱も下顎位に影響するので，無理のない軽い嚥下運動を利用すべきである．

頭部後傾法

下顎が固定されていない状態では，頭を前傾させると下顎は前方に移動し，逆に頭を後方に曲げると広頸筋，舌骨上筋群を後下方に牽引することになり，下顎は後方に誘導される．無歯顎者では，下顎を前方に出しがちであるが，これで前方偏位を防ごうとする方法である．

b．下顎側方運動軌跡の描記によって求める方法（ゴシックアーチ描記法）

下顎の側方運動軌跡を描記するには，一般的には上下顎のどちらかの咬合床に描記針，対顎の咬合床に描記板を付着し，インクを塗布する．これを口腔内に装着して接触滑走運動を行わせ，描記針で上下顎の相対的な運動軌跡を描記する．その描記図は，前方および側方限界運動路を記録した場合には矢印のような形になる．さらに，すべての限界運動および中間運動をさせれば，菱形になる．つまり，第2章，図2-44に示すような立体的な下顎の限界運動範囲（Posseltの図形）をある高さで水平に切った断面の形になる．この矢印の形をゴシックアーチという．そして，矢印の尖端をアペックス（アローポイント）とよび，ここが下顎の最後退位，すなわち中心位を表している（図2-37参照）．

したがって，口腔内で描記針がアペックスの所に位置したときに上下顎の咬合床を固定すれば，中心位の顎間関係記録が得られる．

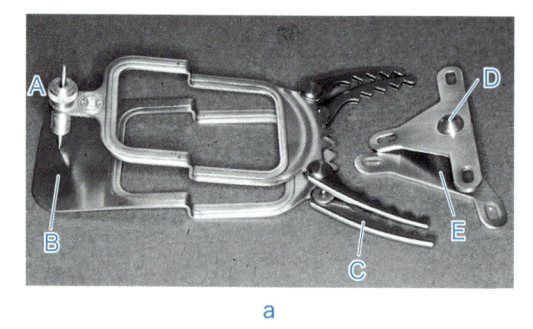

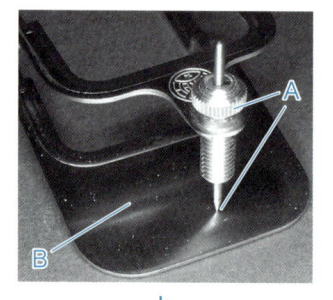

図9-9 ◆ ゴシックアーチ口外描記装置 a：A；描記針一上顎記録床に付着し口腔外に出る B；描記板一下顎記録床に付着し口腔外に出る C；上下顎記録床それぞれに固定するアーム D；セントラルベアリングスクリュー（central bearing screw or point 中央支桿装置）一上顎記録床中央に付着 E；セントラルベアリングプレート（central bearing plate）一下顎記録床咬合平面に付着．この板の上をセントラルベアリングスクリューが接触滑走する
b：A；描記針一スプリングを内蔵した弾筆．描記板（B）の立体的な動きに応じて伸縮し，接触を保ち，運動軌跡を描く

表 9-2　内外描記法の比較

	口内法	口外法
利点	① 装置が簡便で小さい ② 口内で安定している	① 舌房が広く舌運動を障害しない ② 運動記録を直視できる ③ 運動が拡大され軌跡が大きいので，位置の判定に都合がよい
欠点	① 運動中の軌跡を直視できない ② 描記図が小さいので，識別に不利 ③ 描記針が中央支桿装置を兼ねるため，描記中の咬合圧に耐え得る描記針でなければならないので鋭利にできない（描記釘） ④ 最終的に顎関係を固定するのに位置の確認のための工夫が必要	① 装置が大きいので，顎堤条件の悪い場合は使用が困難である ② 無歯顎では装置の固定が困難な場合がある ③ タッピングポイントなど開閉口運動の記録が困難（図 9-28 参照）

〈描記装置（法）の種類〉

口外描記装置（図 9-9）

　描記装置を，口腔外に置く．

口内描記装置

　描記装置を，口腔内に置く．

〈内外描記法の比較〉（表 9-2）

c．立体的な運動経路の記録によって求める方法

Graphic 法（パントグラフ）

　描記面上に運動軌跡を描記させる（図 10-14 参照）．

Chew-in 法（チューイン法）

　描記針で対顎の咬合堤上に刻み込み，立体的な運動経路を求める（図 10-32 参照）．

F. G. P.（Functionally Generated Path，機能的運動路：Meyer）テクニック

　片顎の人工歯列で対顎の咬合堤に嚙み込んで，滑走運動路を立体的に記録する方法．

D　咬合採得の実際例

　無歯顎の状態，および患者がすでに義歯を使用している場合は，旧義歯を装着した状態で，咬合高径および安静位垂直高径を計測して記録しておく．

　技工室であらかじめ標準的な形態につくられている咬合堤を，各症例に合わせて修正する．

1　上顎咬合堤の修正

(1)　上顎咬合堤前歯部の豊隆度の調整（図 9-10）

　それぞれの患者の口唇の支持の程度に応じて修正する．このとき，口唇の解剖学的特徴点に注意する．

　前歯部咬合堤の調整の目的は，前歯人工歯の排列

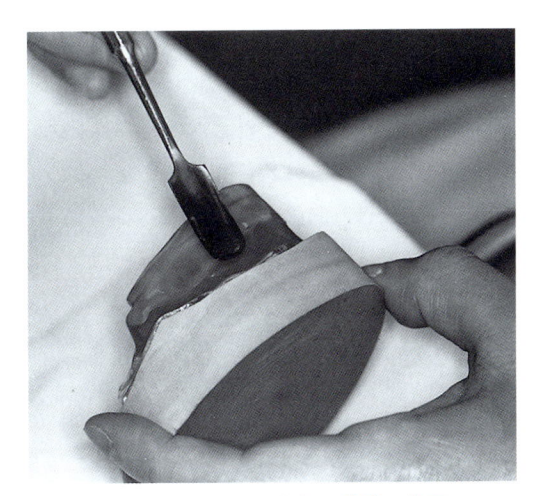

図 9-10 ◆ 上顎前歯部の豊隆の修正

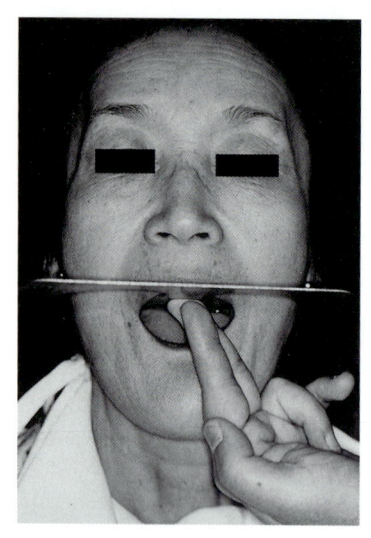

図9-11 ◆ 上顎咬合堤の前方観の調整　咬合平面測定板を上顎咬合堤の咬合面に乗せたときに，瞳孔間線と平行になるように調整する

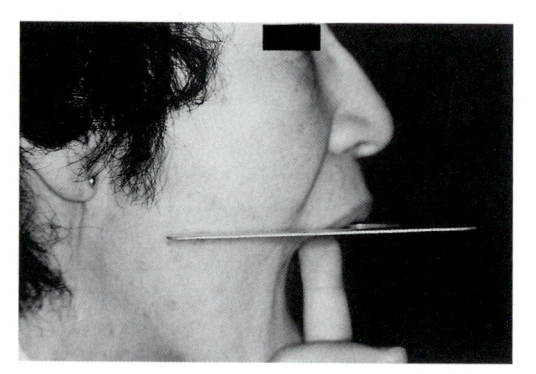

図9-12 ◆ 上顎臼歯部咬合堤の調整　咬合堤の咬合面に乗せた咬合平面測定板の口腔外への延長部が，鼻聴道線（カンペル平面）と平行になるように調整する

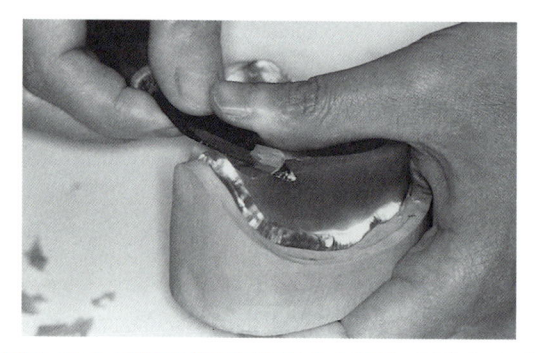

図9-13 ◆ 下顎咬合平面の高さを修正　口角およびレトロモラーパッドを基準にして修正する

基準を設けると同時に，適切に口唇支持することにより咬合高径の設定にも役立てることである．実際には，外貌の修復効果を観察しながら適切な豊隆を与えるが，そのとき，臨床的な指標は，鼻唇溝，オトガイ唇溝，人中，口角などである．咬合堤で口唇が適切に支持されていれば，これらの解剖学的なランドマークは正常な外観になる．もし支持不足だと，鼻唇溝やオトガイ唇溝が深くなりすぎる．また，人中が不明瞭になり，口角は下降する．咬合堤が突出しすぎると，鼻唇溝，オトガイ唇溝，人中が浅くなり，皮膚が平滑にみえ，口角は側方に引っ張られた感じになる．

(2) 上顎咬合堤前歯部の下縁の調整

安静状態で，口唇を閉じたときの上口唇下縁の位置を咬合堤に記入する（口唇閉鎖線）．咬合堤の下縁の位置の決定には，臼歯の排列順序によって，次のような方法がある（図9-2参照）．

a．下顎法の場合

臼歯を下顎から排列しようとするときは，上口唇下縁の高さに一致するように咬合堤を削除，または追加する．すなわち，咬合平面に一致させる．

b．上顎法の場合

臼歯を上顎から排列しようとするときは，上唇の下縁から上顎中切歯が露出する量だけ咬合堤の下縁を下げる．すなわち，上顎中切歯の切端の位置に一致させる．

(3) 上顎咬合堤の前方観の調整（図9-11）

咬合堤の下縁の経過を瞳孔間線に平行にする．

(4) 臼歯部咬合堤の調整（図9-12，13）

臼歯部の咬合平面を決定するには，次のような観点を総合して判断する．

❶ 上顎の咬合堤の咬合平面を鼻聴道線（カンペル平面）に平行に合わせる．すなわち，咬合平面測定板などを口腔内の咬合堤の咬合平面に適合させて口腔外への延長部を観察し，鼻下点または鼻翼下縁と耳珠の尖端を結ぶ線，および左右の瞳孔を結ぶ線と平行になるように修正する．この操作は，とくに鼻聴道線に対する顆路傾斜を平均値で固定してある平均値咬合器などに，基準位置で上顎模型を装着す

第9章 ◆ 咬合採得　127

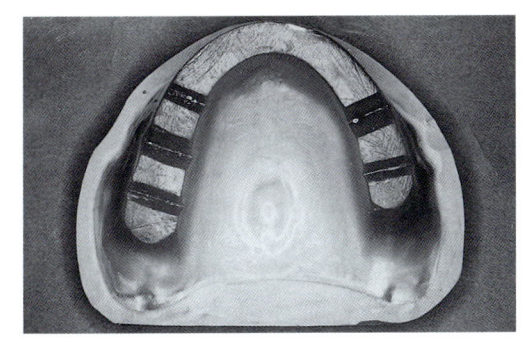

図9-14 ◆ 中心位の記録(1)　上顎咬合堤にV字形の溝を刻み込む

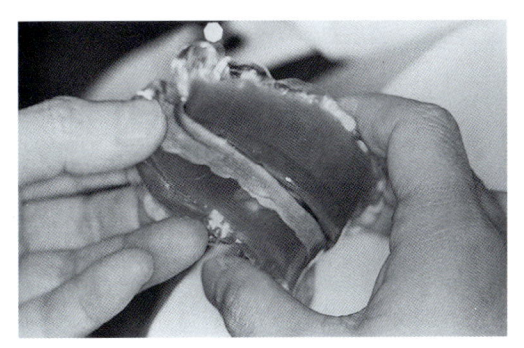

図9-15 ◆ 下顎前歯部咬合堤の調整　下顎咬合堤の唇側面は，下顎前歯の排列位置のガイドとなるように形成する．すなわち，顎堤の範囲内に収まる位置にする．こうすると，下顎顎堤の前後的位置の違いに応じて上下咬合堤の前縁に段差が生じる．その量が前歯の水平被蓋の大きさを表す

る場合に必要である（図9-12）．

❷　下顎の咬合堤の前歯部がほぼ口角の高さに，後縁がレトロモラーパッドの1/2の高さに，また，臼歯部の咬合平面が舌の側縁の高さになるように調節する（図9-13）．

❸　個別に修正した上下顎の咬合床を口腔内に装着して咬合させ，咬合面の接触状態および垂直高径を観察する．もしも大幅な食い違いがある場合は，鼻聴道線にはこだわらずに上下顎咬合堤の咬合平面を修正し，下顎安静位付近の高径で上下顎の咬合床がほぼ均等に接触するように修正する．

❹　上顎の咬合堤の咬合面に刻み目（ノッチ）を刻んでワセリンを塗布する（図9-14）．

2　下顎咬合堤の修正（図9-13, 15）

(1)　下顎咬合堤の前歯部の調整

下顎の咬合堤では，前歯部咬合堤はわずかに前方へ傾斜させる．その際，原則として基礎床の辺縁の範囲内に収める．下顎咬合堤の唇側面も，単に先に形成した上顎咬合堤の前縁に合わせるのではなく，下顎前歯の排列位置を示すガイドとなるように形成すべきである．こうすると，上顎咬合堤に対する下顎顎堤の前後的位置の違いに応じて，上下顎咬合堤の前縁に段差が生じるが，その量が上下顎人工歯の水平被蓋の大きさを表すことになる（図9-15）．

(2)　咬合堤臼歯部の調整（図9-17）

下顎の咬合堤の咬合面を軟化する．このとき次のような術式がある．

❶　熱したスパチュラで，下顎の咬合堤の咬合面全体を約5mmの深さまで均等に軟化する．

❷　または，下顎咬合堤の上部を約5mm削除して，アルーワックス（Aluwax，金属の粉末を混入してあり熱伝導がよく，均等に軟化しやすいワックス）に置き換えて軟化する．

❸　前歯部の咬合堤を最終的な咬合高径の予定の高さになるように削除する．臼歯部は，これよりも2～3mmの高くしておいて咬合面を軟化する．

3　中心位の記録（図9-16～19）

❶　前述したようなさまざまな観点から，咬合高径とすべき鼻下点～オトガイ点間の距離を決定して，ノギスの目盛りを合わせておく（図9-16）．

❷　咬合面を軟化した下顎咬合床を口腔内に装着し，下顎を最後退位に誘導しながら上顎咬合堤に向かって嚙み込ませ，所定の咬合高径まで閉口させる（図9-17）．

❸　ノギスで計測し，所定の咬合高径であることを確認する．

❹　ワックスを冷却硬化させ，上下顎咬合床を口腔外に取り出す．こうすると，上顎咬合床の刻み目が下顎咬合堤の咬合面に印記され，両者の凹凸を組み合わせると上下顎の位置関係を規定できる（図9-

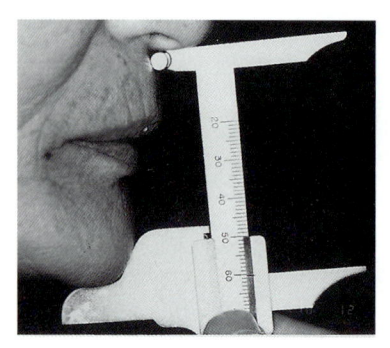

図9-16 ◆ 上顎咬合床を装着して下顎安静位での垂直高径を計測 この値から安静空隙量(2〜3 mm)を減じた高径で咬合するように下顎咬合堤を修正する

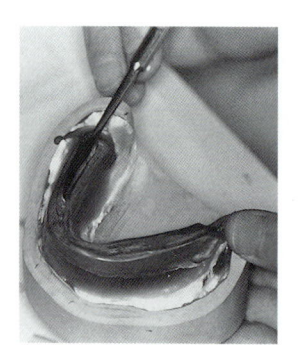

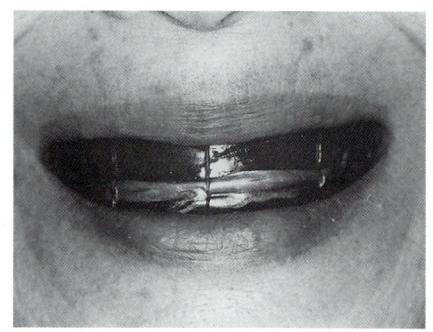

図9-17 ◆ 中心位の記録(2) 下顎咬合堤の咬合面にアルーワックスを盛って軟化し, 下顎を最後退位に誘導しながら所定の垂直高径まで閉口させる

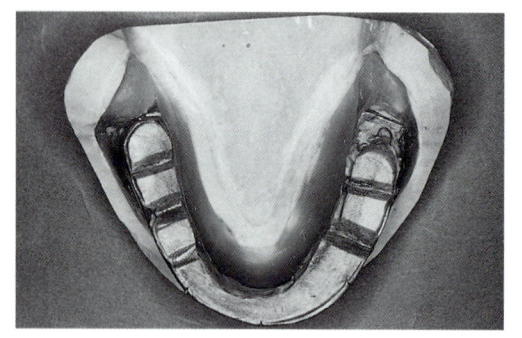

図9-18 ◆ 中心位の記録(3) 下顎咬合堤には, 上顎咬合堤のV字形溝の陽型が記録されている

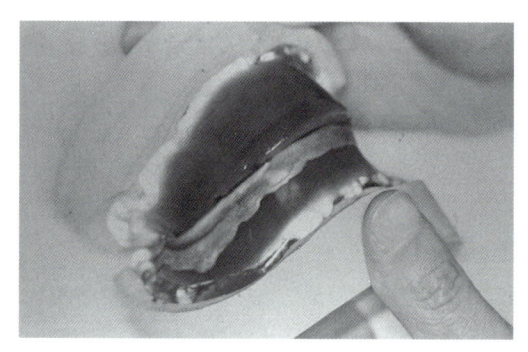

図9-19 ◆ 中心位の記録(4) 咬合堤のインデックスによって上下顎咬合床を組み合わせると, 中心位での上下顎模型の位置関係が決まる

18, 19).

❺ 上顎結節部とレトロモラーパッド部の基礎床が衝突していないことを確認する. もし, 上下の基礎床が接触している場合には, 咬合床の維持に支障をきたさない範囲で, どちらかを削除し, もう一度前記の操作を繰り返す.

4 上下顎咬合堤のアーチの調整

この段階では, 上下顎咬合堤の水平的な対向関係がずれている場合がある.

(1) 前歯部の調整
次のような考え方がある.

❶ 上顎咬合堤の唇面のアーチに下顎咬合堤の唇面を一致させる.

❷ 上下顎前歯の水平被蓋の量に合わせて上顎咬合堤唇面に対する下顎の唇面の位置を決める. すなわち, 正常咬合の場合は下顎の唇面は2〜4 mm後退させる.

❸ 顎堤の位置や, 口唇と舌の圧の中立地帯などから判断して, 下顎前歯を排列すべき位置に下顎咬合堤を配置する. こうすると, 上下顎咬合堤の唇面は食い違うが, 人工歯による下唇の支持や, 口唇付近の形態の修復が妥当であるかどうかをこの段階で判断できる. したがって, このように下顎前歯の排列位置を咬合堤で表しておくのが最も合理的な方法である(図12-9, 10参照).

(2) 臼歯部の調整

❶ 上下顎咬合堤の咬合面の中央を歯槽頂間線が通るように, 上下顎咬合堤のアーチを修正する. こ

うすると，上下顎咬合床の頬側面および舌側面が一致するはずである．

❷ とくに下顎では，顎堤のアーチや頬舌の筋圧の中立地帯を考慮して，人工臼歯の排列位置に合わせて咬合堤のアーチを形成する．

上顎では，口蓋正中線や顎堤のアーチおよび発音時の舌の接触範囲などを考慮して咬合堤の位置を決める．こうすると上下顎の咬合面は，頬舌的に食い違うかもしれないが，それによって臼歯の咬合様式の選択の目安が得られるので，むしろこの状態が望ましい（図 12-27 参照）．

5 咬合高径および中心咬合位，中心位の確認

いったん修正のすんだ上下顎咬合床を口腔内に装着して，次のことを確認する．

❶ 安静位で安静空隙が必ず存在するか．

❷ 最後退位で上下顎の咬合堤の凹凸（インデックス）が正確に噛み合うか．

❸ 小範囲の開閉口運動をさせたとき，上下顎咬合堤の対向関係が大きくずれないか．

❹ 中心位で咬合したとき，圧が偏在して咬合堤が変位しないかを転覆試験にて確認する．これは，上下顎咬合堤の咬合面間に薄いスパチュラなどを挿入して咬合させ，こじる方法で，このとき咬合堤が動揺するのが感じられるならば，咬合圧が均等に分散されずに，咬合床が部分的に顎堤から浮いている証拠である．

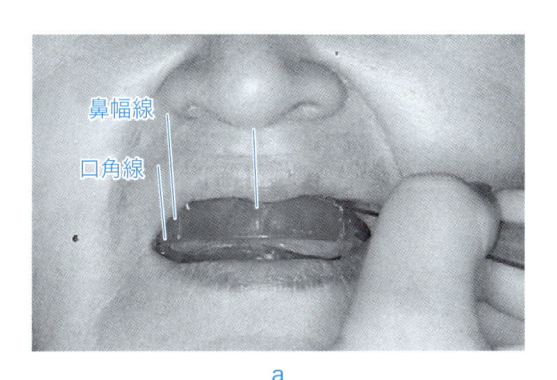

❺ 以上の確認で不備が見つかれば，下顎咬合堤を再度軟化，またはワックスを追加し，中心位の記録のステップを繰り返す．

❻ ワックスだけでは上下顎咬合床の位置の固定に不安がある場合は，下顎咬合堤咬合面に酸化亜鉛ユージノールペースト（咬合面間記録用または印象用）を塗布し，口腔内に装着して上顎咬合堤と咬合させ中心位の記録をとる．

6 顔貌の修復程度の確認

咬合高径の設定，および咬合堤の唇面の豊隆を決定した咬合床を口腔内に装着し，審美的な観点から口唇の支持の程度，下顔面の長さのバランスなどを確認する．このとき，術者側からだけでなく，患者自身にも鏡で確認させて，不満がないことを確かめておくことが重要である．

7 基準線の記入（図 9-20, 21）

人工歯の選択および排列の基準となる次のような基準線（標示線）を記入する．

(1) 正 中 線

両側中切歯の近心面の接触部に相当する線で，解剖学的基準を参考にして決定する．すなわち，顔面上で眉間，鼻尖，鼻中隔，人中，上唇結節，オトガイ中央部，また，口腔内での切歯乳頭の位置を基準として顔面正中線を推定し，これに一致する線を咬

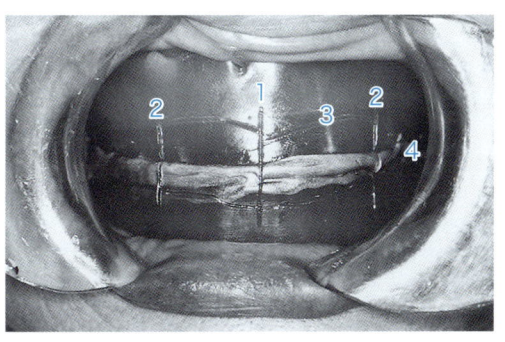

図 9-20 ◆ 基準線の記入(1)　1：正中線　2：鼻幅線　3：上唇線　4：頬側回廊
鼻幅線を咬合堤に記入する．これが犬歯の尖頭の位置になる

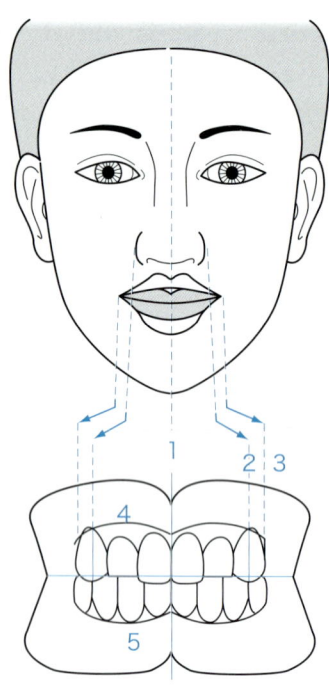

図 9-21 ◆ 基準線の記入(2)
1：正中線　2：鼻幅線　3：口角線
4：上唇線　5：下唇線

咬堤に記入する．

(2) 口唇閉鎖線（上下口唇接合線）

下顎安静位で上下口唇が自然に軽く接した位置に相当し，両犬歯間に正中線に対して直交する水平な線を記入する．これは咬合堤前端の高さの基準となる．

(3) 笑線（上唇線，下唇線，笑唇線）

(4) 上 唇 線

上唇を最大限に挙上した位置であり，上顎前歯の歯頸部の位置，すなわち，前歯の長径の参考となる．

(5) 下 唇 線

下唇を最大限に下制した場合の下唇の位置であり，下顎前歯の歯頸部の位置，すなわち下顎前歯の長径の参考にする．

(6) 口 角 線

口角を通り正中線に平行に記入する．これは，上顎犬歯遠心の位置を示すので，左右口角線間の距離が上顎 6 前歯の総幅径となる．

(7) 鼻 幅 線

鼻翼からおろした垂線で，上顎犬歯の尖頭の位置を表す．すなわち，口角線よりも内側になるが，上顎 6 前歯の幅径の選択および上顎犬歯排列位置の基準になる．

8　人工歯の選択

臨床では，以上のように咬合採得が終了した時点で，第 12 章で述べるような方法で前歯部人工歯を選択しておく．

E 口内法によるゴシックアーチ描記法の実際

　通法による咬合採得，および咬合器装着後に，咬合床に図9-22～24に示すようなゴシックアーチ口内描記装置を付着して，中心位の確認および偏心位の顎間関係記録を採得する．この際にも，口腔内で装置が最大限に安定していることが重要であり，レジン重合して製作した基礎床を用いるとよい．ただし，偏心運動時に描記板とのクリアランスを確保するために，上顎の咬合堤の咬合面側を削除しなければならない．しかし，そこには安静時の上口唇の高さや妥当な口唇支持の程度が，ワックスの豊隆として表示されている．その位置が，のちに再現できるように，咬合堤を削除する以前に唇面のコアを採得して残しておく必要がある．

　ゴシックアーチ描記装置を利用して次のようなことを行う．

❶　中心位（ゴシックアーチのアペックス）の確認およびチェックバイト（石膏コア）採得を行い，これを介して下顎模型を咬合器に再装着する（図9-

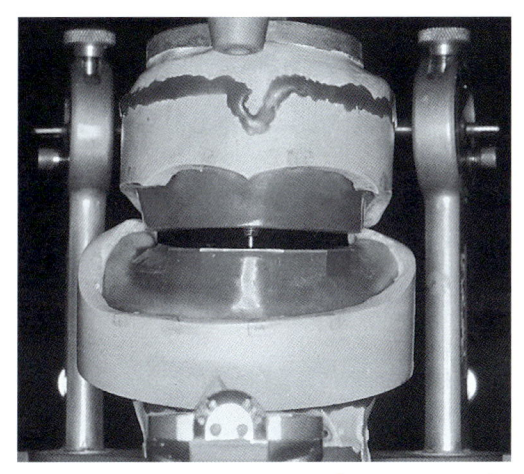

図9-22 ◆ 咬合器上で咬合床にゴシックアーチ描記装置を装着　上顎咬合堤は，偏心運動時に下顎の描記板と接触しないよう削除してある

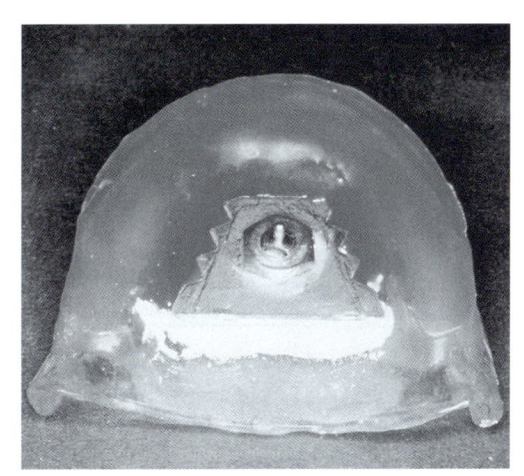

図9-23 ◆ ゴシックアーチ口内描記装置(1)　上顎記録床に描記釘を付着する．顎堤の中央で咬合平面に対して垂直にする．これは，中央支桿装置（セントラルベアリング）の役割りも兼ね，滑走運動中の咬合圧を負担する．そのため，先端は鈍な半球形（釘状）になっている

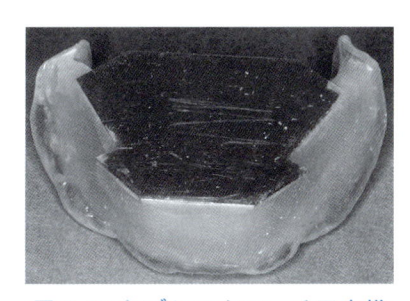

図9-24 ◆ ゴシックアーチ口内描記装置(2)　下顎記録床に描記板を付着する．咬合平面に一致させる

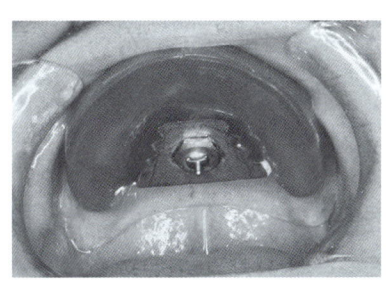

図9-25 ◆ ゴシックアーチ描記装置を口腔内に装着

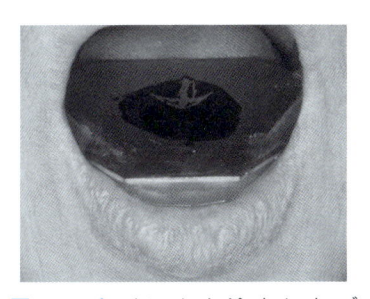

図9-26 ◆ インクを塗布したゴシックアーチ描記板を口腔内に装着し，前方および左右側方滑走運動を行わせる

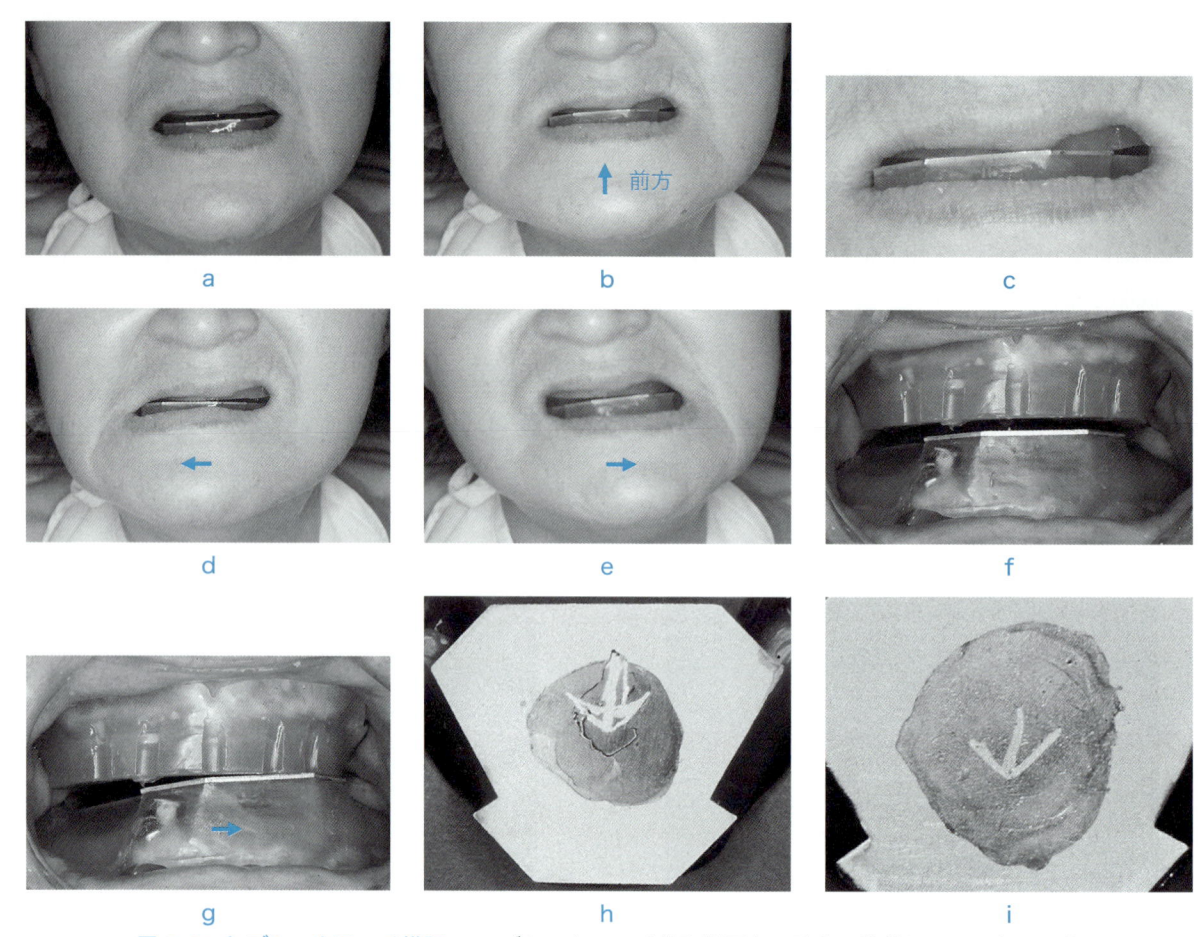

図9-27 ◆ ゴシックアーチ描記 a：ゴシックアーチ描記装置を口腔内に装着し，いったん，前方運動させ，そこから下顎を自力で後退させる．ここが中心位である．上顎の蝋堤と下顎の描記板の間隙は，ほぼ均等である　b, c：前方咬合位：後退位から前方運動をさせる．上顎の蝋堤と下顎の描記板は，前方では接近し，左右とも後方に開く間隙がある．すなわち，矢状Christensen現象が生じている．この間隙は，矢状顆路傾斜が急なほど大きくなる　d：側方咬合位：後退位から側方運動をさせる．上顎の蝋堤と下顎の描記板は，下顎が移動した側(作業側)では接近し，反対側(平衡側)では後方に開く間隙がある．すなわち，側方Christensen現象が生じている　e：再びa，bを繰り返したのちに，反対側へ側方運動させる　f：中心位：上顎の蝋堤と下顎の描記板の間隙は，ほぼ均等である　g：側方咬合位：上顎の蝋堤と下顎の描記板は，下顎が移動した側(作業側)では接近し，反対側(平衡側)では後方に開く間隙がある．すなわち，側方Christensen現象の平衡側では矢状Christensen現象が同時に生じている．この間隙は，側方運動時矢状顆路傾斜が急なほど大きくなる　h：ゴシックアーチ描記図．a～eの動作中の描記釘の経路が描記板に描かれている　i：典型的なゴシックアーチ描記図：矢印が描かれている

25～31)．

❷ 偏心咬合位のチェックバイトを採得して，これを用いて調節性咬合器の顆路の調整を行う(図10-34, 35参照)．各偏心咬合位のコアは次のように用いる．

　i　前方咬合位コアにより，矢状顆路傾斜を決定する．

　ii　側方咬合位コアにより，
　　平衡側では…側方運動時の水平面に対する顆路傾斜およびベネット角の調節．
　　作業側では…顆頭間距離の調節などを行う．

❸ 咬合器への模型装着の正確さの確認…ゴシッ

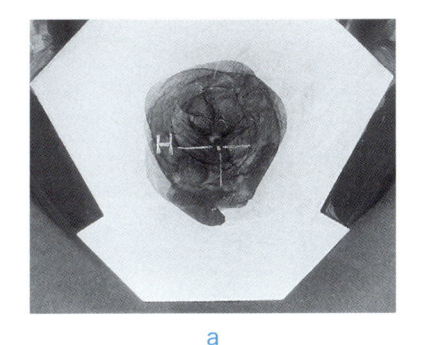

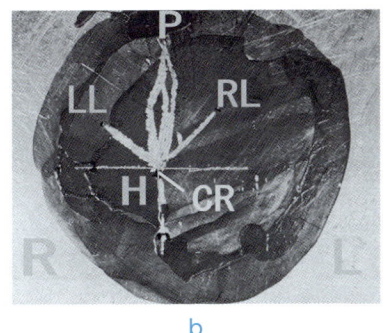

図 9-28 ◆ a：習慣的な閉口運動時の接触点を交点とする十文字(H)を記入しておく　b：ゴシックアーチ描記図．(H)の十字は，ゴシックアーチを描記する前に，反復開閉運動を行わせたときの描記釘のあとを交点として描いたものである．すなわち，交点がタッピングポイントである．(CR)アペックス(下顎最後退位，中心位)，(P)前方咬合位，(LL)左側方咬合位，(RL)右側方咬合位

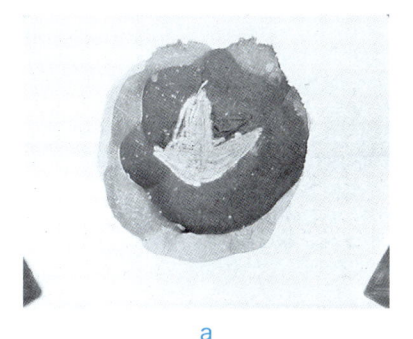

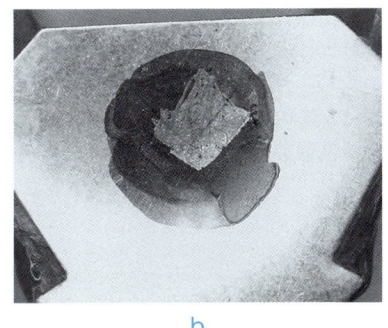

図 9-29 ◆ a：スムーズなラインが描けない場合は，自由な滑走運動により矢尻型の運動経路が描かれる　b：さらに広範囲な滑走運動により菱形に近づく．前方の頂点が中心位

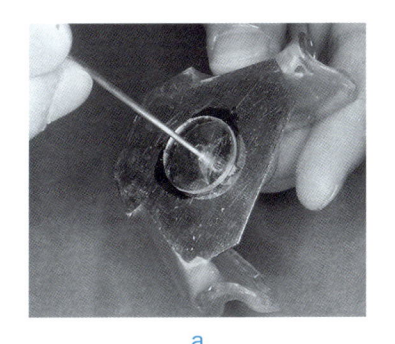

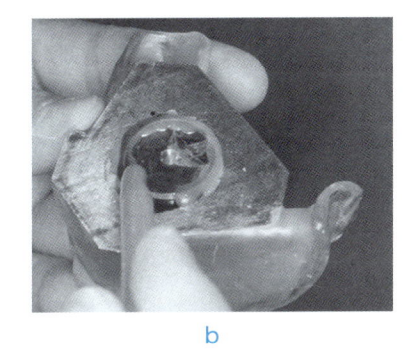

図 9-30 ◆ a：ゴシックアーチの図中で，記録する顎位に描記釘を誘導するためのプラスチック板を両面粘着テープで付着する　b：スティッキーワックスで固定する

クアーチを描記したのちに，装置を咬合器に戻して，描記板上に咬合紙を置いて咬合器を閉じる．このとき，描記釘によるマークがゴシックアーチの頂点と一致しなければならない．もし一致しないなら，正しい中心位の記録を用いて下顎模型を再装着する．

❹ 習慣性閉口路と中心位の位置関係の観察（図9-28-a，32）…ゴシックアーチを描記する前に装置を口腔内に装着し，タッピング（習慣的な開閉運動）を行わせる．口腔外に取り出して観察すると，描記釘の接触したあとがみられるので，そこを中心にして，十文字を記入しておく．再び口腔内に戻してゴシックアーチを描くと，タッピングポイントとゴ

シックアーチの頂点との位置関係がわかる．両者がほぼ一致すれば問題ないが，両者が著しく離れている症例では，自由度の大きい咬合様式を適用するなどの配慮が必要になる．ただし，その場合にも咬合器への模型装着はゴシックアーチの頂点（中心位）を基準にする．

❺ ゴシックアーチ描記図から顆頭（下顎関節）の機能診断…左右の側方運動経路が非対称の場合は，経路が短い側の顆頭の運動範囲が制限されている（図 9-33-a）．また，運動経路が乱れる場合は，乱れている側の顆頭の運動がスムーズでないと診断できる（図 9-32，33-b）．

図9-31 ◆ 中心位の石膏コア　a, b, c：描記釘がゴシックアーチのアペックスに位置する顎位で，上下記録床の咬合面間に速硬性石膏を注入し，固定する　d：これを介して下顎模型を咬合器に再装着する

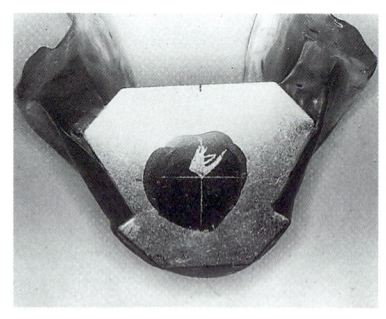

図9-32 ◆ ゴシックアーチを描記して，習慣性閉口路（十字の線の交点）との位置関係を検査する

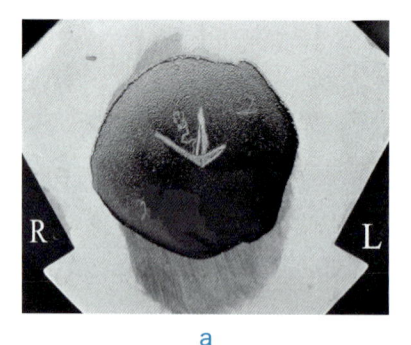

図9-33 ◆ ゴシックアーチ描記図から顆頭（下顎関節）の機能診断　a：左右の側方運動経路が非対称の場合は，経路が短い側の顆頭の運動範囲が制限されている　b：運動経路が乱れる場合は，乱れている側の顆頭の運動がスムーズでない

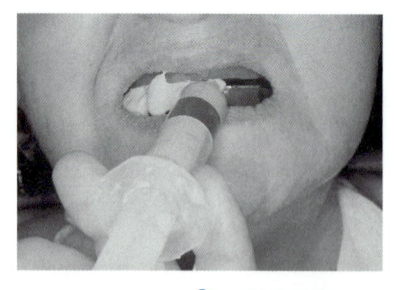

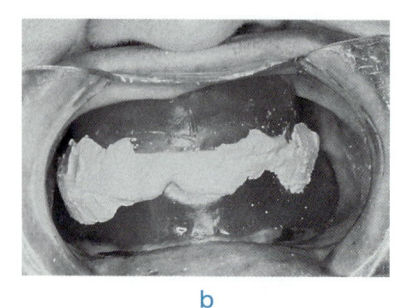

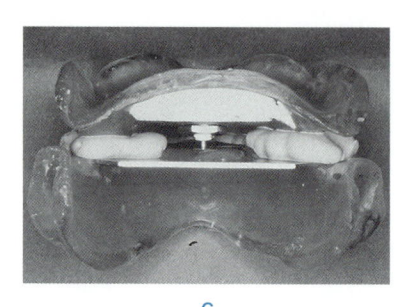

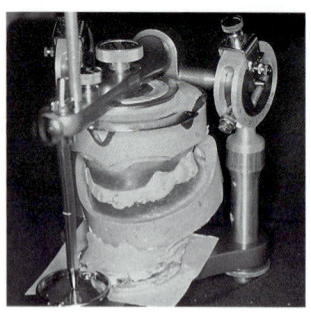

10 顔弓および咬合器

A 顔弓

顔弓とは一般的には，下顎関節および頭蓋骨に対する顎堤の空間的位置関係を各個人について計測して求め，最終的には咬合器の関節部と下顎模型との位置を，生体における関係と同じ状態に設定するために用いるものである．

全部床義歯の製作過程では，咬合採得後に，上顎模型を咬合床を介して咬合器に付着（トランスファー）するときに使用する．

1 顔弓の目的

(1) 模型転写用（トランスファーボウ）

患者の下顎三角を計測し，顎関節（顆頭）に対する下顎顎堤あるいは歯列の位置関係と，咬合器の顎関節に対する顎模型の位置関係とを同じように設定し，患者の下顎運動を咬合器上の人工歯列で再現しやすくする．

(2) 下顎運動測定用

たとえば，患者の顆路などの下顎運動を計測する．これを咬合器の関節機構に再現し，生体の顎関節の運動と同じように咬合器を動作させる．

2 顔弓の種類

(1) トランスファーボウ　transfer bow
（図10-1）

模型転写用．

(2) ヒンジボウ　hinge bow
ヒンジアキシスロケーター
hinge axis locator
キネマティックフェイスボウ
kinematic face bow

下顎関節部の機能的な回転運動の中心，すなわち終末蝶番軸（蝶番軸），あるいは矢状面全運動軸を設定するものである．

(3) パントグラフ　pantograph

下顎運動を立体的に記録するために用いる（図10-14）．

3 顔弓の使用法

(1) 顆頭点の設定法

患者の顆頭にはある大きさがあるので，その運動を代表する基準点（後方基準点）を決めなければならない．それには次の方法がある．

❶ 便宜的に推測する方法（arbitrary）．

❷ 真の終末蝶番軸（true terminal hinge axis）の位置をヒンジボウで探し出す方法．

a．平均（便宜的）顆頭点（図10-2）

咬合器によってさまざまな方法がある．たとえば，外眼角から耳珠の尖端を結ぶ線上で，耳珠の尖端の前方約13mmの点を便宜的，平均的開口軸とする（図10-3〜8）．

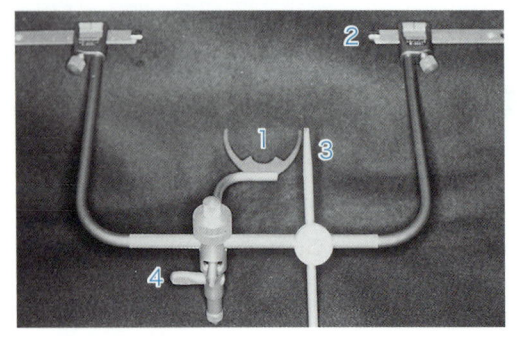

図 10-1 ◆ 模型転写用顔弓（トランスファーボウ）
1：バイトフォーク　2：コンダイラーロッド（顆頭点指示桿）　3：オルビタールポインター（前方基準点指示棒）　4：クランプ

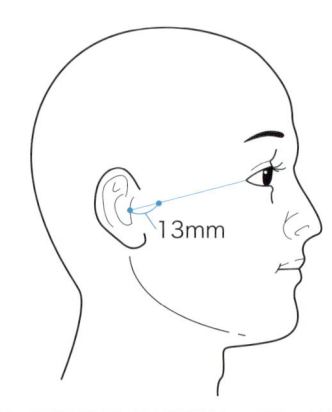

図 10-2 ◆ 平均（便宜的）顆頭点の例　外眼角と外耳道を結ぶ線上で，耳珠から 13mm 前方の点

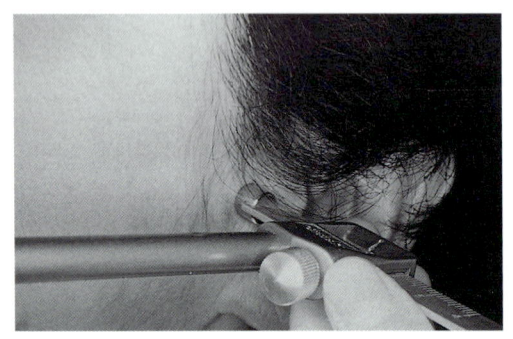

図 10-3 ◆ コンダイラーロッドを顆頭点に合わせる

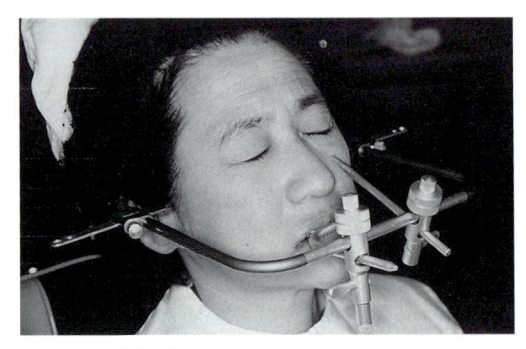

図 10-4 ◆ 顔弓記録　咬合床にバイトフォークを固定し，柄と顔弓をクランプで結合する．オルビタールポインターを眼窩下縁に合わせる

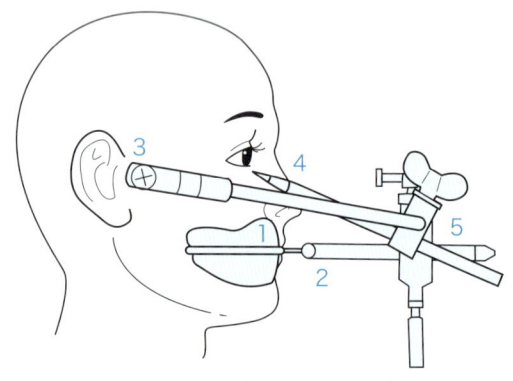

図 10-5 ◆ 顔弓記録の模式図　1：咬合床　2：バイトフォーク　3：コンダイラーロッド　4：オルビタールポインター　5：クランプ

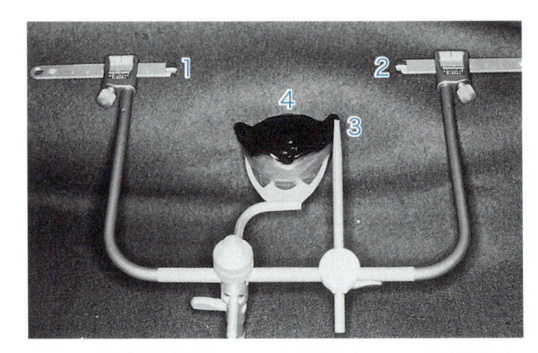

図 10-6 ◆ 顔弓記録　1：右顆頭点　2：左顆頭点　3：眼窩下点の 3 点に対する　4：咬合床の位置関係が規定されている

b．外耳道を基準にする（イヤーピースフェイスボウ）

顆頭は，外耳道の前方の一定距離にあるものとする．顔弓のイヤーピースを外耳道の中に挿入することによって，顔弓を位置づける（図 10-9, 10）．

c．終末蝶番軸

下顎が，中心位で蝶番開閉運動するときの回転中心を求めて，それを顆頭点とする．

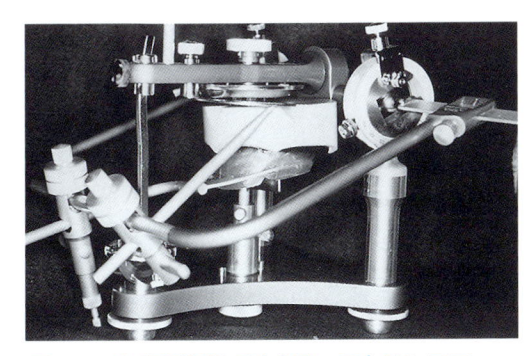

図10-7 ◆ 顔弓記録の咬合器へのトランスファー

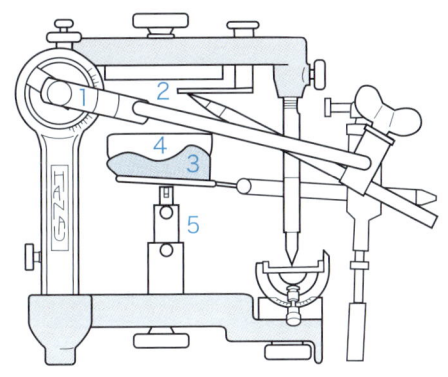

図10-8 ◆ 咬合器へのトランスファーの模式図　1：コンダイラーロッドを顆頭に　2：オルビタールポインターを基準板に合わせる　3：咬合床に　4：模型を装着して　5：キャストサポートで支える．こうして咬合器の上弓に模型を付着する

(2) 前方基準点

頭蓋に対する歯列，または顎堤の位置関係を規定するためには，左右の顆頭点（後方基準点）のほかに，前方での基準点が必要である．つまり，3点に対する位置関係を規定することによって空間的な位置が決まる．

前方基準点としては，眼窩下点(infraorbital point, orbitale)，鼻下点，鼻翼点などが用いられている（図2-29参照）．

(3) 顔弓の使用法の実際

a．トランスファーボウ（図10-1～8）

上顎の咬合床にバイトフォークを取りつける．それを口腔内に挿入して，下顎咬合床と咬合させて固定する．こうすると，バイトフォークの柄が口腔の前方に出るので，柄にフェイスボウを連結する．そのとき，フェイスボウの後方についている顆頭点指示桿（コンダイラーロッド）の先端を，顆頭点に一致させて固定する．

フェイスボウの前方のバーについている前方基準点指示棒の先端を前方基準点に合わせる．こうすると，上顎顎堤と咬合床がバイトフォークを介して，左右の顆頭点と前方基準点の3点に対して位置づけられる．咬合床と一体としてフェイスボウを口腔外に撤去し，咬合床に上顎模型を挿入すると，模型と顆頭点および前方基準点の位置関係が記録できる．次に装置全体を咬合器に移し，顆頭点および前方基準点を咬合器上のそれぞれの指標に合わせて固定し，上顎模型を咬合器に付着する．

こうして第一段階として上顎模型が顎関節に対し

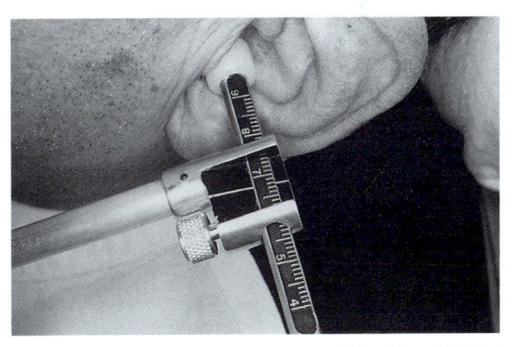

図10-9 ◆ イヤーピースフェイスボウ(1)　外耳道にイヤーピースを挿入して固定する

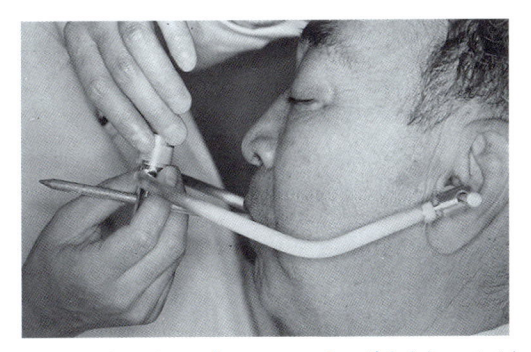

図10-10 ◆ イヤーピースフェイスボウ(2)　バイトフォークと顔弓をクランプで連結する

て位置づけられる．さらに上顎模型に対して中心位の記録を介して下顎模型を付着する（図9-31参照）．これによって患者の顎関節に対する下顎顎堤の

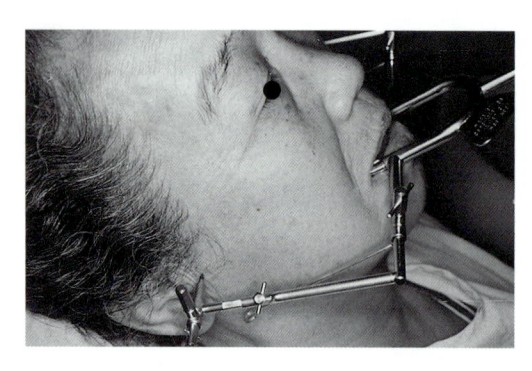

図 10-11 ◆ 顆路測定用顔弓(1)　下顎咬合床に顔弓を固定する．顆頭点に描記用鉛筆を合わせる

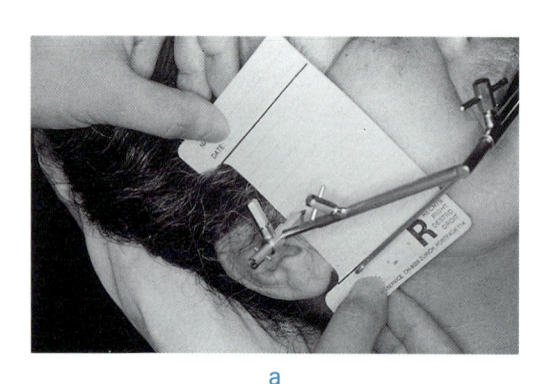

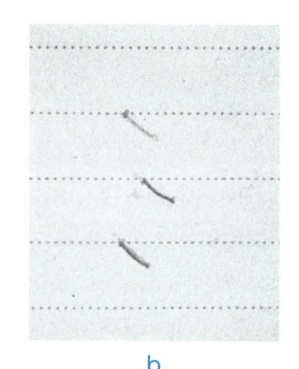

図 10-12 ◆ 顆路測定用顔弓(2)　a：顆頭部の皮膚上に描記用紙を置いて下顎を前方運動させると，鉛筆が移動して運動経路(矢状顆路)が描ける　b：顆頭部の皮膚上の描記用紙に描かれた運動経路(矢状顆路)．点線は鼻聴道線と平行．描記用紙を上下に移動して 3 回の運動経路を描いた．鼻聴道線(点線)となす角度の平均値を矢状顆路傾斜とする

図 10-13 ◆ 顆路測定用顔弓(3)　描記された矢状顆路の傾斜角度に合わせて，咬合器の顆路指導路を調節する

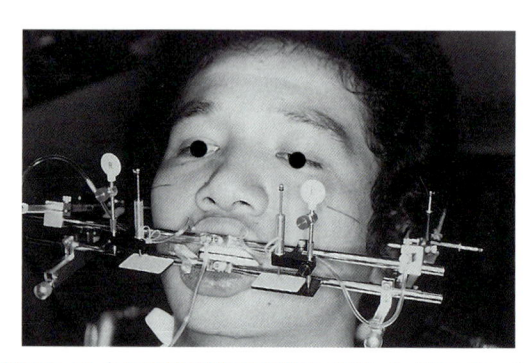

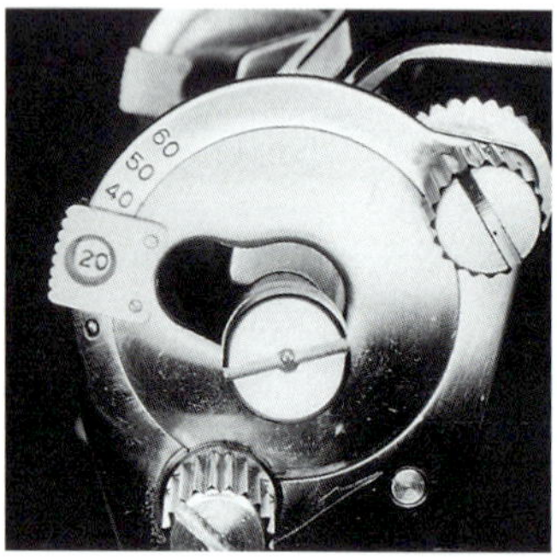

図 10-14 ◆ 下顎運動測定用顔弓(パントグラフ)　前方：左右水平面　顆頭部：左右水平面と垂直面の描記面上に 6 本の描記針で同時に運動軌跡を描記する

位置関係が咬合器上に再現でき，模型転写用顔弓(トランスファーボウ)の最終目的を達することができる．

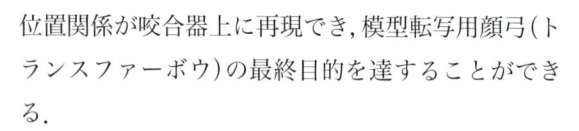

b．ヒンジボウ

下顎歯列または咬合床にクラッチを装着する．無歯顎の場合には，マンディブラークランプなどによってクラッチを下顎に固定する．クラッチから柄を口腔の前方に突出させて，これにヒンジボウの前方バーを取り付ける．バーにサイドアームを付着して，その先端についている針を顆頭点に接近させて

おく．

下顎を最後退位に誘導して蝶番開閉運動，すなわち，ヒンジムーブメントを行わせる．そして，針の位置を修正して，開閉運動中にも顆頭点上の針が移動しないような位置を探して皮膚上に印記する．これが蝶番回転軸（ヒンジアキシス）である．

c．下顎運動測定用フェイスボウ（図 10-11～14）

B 咬合器

1 咬合器の目的および意義

生体の頭蓋骨に対する上顎，下顎，および歯の空間的位置関係，ならびに各種の下顎運動，歯の咬合・咬交状態を生体外で再現し，人工歯の咬合面形態，排列，咬合を，各個人の解剖学的形態および生理機能運動に適合させるための機械である．

2 咬合器の基本的機構

咬合器に再現させようとする運動の種類によって，その基本的機構は異なってくる．

（1）開閉回転運動機構，蝶番関節機構

中心咬合位のみ再現する咬合器で，上下運動，あるいは蝶番運動（hinge movement）のいずれか 1 つを行うことができる．

（2）顆路と切歯路による下顎運動の指導機構

生体における下顎運動をできるだけ忠実に再現するために，咬合器を生体の上下顎の解剖学的機構に近似させ，顎関節の運動を表す左右の顆路と，歯列の滑走運動を表す切歯路の 3 点の誘導で，下顎または歯列の立体的な運動を再現させる．

3 咬合器に応用される解剖学的基準

現在広く利用されている平均値，半調節性，および全調節性咬合器は，生体における下顎三角，バルクウィル角などを参考にしている．

（1）下顎三角

Bonwill 三角（Bonwill triangle ボンウィル三角）ともよばれる．下顎中切歯の近心隅角と左右の顆頭を結ぶ三角で，一辺の長さが約 10 cm の正三角形である．現在は，必ずしも正三角形ではないとされている（図 10-15）．

（2）Balkwill 角（バルクウィル角）

Bonwill 三角と咬合平面とのなす角をいう．平均約 22 度である（図 10-16）．

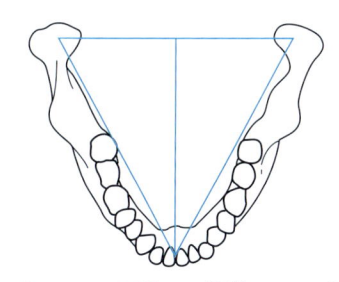

図 10-15 ◆ Bonwill 三角　一辺約 10 cm の正三角形

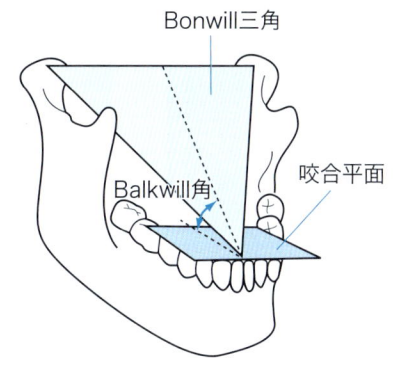

図 10-16 ◆ Balkwill 角（約 22 度）と Bonwill 三角

4 咬合器の種類

基本的には次の 4 種に大別される．

(1) 上下顎の接触関係のみ再現するもの

石膏咬合器，平線咬合器などがあり，一定の顎位での上下歯列の接触関係の再現が可能である．F.G.P.テクニックなどを行う場合には利用価値がある．

(2) 自由な運動が行えるもの

自由運動咬合器とよばれ，中心咬合のみ規定され，それ以外のあらゆる運動は自由に行える．すなわち，歯の咬合面の接触滑走によって誘導され運動する．

(3) 特定の咬合理論に従った運動をするもの

機能的な咬合器とは異なるが，設計者の咬合理論に基づいた運動をさせるもの．Monson の4インチ球面説に基づいた Monson の咬合器，Hall の円錐説に基づいた咬合器など，さまざまな機構のものがある．

(4) 顎運動を再現しようとするもの

運動路が固定されたものと，調節性の構造のものがある．

a．平均値咬合器

矢状切歯路傾斜が固定されているものと可変のものがある．

b．調節性咬合器

半調節性咬合器：平衡側のみの顆路の調節が可能．
全調節性咬合器：平衡側および作業側顆頭の運動を調節可能．

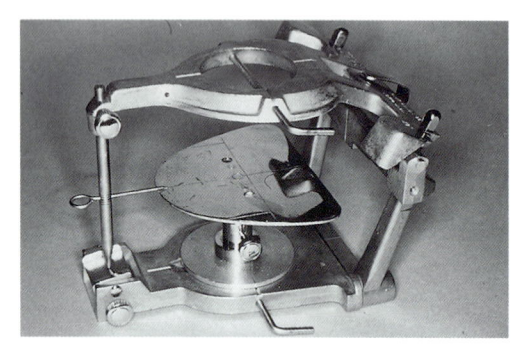

図10-17◆平均値咬合器 （分類）顆路型平均値：フォッサ型アルコンタイプ

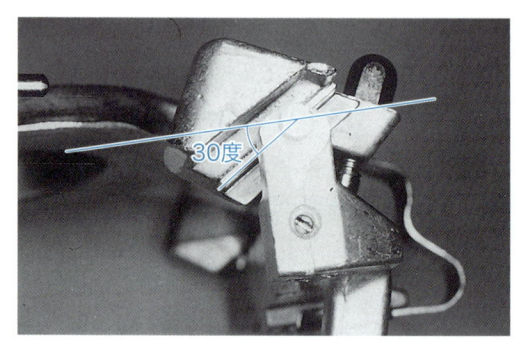

図10-18◆平均値咬合器の顆頭部 上弓に顆路指導路があり，咬合平面板に対して30度の傾斜に固定されている（矢状顆路傾斜30度）．これに下弓の顆頭ピンが接触する

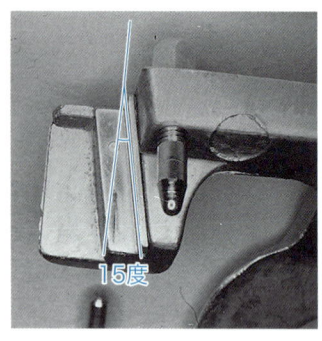

図10-19◆平均値咬合器の関節窩部（コンダイラーハウジング）内壁 正中線に対して15度の角度で固定されている（ベネット角15度）

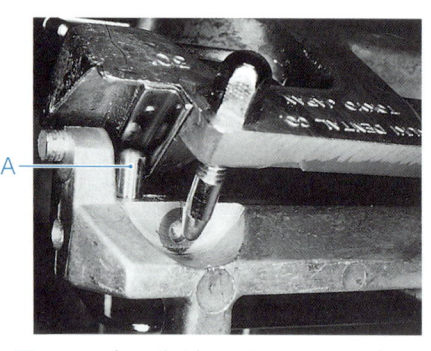

図10-20◆平衡側の関節部 顆頭ピン(A)が関節窩の上壁と内壁に接触しながら下内方に移動する

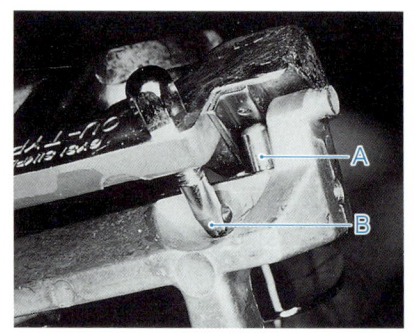

図10-21◆作業側の関節部 指導ピン(B)でガイドされて顆頭ピン(A)は外方へ移動する

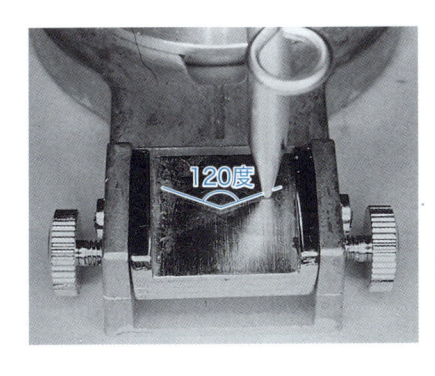

図 10-22 ◆ 平均値咬合器の切歯指導路　側方運動時に，切歯指導釘は，切歯指導板上を約 120 度の展開角のゴシックアーチを描いて移動する

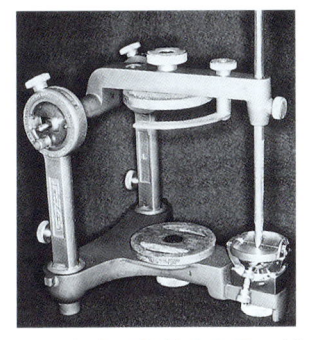

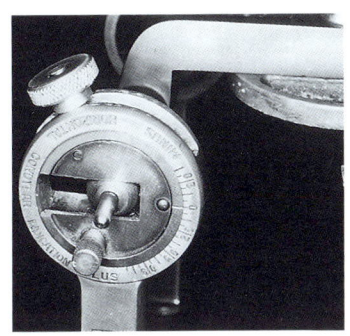

図 10-23 ◆ 半調節性咬合器（分類）顆路型　スロット型コンダイラータイプ

図 10-24 ◆ 半調節性スロット型咬合器の関節部　下弓に顆路指導のスロットがついていて，この中を上弓についた顆頭球が滑走する．スロットの角度，すなわち，水平面に対する角度を調節できる

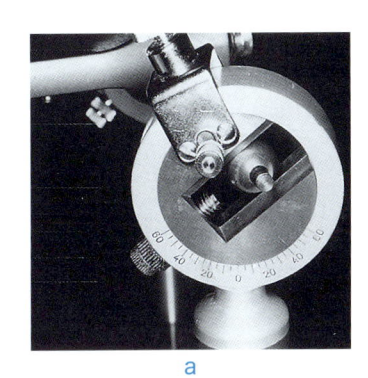

図 10-25 ◆ a：半調節性スロット型咬合器の関節部；前方運動時，あるいは平衡側側方運動時に，顆頭球は後外方へ移動する

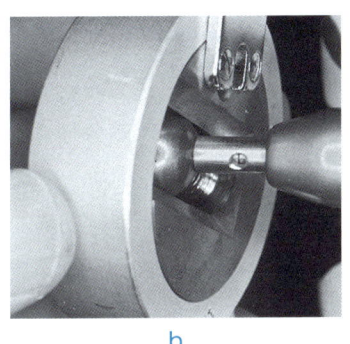

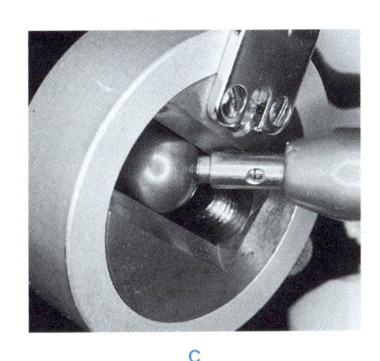

図 10-25 ◆ b：半調節性スロット型咬合器の関節部；スロット部（下弓についている）を外方に回転すると顆頭球（上弓についている）は外方へ移動し，シャフトのストッパー（ショルダー）から離れる　c：半調節性スロット型咬合器の関節部；平衡側側方運動時（顆頭球は後外方へ移動）に顆頭球がシャフトのストッパーと接触するようにスロット部を内方に回転する．こうしてベネット角を調節する（図 10-37 参照）

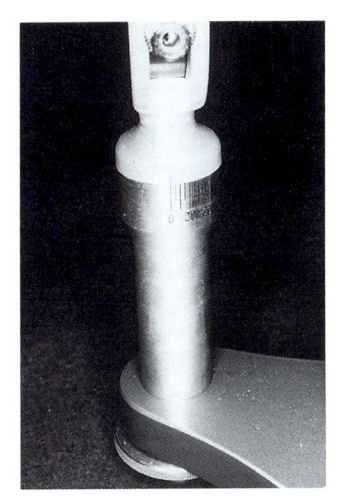

図 10-26 ◆ 半調節性スロット型咬合器の側方顆路の調節機構　矢状面に対するスロットの角度を調節できる

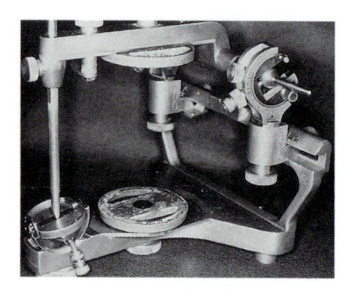

図 10-27 ◆ 顆頭間距離を調節できる咬合器

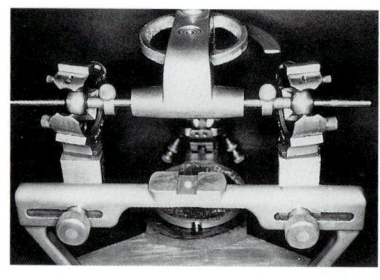

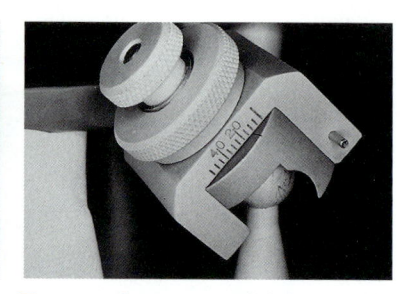

図 10-28 ◆ 顆頭間距離を調節することによって作業側の運動方向を変更できる

図 10-29 ◆ フォッサ型咬合器の関節部　関節窩(コンダイラーハウジング)の上壁の傾斜を調節できる．上弓についている関節窩が下弓についている顆頭球の上に乗っている．すなわち，アルコン型である

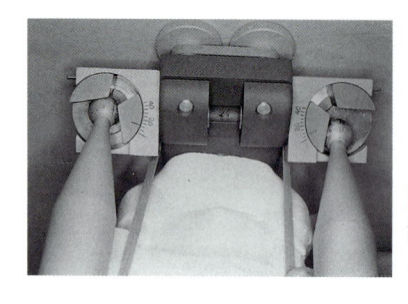

図 10-30 ◆ フォッサ型咬合器の関節部　関節窩の上壁，内壁，後壁の角度を調節して，平衡側側方運動(右)と作業側側方運動(左)時の顆頭球の運動をガイドする

5　咬合器の分類

1) 下顎運動の再現法による分類

(1) 非顆路型咬合器

a．単純化した理論に従う運動様式をする

球面説…Monson の咬合器：半径 4 インチの球面上を運動する．

円錐説…Hall の咬合器．

b．三脚型のガイドで立体的な下顎運動を再現

トライポッド咬合器…Stansberry の咬合器．
TMJ 咬合器．

(2) 顆路型咬合器

生体の顆頭の運動を咬合器の顆路傾斜として再現させるもの．

a．平均値咬合器…顆路傾斜は平均値により固定されている(図 10-17〜22)．

b．半調節性咬合器　semi-adjustable articulator
　　(図 10-23〜26)

平衡側の顆頭の　矢状顆路傾斜と，
　　　　　　　　側方顆路角(Bennett angle
　　　　　　　　ベネット角)を個別に調節できる．

c．全調節性咬合器　full-adjustable articulator

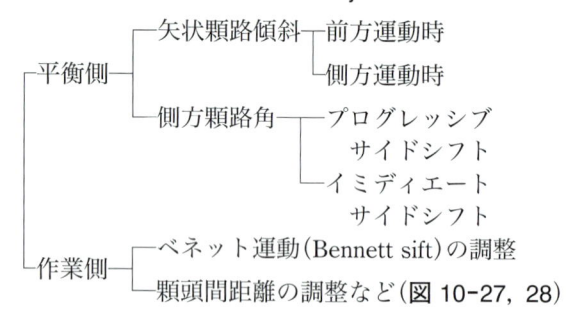

平衡側─┬─矢状顆路傾斜─┬─前方運動時
　　　　│　　　　　　　　└─側方運動時
　　　　└─側方顆路角─┬─プログレッシブサイドシフト
　　　　　　　　　　　└─イミディエートサイドシフト
作業側─┬─ベネット運動(Bennett sift)の調整
　　　　└─顆頭間距離の調整など(図 10-27，28)

2) 咬合器の顆路ガイド機構による分類
　　(図 10-23〜26，29，30)

(1) 顆路の形態

a．スロット型(図 10-23〜28)

顆路のトラックの─┬─水平面に対する傾斜
　　　　　　　　　└─正中面に対する傾斜

b．フォッサ型(コンダイラーハウジング)
　　(図 10-29，30)

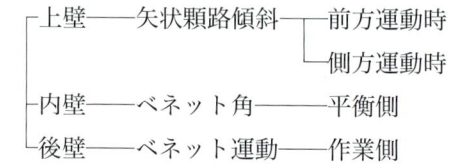

┬─上壁──矢状顆路傾斜─┬─前方運動時
│　　　　　　　　　　　└─側方運動時
├─内壁──ベネット角──平衡側
└─後壁──ベネット運動──作業側

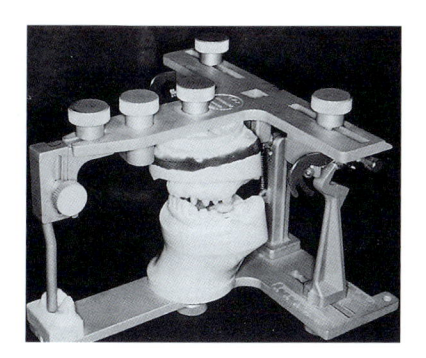

図 10-31 ◆ TMJ 咬合器

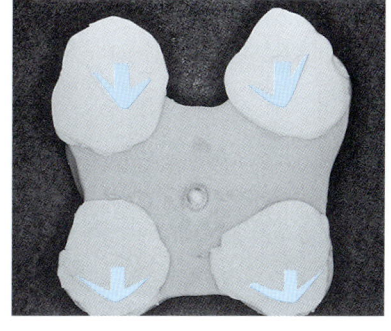

図 10-32 ◆ TMJ 咬合器の動的顎間記録　口腔内で下顎に固定した即時重合レジンに，上顎に固定したピンで立体的な運動路を刻み込んである

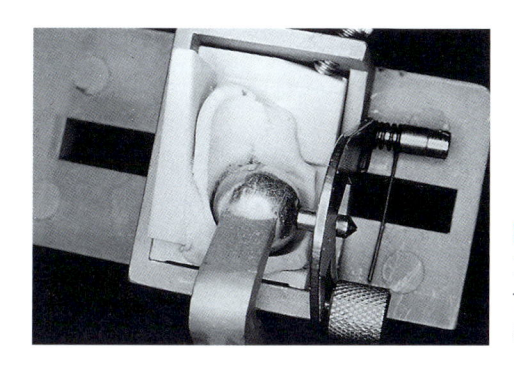

図 10-33 ◆ TMJ 咬合器の関節部　コンダイラーハウジング部に即時重合レジンを置いて，動的顎間記録に沿って咬合器を運動させながら顆頭球でレジンを形成する．こうして立体的な関節窩の形がつくられる

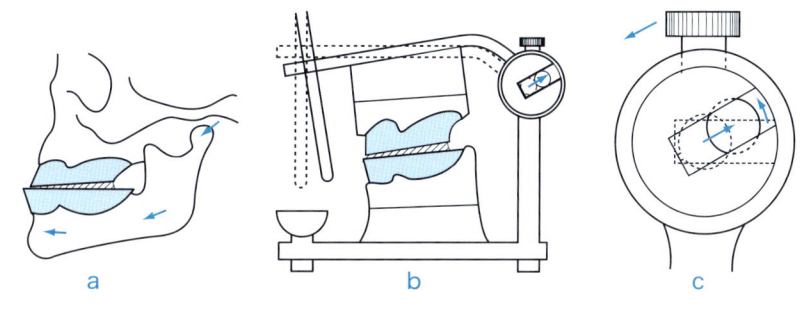

図 10-34 ◆ 矢状顆路の調節　図に示した咬合器はコンダイラー型である．そのため前方運動時に顆頭球が後方に動く（生体と逆）　a：口腔内で前方運動時のチェックバイトを採得し　b：これを咬合器に移して適合させると　c：Christensen 現象の量に応じた矢状顆路傾斜が求められる

(2) 顆路の配置

a．コンダイラー型
顆路が下弓に設置されていて，顆頭球が上弓に付属しているもの．

b．アルコン型
顆路が上弓に，顆頭が下弓に設置されているもの．Bergstrom の Arcon 咬合器に由来する．

6　顆路の設定法

(1) 描記法
パントグラフなど，描記用フェイスボウで下顎運動に伴う顆頭の運動路を描記し，これに追従するように咬合器の顆路機構を調節する（図 10-11〜14）．

(2) 三次元的な動的顎間関係記録
Swanson の TMJ 咬合器に用いる Stereographic 記

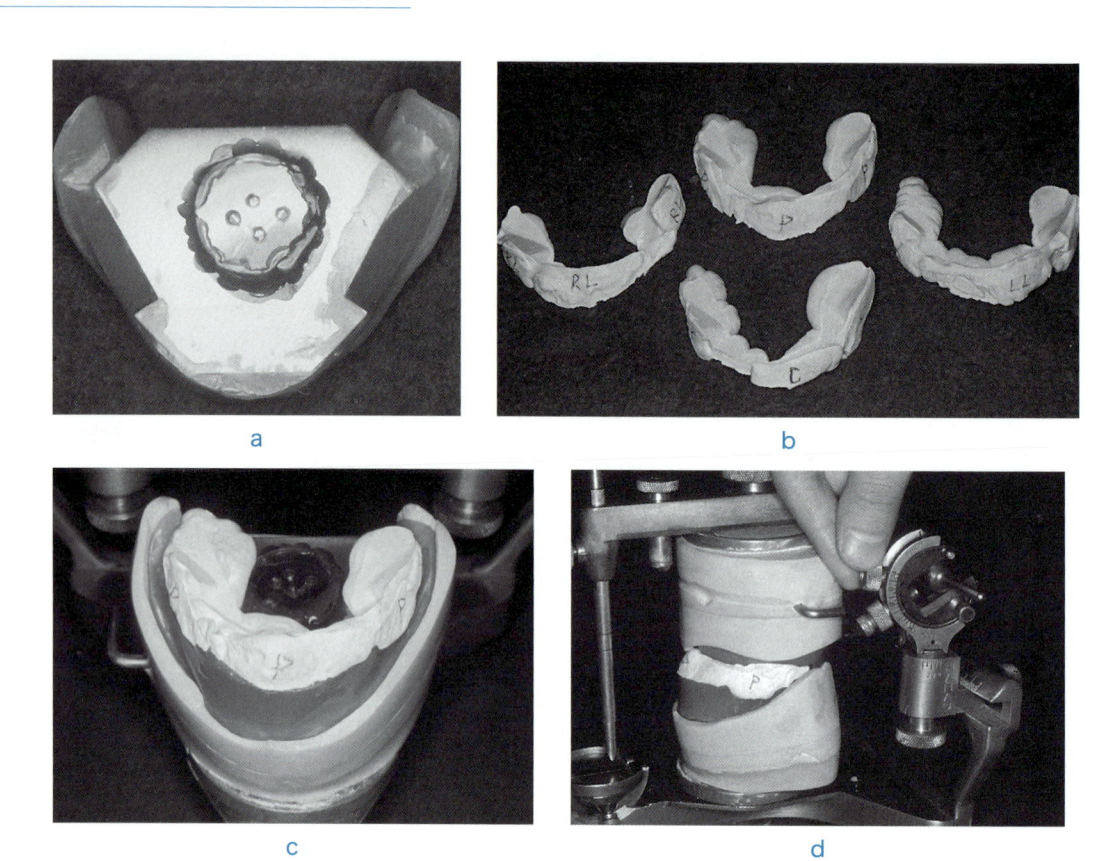

図 10-35 ◆ ゴシックアーチを利用したチェックバイト　a：ゴシックアーチ描記図上の中心位，前方咬合位，側方咬合位の位置に描記釘の誘導孔を設ける　b：それぞれの顎位で採得した石膏コア　c：咬合器上で下顎咬合床にコアをのせる　d：前方咬合位の顎間関係記録（チェックバイト）に上下顎咬合床が適合するように，顆路のスロットの角度を調節する

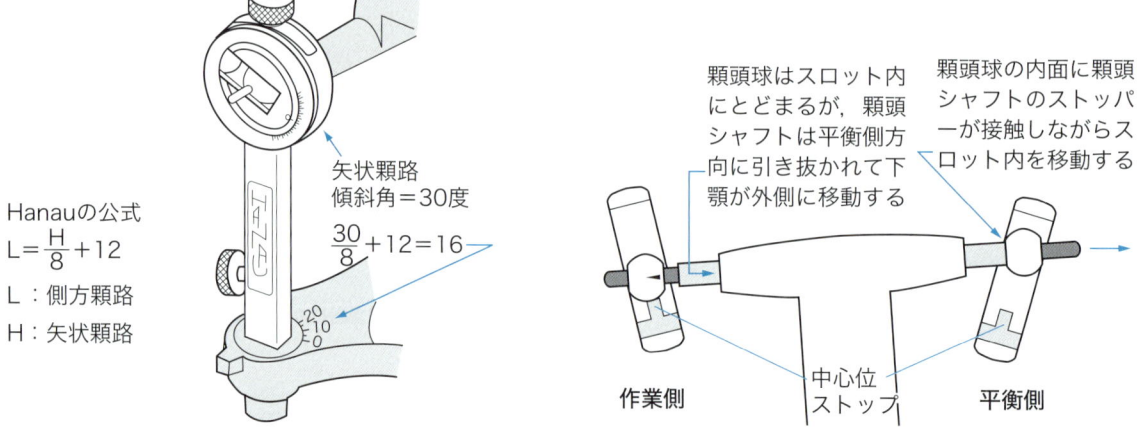

Hanauの公式
$L = \dfrac{H}{8} + 12$
L：側方顆路
H：矢状顆路

矢状顆路傾斜角＝30度
$\dfrac{30}{8} + 12 = 16$

図 10-36 ◆ 側方顆路角（L）の調節例 (Hanau)　矢状顆路傾斜（H）から Hanau の公式により計算する

顆頭球はスロット内にとどまるが，顆頭シャフトは平衡側方向に引き抜かれて下顎が外側に移動する

顆頭球の内面に顆頭シャフトのストッパーが接触しながらスロット内を移動する

作業側　中心位ストップ　平衡側

図 10-37 ◆ スロット型半調節性咬合器の側方運動ガイド機構

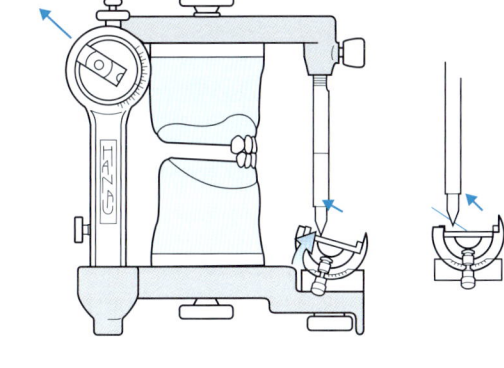

図 10-38 ◆ 矢状切歯路傾斜の調節の例(Hanau)　排列された上下前歯人工歯の切端どうしが接触するまで，前方運動させる．すると，前歯の被蓋度に応じて切歯指導釘が挙上される．このとき，切歯指導釘に切歯指導板が接触するまで傾斜させる

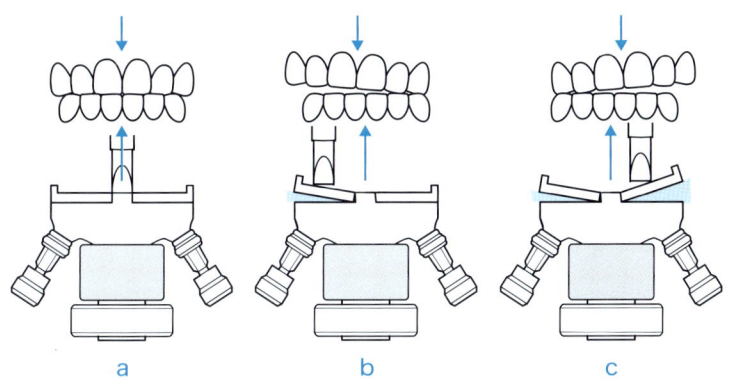

図 10-39 ◆ 切歯指導板の側方挙上角の調節の例(Hanau)　a：前歯を排列した段階で，切歯指導釘が指導板の中心に接触している　b：咬合器を左側方運動させて，前歯を切端どうしで接触させる．切歯指導釘は右側に移動するが，このとき切歯指導板が接触するように，側方ウイングの角度を調節する　c：右側方運動でも同様の調節を行う

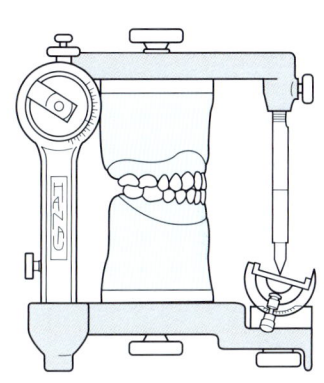

図 10-40 ◆ 顆路傾斜と切歯路傾斜が規定されたのちに，臼歯人工歯の排列を行う(Hanau)

録など(図 10-31〜33)．
　(3) チェックバイト法(図 10-34〜37)
　a．前方咬合位の顎間関係記録により
矢状顆路傾斜を調節する．
　b．側方咬合位の顎間関係記録により
┌平衡側──矢状顆路傾斜─┐
│　　　　└側方顆路角──┘を調節する．
└作業側──顆頭間距離，ベネット運動を調節する．

7　切歯指導路の設定

3点(左右顆頭と下顎切歯点)の運動をガイドすることにより剛体の空間的な運動を規定することができる(図 10-38〜40)．

　a．矢状切歯路傾斜
　b．側方切歯路角(水平面)
ゴシックアーチの角度．
　c．側方挙上角
lateral wing の角度でガイドする．

8　咬合器への模型装着

下顎関節および頭蓋基準面に対する上下顎顎堤(模型)の位置関係を，咬合器上でも生体における関係と同じにする．そのため，次の方法を利用して，顆頭点に対して位置づけ，まず上顎模型を装着する．

❶ 顔弓(face bow)を使用して上顎模型をトランスファーする．

❷ 平均値による方法
Bonwill 三角と Balkwill 角を利用して，顆頭点に

対し平均的な位置になるように上顎模型を装着する．

❸ 顎関節に対して位置づけられた上顎模型に，中心位の記録を介して下顎模型を付着する．これによって，生体の顎関節に対する下顎顎堤の位置関係を咬合器上に再現できる．

9 無歯顎補綴における咬合器の役割

❶ 咬合採得によって定められた上下顎模型の位置関係を保つ．

❷ 生体の下顎運動を再現する．

10 無歯顎用咬合器の必要条件

❶ 中心咬合位を与えるべき位置を保つ．
❷ 開閉運動が可能…作業を容易にするため．
❸ 垂直高径を保つ．
❹ 生体の下顎運動様式を，ある程度まで模倣する．要求される精度は，義歯に与えようとする咬合様式によって異なる．

11 全部床義歯の咬合

A 無歯顎咬合の問題点

1 無歯顎の咬合および咬合様式

咬合(occlusion)とは，一般に上下の歯の接触関係をいい表す用語であるが，occlusion(咬合)は歯の静的な接触関係(tooth contacts)を表し，articulation(咬交)は上下の歯の動的な運動を表現する，と使い分ける場合もある．

いずれにしても，対合歯どうしが接触するときは合力(resultant force)が生じるが，全部床義歯の場合は，これに支持組織(supporting tissues, supporting structure)によって抵抗しなければならない．

無歯顎補綴の最も基本的な問題点は，この合力の方向と大きさをコントロールして，次のようにすることである．

❶ 床の安定性を損なわない．
❷ 支持組織を傷つけない．
❸ 骨吸収を促進させないようにする．

また，人工歯列を支える支持組織には変位性があり，また，絶えず変化しているので，人工歯の咬合様式(scheme of occlusion)は，これに順応できるものでなければならない．つまり，全部床義歯における上下顎人工歯の咬合様式の理想像，または必要条件は，有歯顎の咬合とは異なっている．

2 支持組織の性質

全部床義歯の咬合力の支持組織は粘膜と骨からなっているが，これらの性質を知ることが重要である．

a．軟組織(粘膜)

厚さや弾力性と，圧に対する耐性が部位ごと，患者ごとに異なる．そして，外部的刺激(圧力，擦過，熱)と内部的刺激(栄養，血圧など)に迅速に反応する．

b．硬組織(骨)

生理的な変化としての添加，吸収が持続し，絶えず骨改造が行われている．

c．圧や引張りに対する骨の反応

❶ 本来，圧力を受け止めるべき組織は，特殊化された線維組織，線維軟骨，硝子様軟骨によって覆われ，保護されている．しかし，義歯支持組織は本来力を受ける部位ではないので，このようなつくりになっていない．

❷ 骨に対してストレスが加わると，これらの力に抵抗するように骨構造がバランスするまで，造骨細胞と破骨細胞を刺激して骨改造が続く．

その際，緊張(tension 引張り)は骨添加の刺激となるが，圧力(pressure 圧迫)は骨吸収を引き起こす．

歯根が植立されている歯槽骨では，歯根膜靱帯が斜走しているので，歯軸に垂直方向に加わる圧力は歯槽骨に対して引張りの力に変換されるが，歯根を失った顎堤では，義歯床を介して圧力だけを受ける．

❸ 義歯の床下組織内の骨(denture foundation bone)は，骨膜と，内部の動脈系の2つの源から血液供給を受けている．

もしも義歯床によって血液供給が妨害されると，骨の壊死と吸収の原因となる．このような血流の妨

3 有歯顎と無歯顎との相違

解剖学的ならびに生理学的に著しい相違がみられるので，有歯顎時の咬合を再現しただけでは義歯床の安定や機能の回復を目的とする無歯顎の咬合をまかなうことはできない．そのため，無歯顎の咬合は有歯顎の咬合と区別して考える必要がある．

a．無歯顎では，歯の支持組織の歯槽骨が消失する

上顎では頬側歯槽突起が著明に吸収し，有歯時の歯列弓よりも狭くなるのに対して，下顎では，舌側歯槽突起が著明に吸収し，有歯時の歯列弓よりも広くなる傾向がある．このような，顎堤の対向関係の変化が全部床義歯の咬合様式に大きな影響を与える．

b．顎関節に変化が起こる

① 下顎頭の位置は，下顎窩内のやや後方へ変位する．
② 関節結節は低くなり，矢状顆路は緩やかで平坦になる．

c．無歯顎では，歯の喪失に伴い歯根膜の感覚受容器が失われる

歯根膜受容器は，咀嚼筋や顎関節の自己受容性の制御機構に関係していて，下顎反射の習得，合目的的な下顎位や下顎運動の制御の他に，嚥下や咀嚼などの機能運動に直接関与する．全部床義歯では，それが欠如し，さらに，床で被覆されるために口腔粘膜の感覚も障害され，人工歯や床を介して感覚情報を得るので，全部床義歯で回復される機能は本来のものとは異なった制御機構によるものとなる．

d．咀嚼サイクルは有歯顎と比べて複雑で，不安定になりやすい

e．無歯顎の期間が長いと，下顎が前方に偏位しやすい

4 天然咬合と人工咬合との相違

表11-1 参照．

5 全部床義歯咬合の必要条件

人工歯の咬合は，天然歯とは異なった概念に基づいた独特の問題と考えなければならない．

① 支持組織に対する損傷を最小限として，効率よく機能すること．
② 床の安定を損なわないこと．
③ 上顎と下顎の義歯床の安定性の不均等を償うように設計する．通常は，下顎義歯の安定が劣るので，下顎の咬合面形態と人工歯排列位置を優先して考える．
④ 中心位および前方位，側方位でも安定した咬合とする．
⑤ 偏心位では，両側性の咬合均衡接触とする．
⑥ 粘膜の変形や骨吸収により床が顎堤に沈下(settling)することを見越して，咬頭を近遠心的にロックさせない．
⑦ 水平力を規制するために，顎堤の抵抗形態に応じて頬舌的な咬頭傾斜を減少させる．
⑧ 人工歯を歯槽頂に対して機能的なテコ均衡に有利な位置にする．
⑨ 臼歯で咀嚼するときに，上下前歯切縁間に間隙を保つ．
⑩ 食物を粉砕する際の圧を減少するため最小限の咬合接触範囲とする．
⑪ 咬合面の切断，貫通，剪断能率を向上させる．それには，必要最小限の力で食物を剪断するための鋭い隆線，咬頭と豊富な遁路を設ける．

これらの必要条件を，咬断(incising)，作業(working)，平衡(balancing)ユニットに分けて考えるとよい．

これらのユニットは，① 各個の歯の咬合面内に設けることも，② 歯列中に分散して配置することも考えられる．

表 11-1 天然咬合と人工咬合との相違

	天然咬合	人工咬合
(1) 神経筋機構	独特に神経支配された歯周組織により維持されている	歯根膜の固有受容のフィードバック機構が失われて，しかも滑りやすい粘膜上に乗っている
(2) 咬合圧に対して	個別の咬合圧を受けて，独立して動くことができる 咬合圧に順応するように転位(migrate)することができる	1体の床の上でユニット(一塊)として働く
(3) 非垂直力に対して	それが加わった歯だけに影響 通常は，それに耐えられる	義歯全体にかかわり，支持組織の損傷を招く
(4) 前歯での咬断	臼歯に影響しない	すべての歯に影響する
(5) 第二大臼歯	好ましいテコ作用で大きな力を発揮できるため，硬い食物の咀嚼に適する部位である	傾斜した基盤上にあることが多く，強い咀嚼圧が働けば床の傾斜，移動を起こす
(6) 両側性平衡(bilateral balance)フルバランスドオクルージョン	まれ，平衡側の咬頭妨害とみなされる 前方咬合時の臼歯の咬頭妨害	床の安定のために必要
(7) 機能時の閉口位(中心咬合位)	歯根膜の固有受容(proprioception)により神経筋システムコントロールが行われる．それによって，早期接触と咬頭妨害をさけて，中心位から離れた安定した習慣性咬合(habitual occlusion)を確立することができる	歯からのフィードバック信号系がないので，咀嚼ストロークの終末は，顎関節に好ましい運動学的位置となる．それは中心位に近い．閉口中に咬頭妨害，早期接触があっても，それを回避する機構は働かない．そのため，水平力が加わって，床は支持組織上を移動してしまう
(8) 不正咬合	何年間も平穏無事	ただちに，すべての歯と床に影響する
(9) 咬　耗	支持咬頭である上顎舌側，下顎頰側咬頭が接触するチャンスが多いため摩耗し，臼歯はアンチモンソンカーブになる．しかし，正常範囲であれば，天然歯は摩耗しただけ挺出するので，咬合高径は減らない	支持咬頭である上顎舌側，下顎頰側咬頭が接触するチャンスが多いため摩耗し，臼歯部ではアンチモンソンカーブになる こうなると両側性平衡咬合が保てない さらに，摩耗しただけ咬合高径は減少し，下顎は前方に変位して前歯部の早期接触が起こる．そのため，上顎義歯の安定が悪くなる
(10) アンチモンソンカーブの修正	挺出した上顎頰側，下顎舌側咬頭を削除	摩耗した上顎舌側，下顎頰側咬頭を補う．咬合面再形成

a．咬断ユニットのための必要条件

噛み切る働きをまかなう．前歯部と第一小臼歯が相当する．

❶ 能率的に切断するために，鋭くなければならない．

❷ 臼歯での咀嚼時には接触しない．

❸ 前方位，側方位で噛み切るときだけに接触する．中心咬合位では接触しない．

❹ 審美性と発音機能を考慮しながら，できるだけ緩い切歯路角にする．

❺ 床の沈下による下顎の前方変位を見越した水平被蓋を与える(図 11-41 参照)．

b．作業ユニットのための必要条件

食塊を咀嚼する働きをまかなう．大臼歯部と第二小臼歯の咬合面の一部が相当する．

① 能率的に切断と白磨ができる．
② 義歯支持組織に加わる作業力を最小限にするために，頰舌的な幅を最小限にする．
③ 咀嚼サイクルの終末と偏心滑走運動時に，全体的に調和した接触を保って，グループとして機能する．
④ テコ均衡（食塊を介したときの力学的な安定）を保つために有利な位置と角度である．
⑤ 咬合力を垂直に受けとめ，支持組織に伝達するような面をもつ．
⑥ 咬合力を義歯床の前後的な中心付近に集中する．
⑦ 義歯基底面に対して，平行に近い面である．

c．平衡ユニットのための必要条件

偏心位で他のユニットが接触するときに，バランスを保つ働きをまかなう．大臼歯部と第二小臼歯の咬合面の一部が相当する．

① 作用点（力の加わる部位）から遠く離れているほど，小さな力で対抗できる．
② 咬断ユニット（前歯部）が接触するときに，少なくとも第二大臼歯部で接触する．
③ 作業側ユニットが接触するとき，反対側（遠く離れた部位）で同時に接触する．
④ 側方および前方滑走運動中にスムーズな滑走接触（咬合均衡）を保つ．

6 人工咬合のためのSearsの原理（図11-1）

義歯は，物理学（力学）の原理，すなわち傾斜面とテコの作用で支配される．

① 食物に作用する咬合面の面積が小さければ小さいほど，支持組織に伝達される圧力は，より小さくなる（図11-1-a）．
② 傾斜した咬合面に加わる垂直力は，義歯床に対して水平分力を引き起こす．また，傾斜角度が大きいほど水平分力は大きくなる（図11-1-b）．
③ 傾斜した支持組織に加わる垂直力は，義歯床に対して水平分力を引き起こす（図11-1-c）．
④ 変形しやすい組織に乗っている義歯床に垂直力が加わると，もし力が床の中央に向かっていないときは，床が傾く動きを起こす．
⑤ 歯槽頂の外側に垂直力が加わると，床を転覆させる（図11-20-a）．

7 食物と歯の形態との関係

肉食型（carnivorous）…鋭い有咬頭歯．下顎運動は蝶番タイプ，側方運動はない．
草食型（herbivorous）…鋭い隆線をもつ平らな圧搾タイプの臼歯．下顎運動は広範な側方への白磨．
雑食型（omnivorous）…ヒトの歯は，上記の2つの形態のあいだの妥協である．

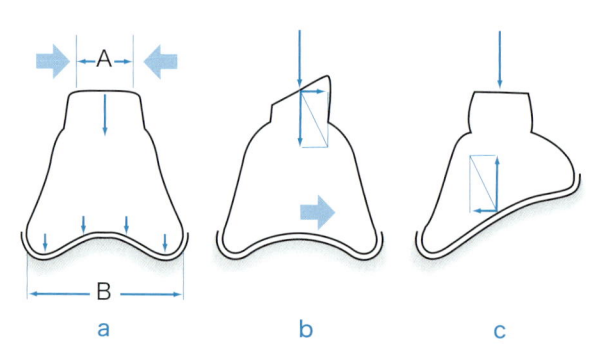

図11-1 ◆ 床の安定のためのSearsの原理　a：咬合面の面積（A）が小さいほど，床下組織（B）の単位面積に加わる力は小さくなる（A/B）　b：傾斜した咬合面に加わる垂直力によって，床は側方力を受ける　c：咬合面に対して床下組織が傾斜していると，床は側方力を受ける

8 人工臼歯のタイプ

(1) **解剖学的人工歯** anatomic tooth
標準的なものは約33度の咬頭傾斜.

(2) **準解剖学的人工歯** semianatomic tooth
咬頭傾斜33度以下で，一般には約20度.

(3) **非解剖学的人工歯** nonanatomic tooth
本質的には平坦で，咬頭嵌合(intercuspate)しない.

B 臼歯人工歯形態の開発の歴史

1 解剖学的人工歯

(1) **Gysi(1914)："Anatoform"**
❶ 33度の咬頭角度，横走隆線をもち，緊密な嵌合を与えるように意図されている.
❷ 切歯指導路と顆頭指導路とに調和して接触滑走するように設計された最初の人工歯.
❸ 多数の天然歯列と下顎運動の計測に基づきデザインした.

(2) **Pilkington & Turner(1932)**
❶ 30度よりもわずかに緩い咬頭傾斜で，すべての咬頭頂が球面上に乗る(図11-2).
❷ 前方滑走運動ではやや自由度を与えた.
❸ 側方滑走運動では緊密に嵌合.

2 準解剖学的人工歯

(1) **Gysi(1929)：Trubyte 20度臼歯**
（図11-3，図19-44参照）

(2) **Gysi(1927)：**
モディファイド"Crossbite"臼歯(図11-4)
❶ 上顎頬側咬頭はほとんど削除され，舌側咬頭だけが下顎の解剖学的人工歯と咬合する．上下顎堤の対向関係により，歯槽頂間線が咬合平面に対して70度以下の症例に使用する．
❷ すべての臼歯の咬合面を縮小．
❸ "うす"と"きね"(mortar and pestle)作用によ

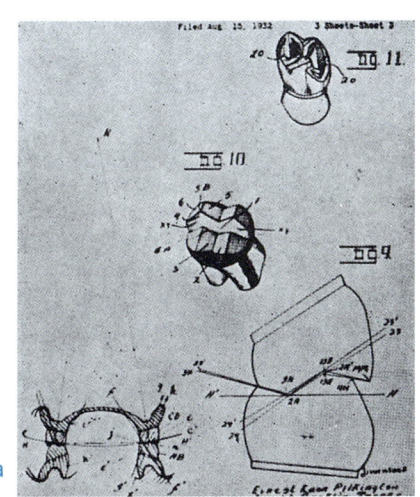

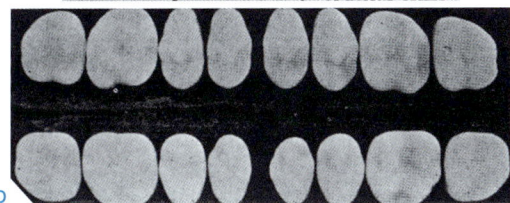

図11-2 ◆ a：Pilkington-Turner 解剖学的臼歯の設計
図   b：Pilkington-Turner 人工歯（山縣訳，1981）

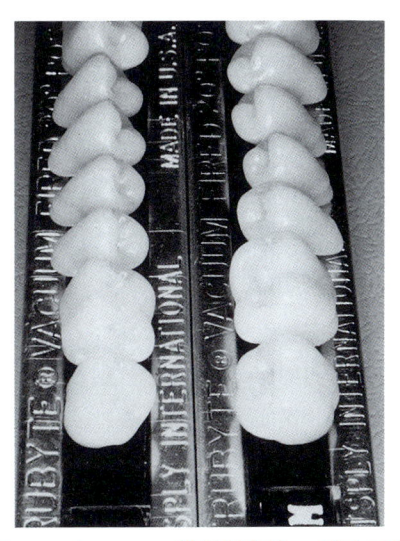

図11-3 ◆ Trubyte 準解剖学的20度人工歯

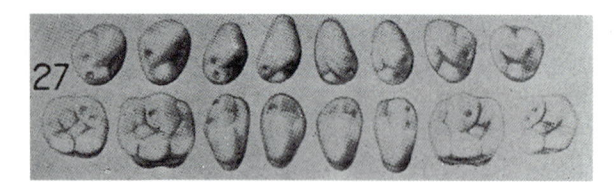

図 11-4 ◆ Gysi Crossbite Teeth（交叉咬合人工歯）(山縣訳, 1981)

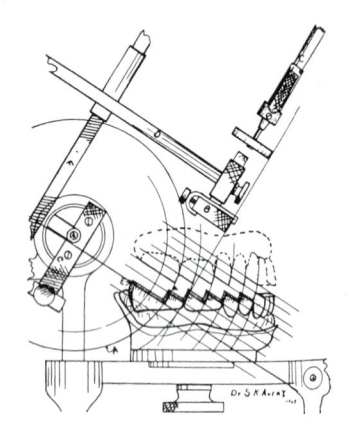

図 11-6 ◆ Scissor Bite Teeth (山縣訳, 1981)

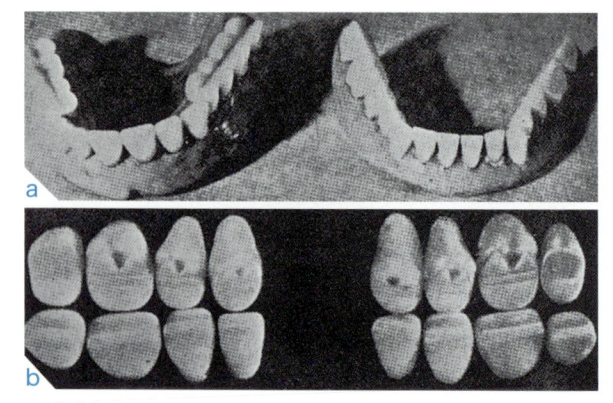

図 11-5 ◆ a：Chewing Members とよばれる Sears の 1922 年のデザイン　b：Sears の 1927 年の Channel タイプ臼歯 (山縣訳, 1981)

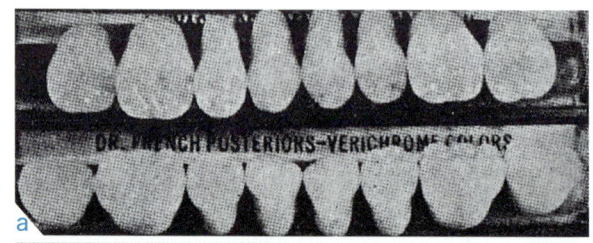

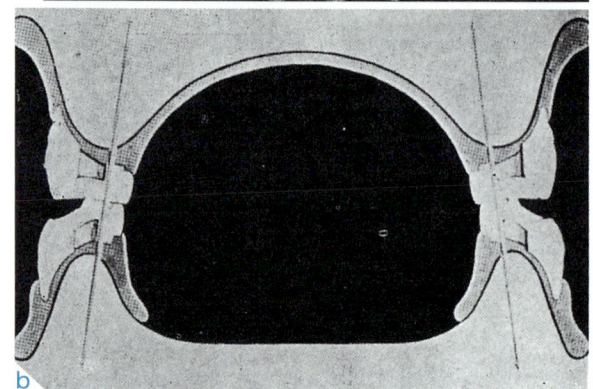

図 11-7 ◆ French の Modified Posterior　顎堤に向かう力を規制するように排列した模式図 (山縣訳, 1981)

る咬合様式．

(3) Sears(1922, 1927)：
"Channel tooth"(図 11-5)

❶ 上顎4臼歯の全長にわたり近遠心的に走る深い溝(チャンネル)，下顎はオクルーザルテーブルの全長を前後に走る中心隆線．

❷ 側方滑走運動方向は制限するが，前方滑走では自由度を大きくして推進作用を減少させた．

※前方滑走運動でロックしないように，大きな自由度を与えた点では合理的である(図 11-41 参照)．しかし，下顎の咬合面(フードテーブル)が狭いので，食塊を保持できず，前庭部に迷入すると思われる．

(4) Avery(1930)：
"Scissor-bite technique"(図 11-6)

顆路傾斜と同じ角度のグラインディング・ステップにより前後的にロックするが，側方滑走運動は自由にして食物を剪断する．Sears と正反対の考え方による．

※前後的にロックすることは，床の沈下に対応できないので危険である(図 11-41 参照)．

(5) French(1935)：
"Modified Posterior"(図 11-7)

❶ 上顎は，近遠心的に走る中心溝．頬舌斜面を緩くして側方推進作用を減少させた．

❷ 下顎は咬合面の舌側に片寄った狭い近遠心的なフードテーブルで咬合し，頬側咬頭は咬合しない．

❸ 咬合力を舌側寄りに向けて下顎義歯を安定させる．現在のリンガライズドオクルージョン(舌側化咬合)と同じ考え方．

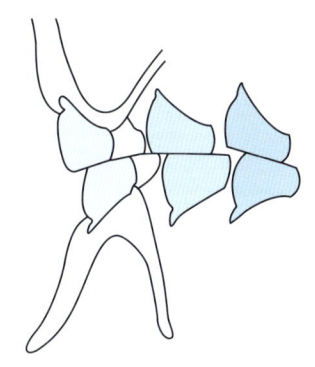

図 11-8 ◆ Pleasure 彎曲　図の左端は第一小臼歯でアンチモンソンカーブ，中央は第一大臼歯でモノプレーン，右端は第二大臼歯でモンソンカーブにする(山縣訳, 1981)

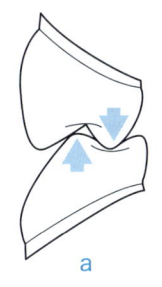

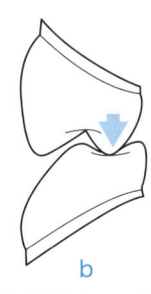

図 11-9 ◆ a：通法による咬合関係で，上顎舌側咬頭と下顎頰側咬頭の両者で咬合接触する　b：リンガライズドオクルージョンで，上顎舌側咬頭のみが咬合接触する(Pound)

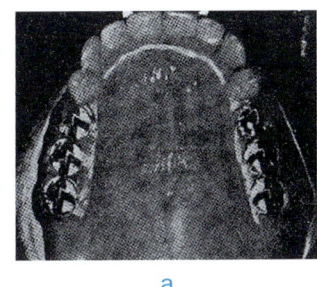

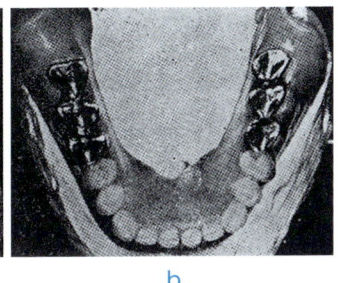

図 11-10 ◆ a：Sosin の Cross Blade Teeth　b：F.G.P. テクニックによって形成され，金合金により鋳造された咬合面(山縣訳, 1981)

※しかし，下顎の咬合面(フードテーブル)が狭いと，食塊を保持しにくいのが欠点．現在のリンガライズドオクルージョンでは，逆に下顎の咬合面を広く，上顎の接触範囲を狭くしている．

(6)　Pleasure(1937, 図 11-8)

❶　第一小臼歯…逆カーブ(アンチモンソン)にして下顎義歯に加わる咬合力を舌側に向ける．

❷　第一大臼歯…平坦な咬合面にして垂直力とする．

❸　第二大臼歯…モンソンカーブにして偏心位での咬合均衡接触を保つ．

※それぞれの部位で次のように役割分担させる意図と考えられる(p.149～150 参照)．

❶　下顎第一小臼歯は，咬断ユニット(incising)として，とくに下顎義歯を安定させるため咬合力を舌側に向ける．ただし，上顎義歯には，逆に，頰側に向かって転覆させる力となり，不利である(図 11-20-c 参照)．

❷　第一大臼歯は，作業ユニット(working)として，食片を圧搾するときに上下顎義歯とも安定するように，垂直力とする．

❸　第二大臼歯は，平衡ユニット(balancing)として，側方滑走運動時に接触を保つようにモンソンカーブにする．さらに，遠心部をもち上げて前後的な斜面にすれば，前方滑走運動時に接触を保ち，咬合均衡をまかなえる．

(7)　Vincent(1942)

❶　レジン臼歯の中に金属のインサートを埋め込む．

❷　self-adjusting 性能，すなわち，摩耗によって個人の顎運動に適合することを重視．

(8)　Payne(1941)

リンガライズドオクルージョン(lingualized occlusion, 舌側化咬合)…上顎舌側咬頭のみを下顎中心窩

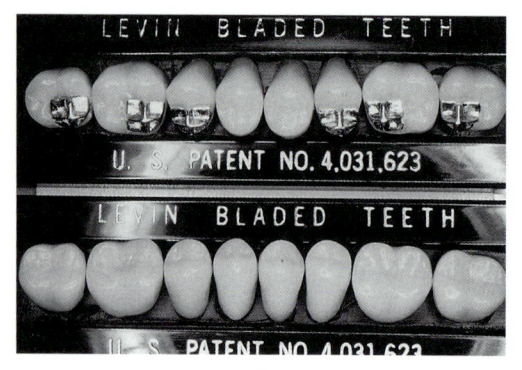

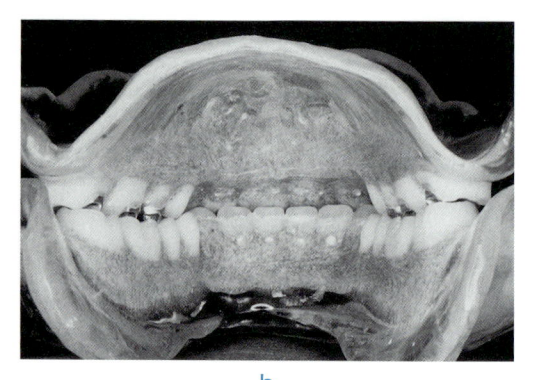

図 11-11 ◆ Levin の"Lingual Bladed Teeth"　上顎舌側咬頭にメタルのブレードを設けてある

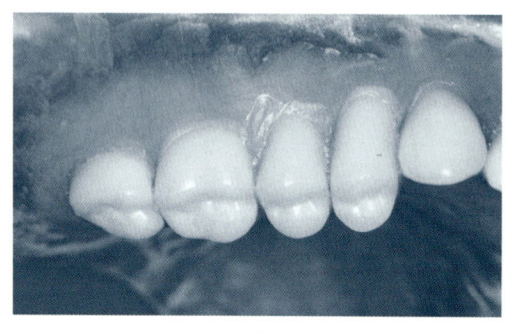

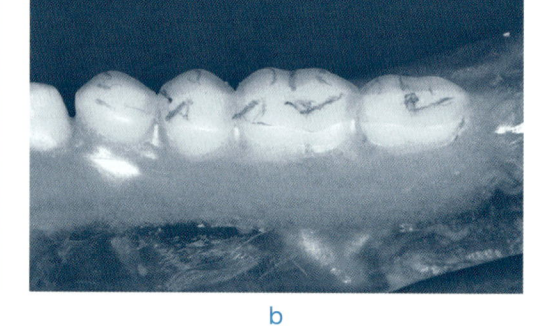

図 11-12 ◆ コンディロフォーム（Condyloform）臼歯　上顎舌側咬頭は小さい顆頭状で，関節窩状の下顎の咬合面窩に咬合する．"乳鉢—乳棒"，"カスプ-フォッサ"の咬合様式

に咬合させる（図 11-9）．

Pound（1966），Murrell（1974）も同様の咬合様式．

(9)　Sosin（1961）："Cross Blades"（図 11-10）

上顎の第二小臼歯と第一・第二大臼歯をクリート形のメタルとして，下顎の咬合面上のワックスの中に"嚙み込ませて"，運動経路を形成する．これを金属で鋳造し，下顎義歯の咬合面に付着する．こうして機能的に形成された咬合面型（functionally generated occlusal form），すなわち，F.G.P. テクニックによって患者の実際の下顎運動に調和した咬合均衡が得られる．

(10)　Levin（1977）：

"Lingual Bladed Teeth"（図 11-11）

Sosin の Cross Blade を上顎舌側咬頭だけに縮小した．

(11)　コンディロフォーム　Condyloform：

A. Gerber（図 11-12，図 12-17，29 参照）

上顎舌側咬頭は小さい顆頭をイメージしたかたちで，関節窩状の下顎の咬合面窩に咬合する．"乳鉢—乳棒"，"カスプ-フォッサ"の咬合様式．

3　非解剖学的人工歯

(1)　Hall（1929）："Inverted Cusp Tooth"

❶　無咬頭歯の最初のもの．水平面方向で完全に自由な滑走運動をさせる．

❷　咬合面の咬頭に相当する場所に，コーン形のくぼみを設けた．

❸　遁路がなかったため，食物が詰まって剪断効果が失われた．

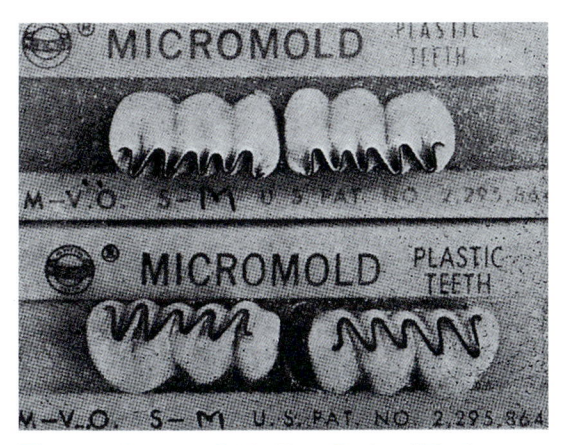

図 11-13 ◆ Hardy の Vitallium Occlusal Teeth（山縣訳，1981）

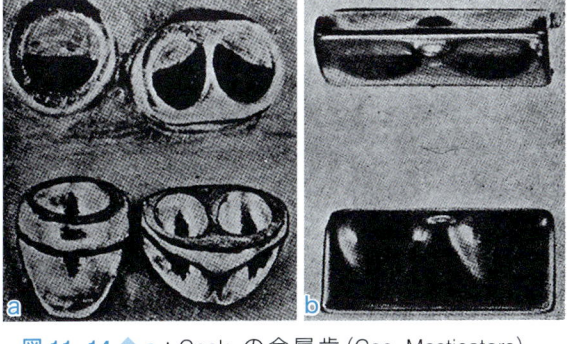

図 11-14 ◆ a：Cook の金属歯（Coe Masticators）
b：コバルト-クロム合金製の"Cutter Bars" 上が咬合面観，下は頬側面観（山縣訳，1981）

(2) Hardy(1946)：
"VO"(Vitallium Occusal)（図 11-13）
❶ 臼歯のレジンブロックの咬合面上に，バイタリウムのリボンをジグザグに埋め込む．
❷ バランシングランプ（balancing ramp）により咬合均衡接触させる（図 11-19）．

(3) Myerson(1951)
❶ "Shear-Cusp"…近代的アクリリックレジン歯の最初のもの．
❷ Sears-Myerson は，陶材とアクリリックレジンの組み合わせの咬合様式．
❸ 互いの摩擦が減少し，床の水平運動がより少なくなると主張．

(4) Cook(1952)："Coe Masticator"（図 11-14-a）
メタルの鋳造物で咬合面から頬側に通じる穴がある．

(5) Bader(1967)："Cutter-bar"（図 11-14-b）
メタルの鋳造物，Sears のチャンネル様式と同じ．

(6) DeVan(1954)："neutrocentric concepts"
❶ 平らな咬合面を床下組織に対してまったく傾斜しないように配置する．モノプレーンオクルージョン．
❷ 咬合均衡は不必要という考え．
❸ 下顎大臼歯部後方のスロープ上に人工歯を排列しない．

C 各咬合面形態の特長

解剖学的臼歯は，咀嚼能率はよいが，水平圧は大きい．非解剖学的臼歯は，水平力は小さい．咀嚼能率も，鋭い隆線や遁路を設けることによって改良できるが，それでも垂直力はより大きい．
つまり，それぞれに一長一短があって，すべてのタイプの顎堤に対して義歯支持組織の健康を保つために適する咬合面形態はない．したがって，症例に応じて咬合面形態を選択する必要がある（図 11-15, 16）．

1 解剖学的人工歯形態の問題点

高い咬頭の人工歯では，もし咬合の均衡が保たれないと，水平分力のために床が不安定になり，支持組織に外傷や疼痛を生じる危険がある．したがって，咬頭傾斜を下顎運動と調和させることが重要であるが，これを調節性咬合器上では達成できたとしても，義歯を口腔内に装着し，床下組織に変化が起こると

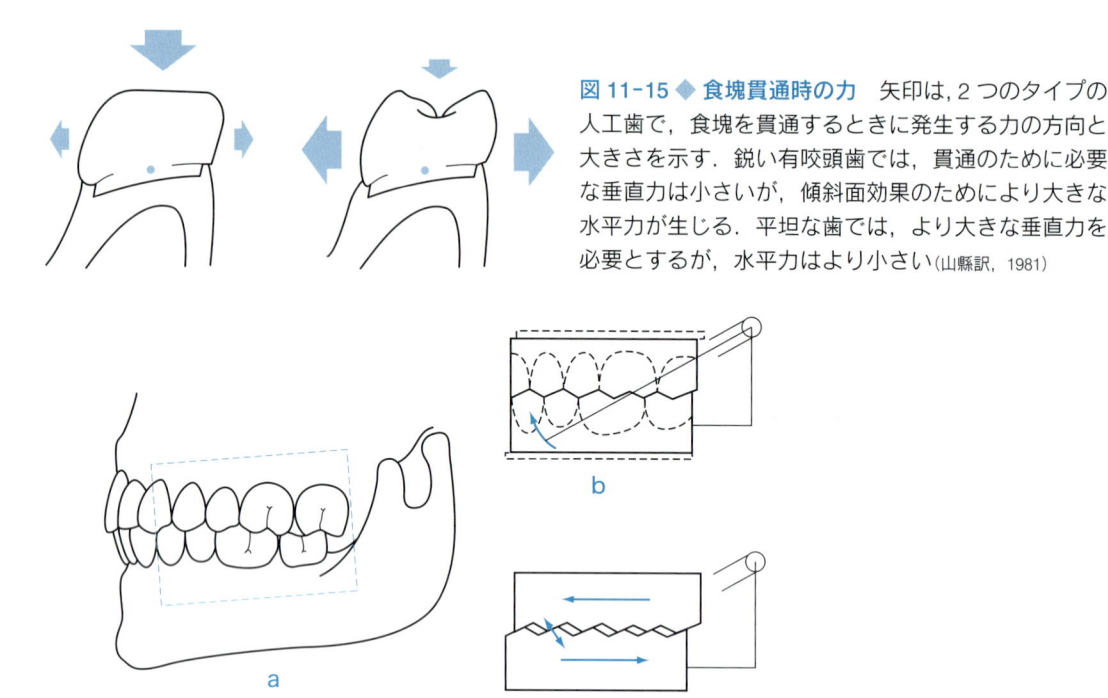

図 11-15 ◆ 食塊貫通時の力　矢印は，2 つのタイプの人工歯で，食塊を貫通するときに発生する力の方向と大きさを示す．鋭い有咬頭歯では，貫通のために必要な垂直力は小さいが，傾斜面効果のためにより大きな水平力が生じる．平坦な歯では，より大きな垂直力を必要とするが，水平力はより小さい(山縣訳，1981)

図 11-16 ◆ 床の沈下と推進作用　a：典型的な咬頭嵌合をもつ天然歯の咬合で，下顎が前方運動するときは，切歯指導と顆路傾斜によって，臼歯は離開し，ロックしなくなる　b：全部床義歯に解剖学的臼歯を使用した場合．上下の床が，それぞれの顎堤に点線で示したように沈下したとすると，咬合高径は低くなり，下顎は関節を中心として回転し，前上方に移動する　c：床の沈下後には，中心位での咬合接触，または中心咬合位はもはや安定していない．なぜなら，上下の対向関係がずれるため，下顎の咬頭の近心向きの斜面が上顎の人工歯の遠心向きの斜面に接触するからである．そのため，中心位で閉口しようとするたびに，上顎義歯床には前方への推進作用が，また，下顎義歯床には後方への推進作用が起こる(山縣訳，1981)

上下咬頭の対向関係はずれてしまう．

❶　上下顎の咬頭が近遠心的にインターロッキングしていると，床が沈下(settling)したときに咬合高径が低くなり，下顎は前上方に変位するので水平力が生じる．

❷　床の沈下が起きてしまうと，調和していた咬合均衡も失われてしまう．しかも，床の沈下は必ず起こる(図 11-41 参照)．

したがって，調整されていない急な咬頭歯を全部床義歯に用いるのは危険である．とくに，咬頭傾斜が下顎運動と調和していないと外傷性咬合が起こる．これをさけるためには，正確な下顎運動記録によって調整された調節性咬合器が必要である．しかし，可動性の軟組織である無歯顎顎堤上で正確な下顎運動記録を得ることは非常に困難である．

したがって，解剖学的人工歯は，口腔内の条件に応じて，何らかの修正が必要である(図 11-16)．

2　非解剖学的人工歯形態の問題点

上下人工歯がお互いにロックしないので，顎間関係が不正の場合に臼歯排列が容易である．すなわち，人工歯の排列位置の許容度が大きく，中心咬合位は点というよりは，むしろ範囲になる(図 11-17)．咬頭をなくすることによって，歯が接触したとき咬頭傾斜による水平分力が生じないのが利点である．しかし一方で他の問題が起こる(図 11-18)．

❶　非解剖学的(平坦な)人工歯は二次元的に咬合

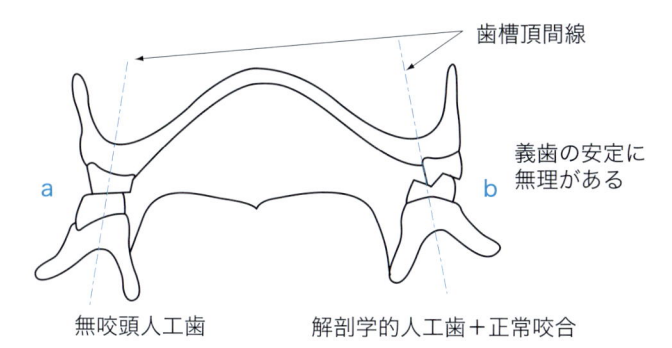

図11-17 ◆ a：無咬頭人工歯を利用すると，上下の臼歯それぞれを上下顎歯槽頂上に排列することができる　b：下顎の解剖学的形態の人工歯を顎堤上に正しく排列し，これに対して上顎人工臼歯を正常咬合関係に排列すると，上顎顎堤より頬側に排列され，上顎義歯の転覆，脱離が起こる(Sharry, 1974)

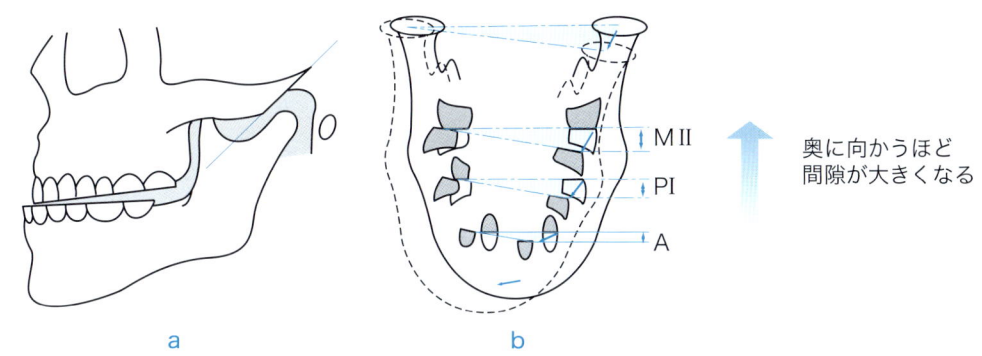

図11-18 ◆ 側方Christensen現象　下顎が側方運動すると，咬合平面に対して顆路が傾斜しているため，平衡側の臼歯部に後方に開く隙間が生じる　a：平衡側に生じる矢状Christensen現象　b：前頭面観では平衡側の後方歯(MⅡ)ほど隙間が大きい

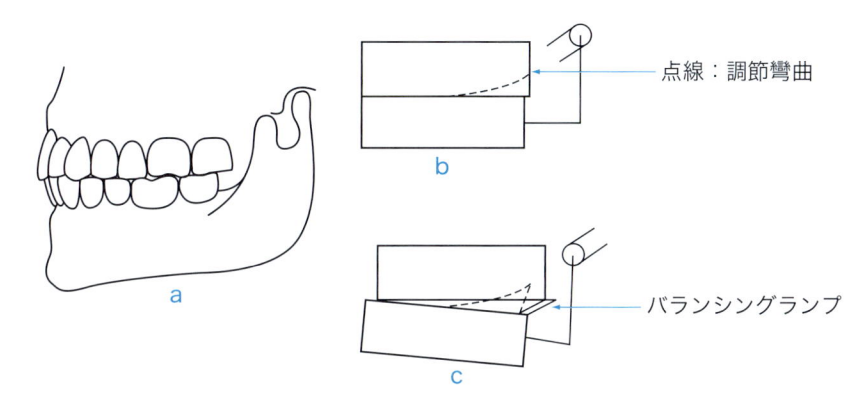

図11-19 ◆ a：非解剖学的(平らな単一平面，0度)人工歯を平らな咬合面に排列した模式図　b：中心咬合位と中心位が一致している平面の咬合様式の模式図．点線は，顆路傾斜の影響を補償できるような咬合様式にするために，調節彎曲を設定した場合を表している　c：実線の平らな咬合面での前方位では，Christensen現象により前方位咬合均衡の欠如が起こる．調節彎曲，あるいはバランシングランプを付与し，また，できるだけ平らな切歯指導路を用いることによって，非解剖学的人工歯でも咬合均衡を保つことは可能である(山縣訳, 1981)

するが，下顎は三次元的な運動をする(図11-18)．

❷ 平坦な咬合面では，Christensen現象のため両側性および前方咬合位での咬合均衡を与えることは不可能である．もしも，咬合均衡を得るために傾斜面(バランシングランプ，調節彎曲)を設けて非解剖学的人工歯を排列すると，解剖学的人工歯の場合と同様に下顎運動に対する配慮が必要になる(図11-19)．

❸ 剪断力が劣る．
❹ 平らな人工歯は咬合面に豊富なカッティングリッジや遁路を設けないと，咀嚼能率はよくない．
❺ 審美的に不自然にみえて患者に嫌われる．咬頭傾斜によるガイドがないため，側方滑走運動で下顎義歯は水平に移動するので，切歯指導路を平坦に設定して，咀嚼サイクル中に上下顎犬歯を接触させないことが必要になる．もし下顎運動中に犬歯が早期接触すると，義歯床には強い離脱力が働く．したがって，審美的理由で前歯に垂直被蓋（オーバーバイト overbite）を与える場合には，それを補償するような大きな水平被蓋（オーバージェット overjet）を設けなければならない．

D 全部床義歯咬合の均衡

全部床義歯における平衡咬合（balanced occlusion）とは，中心位または中心咬合位の位置において，上下顎臼歯部人工歯が安定して左右同時的に接触することと，この位置から下顎の機能的範囲内の偏心位まで，両側とも連続的で滑らかに滑走することと定義する（両側性平衡咬合 bilateral balanced occlusion）．

なお，側方滑走運動時および前方滑走運動時に，作業側の頬・舌側咬頭どうしだけではなく前歯部も含め，平衡側も円滑に接触滑走する咬合様式をフルバランスドオクルージョン（full balanced occlusion 全面均衡咬合）という．

このような上下顎人工歯が接触した状態での安定を咬合均衡（occlusal balance）とよぶ．この場合は，強い咬合圧は加わらない．

この他に，歯列の1部に食片が介在し，上下顎人工歯が接触しない状態での安定をテコ均衡（lever balance）とよぶ．これは，顎堤と人工歯咬合面の位置関係や傾斜などにかかわる力学的な観点（要素）である．この場合は，強い咬合圧が加わる．

義歯の安定を図るためには，咬合均衡とテコ均衡の両方の観点から考えなければならない．

なお，全部床義歯に与えるような平衡咬合は，義歯独特で人為的なものであり，天然歯では起こらない．また，必要もない．むしろ，天然歯で両側性平衡咬合あるいはフルバランスドオクルージョンが起こったとすると，それは平衡側（非作業側）における早期接触あるいは前方滑走運動時の臼歯部の早期接触であり，病的であると考えられる．

1 均衡または平衡のタイプ

物体に対して力が作用したとき，運動が起こらないような状態を均衡（balance），または平衡状態（equilibrium）であるという．このことは，人工歯や義歯床に作用する力と床下組織に対する義歯の動きとの関係にも当てはまる．

究極の目標は，力が加わったときにも床が安定することである．支持床下組織が変形しやすい性質であるため，完全に安定させることは不可能である．しかし，人工歯の対向関係や顎堤に対する位置関係などの物理的な要素をコントロールすれば安定に有利になる．

均衡に関する物理的法則は，次の原理によって表現できる．

❶ 顎堤が大きく，広く，しかも顎堤に対して咬合面がより接近すればするほど，テコ均衡は大きくなる．
❷ 逆に顎堤が，小さく，狭く，咬合面が顎堤から遠くなればなるほど，テコ均衡は不良になる．
❸ 顎堤が広く，咬合面が頬舌的に狭くなればなるほど，テコ均衡は大きくなる．
❹ 逆に，顎堤が狭く，咬合面が広くなればなるほど，テコ均衡は不良になる．
❺ 歯（咬合面）が歯槽頂に対して，より舌側（内側）に位置すればするほど，テコ均衡は大きくなる（図11-20-a）．

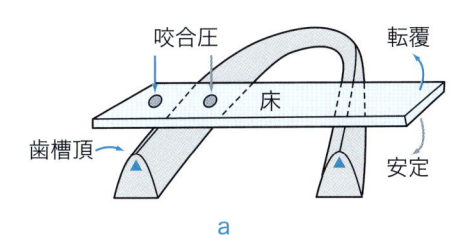

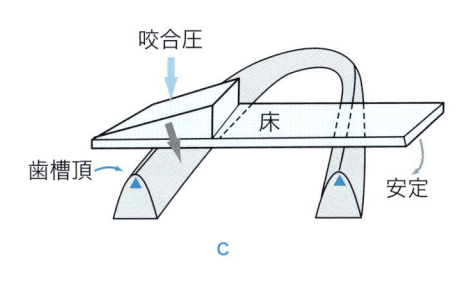

❻ 歯が頬側に位置すればするほど，テコ均衡は不良になる（図11-20-a）．

❼ 咬合力が床の前後，左右的な中央に集中すればするほど，床の安定性はよくなる．

均衡には，片側性（unilateral），両側性（bilateral），前方位性（protrusive）がある．

(1) 片側性テコ均衡

食塊が片側の咬合面間にはさまれて，反対側の咬合面間に間隙があるときに，床が支持組織（床下組織）上で平衡状態にある場合をいう．この平衡状態は，次のことで助長される．

❶ 機能している側（作業側）での力の合成方向が顎堤の直上，またはわずかに舌側に向かうように咬合面を配置する（図11-20-c）．

❷ 床面積をできるだけ広くする．

❸ 咬合面を顎堤にできるだけ近づける．ただし，周囲組織（舌，頬）と調和する範囲で行う．

❹ 実用的な範囲で，咬合面（オクルーザルテーブル）の頬舌的幅を狭くする．

(2) 片側性咬合均衡

作業側の歯の咬合面がグループとなって同時に咬合し，滑らかに接触滑走することをいう．
平衡側が接触しない状態での安定を図る．

(3) 両側性咬合均衡

中心咬合位および偏心咬合位において，作業側と

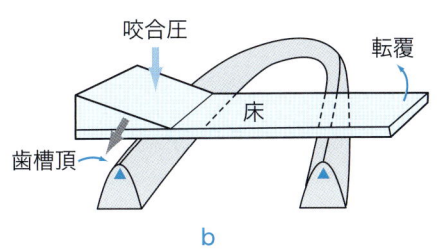

図11-20 ◆ 片側性テコ均衡 a：力（咬合圧）が支点（歯槽頂）よりも外側に加わると板（義歯）は転覆し，内側に加わると安定する（歯槽頂線の法則）．ただし，臼歯を歯槽頂より舌側に排列すると，舌房が狭くなるため，下顎義歯は舌圧により脱離しやすくなる．また，舌の機能運動も障害されやすい．
　力（咬合圧）が加わる面（咬合面）が，b：内側に傾斜していると板は転覆し，c：外側に傾斜していると安定する．
　なお，bの状態は，下顎ではモンソンカーブ，上顎ではアンチモンソンカーブに当てはまる．cの状態は，下顎ではアンチモンソンカーブ，上顎ではモンソンカーブに当てはまる

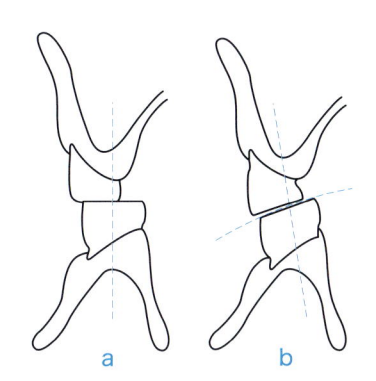

図11-21 ◆ アンチモンソンカーブと義歯の安定 a：点線は水平に排列された非解剖学的人工歯に加わる力の方向を表す．力は，上下顎とも顎堤に対して垂直に向かう　b：点線は下顎人工歯を頬側傾斜させて，アンチモンソンカーブに排列した場合に下顎義歯に対して舌側に向かう力の方向を表す．力は，下顎の顎堤に対しては舌側に向かい，テコ作用による安定に有利である．しかし，上顎義歯に対しては頬側に向かい，回転，転覆させる作用になる．この図のように上顎顎堤が下顎より頬側にある症例（ClassⅡ：図12-27参照）では許容されるが，正常咬合（ClassⅠ：図12-27参照）でも上顎顎堤は下顎より舌側にあるので上顎の負担が大きい．また，咬合均衡も得られない．とくに，モンソンカーブに排列した義歯が咬耗によってアンチモンソンカーブになった場合は，為害作用が大きい（図11-42参照）．

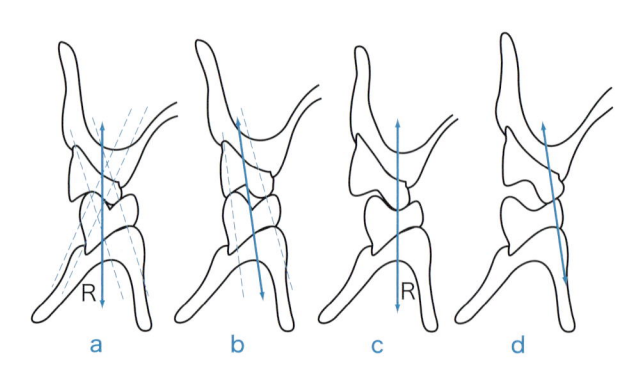

図 11-22 ◆ a：中心咬合位で緊密に嵌合するように排列した解剖学的人工歯の典型的な咬合接触関係．歯の接触に伴う合力を線 R で表してあるが，この場合は上下顎顎堤に向かっている．顎堤に対する歯の位置は，咬合力が義歯の安定に及ぼす影響を規制する際に重要な要素である　b：a の解剖学的人工歯が側方滑走運動したときの作業側での合力の方向　c：解剖学的人工歯の下顎の頰舌的咬頭傾斜を減らし，上顎の舌側咬頭を下顎中央窩に排列し，上顎頰側咬頭は挙上して接触させないように修正したときの合力の方向．こうすると，顎堤に対する歯の位置を変えることなしに，合力をより舌側に向けられる．すなわち，舌側化(lingualizes)させるような"うすときね"(乳鉢-乳棒)タイプの接触が得られる　d：c のように修正した解剖学的人工歯の作業側では，合力が歯槽頂の舌側に向かい，下顎義歯にテコ作用による安定を増す (山縣訳, 1981)

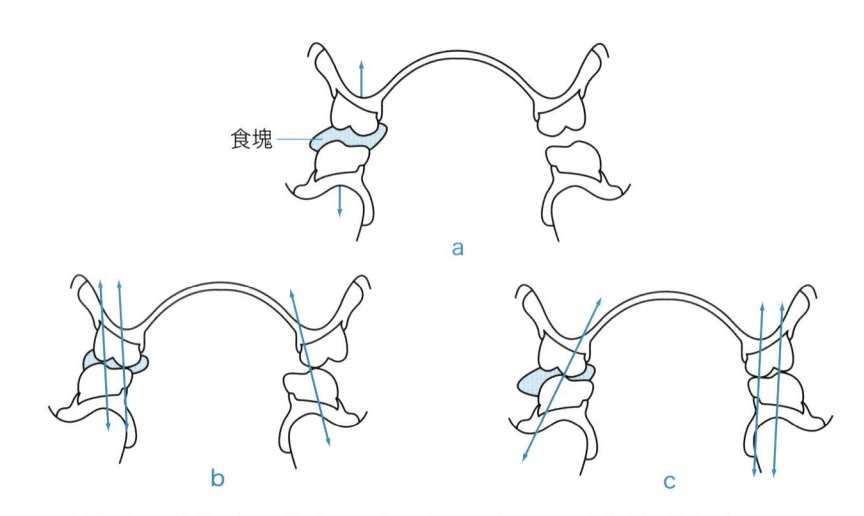

図 11-23 ◆ 咀嚼中の均衡の発現様式　a：第 3 相の運動では，作業側の片側性均衡　b：第 4 相の運動では，両側性均衡．右は作業面，左は平衡面　c：第 5 相の運動では，両側性均衡．咬頭嵌合位をオーバーランするので右の平衡面が作業面となる

平衡側が同時接触することによって，義歯全体が平衡状態になる場合をいう．

このような平衡状態を得るためには，最小限 3 つの接触点が必要である．さらに，接触点が多く，面が広くなればなるほど，平衡状態はより確実になる．

このタイプの均衡は，顆路傾斜，切歯指導路と咬合平面および歯軸の傾斜，咬頭傾斜，調節彎曲の相互がバランスしたときに得られる．

(4) 前方位咬合均衡

下顎が中心位から前方に移動するとき，両側臼歯部と前歯部で咬合接触がスムーズに同時的に起こることをいう．

それには最小限 3 か所の接触，すなわち左右臼歯部に 1 か所ずつと，前歯部に 1 か所必要である．両

側性咬合均衡とはわずかに異なっているが，それと同じ要素の相互作用が関係する．

(5) 全部床義歯の均衡

以上のような全部床義歯咬合の均衡の概念は，次のような見地から考える．

❶ 顎堤の形態と大きさに対する人工歯の大きさと位置．

❷ 義歯床による被覆範囲の広さ．

❸ 最後退位と，ある範囲内で安定して接触する咬合均衡(long centric)．

❹ 下顎の機能的，異常機能的な限界運動の位置で，同時的に咬合接触することによる偏心位咬合均衡(図 11-22)．

❺ 中心咬合位と，その他の側方および前方への機能的，異常機能的滑走運動とのあいだの，すべての中間位置での咬合均衡．これは，日常の下顎運動でのスムーズで連続的な咬合接触を見越しているので，最も重要なものである(図 11-23)．

均衡を得るための概念は，以上のように咬合均衡とテコ均衡に分けられるが，どちらか一方だけを与えることも可能である．たとえば，テコ均衡を保つように，人工歯を顎堤に対して都合のよい位置関係に排列し，咀嚼中に歯が接触するまでのあいだに義歯を安定させることができる．しかし，歯が接触したのちに均衡を保つために最も有力なのは，咬合均衡である．また，歯が互いに接触している状態での非機能的な下顎運動(歯ぎしりなど)中に，義歯を安定させるような完璧な咬合均衡を与えることも可能である．しかし，もし人工歯の歯列弓や咬合平面が顎堤に対して適切な位置でないと，上下の咬合面が離れた状態で咀嚼力が加わった場合には不安定になってしまう．

つまり，均衡についての両方の局面，すなわち，人工歯の排列位置によるもの(テコ均衡)と，咬合面の接触によるもの(咬合均衡)が，義歯床の安定のために互いに補い合うことが重要である．

2 両側性平衡咬合，フルバランスドオクルージョンの利点

"食塊が入ると，均衡は去る"という表現で，両側性平衡咬合の必要性に疑問をもたれるかもしれない．咀嚼時には，咬合均衡は働かないからである．つまり，咀嚼中にすら上下の歯はときどきしか接触しない．しかし，接触位置が片寄っていて両側性でないならば，義歯床は床下組織に均等に着座しないので不安定になる．咀嚼サイクルの終末で両側性平衡接触すれば，安定した位置に義歯が着座する助けになる．また，食塊が介在したときにも，テコ均衡が併用されていれば安定する．

この他，両側性平衡咬合は，唾液の嚥下，義歯を顎堤に落ち着かせるための閉口，ストレス時の歯ぎしりなどの活動時にはさらに重要である．

両側性平衡咬合が与えられていない義歯では，患者に滑走運動を行わせると，床は床下組織の上で動揺し，移転，転覆，傾斜するのがわかる．そして，開口すると義歯はゆるみ，容易に離脱してしまう．このような床の動揺で，床下組織は酷使され，疼痛や炎症を起こし，骨吸収を促進する．

両側性平衡が保たれていれば，歯ぎしり様の活動時にも義歯は安定していて，患者が滑走運動後に開口しても床は維持されていて離脱しない．

3 咬合均衡に影響を及ぼす要素

偏心位咬合均衡には，次の5つの要素が関係する(図 11-24-a)

(1) 顆頭指導路　condylar guidance
(図 11-24-b)

顆路は厳密な単一の経路ではなく，ある範囲では，咬合面形態に順応できるとされている．つまり，与えられた歯列に応じて動く．しかし，患者の適応範囲にどれだけの許容度があるのかはわからない．したがって，咬合器の顆路をどこまで精密に患者の顆路にマッチさせるべきかは不明である．

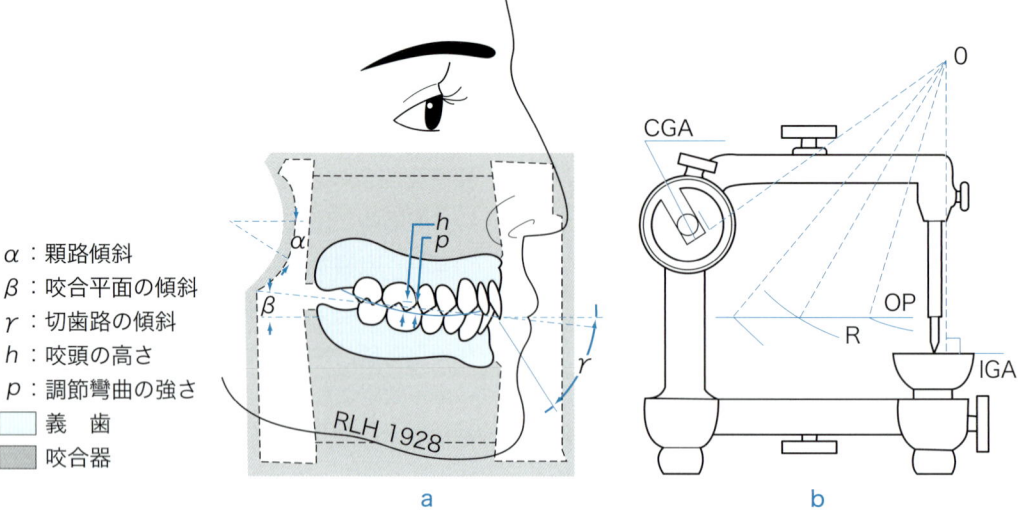

α：顆路傾斜
β：咬合平面の傾斜
γ：切歯路の傾斜
h：咬頭の高さ
p：調節彎曲の強さ
■ 義　歯
■ 咬合器

図 11-24 ◆ a：生体と咬合器上での咬合均衡の 5 つの要素の関係(Hanau, 1922)　b：顆路傾斜を測定して咬合器にセットし，切歯指導路，すなわち切歯指導板の傾斜を設定すると，それぞれの指導平面からの垂線は 0 点で交わる．この点が下顎運動の回転中心になる．したがって，咬合均衡を設立するための咬合面または咬頭傾斜の方向の円弧(R)の中心である．切歯指導路と顆路傾斜が平行な場合は，平行移動するので交点はなく，咬合均衡を得るためには，咬頭傾斜をそれぞれに対して平行にする．もし，切歯指導路が顆路傾斜よりも急なら，垂線の交点は咬合面よりも下方となる．

図の場合，咬合平面(OP)上での各前後位置での運動方向を考えると，顆路(CGA)と切歯指導路(IGA)の中央では両者の平均の角度，これより前方では切歯指導路の角度に近く(緩い)，後方部では顆路傾斜に近く(急に)なる

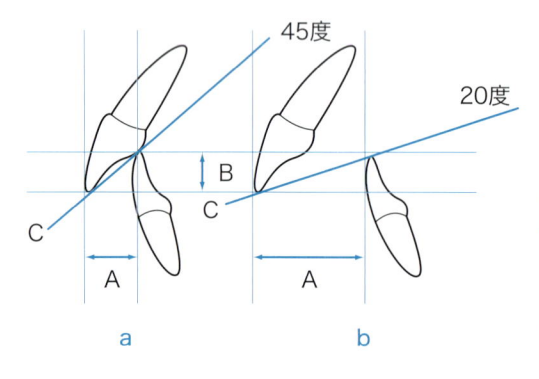

A：水平被蓋
B：垂直被蓋
C：切歯路傾斜角

図 11-25 ◆ **前歯の被蓋と切歯路傾斜角との関係**
a：切歯路傾斜角が急だと，前方運動時に矢状Christensen現象が起こりやすく，臼歯部の咬合均衡を保つことが困難で，義歯床の離脱，転覆を起こしやすい　b：切歯路傾斜角を緩くするには，水平被蓋を大きくし，中心咬合位で前歯は接触させない

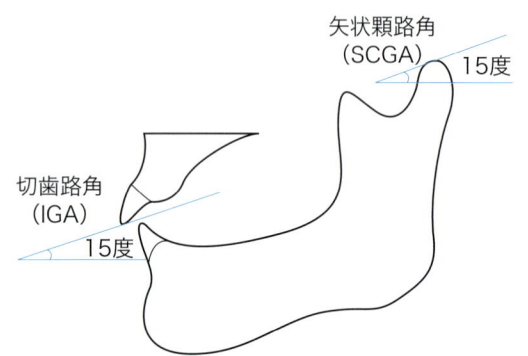

図 11-26 ◆ 矢状顆路角(SCGA)を 15 度，切歯路角(IGA)を 15 度とした場合，前方運動時の臼歯の咬合均衡を保つためにはどうするか？　(Watt et al., 1976)

第 11 章 ◆ 全部床義歯の咬合

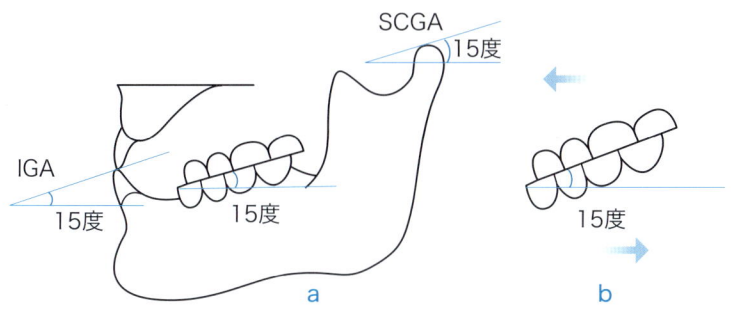

図 11-27 ◆ 平坦な咬合面と咬合平面を用いる場合 a：咬合平面を顆路および切歯路と平行（15 度）にすれば接触滑走する．ただし，咬合平面の位置や傾斜は周囲組織との調和が重要であり，とくに，舌背と一致していなければならないため，この方法で均衡を保つには限度がある (Watt et al., 1976) b：また，咬合したときに矢印に示すような力（推進力）が発生する

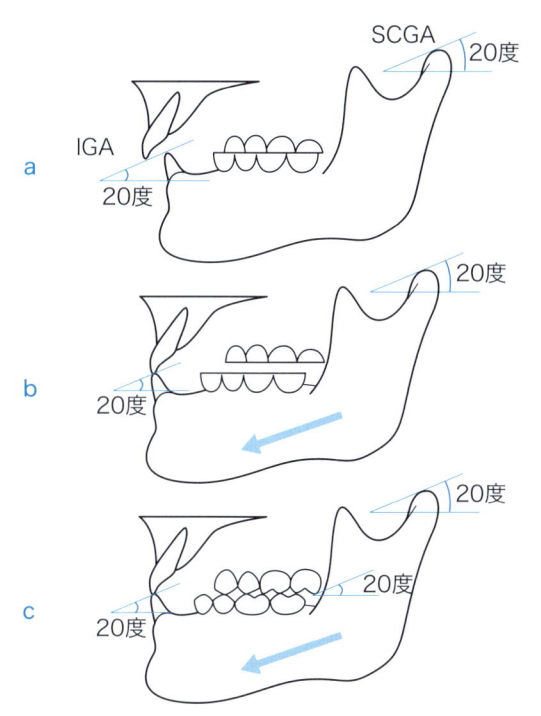

図 11-28 a：顆路傾斜が 20 度，切歯路角 20 度の場合に，0 度臼歯を平らな咬合平面に排列すると b：前方運動時には，Christensen 現象により臼歯は離開する c：20 度の咬頭傾斜の臼歯を平らな咬合平面に排列すると，平行移動により接触滑走ができ，咬合均衡が保てる (Watt et al., 1976)

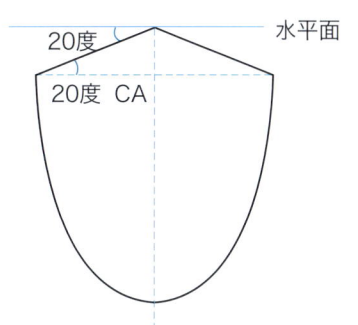

図 11-29 ◆ 臼歯の咬頭傾斜（CA） 水平面に対して歯軸を垂直にしたとき，咬頭の傾斜が水平面となす角度で表す

大きくしなければならない．しかし，斜面の増加は義歯床の安定とテコ均衡には有害である．したがって，切歯指導路は，審美性と発音機能の面で許されるだけ緩くすべきである．前歯の垂直被蓋（vertical overlap，オーバーバイト overbite）が必要なときには，それを補償するような水平被蓋（horizontal overlap，オーバージェット overjet）を設け，急な切歯指導路（前歯の妨害）で臼歯の咬合均衡を損なわないようにする．

(3) 咬合平面　occlusal plane, plane of occlusion （図 11-26，27）

義歯の咬合平面は，前方部では下顎の犬歯の高さで決まるが，それは口角とほぼ一致している．後方部では，レトロモラーパッドの高さによって決まる．また，鼻聴道線（カンペル平面）とも関連づけられているので，その角度は大幅に変更することはできな

(2) 切歯指導路　incisal guidance（図 11-25）

中心咬合位で閉口したとき，上下顎の切歯の切端を矢状面内で結ぶ仮想線が咬合平面となす角度で表す．これが急勾配であると，咬合均衡を保つためには咬頭傾斜，咬合平面の前下りの角度，調節彎曲を

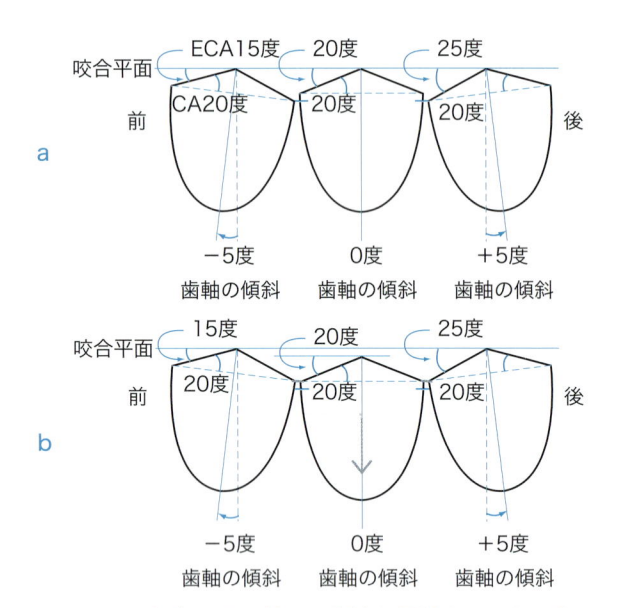

図 11-30 ◆ 水平面に対して歯軸を傾斜させると，実効咬頭傾斜（ECA）は変化する　a：たとえば，人工歯の咬頭傾斜（CA）が 20 度でも，歯軸を前方に 5 度傾斜させると，前方滑走運動で働く斜面（上顎では後方向き，下顎では前方向き）の傾斜（ECA）は 25 度になる．逆に，歯軸を後方に 5 度傾斜させると，前方滑走運動で働く斜面の傾斜は 15 度になる．ただし，辺縁隆線部で隣在歯との段差ができ，対合歯の排列に支障がある　b：中央の歯を下げ，隣在歯と辺縁隆線をそろえると段差がなくなる．こうすると，咬頭頂を連ねる線は下方に彎曲する．これが調節彎曲である．歯軸の傾斜（実効咬頭傾斜）を大きくするほど段差が大きく，調節彎曲は強くなる

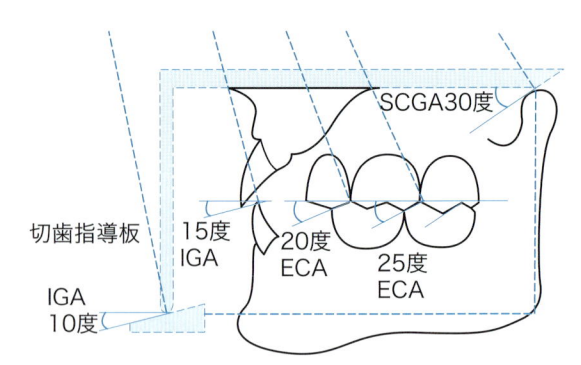

図 11-31 ◆ 顆路傾斜 30 度で切歯指導路を 10 度に設定した場合，前方滑走運動時に臼歯の接触を保つにはどうするか　顆路と切歯指導板に対する垂線（点線）の延長線の交点が下顎の回転中心になる．下顎歯列は，この回転中心と咬合平面上の各点を結ぶ線（点線）と直角の方向に移動する．したがって，顆路と切歯路の中央部（第一大臼歯）では，顆路と切歯路角の平均，すなわち 20 度の咬頭傾斜にすればよい．ただし，前方になるほど緩く（15 度），逆に後方になるほど急な傾斜（25 度）にする必要がある（山縣，1962）

い．しかし，機能に障害がない範囲であれば，咬合均衡を得るようにわずかに変更してもよい．

(4) 咬頭歯の咬頭傾斜あるいは無咬頭歯の咬合面の傾斜（図 11-28，29）

咬合均衡にするには，咬頭傾斜は顆路または切歯路が急なほど急にする．また，調節彎曲または咬合平面の傾斜を急にすれば緩くできる．

咬合均衡の決定要素として重要であるが，幾何学的な下顎の前方運動時の接触滑走という観点だけにこだわると，他の問題が起こる．すなわち，近遠心的に互いに嵌合するような咬頭斜面は，上下顎義歯を一定位置に固定（咬合をロック）してしまうので，床の沈下による下顎の位置の変化に対応して対合関係が順応するゆとりがない．つまり，咬合面の対向関係が固定されていると，上下顎の顎堤の相対的な位置が変化したときに咬合面どうしの位置は変わらず，顎堤と床の位置関係のほうがずれてしまう．これを防ぐためには，解剖学的タイプの人工歯では，近遠心的な咬頭の高さをなくすことも提唱されている．そのように修正した人工歯では，頬舌的な斜面だけを咬合均衡の決定要素として考慮することになる（図 11-37）．

(5) 調節彎曲　compensating curve 　（図 11-30〜37）

咬合均衡を設立する際の重要な要素の 1 つである．後方部で顆路によって誘導される下顎運動方向と調和するカーブになるように，臼歯の歯軸の傾斜と咬合平面に対する垂直的な位置を調節することによって決定される（図 11-30〜33，37）．

その考え方を，まず前方滑走運動について図 11-30〜33 に示した．重要なのは側方滑走運動であるが，図 11-34 に示すように前方滑走運動時の矢状切歯路を作業側滑走面，臼歯の咬頭傾斜を平衡側滑走面に置き換えると相互関係を理解しやすい（図 11-35〜37）．

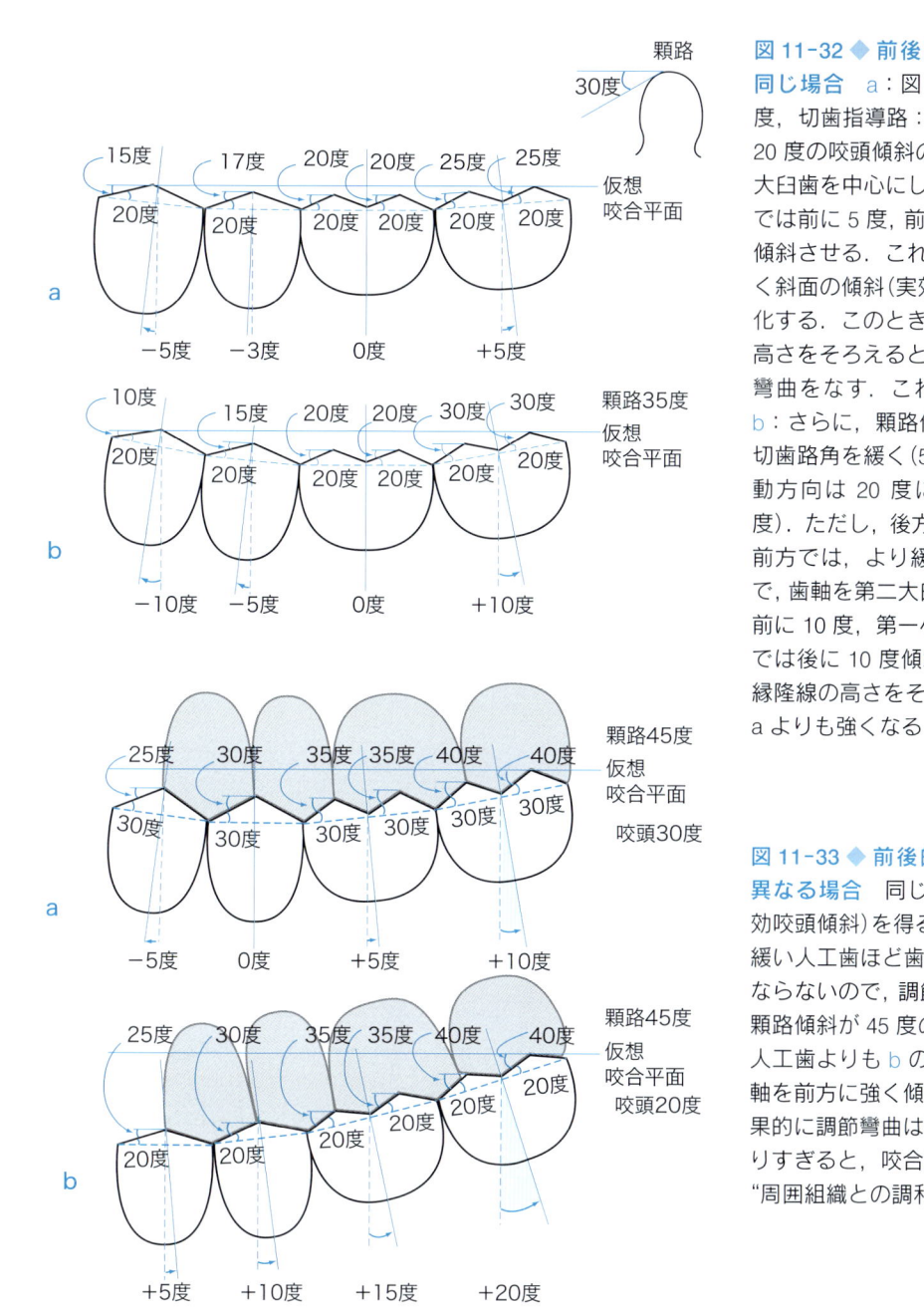

図11-32 ◆ 前後的調節彎曲(1)：咬頭傾斜が同じ場合 a：図11-31の条件（顆路傾斜：30度，切歯指導路：10度）のとき，全部が同じく20度の咬頭傾斜の臼歯を用いた場合にも，第一大臼歯を中心にして，歯軸を後方の第二大臼歯では前に5度，前方の第一小臼歯では後に5度傾斜させる．これによって，前方滑走運動で働く斜面の傾斜（実効咬頭傾斜）は，部位により変化する．このとき，隣在歯どうしの辺縁隆線の高さをそろえると，咬頭を連ねる線は下向きの彎曲をなす．これが前後的調節彎曲である
b：さらに，顆路傾斜が急（35度）な場合でも，切歯路角を緩く（5度）すれば，第一大臼歯の運動方向は20度になる（[35度＋5度]/2＝20度）．ただし，後方では，より急な傾斜（30度），前方では，より緩く（10度）する必要があるので，歯軸を第二大臼歯（実効咬頭傾斜：30度）は前に10度，第一小臼歯（実効咬頭傾斜：10度）では後に10度傾斜させる．隣在歯どうしの辺縁隆線の高さをそろえると，前後的調節彎曲がaよりも強くなる

図11-33 ◆ 前後的調節彎曲(2)：咬頭傾斜が異なる場合 同じ角度の前方滑走運動斜面（実効咬頭傾斜）を得るためには，本来の咬頭傾斜が緩い人工歯ほど歯軸を大きく傾斜させなくてはならないので，調節彎曲は強くなる．たとえば，顆路傾斜が45度の場合，aの咬頭傾斜30度の人工歯よりもbの20度の人工歯のほうが，歯軸を前方に強く傾けなければならないので，結果的に調節彎曲は強くなる．調節彎曲が強くなりすぎると，咬合面が舌背より低くなるなど，"周囲組織との調和"に支障が起こる．

咬合均衡を保つためには，顆路が急だと，急な調節彎曲が必要になる．もし同じ顆路傾斜に対して調節彎曲を緩くすると，相対的に切歯指導路が急になって，前歯が妨害して大臼歯が均衡接触しなくなる．

(6) 平衡に関する5つの要素の相互関係

以上のような平衡に関する5つの要素は，すべて相互に作用する．各要素がはたす役割を明確に理解するためには，左右の顆頭と前歯人工歯（切歯路）を土台とする三脚として下顎をイメージしてみるとよい（**図11-38**）．これらの土台の1つ，または2つの運動方向だけでは，残りのものの運動を完全に規制することはできない．顆頭指導路は患者ごとに固定されるが，切歯指導路はある範囲内では変更することができる．しかし，いったん前歯の垂直および水平被蓋を決定すると（切歯指導路），咬合平面，咬頭傾斜，調節彎曲は，三脚の3つの指導成分（左右顆

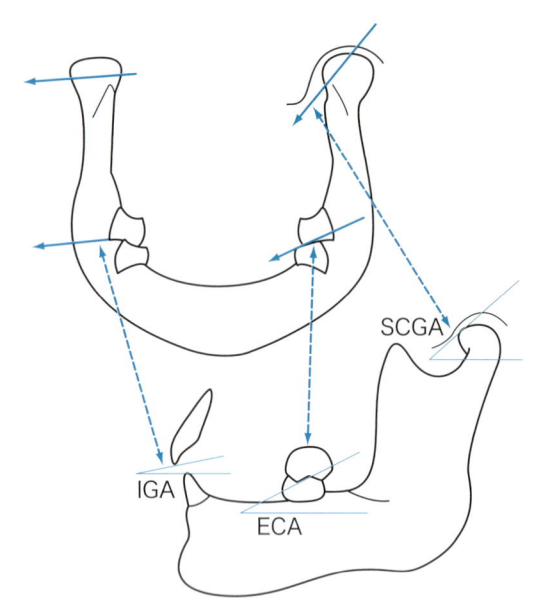

図 11-34 ◆ 側方運動時の両側性平衡を保つためには
作業側と平衡側の顆頭の運動方向に調和した咬頭傾斜を与えなければならない．これはちょうど，前方滑走運動時の矢状顆路角と矢状切歯路と咬頭傾斜の相互関係と同様である．平衡側顆路傾斜が急なほど，臼歯の平衡側で滑走する斜面（平衡咬合小面）を急にしなければならない．そのためには，同じ咬頭傾斜の人工歯を用いるとすれば，歯軸を舌側向きに傾斜させる．こうすると，頬・舌側咬頭を連ねる線は下方に彎曲する．これが側方調節彎曲である

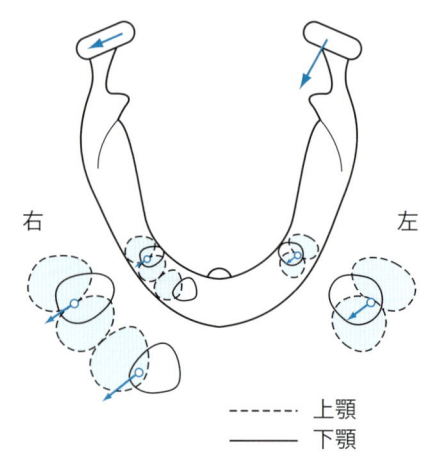

図 11-35 ◆ 側方運動時の上下顎の人工歯の相対的な運動 通常は，作業側では咬頭または隆線と溝が接触滑走する．平衡側では上顎舌側咬頭と下顎頬側咬頭の斜面が接触滑走する(Watt et al., 1976)

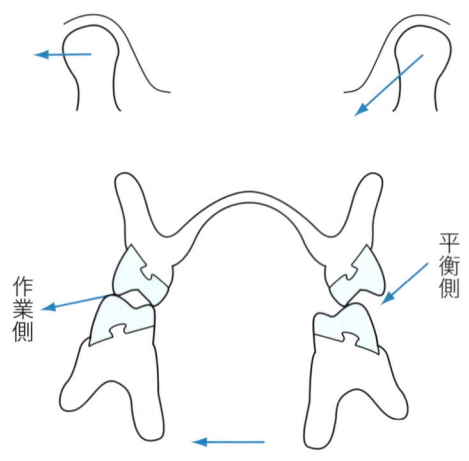

図 11-36 ◆ 側方運動時の両側性平衡咬合（前頭断面） 顆頭の運動方向は作業側では小さく，水平であるが，平衡側では大きく，前下内方に移動する．これに調和するように，臼歯も水平面に対して，平衡側では運動方向が急傾斜で，作業側では緩い．咬合均衡にするには，作業側では頬・舌側咬頭どうし，平衡側では上顎舌側と下顎頬側咬頭が接触を保つ

路と切歯路）と調和しなければならない．
　これら5つの要素の値の増加，または減少に伴う可能なすべての組み合わせの相互作用を詳細に列挙することは，混乱をきたすだけであろう（**図11-39**）．むしろ，この問題を実用的に理解するためには，次のように考えるとよい．すなわち，顆路は患者により固定されているので，術者は残り4つの要素だけしか規制することができない．規制できる4つの要素のうち，2つ（切歯指導路と咬合平面）は，審美的および生理学的要素がからむため，ほんのわずかしか変更できない．したがって，術者が操作できる要素は，調節彎曲と咬頭傾斜である．

（7）咬頭傾斜と調節彎曲の長所と短所
　咬合均衡を保つために咬頭傾斜と調節彎曲（**図11-33**）のどちらで補っても，作図上では接触滑走でき，同じ効果に思われる．しかし，実際に前方滑走運動するときを想像すると，凹凸が深く嵌合した状態（**図11-33-a**）よりも，彎曲は強いが凹凸が浅い状態（**図11-33-b**）のほうが移動時の抵抗は小さい．すなわち，滑走運動時の床の変位は少ない．

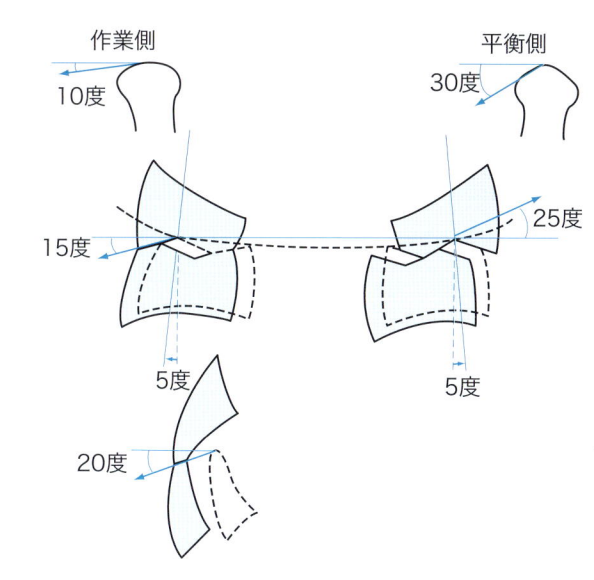

図11-37 ◆ 側方調節彎曲 側方運動時の平衡側顆路傾斜を30度，作業側顆路を10度，切歯指導路（犬歯）を20度とすると，臼歯では平衡側は25度，作業側では15度の運動方向になる．もし20度の咬頭傾斜（展開角）の臼歯を用いるとすれば，歯軸を舌側に5度傾斜させる．こうすると，水平面に対して平衡側斜面は25度，作業側斜面は15度の実効咬頭傾斜となり接触滑走ができる．このとき，頬・舌側咬頭を連ねる線は下方に彎曲する．これが側方調節彎曲である．この彎曲は，平衡側顆路傾斜が急なほど強くする必要がある

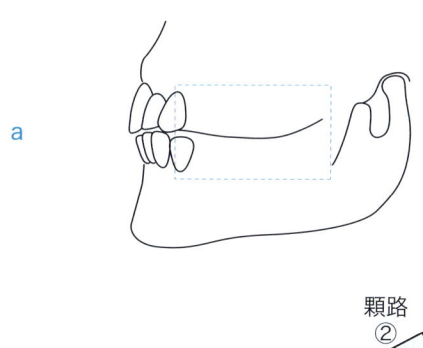

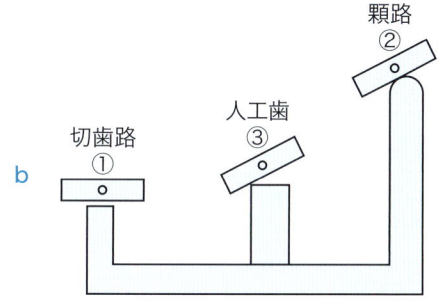

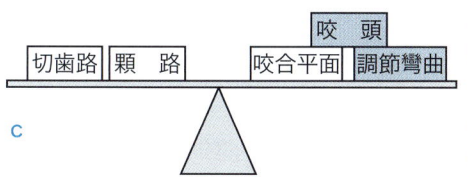

図11-38 ◆ 咬合均衡を得るためには a：咬合器に顆路傾斜をセットして，上下前歯を平らな切歯指導路になるように排列したならば，咬合均衡を設立するためには，臼歯だけについて考えればよい b：咬合均衡を与える場合の要素を単純化した模式図；下顎が前方運動するときに，その位置は切歯指導路と顆路によって規制される．この歯列の運動方向に調和するように，咬合平面，咬頭傾斜，調節彎曲を調節する c：咬合均衡のための5つの要素は，天秤の桿の上で互いに関係し合っていると考えると理解しやすい．たとえば，もし切歯指導路を，より急に（より重く）すれば，この桿のバランスはくずれてしまう．顆路傾斜は固定されているから；バランスを取り戻すためには，桿の反対側の要素，すなわち咬合平面，調節彎曲，あるいは咬頭傾斜を増加させる必要がある．もし咬合平面は一定として要素から除外してしまえば，このバランスの問題はさらに単純になり，咬頭傾斜と調節彎曲の関係だけを考えればよい (山縣訳, 1981)

図 11-39 ◆ Hanau(1922)による咬交の5つの要素
両側性平衡咬合を成立させるためには，5つの扇形のなかで中央の太い矢印の要素が増加した場合に，残りの4つの要素を矢印で示すように増減させなければならない

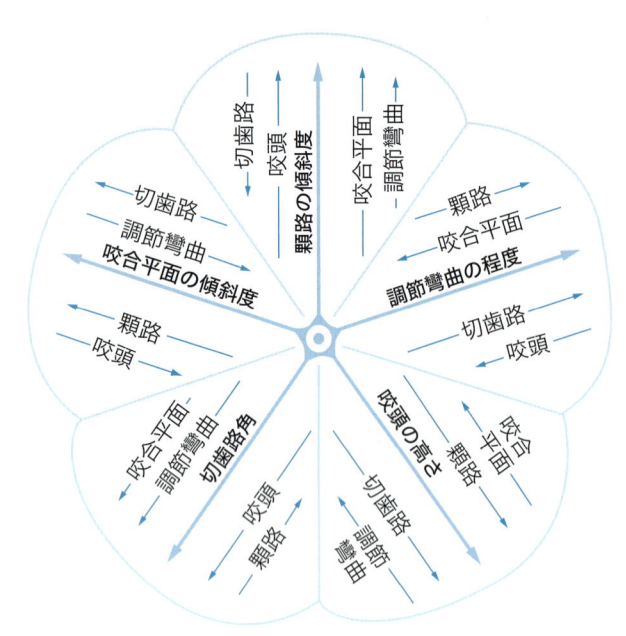

　また，下顎の前向きの面は，両者同じ角度であるが，後ろ向きの面は，図 11-33-b のほうが図 11-33-a よりも小さい．したがって，食物を介したときのテコ均衡の観点からは，調節彎曲のほうが有利である．

　このように，調節彎曲は力学的安定には有利である．しかし，調節彎曲が大きすぎると，舌・頬など周囲組織と調和しなくなる．そのため，"生理学的適合性"を損なう．そこで，まず，生理学的適合性に支障のない範囲の調節彎曲を設定し，不足であれば咬頭傾斜を急にするのが合理的である．

(8) 顎堤と咬合の条件

　義歯の維持力が，おもに吸着力によるものなので，顎堤の条件が良好であれば，これらのような咬合均衡を考えた各条件を付与できる．しかし，顎堤の条件が悪いときはかえって義歯の安定が失われてしまうことがあるので，顎堤の吸収の程度を配慮しながらこれらの咬合を考える(図 11-40 参照)．

E　全部床義歯の咬合様式

　急な咬頭は，より緩い咬頭や無咬頭のものよりも義歯床の水平移動が大きい．上下顎人工歯がしっかりロックされ，あるいは互いに嵌合していると，義歯の沈下による上下顎堤の位置関係の変化に対応することができない．全部床義歯で急な切歯路角度を設けると，均衡の問題はより複雑になる．なぜなら，急な切歯路に応じて咬合均衡にするためには，臼歯の咬頭傾斜，調節彎曲の増加，あるいは咬合平面の角度の増加が必要になるからである．咬合均衡を得ようとして，これらの要素のどれか1つを増加させると，テコ均衡による義歯床の安定を危うくする．

　もし発音や審美性のために前歯に大きな垂直被蓋が必要ならば，それを補償するように水平被蓋も大きくして，切歯路角度をできるだけ緩い傾斜にする．

　このように水平被蓋を大きくすれば，前歯部に自由度が与えられ，機能的および異常機能的活動中に前歯部の早期接触をさけられる．咀嚼中に繰り返し前歯が衝突すると，最初は義歯床が不安定になるだけだが，長いあいだには前歯部の床下組織を損傷してしまう．

(1) 解剖学的形態の修正(図 11-40)

❶ 咬合に自由度を与えて床の沈下に適応するた

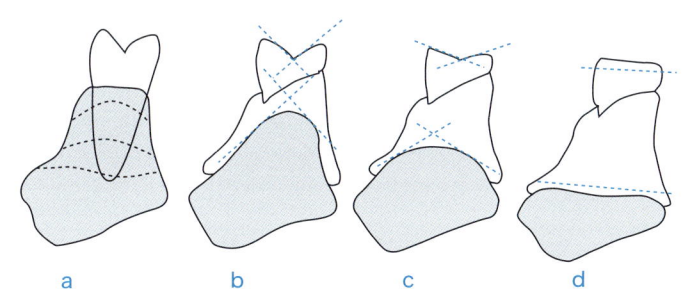

図11-40 ◆ 顎堤の形態と咬頭傾斜　a：歯槽で支持されている天然歯は，咬頭による傾斜面効果に抵抗することができる　b：良好な形態の顎堤によって支持されている義歯床は，咬頭傾斜による側方力に対して抵抗するために，点線で示したような抵抗形態をもつ　c：骨吸収が進むにつれて，側方力に対する抵抗は弱くなり，床の安定を保つためには，咬頭傾斜を減少させなければならない　d：顎堤がより平らになるにつれて，人工歯の咬頭傾斜をより緩くすることによって，側方力をコントロールできる．すなわち，顎堤の形態を咬頭の修正量の指標として用いる（山縣訳, 1981）

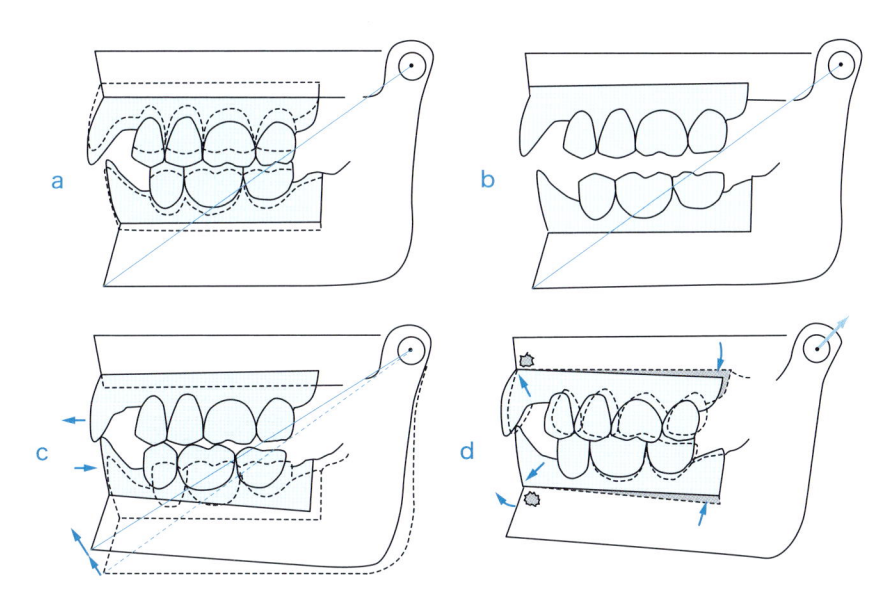

図11-41 ◆ 床が粘膜に沈下すると前歯部が強く咬合するようになる　a, b：装着時に咬合が均衡していた義歯（実線）も，点線のように上下の義歯それぞれが粘膜内に垂直に沈下し，咬合高径が減少したとすると　c：下顎は顆頭を中心にして前上方に回転し，後方は離開して前歯部のみが強く咬合する（実線）　d：前歯部に圧が集中すると顎堤を損傷する．また，咬合面に誘導されて，義歯は移動し，粘膜面は前歯部に強く食い込み，後方は浮いて維持は著しく悪くなる．そのため，①口蓋部の乳頭過形成　②上顎前歯顎堤の吸収　③義歯性線維腫およびフラビーガム　④咬合高径の減少による下顎の前突　⑤顆頭の後方移動が起こる

めに，咬合面の横走隆線を削除して咬頭歯を近遠心的にロックしないようにする．

❷ 機能的および非機能的な下顎運動時の側方への推進作用を規制するために，顎堤の形や高さなど，側方力に耐える能力に応じて頰舌的傾斜の修正を行う．

臼歯部人工歯を選択，あるいは削合修正するときは，下顎顎堤を考慮する．なぜならば，通常は上顎の顎堤よりも下顎のほうが弱いからである．吸収のために顎堤が平らになっているときは，削合による咬頭傾斜の修正ではなく，平らな非解剖学的人工歯を使用する（**図11-40**）．

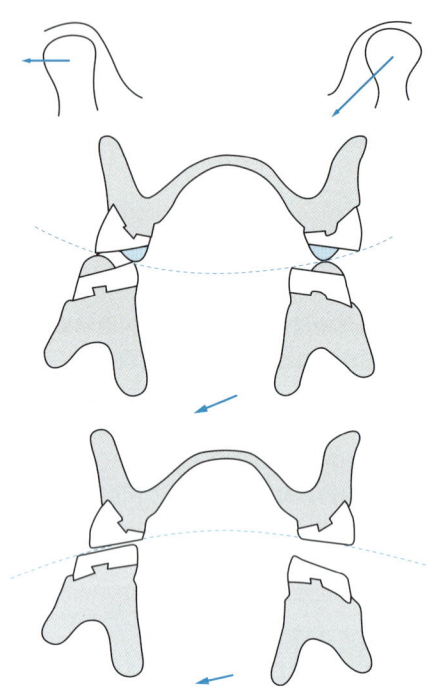

図 11-42 ◆ 咬合面の部位による摩耗度の違い　前歯部よりも大臼歯部が，そのなかでも支持咬頭が早く咬耗する．その結果，モンソンカーブであったものもアンチモンソンカーブになる．こうなると，偏心咬合位で前歯部，または臼歯部では作業側の頬側咬頭のみが接触するため，上顎の義歯の安定が悪くなる（山縣，1991）

(2) 咬合様式の選択の考え方

何年も義歯を使用するあいだに，最初の義歯ではわずかに修正した有咬頭歯を用いるが，次につくる義歯では，より緩い頬舌的斜面に修正した咬合面形態を用いて，ついには平らな無咬頭歯を用いるということもあり得る．このように患者の義歯装着期間をとおして，咬頭による咀嚼能率と，平らな咬合面による安定性とのあいだで適度に妥協することによって，床に加わる水平力を規制し，患者の組織の耐容範囲内にとどめることが重要である．

(3) 装着後の変化を見越した咬合様式
a．床の沈下に対応できる咬合様式

全部床義歯では，装着後に咬耗と支持組織の経時的な吸収によって咬合高径は必ず減少する．そうすると，下顎は前方に変位し，上下顎義歯の対向関係も変化する（図 11-41）．このため，床下組織の局部に咬合圧が集中し，その部分の歯槽骨の吸収が促進され，粘膜面の不適合→対合関係の狂い→床下組織の損傷という悪循環が続く（図 19-50 参照）．

したがって，全部床義歯の咬合様式は，それに対応できるように，とくに，近遠心的に咬頭でロックしないようにする．高い咬頭で上下の人工歯がしっかりロックされ，あるいは互いにしっかりと嵌合していると，義歯床の沈下に対応できない．

前後的な自由度を与えるためには，次のことを考慮する．

下顎人工歯咬合面の頬舌方向の隆線を削除し，近遠心的にロックしないようにする．

つまり，下顎の中央溝は前後的に調節彎曲を描く"とい"状の溝に形成する．

"とい"の頬舌斜面の角度は，側方調節彎曲を基準にして決める．

b．咬耗による為害作用の予防

長期間の使用で人工歯は咬耗する．とくに，前歯よりも臼歯部が早く咬耗する．そうすると，前歯の垂直被蓋度は大きく，臼歯ではアンチモンソンカーブ（図 19-42 参照）になる．これは，支持咬頭である上顎舌側，下顎頬側咬頭が接触するチャンスが多いため，多く摩耗するからである（図 11-42）．こうなると，上顎義歯の安定が悪くなり，患者は，"義歯がゆるくなった"と訴える．これをさけるためには，排列のときから頬側咬頭が接触しないように十分にクリアランスを設けておく．

12 人工歯排列と選択

　人工歯(artificial teeth)とは，喪失した天然歯に代わって，その機能を回復させる目的で製作された既製の歯であるが，前歯と臼歯とではそれぞれ異なった目的が重視される．

A　人工歯の構造および種類

1　人工歯の構造

　有床義歯用人工歯の陶歯の構造を図12-1に示す．レジン歯では維持装置はない．

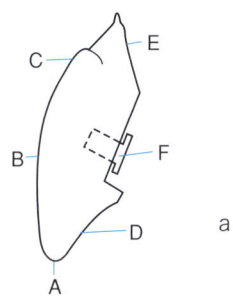

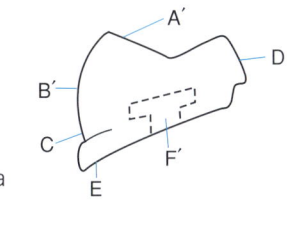

A：切縁(A′：咬頭)　　C：歯頸部　　E：歯槽面
B：唇側面(B′：頰側面)　D：舌側面　　F：維持釘
　　　　　　　　　　　　　　　　　(F′：維持孔)

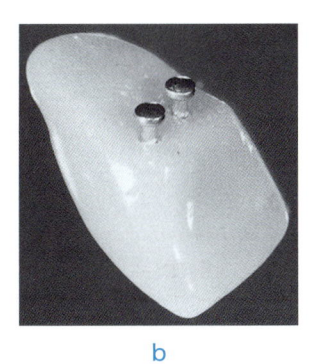

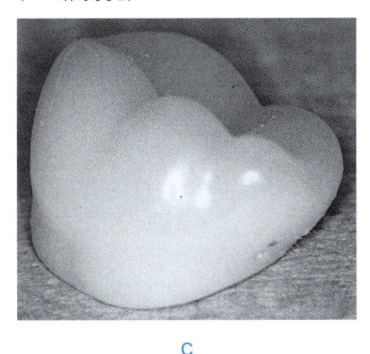

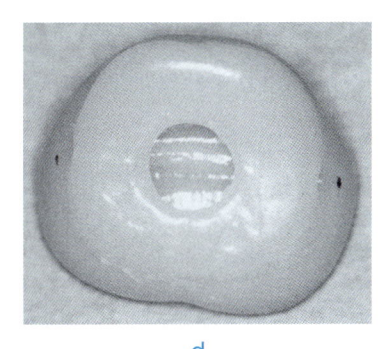

図12-1 ◆ 人工歯各部の名称

2　有床義歯用人工歯の種類

(1) 材料による分類

a．前歯用
① 陶歯．
② レジン歯…アクリリックレジン歯，硬質レジン歯．

b．臼歯用
① 陶歯…有孔陶歯(図12-1)．
② レジン歯…アクリリックレジン歯，硬質レジン歯．
③ 金属歯…金属のみのものと，金属とレジンを組み合わせたものがある．

(2) 形態による分類

a．前歯用
「人工歯の選択」の項で述べる．

b．臼歯用（図12-2）
❶ 解剖学的人工歯…解剖学的な歯冠形態を模倣した咬頭傾斜30度程度のものをいう．

❷ 機能的人工歯，準解剖学的人工歯…解剖学的形態に準じてつくられたもので，義歯の安定，咀嚼能率の向上などを考慮して形態を修正している．咬頭傾斜20度のものなどがある．

❸ 非解剖学的人工歯…ほとんど咬頭傾斜のない，平坦な咬合面形態のもの．無咬頭歯，0度臼歯などがある．

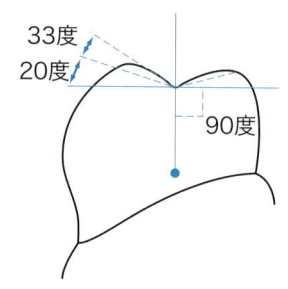

図12-2 ◆ 咬頭傾斜 歯軸に直角の面に対して咬頭斜面がなす角度で表す（山縣訳, 1981）
33度：解剖学的人工歯
20度：準解剖学的人工歯
 0度：非解剖学的人工歯

B　人工歯の選択

人工歯選択の際には，前歯部は審美性を主として各患者個人に適した色，形，大きさのものを選択し，臼歯部は咀嚼機能および咬合の調和，義歯床の維持と安定を考慮し，各症例の条件に応じた形態と大きさ，咬合様式を選択する．

1　前歯部人工歯の選択

患者それぞれに個性的な歯列を与えて審美性を回復するためには，患者の顔型，性格，性別，年齢，皮膚色などと，人工歯の形態，大きさ，色調の調和をはかることが重要である．

(1) 形　態（図12-3）

a．顔面形態による分類

❶ Leon Williams (1914) は，中切歯の唇面観の外形は顔の正面観の外形を上下逆にした形であるとして，ウイリアムスの3基本型 (Trubyte form) をつくった．

方　型　Square　　S型
尖　型　Tapering　T型
卵円型　Ovoid　　　O型

❷ House (1935) は，ウイリアムスの3基本型に

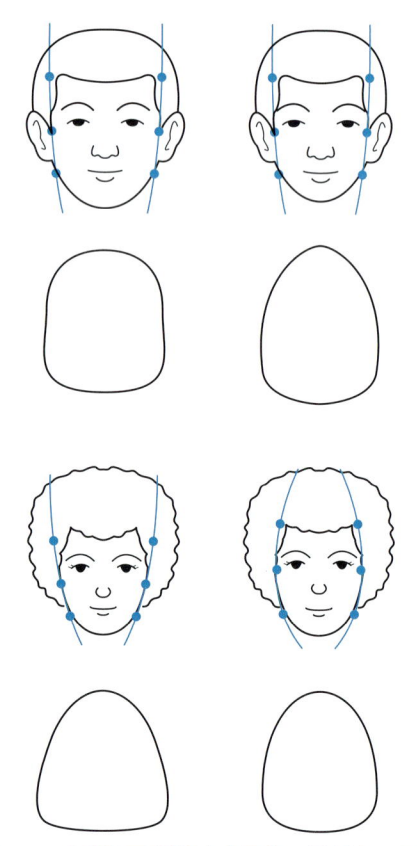

図12-3 ◆ 顔面の形態と中切歯の輪郭との調和

4つの中間型（方円，方尖，尖円，方尖円）を加えて，7形態（Bio-form 陶歯）をつくった．さらに，顔面の豊隆度と唇面の豊隆度とを関連づけた．

❸ 堀江，宮津（1953）は，5形態（Real-form）をつくった．方型（S），尖型（T），卵円型（O），短方型（SS），混合型（C）である．

❹ 顔面の形態を参考にする方法

オトガイ部の外形…歯頸部の外形．

前額部の外形…切端の形．

正面からの顔の輪郭…上下逆にした中切歯唇面からみた輪郭に相似させる．

外頬部（頬から鼻にかけて）の輪郭…近遠心断面の外形と相関させる．

横顔の豊隆，彎曲…唇面の豊隆，彎曲と相関させる．

b．性格，性別などによる分類

J. P. Frush & R. D. Fisher（1995）は"Dentogenic restoration"を提唱し，単に顔面形態からではなく，患者の性別（Sex），性格（Personality），年齢（Age）の，いわゆるSPA要素（性別，性格，年齢）を重視する方法を提唱した．

❶ 性別による選択

女性…全体的に丸みを帯びた人工歯が適する．隅角部の丸みがあり，表面の凹凸の著明でないもの．

男性…全体的に角張った人工歯が適する．隅角部が角張り，表面の凹凸が著明なもの．

❷ 性格に対する配慮…デリケートタイプ（delicate 女性的），ビゴラスタイプ（vigorous 男性的），ミディアムタイプ（medium 中間的）の3つのタイプに分ける．

❸ 年齢に対する配慮…増齢変化を表現するように，咬耗，摩耗を表現する．既製人工歯の形態を修正して使用する．

(2) 大 き さ

a．前歯の大きさの選択基準

❶ 6前歯の幅の基準…口角線（安静時の口角の位置）に，上顎犬歯の遠心が一致する．鼻幅線（鼻翼から下した垂線）に，上顎犬歯の尖頭が一致する（図9-20参照）．

❷ 上顎中切歯の大きさの基準…幅径は頬骨弓部における顔面幅径の1/16，長径は頭髪の本来の生え際から下顎下縁までの1/16となることを基準として，trubyte tooth indicatorによって計測し，モールドガイド（mold guide）のなかから選択する．

b．近遠心的幅径

口裂の長さ（咬合堤上の前面に記入された，両口角線あるいは両犬歯線間距離）と，上顎6前歯の総幅径とが調和するように選択する．または，鼻幅線が上顎犬歯尖端と一致するような6前歯幅径を選択する（図12-4）．

c．長　さ

上顎中切歯の長径は，上唇線と歯頸部がほぼ一致するもの．下顎中切歯の長径は，下唇線と口唇閉鎖線との距離に一致するもの．

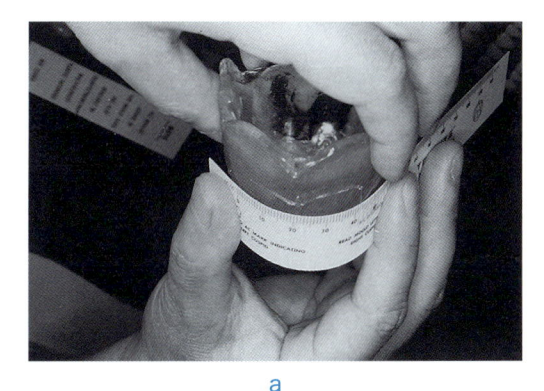

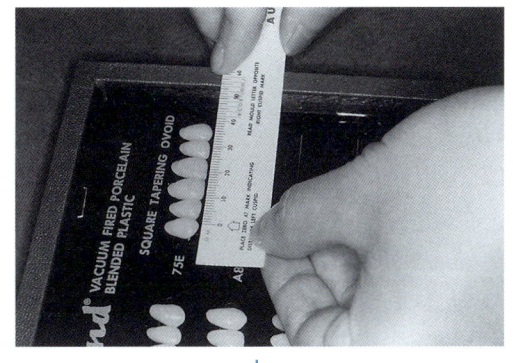

図12-4 ◆ 前歯の選択　a：咬合堤の前面に記入された鼻幅線間距離を測定する　b：鼻幅線が上顎犬歯尖端と一致するような6前歯幅径を選択する

(3) 色　調

歯の色の構成要素は，次の4つの要素から成り立つ．

❶ 色相(hue)．
❷ 色の濃度(saturation)…歯の色の濃度は黄色の量の増減による．
❸ 光沢(brilliance)
❹ 透明度(translucency)

a．前歯の色の選択基準

❶ 年齢…若年者には淡く，透明のものを，高年者には濃いものを選ぶ．
❷ 性別…女性は男性より淡く，透明度の強いものを選ぶ．
❸ 性格…デリケートタイプには淡い色調のものを，ビゴラスタイプには濃い色調のものを選ぶ．
❹ 顔の皮膚，口唇，歯肉，眼，毛髪などの色との調和を考慮する．

b．シェードガイド(shade guide　色見本)の使い方の注意事項

❶ 水で湿らせて，太陽光線のもとで選択する．
❷ ある程度の距離をおいてみる．
❸ 一般的には中切歯を基準にして，側切歯はやや明るく，犬歯はやや暗い色になるようなブレンドを用いると自然感が増す．

(4) 材　質

〈前歯人工歯材料(陶歯，レジン歯)の選択基準〉

❶ 陶歯…耐摩耗性は大であるが，床用レジンとの連結のため機械的維持装置が必要で，それが排列の邪魔になることがある．
❷ アクリリックレジン歯…耐摩耗性は小で，摩耗，変色の恐れがあるが床用レジンと化学的に結合し，維持装置が不要で排列が容易である．
❸ 硬質レジン歯…耐摩耗性はかなり改善され，陶歯とアクリリックレジンの中間的性質である．
❹ 陶歯およびレジン歯の長所と短所を理解して，各症例に応じて選択する必要がある．
❺ とくに，臼歯部人工歯の材料との調和が重要である．すなわち，レジン臼歯を使用する場合には，上下前歯に陶歯を用いてはいけない．

2　臼歯部人工歯の選択
(第11章参照)

臼歯部では機能的な咬合面形態が必要である．

〈要　点〉

❶ 咀嚼能率，切断能率を高める，と同時に，
❷ 義歯床の安定をはかるため，水平分力を減少させて義歯の推進現象を防止する．

すなわち，義歯の維持，安定と，咀嚼機能の回復とが両立することが大切である．

(1) 形　態

臼歯部の形態の選択基準…患者の顎運動，顎堤の状態に順応するように，次の条件を考慮する．

a．顎堤の吸収程度

顎堤の吸収が少なく，維持がよい場合には，咬頭の高いものを使用できる．

顎堤の吸収が大きく，維持が悪い場合には，咬頭の低いものを使用する．

b．上下顎堤の対向位置

歯槽頂間線の傾斜角度…咬合平面とのなす内角が70度以下の場合，交叉咬合排列に適した人工歯を選ぶ．

c．顎堤間距離

歯槽頂間線の長さ…上下顎堤間のスペースが大きいほど咬合面から基盤組織までの距離が離れ，義歯の安定に不利になるため，咬頭傾斜の緩い人工歯を用いる．

d．矢状顆路の傾斜角度

両側性平衡咬合(フルバランスドオクルージョン)にするためには，一般的には矢状顆路傾斜が急なほど咬頭の高いものが必要である．

以上のように臼歯形態の選択は，各患者の生物力学的な必要条件に基づいて行うべきである．どれか1つの形態も，すべて患者に対して最良ではない．つまり，第11章で述べたように，解剖学的人工歯にも，非解剖学的人工歯にも利点と欠点がある．

(2) 大きさ

❶ 近遠心径…下顎犬歯遠心からレトロモラー

パッド(retromolar pad)の前方で，顎堤が急傾斜でない範囲に収まること．

❷ 頬舌径…ニュートラルゾーンの中に収まる幅のもの．義歯基底面に対し咬合面の幅が小さいほど床の安定には有利である．

❸ 歯冠長…審美性を保つため，とくに，上顎小臼歯は犬歯と釣り合いのとれる長さのものにする．

(3) 臼歯部人工歯の材料の選択

陶材か，アクリリックレジン歯かの選択についての明確な法則はない．しかし，次の事実から，それぞれの利点と欠点がわかり，各症例に対して最も有利な材料を選択するための根拠となる．

a．陶　歯

❶ 顎堤間間隙が少ない症例では，排列が困難である．

❷ 鋭い衝撃音(カチカチ音)を発する．

b．アクリリックレジン歯

❶ 対合する天然歯や金属冠の摩耗が陶歯より少ない．これは，レジン歯を使用するための明らかな適応症である．

❷ 顎位が不明確などで，治療義歯を製作する場合に用いる(第19章，図19-20 参照)．

c．硬質レジン歯

陶歯とアクリリックレジン歯の中間的な存在である．

3　陶歯とレジン歯の組み合わせ

対合する歯列の一方に陶歯を，他方にレジン歯を組み合わせて使用することも多い．こうすると，衝撃音は少なくなり，陶歯の破折は減る(図19-44, 45参照)．陶材の咬頭歯を上顎に用いて，レジン歯を下顎に用いるのは，能率的な組み合わせである．すなわち，上顎の支持咬頭(舌側咬頭)の摩耗を少なくし，アンチモンソンカーブになることを防げる(図11-42 参照)．また，レジンによる下顎の咬合面再形成を行うことができ，長期的メインテナンスに役立つ(図19-60 参照)．咀嚼能率の観点からも，"包丁とまな板"の作用で切断効率が向上する．

しかし，陶歯は，レジン-対-レジンのときよりも，レジン歯を早く摩耗させる．摩耗のために垂直高径が閉じるので，下顎は前上方に偏位して前歯部の妨害が起こる．もしそのときに，下顎前歯がレジン歯であるならば，摩滅するので，害は少ない．

非常に危険な人工歯の組み合わせは，片顎または両顎にアクリリックレジンの臼歯を用い，上下前歯部に陶歯を用いることである．臼歯の摩滅がはるかに大きいために，前歯の妨害接触が起こる．前歯部の早期接触によって，上下顎前歯部の床下組織に持続的な損傷を与え，顎堤の吸収が起こる(図11-41 参照)．

このことは，人工歯の材料を選択する際につねに考慮すべきである．

C　人工歯排列

咀嚼，発音などの機能を無意識に巧妙に行うためには，歯だけではなく，口唇，頬，舌など周囲組織の協調した働きが必要であり，全部床義歯の人工歯も天然歯があった位置に排列するのが理想である．しかし，一方では，人工歯の支持機構は天然歯とは違うので，床の力学的な安定も考慮しなければならない．このような生理学的適合性と力学的安定のための必要条件は，互いに矛盾する場合が多い．

とくに，前歯部では審美的な観点から，臼歯部では咀嚼能率の観点から，全歯列の排列では，発音機能および床の維持・安定の観点から排列すべきである．

1 人工歯排列の要点

❶ 義歯の力学的維持安定を求める．咬合圧が義歯床下組織の範囲内に加わるように人工歯を排列し，テコ均衡および両側性の咬合均衡を確立する．

❷ 食物の摂取，切断，および咀嚼時の口唇，頰，舌など，周囲組織の運動に調和させることを考慮して排列する．

❸ 発音を障害しないようにする．

〈これらの各部位の排列の要点〉

上顎前歯部…審美性と発音機能を重視．
下顎前歯部…審美性と義歯の安定，発音機能との調和が必要．
下顎臼歯部…義歯の安定　→歯槽頂間線法則．
　　　　　　頰舌との調和　→ニュートラルゾーン．
上顎臼歯部…義歯の安定，発音機能との調和．

2 前歯部人工歯排列の原則

前歯部人工歯の排列は，外観美，発音機能をおもに考慮する．天然歯列では，前歯は食物の切断，咬断の役目をはたしているが，人工歯列の場合は，床の維持，安定と床下組織の保護を優先させるため，床下の顎堤の条件によっては，この機能はあまり期待できない．下顎前歯では，外観よりもむしろ床の維持，安定を配慮し，しかも発音運動に適合するように前歯の被蓋関係を調節することが大切である．ただし，力学的な観点だけではなく，口唇，舌の筋圧中立帯に収めるという概念も重要である．また，外貌を修復するには，人工歯列と床翼で口唇，頰を支持するだけではなく，妥当な咬合高径を回復することが前提である．

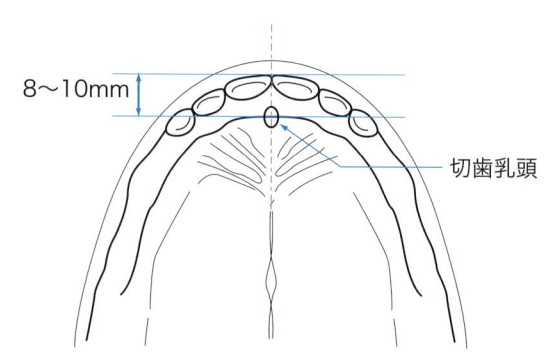

図 12-5 ◆ 上顎前歯と切歯乳頭の関係　中切歯は，切歯乳頭を 2 等分する線よりも 8〜10 mm 前方にある．また，切歯乳頭の中央を通り，正中線と直交する線の延長上に上顎犬歯尖頭が位置する(山縣訳, 1981)

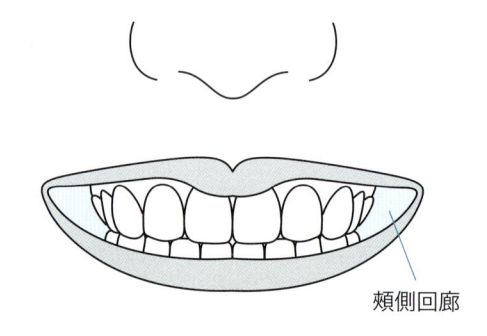

図 12-6 ◆ smiling line　微笑時，上顎前歯の人工歯の切端が下唇に沿うような位置に排列する

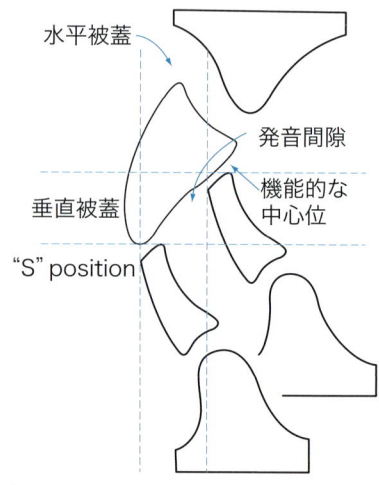

図 12-7 ◆ S 発音位　標準的な"S" position では，上顎前歯切端の唇面よりもやや舌側寄りに下顎前歯の切端が近づき，1〜1.5 mm の間隙がつくられる (Pound)

まとめ 前歯の排列基準

① 咬合床に記入されている基準線を基準にして排列する．正中線，口角線，口唇閉鎖線，上下口唇線，笑線などがある．
② 咬合堤の唇側傾斜…口唇の張り具合（支持）を適切にするためには，口腔内で調整した咬合堤の唇側傾斜に中切歯の唇面を一致させる．
③ 切縁の排列位置…安静時の上口唇下縁の位置（咬合堤に記録されているはず）を基準とする．前後的位置は，咬合床の唇面に合わせる．
　　また，上顎中切歯切縁を切歯乳頭の中央の前方8〜10 mm の位置に置く方法もある（図 12-5）．
④ 切縁列，および歯頸線の位置…微笑時に上顎の切縁列は，下唇上縁と軽く接触するようにし，機能時，とくに，笑ったときの顔面と調和するようにする．歯頸線の位置は，上下口唇線，笑線を基準とする（図 12-6）．
⑤ 個性的な自然感を与えるため，患者の年齢，性別，個性を考慮し，画一的な排列にならないようにする．一般的には，これを SPA 要素すなわち S (sex), P (personality), A (age) Factor とよんでいて，個性を強調するために，わざと不正な排列を行うこともある．

■ 上顎前歯
① 切端側 1/3 で口唇を支持する．
② 中切歯切端が上口唇下縁から約 1 mm 露出する．
③ 6 前歯の切端が微笑時の下口唇（smiling line）に沿う（図 12-6）．
④ 6 前歯の切端が [f] 発音時に下口唇の wet-dry line に軽く接触する（図 2-68 参照）．

■ 下顎前歯
義歯の力学的な安定に有利な位置に排列する．
① 歯槽頂上，または前後的に，少なくとも顎堤の範囲内に収める．
② 口唇，舌圧の中立帯の中に排列する．
③ 発音運動との調和…[s] 発音時に，下顎は前下方に移動して，"S" position となり，上下前歯切端間に 1〜1.5 mm の間隙をつくるので，このような関係を再現するように下顎前歯を排列する（図 12-7）．

■ 人工前歯の咬合関係
上下前歯の咬合様式には次の 3 つのタイプがある．
① 上顎前歯に対して下顎前歯が，中心咬合位，偏心咬合位で臼歯とともに接触する．
② 上顎前歯に対して下顎前歯が，中心咬合位では接触せず，偏心咬合位で接触する．
③ 上顎前歯に対して下顎前歯が，中心咬合位でも偏心咬合位でも接触しない．
現在では，②，③ が妥当と考えられる．

まとめ 上下顎前歯の水平被蓋（図 12-8-a），垂直被蓋（図 12-8-b）をどのように決めるか？

① 顆路傾斜角度と咬頭傾斜角度に見合った切歯路傾斜角（切歯指導板の傾斜度）を与える（図 11-24 参照）．
　　まず，下顎前歯を顎堤の上に排列するように前後的位置を決める（図 12-11-a 参照）．次に切歯指導路に合わせて上下的位置を決める．すなわち，咬合器上で下顎を前方移動させて切端咬合にしたとき，切歯指導釘が指導板に接触するような高さにする（図 12-9, 11-b〜e 参照）．
　　さらに，犬歯まで同様に顎堤の上に排列し，側方移動させたときに，切歯指導釘が指導板に接触するような高さにする（図 12-11-f, g 参照）．
② 審美性，または発音時下顎運動（"S" position）によって下顎前歯の位置を決め，咬合器上で前方および側方運動をさせたとき，切歯指導釘が切歯指導板と接触を保つように，切歯指導板の矢状傾斜と側方傾斜を設定して，この咬合器の運動に適合するように臼歯の咬頭傾斜と調節彎曲を調節する（図 10-38〜40 参照）．

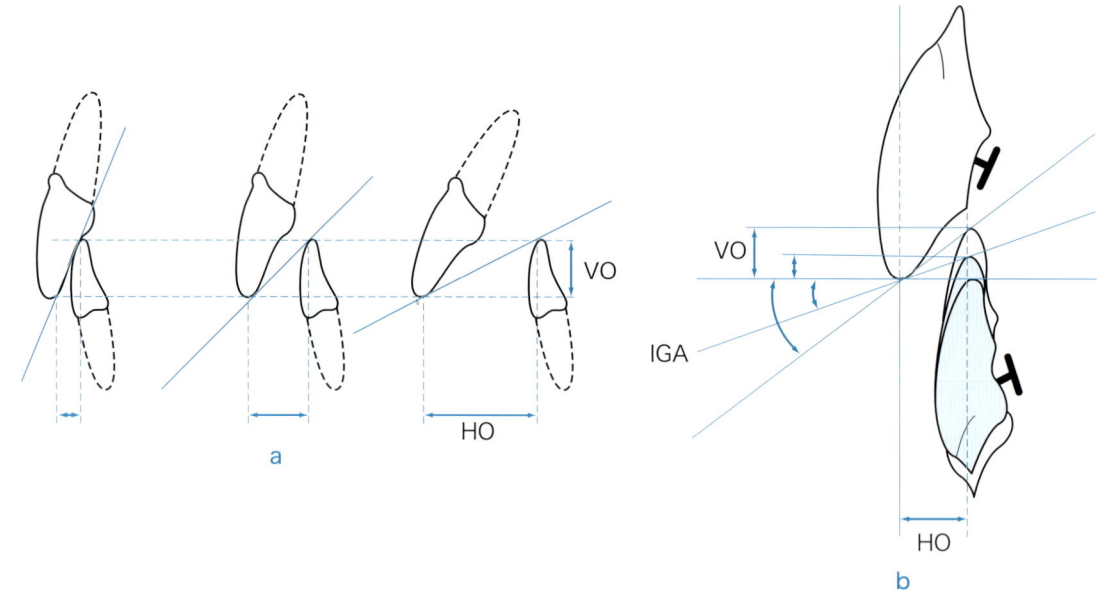

図 12-8 ◆ 前歯被蓋度と切歯路角　a：平衡咬合にする場合には，切歯路角度を規制する必要がある．切歯路角度は，垂直被蓋(VO)に対して水平被蓋(HO)を増加させると，より平らになる．また，VOを減少させると，切歯路角度は，より緩い傾斜になる(山縣訳, 1981)　b：上下顎前歯の垂直被蓋と切歯路角．水平被蓋に対して垂直被蓋を減少させると切歯路角(IGA)はより緩い傾斜にできる．標準的には，IGAを15度とするため，Class I の顎堤の対向関係の場合にはVOを1 mm，HOを4 mmとする

3 症例に応じた前歯部人工歯の咬合関係と排列

　前歯部の咬合様式は，上下顎前歯が中心咬合位では接触せず，偏心咬合位で軽く接触させるのがよい．これは，上顎前歯部顎堤の保護と義歯の安定のためである．すなわち，前歯部に咬合圧が集中すると上顎義歯が前上方に突き上げられ，後縁が下がって粘膜と離れて口蓋後縁封鎖が無効となり，維持が不良になるばかりではなく，歯槽骨の吸収を促進し，フラビーガムとなる(図 19-56, 57 参照)．

　義歯装着後は，床は粘膜に沈下し，咬合高径が減少する．このとき，下顎は顆頭を中心に前上方に回転するので，前歯部が臼歯部よりも強く接触するようになる．この現象は，経時的な顎堤吸収に伴って必ず起こるので，これを見越して前歯部に十分な"ゆとり"を設けておくべきである．ただし，その間隙量は発音に支障をきたさない範囲とし，また，臼歯の咬合面も前後的に自由度(あそび)を与える必要がある(図 11-41 参照)．

4 前歯の被蓋度とモールド番号の組み合わせ

　垂直被蓋が大きいと咬合均衡を保つことが困難になる．すなわち，滑走運動時の均衡を保つためには，切歯路角に応じた臼歯の咬頭傾斜や調節彎曲を設けるが，義歯の安定のためには，これらの傾斜を緩くして水平分力を小さくしたい．そのため，審美性や発音を損なわない範囲で切歯路をできるだけ緩くする．

　上顎に対して下顎が後退した症例では，水平被蓋は大きくなるので垂直被蓋度を大きくする．そのため，下顎前歯切縁を仮想咬合平面よりも上方に排列する(図 12-9-a，b-B)．

　この場合には，上顎前歯のアーチに対する下顎前歯のアーチの長さは，標準的な対向関係の場合よりも小さくなるので，選択した上顎前歯のモールド(上顎6前歯の総幅径)に対して，下顎前歯は小さいモールド番号のものを選ぶ(図 12-10)．

　下顎が前突した症例では水平被蓋は小さく，ほと

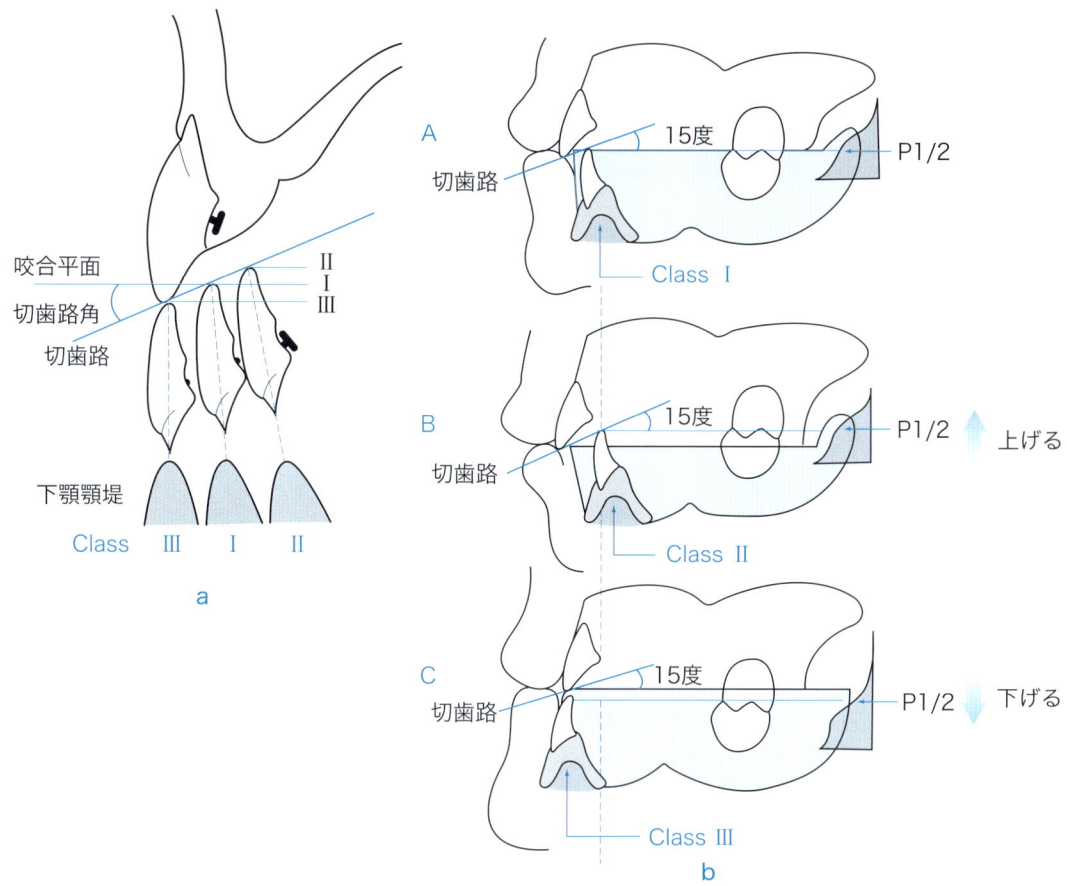

図 12-9 ◆ **下顎前歯排列** a：上下顎前歯の水平被蓋に応じた垂直被蓋．下顎前歯は前後的には下顎顎堤上に配置し，上顎前歯に対して決められた切歯路角になるように上下的位置を調節する．切歯路角は一定になる

b：前歯被蓋度と咬合平面の設定．下顎前歯は前後的には下顎顎堤上に配置し，上顎前歯に対して決められた切歯路角になるように上下的位置を調節する．また，臼歯部は咬合採得時の咬合堤の咬合面の高さにはとらわれずに，咬合平面がレトロモラーパッド（P）の 1/2 の高さになるように排列する

A：標準的な顎堤の対向関係の場合（Class Ⅰ）…下顎前歯は，顎堤上で咬合堤の咬合面の高さで，15 度の切歯路傾斜にする

B：上顎前突の顎堤の対向関係の場合（Class Ⅱ）…下顎前歯は，水平被蓋を大きく（後方へ），咬合堤の咬合面より上方に排列し，15 度の切歯路傾斜にする

C：下顎前突の顎堤の対向関係の場合（Class Ⅲ）…下顎前歯は，水平被蓋を小さく（前方へ），咬合堤の咬合面より下方に排列し，15 度の切歯路傾斜にする

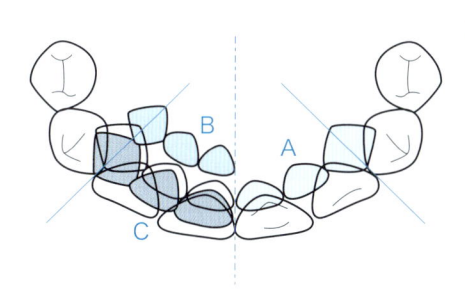

図 12-10 ◆ **対合関係の違いによる下顎前歯の幅径の選択**

A：標準的な場合（Class Ⅰ）…下顎犬歯尖頭が上顎犬歯近心になるような 6 前歯の幅径を選択する

B：上顎前突の場合（Class Ⅱ）…下顎前歯が標準よりも後方に位置するので，下顎犬歯尖頭までのアーチは短い．したがって，上顎よりもモールド番号の小さな組み合わせのものにする

C：下顎前突の場合（Class Ⅲ）…下顎前歯が標準よりも前方に位置するので，下顎犬歯尖頭までのアーチは長い．したがって，上顎よりもモールド番号の大きな組み合わせのものにする

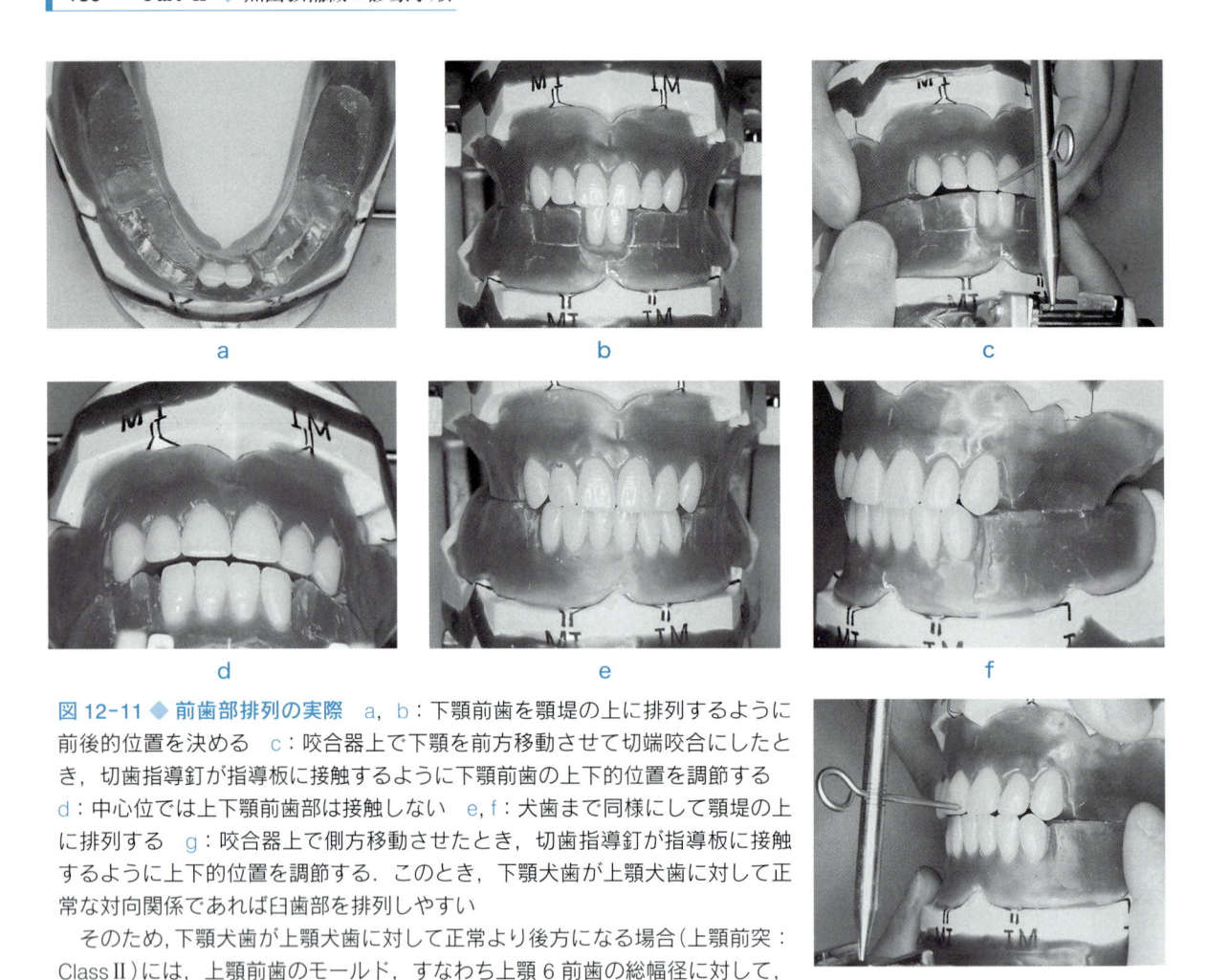

図 12-11 ◆ 前歯部排列の実際 a, b：下顎前歯を顎堤の上に排列するように前後的位置を決める　c：咬合器上で下顎を前方移動させて切端咬合にしたとき，切歯指導釘が指導板に接触するように下顎前歯の上下的位置を調節する　d：中心位では上下顎前歯部は接触しない　e, f：犬歯まで同様にして顎堤の上に排列する　g：咬合器上で側方移動させたとき，切歯指導釘が指導板に接触するように上下的位置を調節する．このとき，下顎犬歯が上顎犬歯に対して正常な対向関係であれば臼歯部を排列しやすい

そのため，下顎犬歯が上顎犬歯に対して正常より後方になる場合（上顎前突：Class II）には，上顎前歯のモールド，すなわち上顎 6 前歯の総幅径に対して，下顎前歯は小さいモールド番号のものに換える（図 12-10 参照）．

逆に，下顎犬歯が上顎犬歯に対して正常より前方になる場合（下顎前突：Class III）には，上顎前歯のモールドに対して，下顎前歯は大きいモールド番号のものに換える（図 12-10 参照）．

んど切端咬合になるので，下顎前歯切縁は仮想咬合平面より下方で舌側傾斜させて排列する（図 12-9-a, b-c）．

この場合には，上顎前突とは逆に，上顎に対して下顎前歯のアーチが長くなるので，下顎前歯は上顎に対する標準的な組み合わせよりも大きなモールド番号のものを選ぶ（図 12-10）．

5 前歯部排列の実際

図 12-11 参照．

6 臼歯部人工歯排列の原則と義歯の安定に関する事項

臼歯部の人工歯を排列する場合，排列方法は最終目標の咬合様式によってそれぞれ異なるが，11 章で述べたこと，および次に述べる事項を考慮すべきである．

(1) 両側性平衡咬合（第 11 章参照）
(2) 片側性テコ均衡（第 11 章参照）
(3) 歯槽頂間線法則

歯槽頂間線に臼歯人工歯の歯軸を一致させて排列する．臼歯の頬・舌側咬頭を連ねる線を歯槽頂間線

に対して90～80度に位置させるのが、静力学的に最もよい排列位置だとされている。咬合平面に対する歯槽頂間線の傾斜角度が75度以下の場合は、交叉咬合排列、または反対咬合排列を適用する。

(4) 歯槽中央帯法則

顎骨の吸収が著しく、歯槽頂が不明な症例では、顎堤の頬舌幅径の1/3の歯槽中央部を想定し、この範囲内に人工歯を排列する。

(5) 歯牙彎曲（咬合彎曲）

ヒトの歯の咬合面は単純な平面ではなく、前歯切端および咬頭を連ねる面は彎曲をなしている。全部床義歯の人工歯列でも、このような天然歯列の生物学的合理性を尊重すべきだという考え方もある。

a．スピーの彎曲（Spee，前後歯牙彎曲）

天然歯列では、切歯と犬歯を含めて下顎臼歯の咬頭を連ねる線の矢状面投影が一定の凹カーブをなしている。

b．ウィルソンの彎曲（Willson，側方歯牙彎曲）

天然歯列では、臼歯部の舌側咬頭は頬側咬頭より低位にある。このため、臼歯部の前頭面投影でみると左右の頬・舌側咬頭を連ねる線は下方に凸なカーブを描く。

c．モンソン球面（Monson，モンソンカーブ）

モンソンの4インチ球面説(1920)によると、前歯切端および臼歯の各頬・舌側咬頭は、篩骨鶏冠を中心とする半径4インチの球面に沿っており、歯軸はこの中心に収束する。また、下顎頭（顆頭）もこの球面上にある。つまり、前後歯牙彎曲、側方歯牙彎曲、下顎頭が同一の球面をなす。

ただし、いずれも天然歯列の形態であって全部床義歯に設ける調節彎曲とは趣旨が異なる（図11-30, 32, 33参照）。

(6) 筋圧中立帯法則（ニュートラルゾーン）

下顎臼歯列では、舌側から舌筋群、頬側から頬筋によって圧を受けるが、これが偏って安定が損なわれないように、頬・舌側からの筋圧がバランスする筋圧中立帯に排列する。人工歯列を筋圧中立帯に排列し、さらに、義歯床縁および床翼も筋圧に調和するように形成する方法として、フレンジテクニック (flange technique)がある。

(7) 舌房法則

舌の安静位および機能位で舌の側縁が歯列と正常に接触し、収まるような適切な空隙、すなわち、正常な舌房の広さを与えなければならない。

(8) Tench（テンチ）の間隙

上顎犬歯と第一小臼歯のあいだに、便宜的に0.5～1.0 mmの間隙をつくって人工歯を排列する。最終的には間隙をなくすのが望ましい。これは、とくに上顎臼歯を先に排列する場合に次の意義がある。

❶ 臼歯部を1歯対2歯に無理なく排列するために、この間隙により調整する。

❷ 前後的調節彎曲の強弱の調節をする際のゆとりとして役立つ。

❸ 最終的に上下顎犬歯の咬合関係が適切になるように、犬歯の傾斜を調節するのに役立つ。

(9) 削合間隙

排列が完了したのちに咬合の均衡を完全にするために、人工歯を削合する余地を見越して咬合高径を増加させておく。そのため、咬合器の切歯指導釘を0.5～1.0 mm長く設定し、上下顎咬合堤間に0.5～1.0 mmの間隙を設けてから人工歯排列を行う。のちに、この削合間隙の高さだけ選択削合および自動削合をする。これによって、所定の咬合高径を保ちながら、患者の下顎運動に調和した人工歯の咬合面形態、咬合小面の傾斜を形成できる。

(10) 臼歯の排列順序：上顎法と下顎法

臼歯の排列順序は、上顎臼歯を先に排列して、これに下顎臼歯を咬合させる術式（上顎法）と、下顎を先に排列する術式（下顎法）がある。それぞれ一長一短がある。

いずれの術式にしても、最終的には上下歯列弓のそれぞれが周囲組織と調和した自然な形態となって、しかも上下顎人工歯が咬合したとき、床が安定するように咬合面形態の工夫をしなければならない。

その際、下顎顎堤とその周囲組織には、下顎臼歯を排列するための頼りになる解剖学的なランドマーク（目印）が存在する。また、下顎義歯は上顎義歯よ

りも安定させることがむずかしく，しかも支持能力が上顎よりも劣る．したがって，下顎人工歯の位置に対する制約がよりきびしいので，下顎の臼歯を上顎より先に排列することが望ましい．

7 咬合平面

咬合平面は，咬合採得時に鼻聴道線と平行に設定された仮想咬合平面を基準にするが，咀嚼時の頰筋や舌背の活動と調和させ，また，床の力学的安定および咬合均衡も配慮しなければならない．そこで，人工歯列の咬合平面は，各患者の顎堤間距離，舌背の位置，レトロモラーパッド，調節彎曲などを考慮して排列時に調節すべきである．

8 下顎臼歯の排列の要点

a．両側性の咬合均衡を保つには
顆路傾斜と切歯路角に調和した調節彎曲，咬頭傾斜，バランシングランプなどを設ける．

b．テコ均衡を保つには
❶ 頰舌的位置…歯槽頂間線法則に従い，できるだけ舌側に寄せるほど有利（図 12-12, 13）．
❷ 上下的位置…顎堤に近いほど有利になる．

c．頰舌などの機能的な運動に適合させるには
❶ フレンジテクニックにより頰舌圧の中立地帯（neutral zone ニュートラルゾーン）の中に収める（図 13-14 参照）．
❷ 咬合平面の高さを舌背の高さと調和させる（図 12-14）．

咀嚼時に舌で食塊を咬合面上に無理なく運べるように，また，咀嚼や発音時の舌圧で義歯が浮き上がらないように配慮する．

9 下顎臼歯排列のランドマーク

(1) 口腔内の周囲組織との関係
❶ 前方…第一小臼歯は安静時の口角の高さで，口角とモディオラス（modiolus）を支えて表情筋に張

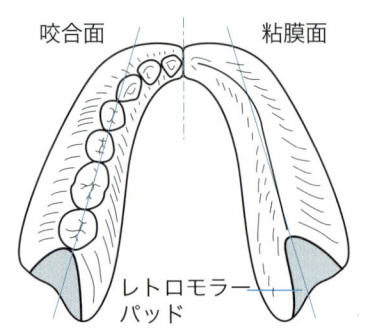

図 12-12 ◆ レトロモラーパッドを基準にする方法
下顎犬歯尖頭からレトロモラーパッドの尖端を結ぶ線を，下顎臼歯の排列の基準に用いる．人工歯の中央窩を，この線と一致させて排列すると，人工歯は天然歯の頰舌的位置に近くなる．また，この線はほとんど歯槽頂の真上になり，広いアーチの場合は，第一大臼歯部では歯槽頂に対してわずかに舌側寄りに位置する．この基準線に従って人工歯を排列すると，下顎臼歯の咬合面の舌側半分は歯槽頂の内側になるので，機能時に好ましいテコ均衡が得られる（山縣訳，1981）

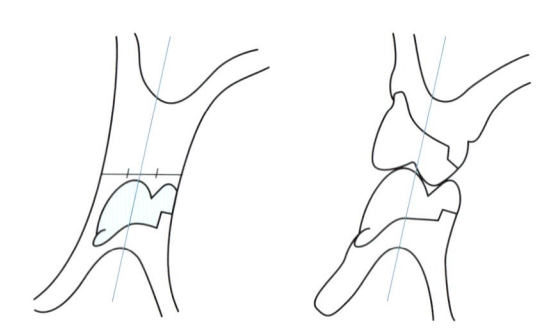

図 12-13 ◆ 歯槽頂間線が下顎臼歯頰側咬頭内斜面を通るように排列する方法

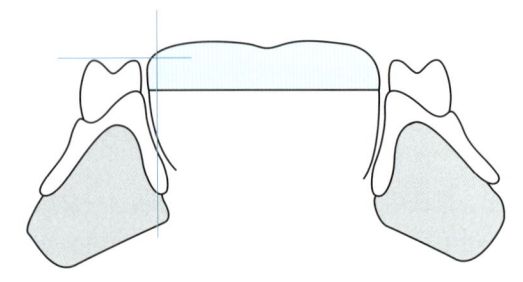

図 12-14 ◆ 下顎の人工歯　中央窩が下顎の歯槽頂の真上か，あるいは，それよりもわずかに舌側に寄るように排列する．下顎臼歯の舌側面は，顎舌骨筋線の垂直線上にあり，これよりも舌側にしてはいけない．安静時の舌の側縁が咬合平面の高さとほぼ一致する（山縣訳，1981）

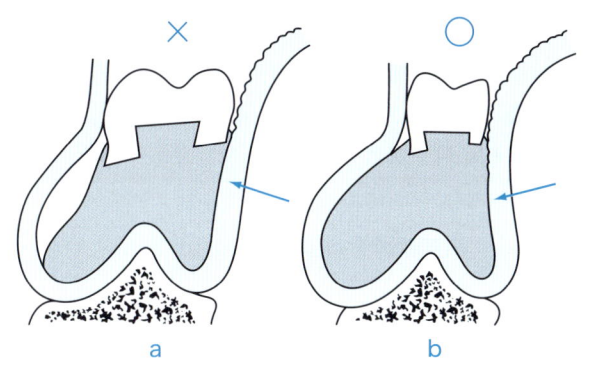

第12章 ◆ 人工歯排列と選択　183

図12-15 ◆ 下顎大臼歯舌側面および床翼の位置　舌の活動を妨害しないようにしなければならない．また頰側では，頰粘膜を変位させないで，抵抗なく接触を保つべきである（矢印は舌圧の方向を示す）　a：誤った状態；頰舌径が大きいため人工歯舌側面，舌側床翼が舌側に寄りすぎ，舌を圧迫している．舌圧で義歯を押し上げる（矢印の方向）．頰側床翼が頰粘膜と接触せず，空隙がある　b：正しい状態；人工歯舌側面，舌側床翼が舌側に寄りすぎず，舌の活動を妨害しない．舌圧は義歯を押し上げない（矢印の方向）．頰側床翼が頰粘膜と抵抗なく接触している　(Watt, 1976より改変)

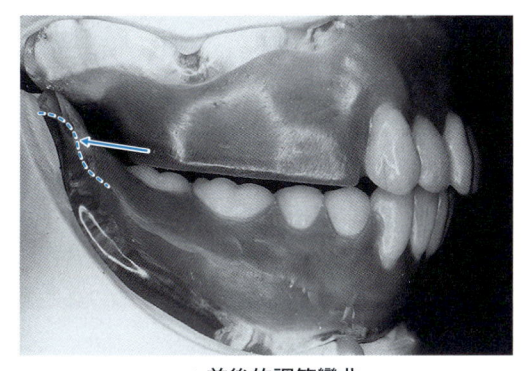

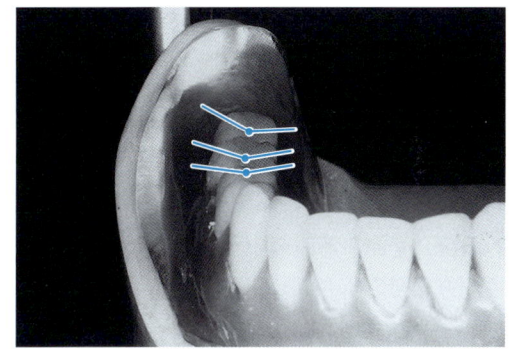

a：前後的調節彎曲　　　　　　　　　b：側方調節彎曲
図12-16 ◆ 調節彎曲　後方歯ほど歯軸を舌側に傾け，平衡側面を急にする

りをもたせる．

❷　後方…咬合平面に対して急傾斜していない顎堤の範囲内に収める．

❸　頰側…人工歯は頰粘膜を変位させずに接触させ，頰棚部を封鎖して食塊の迷入を防ぐ．ただし，咬合面のうちで歯槽頂よりも頰側の部分は，中心位でも偏心位でも咬合させない．こうすれば，咬合力の作用点が舌側寄りになるので，テコの作用による義歯の転覆を防げる．

❹　舌側…安静時の舌の側縁の高さに一致させる（図12-14）．また，舌の正常な機能時の活動を妨害しない（図12-15）．

(2)　模型上での基準

❶　前方…下顎前歯部の高さ．

❷　後方…レトロモラーパッドの中央の高さ．

❸　下顎顎堤の平均的な平面に対してなるべく平行にする．

a．頰舌的位置

模型上では，次のことに注意する．

❶　下顎犬歯尖頭からレトロモラーパッドの尖端を結ぶ仮想線に，人工歯の中央窩を一致させる（図2-8-a参照）．

❷　犬歯近心面からレトロモラーパッドの舌側を結ぶ線を，人工歯の舌側限界とする．

❸　下顎臼歯の舌側面を顎舌骨筋線のほぼ垂直線上にする（図12-14，図2-9参照）．

b．上下的位置，咬合平面

レトロモラーパッドの1/2の高さとする（図2-8-b参照）．

(3)　口腔内での試適時に確認すること

❶　舌との関係…嚥下後の安静時に，舌の尖端を下顎前歯の舌側面に軽く接触させると，舌の側縁，すなわち角化された粘膜と角化されていない粘膜の接合部が，下顎臼歯の舌側豊隆の高さになる．

❷　舌の背面は臼歯の咬合平面とだいたい同じ高

さになる．ただし，舌の大きさが正常でないとこれは当てはまらない．たとえば，無歯顎のままで下顎臼歯を補綴していないと舌は肥大する．そうすると，骨のランドマークである顎舌骨筋線に歯列弓を適合させた義歯を口腔内に装着すると，舌は押し込まれて窮屈になり，望ましい咬合平面になるように排列した人工歯に対しては，高い位置にあるようにみえる．しかし，舌は次第に正常の大きさに戻り，新しい義歯による制約に対しても順応していく．

10 調節彎曲

調節彎曲とは，義歯の静力学的安定，Christensen現象の防止，義歯の推進現象の防止，義歯の咬合均衡の保持などの目的で，人工歯の排列時に調節し，形成される咬合平面の彎曲をいう．これには，前後的および側方調節彎曲の2つがある．

(1) 前後的調節彎曲(図12-16-a)
a．機能，意義

下顎が前方咬合位になったときの咬合均衡を与えること．この彎曲がないと咬合平面全体を前方に傾斜させることになるが，そうすると下顎の咬合平面が遠心部で高くなりすぎて，下顎顎堤の平均的な平面との平行性が大きく狂ってしまう．このように咬合平面が前方に傾斜すると，下顎義歯床に対しては後方に向かう合力が作用するので，下顎義歯の安定には有利かもしれないが，上顎義歯に対しては逆の効果が生じて，義歯を前方に押し出してしまう．そのため，上顎義歯をゆるめてしまい，上顎顎堤の口蓋ヒダ部に潜在的に損傷を与えて骨吸収を促進させる(図11-27参照)．

b．彎曲の程度は？　調節彎曲形成の目安

❶ 矢状顆路の傾斜角度の大小に比例して，彎曲の強弱を調節する．
❷ 人工歯の咬頭の高さに反比例して，彎曲の強弱を調節する．
❸ 下顎歯槽頂の矢状経過(前後的な彎曲)に従う．すなわち，顎堤の各部に対して咬合面を平行に近づける．

❹ 咬合均衡を保つために必要な彎曲の半径は，切歯指導路の角度と顆路の角度に応じて決まる．
❺ 彎曲はできるだけ弱いほうが機能的にも力学的にも有利である．そこで，発音と審美性と前歯の機能が許す限り切歯指導路の角度を緩く設定する．

(2) 側方調節彎曲(図12-16-b)
〈要　点〉
❶ 下顎頬側咬頭の内斜面の傾斜を平衡側の運動方向に適合させる(図12-16-b)．
❷ 下顎舌側咬頭の頬側向きの斜面の傾斜を，作業側での運動方向に適合させる．
❸ 平衡側のほうが作業側よりも咬合平面に対する運動方向が急傾斜なので，結果的に頬側咬頭のほうが舌側咬頭よりも高くなる．
❹ 顆路よりも切歯路のほうが緩い傾斜なので，顆路に近い後方の歯ほど平衡側への運動方向は急になり，そのため頬側咬頭と舌側咬頭の高さの差はより大きくなる(図12-16-b)．
❺ 顆路傾斜が急になるほど頬・舌側咬頭の高さの差は，より大きくなる．

11 上顎臼歯の排列位置

上顎臼歯の排列位置の明確な基準は現在のところないようであるが，下顎臼歯との嵌合にとらわれずに，次のような基準を参考にして単独に望ましい歯列弓に排列する．

❶ 犬歯と小臼歯のギャップをなくし，頬側回廊(図12-6)と調和させる．
❷ 発音時に舌と口蓋の接触を妨害しないように，上顎歯列弓と調音時の舌の接触範囲をパラトグラムで調べる(図14-1～3参照)．
❸ 頬，舌の誤咬をさけるため，頬側にも舌側にも片寄りすぎず，下顎臼歯との被蓋が必要である．
❹ 上顎天然歯の植立位置の推測も人工歯排列のために重要である．その1例として，Lingual Gingival Margin の残遺線(顎堤頂付近の細いコード様の粘膜の隆起)がある．この線の垂直線上に天然歯の舌側歯頸部が位置しており，顎堤が吸収して低下して

もその位置は頰側にわずかしか変化しないといわれている（**図 4-3** 参照）．したがって，天然歯の頰舌的な植立位置を推測する基準線になると思われる．すなわち天然歯列時の頰粘膜は，この線から**図 4-3**（p. 65）に示す数字の距離だけ隔たっているという．

D 人工歯排列の実際

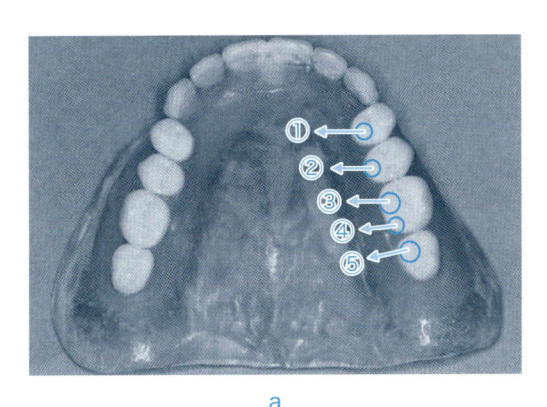

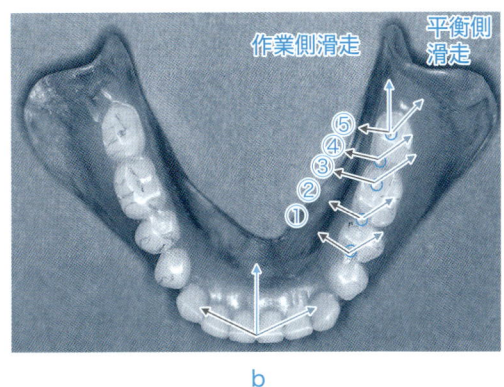

図 12-17 ◆ 下顎咬合面上の上顎舌側咬頭の運動経路　丸印：上顎舌側咬頭の中心咬合位での接触部位　矢印：作業側，平衡側，前方滑走運動における上顎舌側咬頭の運動経路　カスプ-フォッサ型咬合様式で実際に使用し，形成された上顎咬頭の圧痕を鉛筆で描いてある（反対側）（図 19-47 参照）．上下顎の ①〜⑤ と同じ番号の上顎舌側咬頭が下顎と咬合する

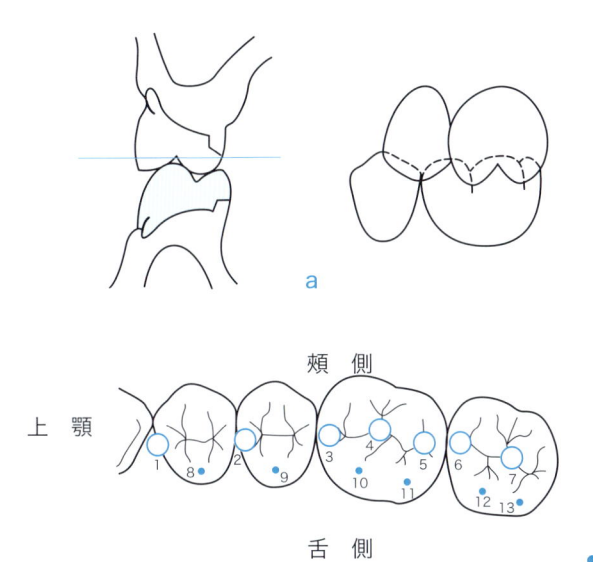

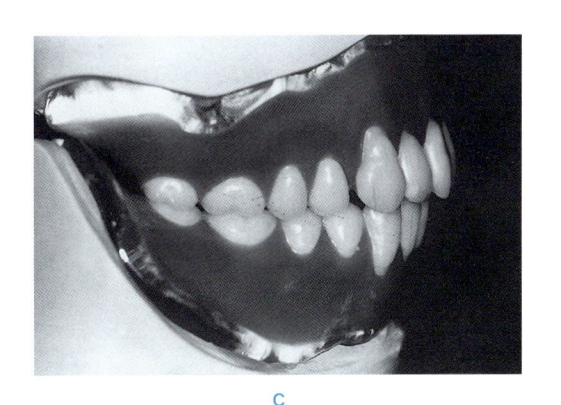

図 12-18 ◆ 中心咬合位における標準的な人工臼歯の咬合状態

● 咬頭
○ 嵌合する部位
咬頭の数字と嵌合する部位の数字で合わせる

切歯指導板

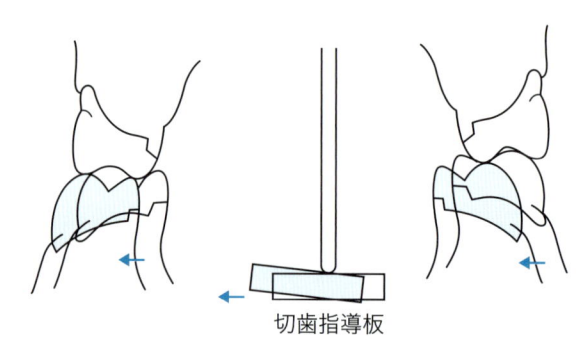

図 12-19 ◆ 咬頭歯の両側性平衡咬合：側方滑走運動時の模式図

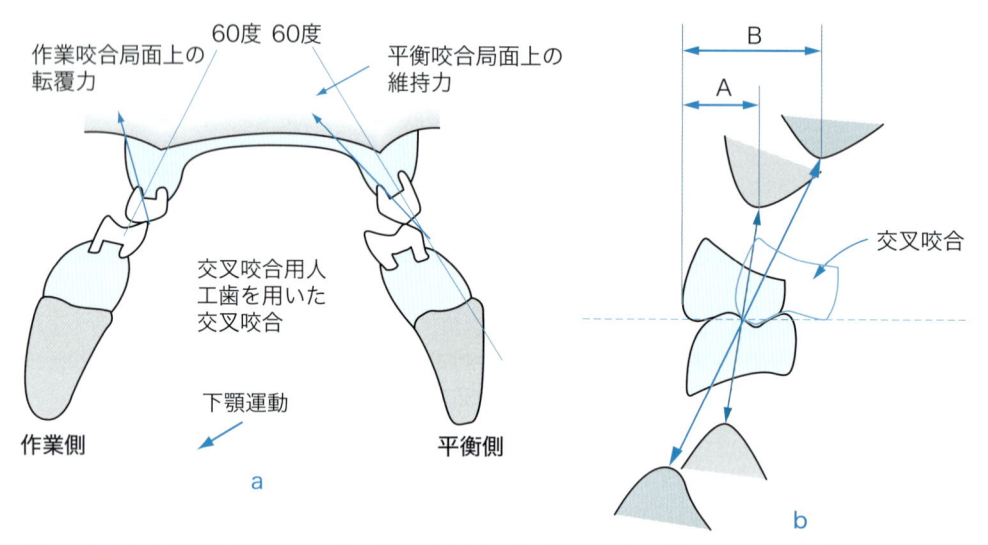

図 12-20 ◆ 交叉咬合排列 a：交叉咬合用臼歯を排列した義歯の側方咬合時の状態．床転覆力が義歯床辺縁から外れないので脱離することがなく，また，舌房も広いので快適である(Gysi)　b：上顎臼歯は顎堤に近づくので，上顎義歯の安定が向上し，上下義歯の転覆が防止される

1　咬頭歯

(1) 両側性平衡咬合（フルバランスドオクルージョン，全面均衡咬合）

a．正常咬合（図 12-17〜19）

b．交叉咬合

歯槽間線の傾斜角度が 70 度以下の場合は，臼歯を交叉咬合排列にすると，下顎の歯列弓が大きくなり十分な舌房の広さが得られる．また，上顎臼歯は顎堤に近づくので，上顎義歯の安定が向上し，上下義歯の転覆が防止される（図 12-20）．

❶ 咬頭歯をほとんど修正せずに使用する交叉咬合排列法（図 12-21）．

Müller 法…正常咬合型の人工歯を用いて，上下，左右の臼歯を置き換えて排列する．第二小臼歯を交叉点とし，それよりも後方の歯列は反対咬合排列とする．

Gysi 法…上下，左右の臼歯を置き換えて，さらに上顎第一小臼歯を半分削除し，前方咬合小面を改造して下顎最後臼歯の遠心に排列する．

❷ 咬頭歯の咬合面形態を対向関係に応じて修正して排列する方法（図 12-22）．

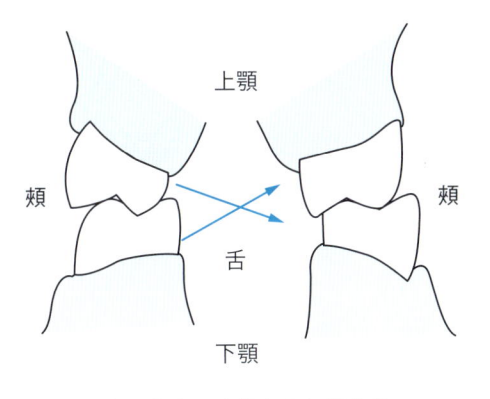

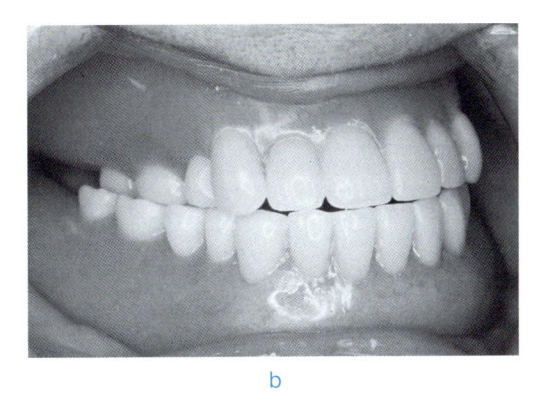

図 12-21 ◆ 咬頭歯をほとんど修正せずに使用する交叉咬合排列法　a：左の正常咬合用の人工歯を用いて，上下，左右の臼歯を置き換えて右のように排列する．上顎の頬側咬頭が下顎より舌側に寄る　b：正常咬合用の人工歯を用いて，上下，左右の臼歯を置き換えて排列した義歯

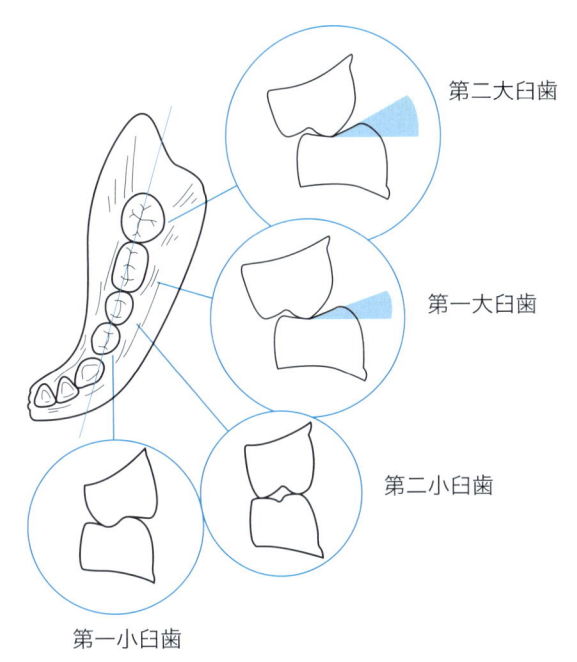

図 12-22 ◆ 典型的な交叉咬合排列における対合関係

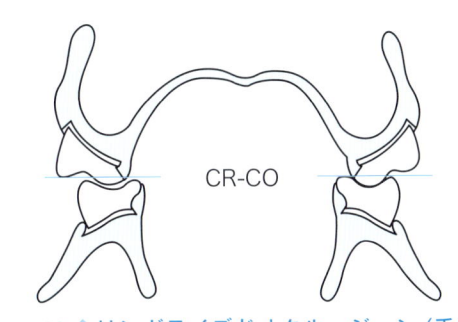

図 12-23 ◆ リンガライズドオクルージョン（舌側化咬合）　上顎舌側咬頭は，下顎の中央窩に入るが，頬側咬頭は接触させない．そして，図の右側と左側の違いによって示すように，後方になるほど頬側咬頭を次第に高くする（山縣訳, 1981）

(2) リンガライズドオクルージョン（舌側化咬合）（図 12-23）

Pound（1973）の方法では，リンガライズドオクルージョン（lingualized occlusion）と称した．上下顎臼歯は 1 歯対 1 歯で嵌合し，上顎臼歯の舌側咬頭のみが下顎臼歯の中央窩に咬合することにより，咬合圧を顎堤の舌側に向ける．上顎臼歯は 33 度，下顎には 20 度の咬頭傾斜のある人工歯を排列して，偏心運動時初期のみ咬合均衡を与える（図 12-24）．

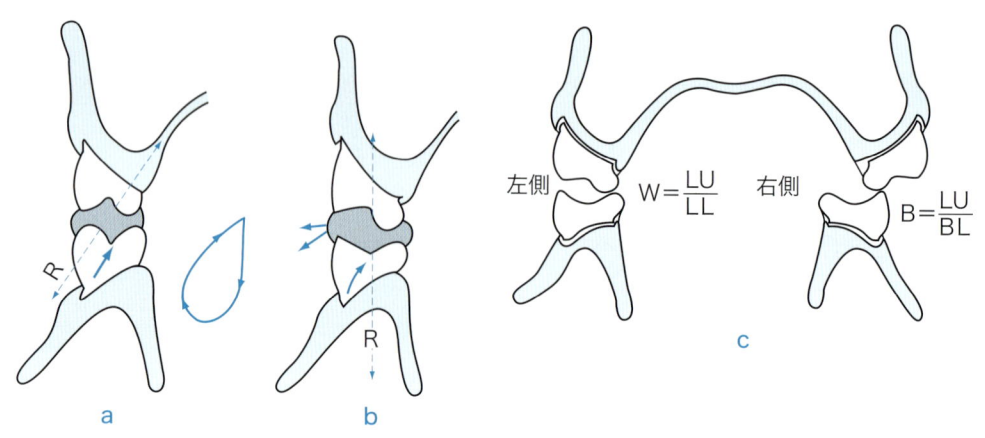

図 12-24 ◆ 咀嚼時の咬合圧の方向　a：天然咬合を模倣して咬交させた解剖学的人工臼歯では，咀嚼時に上顎と下顎の頬側咬頭が接触する．咀嚼サイクルにおける閉口の方向のために，咀嚼力は頬側咬頭に集中する．このタイプの咬合では，合力 R は歯槽頂の外側に働くので，下顎義歯床に対して転覆力が生じる　b：カスプ－フォッサ型（乳鉢―乳棒型）に改変されたリンガライズドの咬交では，咀嚼時の頬側咬頭の接触をなくし，作業側咬合位から中心咬合位まで舌側咬頭のみが接触する．こうすると，合力 R は，より舌側方向に向かい，義歯床を安定させるためのテコ均衡を与えることができる．また，咬合接触面積が小さく，より多くの逃げ道があるので，食塊を貫通するために必要な力が小さい　c：上顎舌側咬頭のみが咬合接触するので，作業側と平衡側で両側性平衡にすることが単純になり，下顎人工歯の選択的削合で容易に咬合均衡が得られる (山縣訳, 1981)

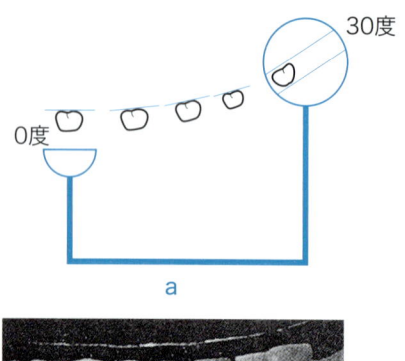

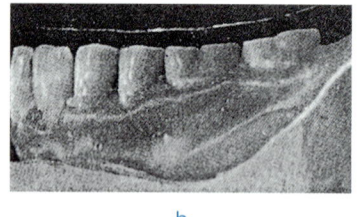

図 12-25 ◆ 無咬頭歯の調節彎曲　a：切歯指導路と顆路傾斜に連なるような仮想の彎曲に咬合面を一致させると，滑走運動時に接触を保てる (Sharry, 1974)　b：顆路傾斜と切歯指導路が緩い場合は，平坦な人工歯でも調節彎曲で咬合均衡にできる

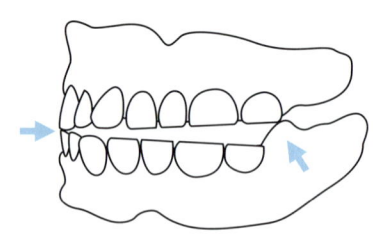

図 12-26 ◆ バランシングランプ　非解剖学的無咬頭臼歯を平坦に排列した場合に，下顎臼歯後方にレジンの斜面を設ける．偏心位への滑走運動では，前歯と左右の斜面の 3 点で接触を保ってバランスが得られる (Sharry, 1974)

2　無咬頭歯

(1)　モノプレーンオクルージョン（単一平面）

純粋に平面の咬合面になるように排列する．

(2)　調節彎曲

前後的，側方的に咬合面全体を彎曲させて排列する（図 12-25）．

(3)　バランシングランプ

下顎臼歯の後方に斜面を設けて，滑走運動時に上顎臼歯遠心と接触させる（図 12-26）．

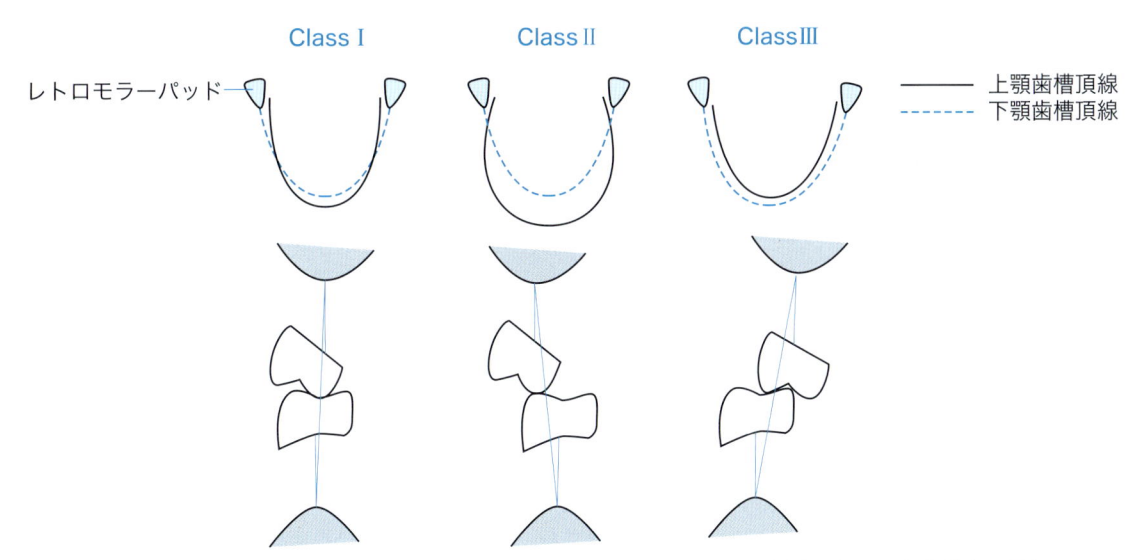

図12-27 ◆ 上下顎の顎堤（人工歯を配置すべき位置）の対向関係　症例によってさまざまに異なるが，上下顎の臼歯をそれぞれの顎堤に対して好ましい位置に排列したのちに互いに咬合させ，それぞれの対向関係に応じた咬合様式を考える
ClassⅠの顎堤関係：リンガライズドオクルージョン，カスプ-フォッサ
ClassⅡの顎堤関係：咬頭対咬頭
ClassⅢの顎堤関係：交叉咬合

3　臼歯部顎堤の対向関係による咬合面形態の選択（図12-27）

上下顎の歯列弓が自然なアーチになるように排列して，咬合させてみる．

(1) 上下顎の対向関係が標準的な場合（ClassⅠ）

リンガライズドオクルージョン，またはカスプ-フォッサとする．すなわち，次のようにして排列する．

❶ 上顎舌側咬頭を下顎中央窩または辺縁隆線部に咬合させる．

❷ 上顎頰側咬頭は，下顎とは離開させる．

❸ 咬合器を動作させて下顎の側方調節彎曲を調節する．

(2) 上下顎の顎堤の対向関係が隔たっている場合

a．上顎臼歯が下顎臼歯の舌側寄りになる場合（ClassⅢ）

❶ 交叉咬合によるカスプ-フォッサ，すなわち，上顎頰側咬頭の頰側辺縁を丸めて形態修正し，下顎中心窩に咬合させる．

❷ モノプレーンオクルージョン，すなわち0度臼歯を用いる．

b．上顎臼歯が下顎臼歯の頰側寄りになる場合（ClassⅡ）

下顎頰側咬頭と上顎舌側咬頭が対合する場合，モノプレーンオクルージョンとする．すなわち，下顎頰側咬頭を平坦に削り，そこに上顎舌側咬頭を咬合させる．上顎舌側咬頭も平らに削って中心咬合位でより安定するようにする．または，0度臼歯を使用する．

c．上下顎の頰側咬頭，舌側咬頭どうしが咬合する場合

上下の咬頭を平らに削って咬合させる．ただし，上下の咬合面の頰側，舌側咬頭の被蓋がなく密着していると，頰，舌の誤咬が起こるので，辺縁を丸め間隙を設ける（図12-22）．

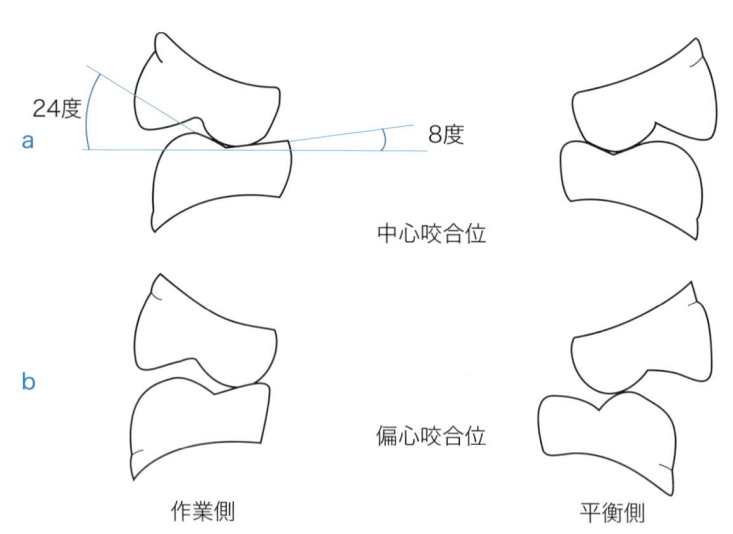

図 12-28 ◆ 臼磨を主としたリンガライズドオクルージョンで両側性咬合均衡を保つ　a：平均値（矢状顆路傾斜 30 度，側方顆路角 15 度，矢状切歯路傾斜 10 度，側方切歯路角 120 度）の場合の第一大臼歯部の咬合小面の角度は，作業側方向 8 度，平衡側方向 24 度である（山縣, 1965）．咬合圧を舌側に向かわせるため頬側咬頭を接触させず，沈下を見越して，前後的にロックしないように，近遠心方向の斜面をできるだけ緩くする　b：作業側と平衡側で上顎舌側咬頭のみが接触滑走する

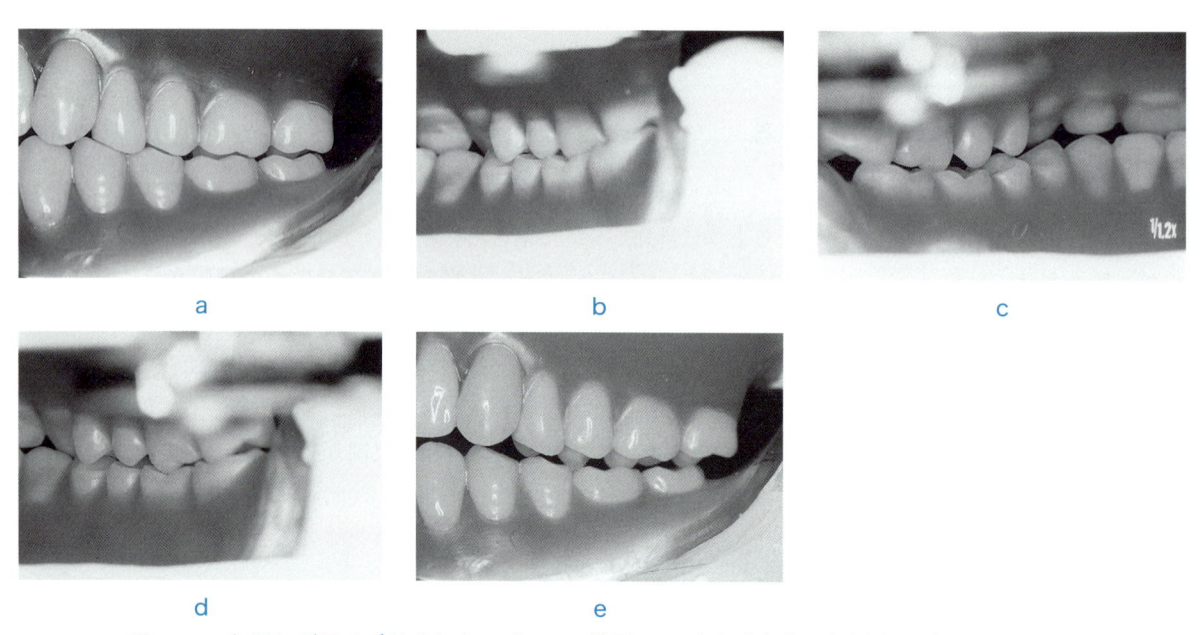

図 12-29 ◆ リンガライズドオクルージョンの排列　a：中心咬合位で頬側咬頭が接触しないようにクリアランスを設ける　b：中心咬合位では上顎舌側咬頭が下顎の中央窩に咬合する　c：平衡側では上顎舌側咬頭が下顎頬側咬頭と接触する　d：作業側では舌側咬頭どうしだけが接触し，頬側咬頭は離開する　e：平衡側

4　臼歯部人工歯のタイプと咬合様式の選択

　咬頭歯の利点は，咬断に適し，滑走運動時の咬合均衡を保てることである．欠点は，咬頭斜面による水平分力が生じ，上下顎の排列位置が限定され，ゆとりがなく，閉口位と人工歯の嵌合位が食い違うと床の推進運動が起こることである．

　無咬頭歯の利点は，臼磨に適し，水平分力が小さく，上下顎の対合関係の自由度があることである．欠点は，滑走運動時に顆路傾斜に応じた咬合均衡を保てないことである．

　咬合面形態の効率の評価は，患者の食習慣によって異なる．たとえば，肉食では鋭い咬頭で食片に嚙み込むことが重視されるが，草食では平坦な咬合面での臼磨が重要である（図 12-28）．

　図 12-29 にリンガライズドオクルージョンの例を，図 12-30 に標準的な人工歯排列の完成を示した．

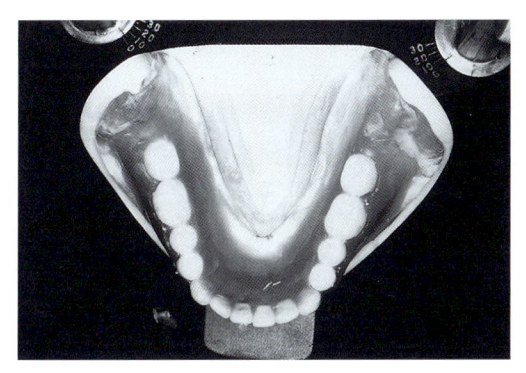

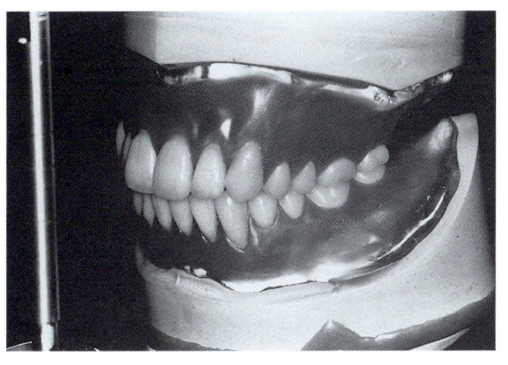

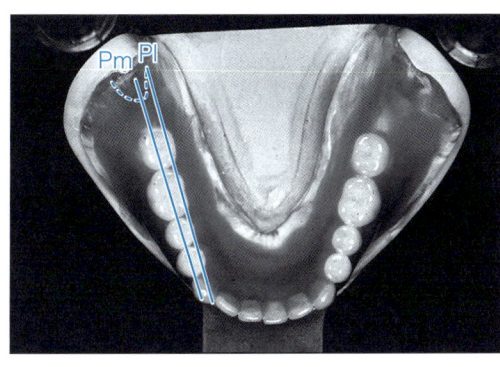

図 12-30 ◆ 人工歯排列を完了した蝋義歯

13 歯肉形成

　人工歯の排列が終了したら，歯肉および歯槽粘膜に相当する部分のワックスの形成を行う．こうして，人工歯，基礎床材料およびワックスにより全部床義歯の原型ができる．これを蝋義歯または仮床義歯，試適義歯(wax denture, trial denture)という．
　蝋義歯は，患者の口腔内に挿入し，機能的，審美的に適しているかどうかを点検し，もし必要ならば修正を行う．

〈歯肉形成とは〉
　人工歯の歯頸部から義歯床辺縁までの歯肉および歯槽，口蓋の粘膜表面に相当する部分，すなわち研磨面(polished surface or external surface)の原型をワックスで形成する．この操作を，一般に歯肉形成または蝋形成(waxing or waxing-up)というが，実際には歯肉の範囲だけでなく，義歯の外表面全体の外形を決める作業である．
　全部床義歯の研磨面の形態の適否は，咀嚼，発音，審美性および舌感の良否に関係するだけではなく，義歯自体の維持・安定にも大きな影響がある．

A 歯肉形成の要点

〈要　点〉
歯肉形成を行う意義を機能的，部位別にまとめる．
❶ 審美的形態の付与．
❷ 義歯の維持・安定の補助．
❸ 口腔前庭部への食片の侵入防止．
❹ 発音機能との調和．

1 審美的形態の付与

　前歯および小臼歯部の唇側歯肉部では，自然な外観にすることが重要である．そのため，有歯顎の歯肉の形態を基本として，さらに，患者の年齢や性別などに応じた変化を与えて個性美をもたせる．

【例】
❶ 天然歯列の歯槽部にみられる歯根部の隆起(歯根豊隆)，および歯頸部歯肉辺縁の波形(festoons)を模倣して，義歯に表現する(図 13-1)．

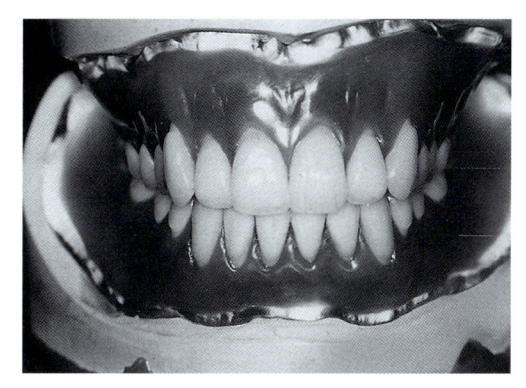

図 13-1 ◆ 唇側の形成　天然歯列の歯槽部にみられる歯根部の隆起および歯頸部歯肉辺縁の波形(festoons)を模倣して，義歯に表現する．隆起の長さは，歯根の長さに比例して，上顎中切歯よりも側切歯は短く，犬歯は長くする

❷ 天然の歯肉の歯頸部付近にみられる小孔，すなわちスティップリング(点刻 stipple)をまねて形成する．

❸ 患者の年齢に相応した歯肉縁の後退，歯間乳頭の退縮した形態を与える（図13-2）．

2 義歯の維持・安定の補助

❶ 床辺縁部は，上顎後縁以外では，原則としていわゆるコルベン状の豊隆を設けて，口腔前庭をみたし，粘膜移行部による辺縁封鎖をはかる（図13-3）．

❷ 人工歯歯頸部から床縁に至る床翼部（flange）の外形は，周囲の筋肉の動きと調和しなければならない．こうすれば，機能時の唇・頬・舌からの筋圧が，義歯床を安定させるように働くことになる．そのため，豊隆が過度で唇・頬・舌の運動を妨げたり，逆に豊隆が不足で唇・頬とのあいだに大きな空隙が生じないようにする（図13-4）．

❸ 床翼の形態を周囲組織の筋圧によって形成する方法として，フレンジテクニックがある（図13-14）．これは人工歯および歯肉部を，機能時に唇・頬，および舌からの圧力のバランスのとれた位置に置き，義歯床の安定をはかるために行われる．

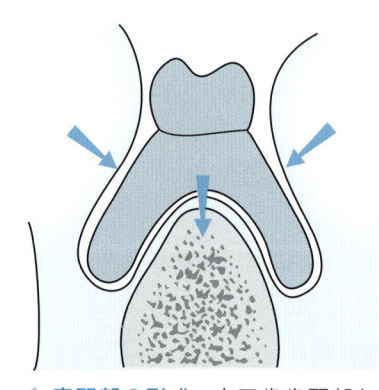

3 口腔前庭部への食片の侵入防止

食品を咀嚼するとき，天然歯列では，唇・頬の粘膜と舌が歯の側面に適度に密着して食片を咬合面上に保持し，唇・頬側前庭，および舌側口腔底への溢出を防いでいる．義歯の場合にも，このような機構が働くような歯肉部の形態にしなければならない（図13-5）．

4 発音機能との調和

言語音のうち多くの音は舌と口蓋との接触によってつくられるが，義歯装着時にも，舌と口蓋の正しい接触様式を損なわないことが望ましい．とくに，上顎義歯床の口蓋側部分の形態を発音活動に調和させる必要がある．

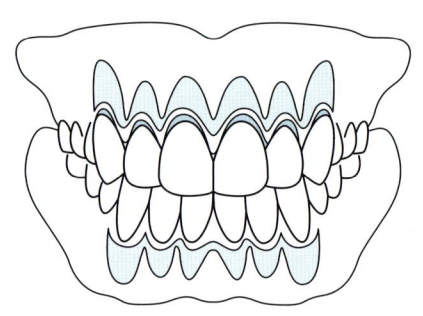

図13-2 ◆ **歯頸線　歯槽部の隆起**　患者の年齢に相応した歯肉縁の後退と，歯間乳頭の退縮した形態を与える．図13-1の例では，自然感を出すために，あえて歯頸部の歯根を露出させてある

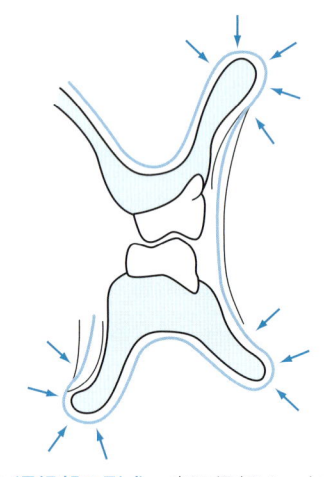

図13-3 ◆ **辺縁部の形成**　床辺縁部は，上顎後縁以外では，原則としていわゆるコルベン状の豊隆を設けて口腔前庭をみたし，粘膜反転部による辺縁封鎖をはかる

図13-4 ◆ **床翼部の形成**　人工歯歯頸部から床縁に至る床翼部の断面外形は，基本的には三角形または台形とし，周囲の筋肉の動きと調和しなければならない．こうすれば，機能時の唇・頬と，舌からの筋圧が義歯床を安定させるように働くことになる．とくに，バッカルシェルフ部で有効である

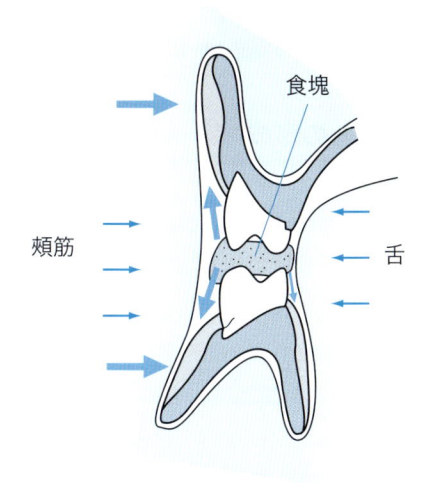

図13-5 ◆ 床翼の厚さ　食品を咀嚼するときに，唇・頬の粘膜と舌が人工歯および床翼の側面に適度に密着して，食片を咬合面上に保持し，唇頬側前庭および舌側口腔底への溢出を防がなければならない．したがって，筋肉が弛緩している症例では床翼の厚さを増加させる必要がある

B　各部位の歯肉形成の要点

1　唇側の形成

　上下顎唇側歯頸部近くの歯肉部では，年齢相応の解剖学的形態を付与して審美的効果をあげる．

❶　歯頸線は年齢に相応した歯肉退縮も配慮して，臨床歯冠を明確に表現するように波形（festoons）に形成する．

❷　歯間乳頭は自然観を重視して退縮した形態にする場合もあるが，食渣が貯留しないようにしなければならない．

❸　床翼の唇・頬側面形態は歯根部の歯槽隆起を模倣する．とくに，犬歯の歯根に相当する位置に犬歯隆起を設ける（図13-6）．

❹　下顎前歯部では，開口時の口唇の緊張度に調和して，義歯床が安定する方向に圧力が加わることが望ましい．このため，全体的に凹面になるように形成する（図13-7）．

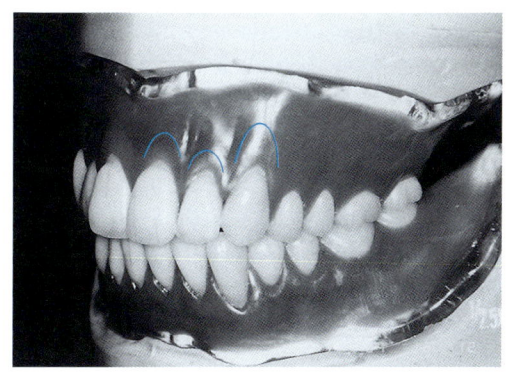

図13-6 ◆ 唇側の形成　歯根部の歯槽隆起を模倣する．とくに，犬歯の歯根に相当する位置に犬歯隆起を設ける

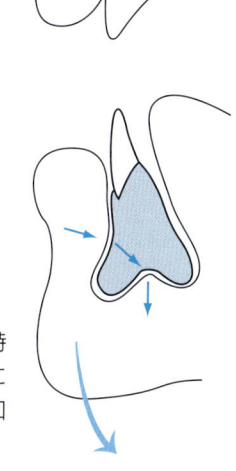

図13-7 ◆ 下顎唇側の形成　下顎前歯部では，開口時の口唇の緊張度に調和して，義歯床が安定する方向に圧力が加わることが望ましい．このため，全体的に凹面になるように形成する

2 頰側の形成

歯槽の吸収を補って頰の陥没を修復する．そのため，咬合採得の際に定められた床翼部の厚さを保つようにする．

3 舌側の形成

舌の運動に支障のないように，できるだけ薄くする．とくに下顎舌側では，舌の運動時に義歯が押し上げられないように辺縁以外の床翼部を薄く凹面に形成して，舌が活動するスペース，すなわち舌房をできるだけ広くする（図13-8）．

4 口蓋部の形成

とくに前方部は，舌感，発音に重要な部分である．このため，上顎義歯の口蓋部を天然歯列のそれに似せて自然な形態に仕上げ，舌感をよくし，発音に有利にしなければならない．一般にはS隆起を形成する．また，臼歯部の歯頸部にもやや膨隆を設ける（図13-9）．

❶ S隆起…Snow（1899）は，［s］の発音を助けるために，上顎前歯舌側歯槽部にS隆起を設けることを提唱している．すなわち，歯の舌側面の形態をワックスで形成し，さらに，歯頸部から歯槽部に移行する部分にわずかに豊隆を設ける．そして，矢状断面でみた場合に，歯頸部から後縁に向かってS字状の彎曲を描くようにする（図13-9-A，B）．

❷ さらに現在では，臼歯部の歯頸部にも同様の豊隆を設ける（図13-9-C）．また，切歯乳頭および口蓋ヒダを設けると，舌感を自然にし，発音を助けるといわれている（図13-10）．

❸ 解剖学的な口蓋表面の形態を模倣した軟性プラスチックの口蓋板（trugae，図13-11）を使用する

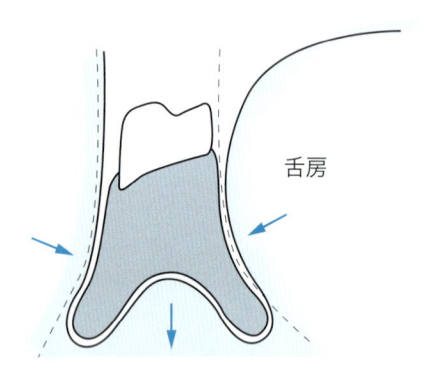

図13-8 ◆ 下顎舌側の床翼の形成 下顎舌側では，舌の運動時に義歯が押し上げられないように，辺縁部以外の床翼部を薄く，凹面に形成して舌の活動するスペース，すなわち，舌房をできるだけ広くする

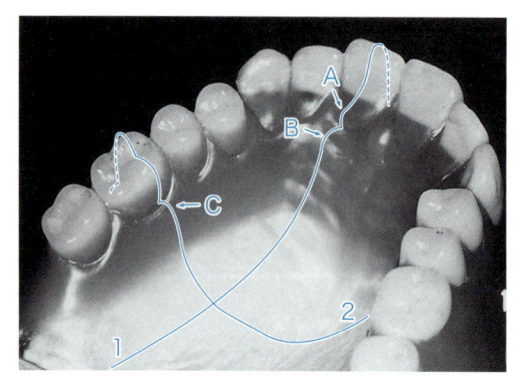

図13-9 ◆ 口蓋部の形成 歯の舌側面の基底結節の形態（A）にワックスを形成し，さらに，歯頸部から歯槽部に移行する部分にわずかに豊隆，すなわちS隆起（B）を設ける．そして，矢状断面（1）でみた場合に，歯頸部から後縁に向かってS字状の彎曲を描くようにする．また，前頭断面（2）の線のように臼歯部の歯頸部にもステップ（C）を設ける

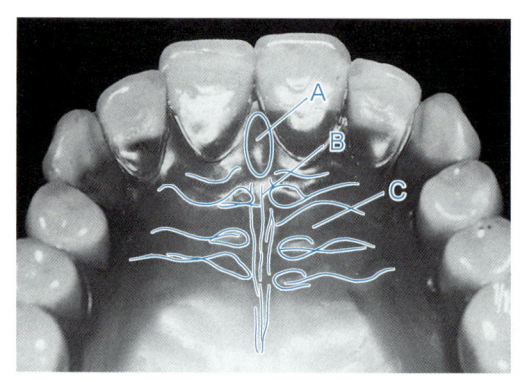

図13-10 ◆ 口蓋前方部の形成 切歯乳頭（A），正中口蓋縫線（B），および口蓋ヒダ（C）を設ける

第13章 ◆ 歯肉形成　197

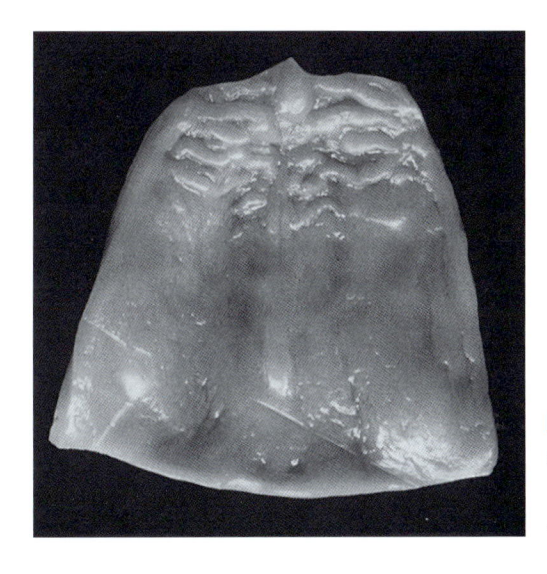

図 13-11 ◆ 歯肉形成用口蓋板　解剖学的な口蓋表面の形態を模倣した軟性プラスチックの口蓋板（trugae）．蝋義歯の口蓋部のワックスアップに使用する

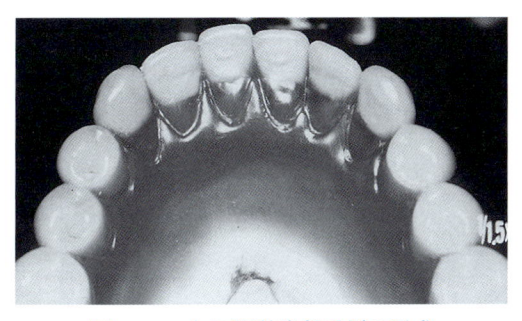

図 13-12 ◆ 下顎前歯部舌側の形成

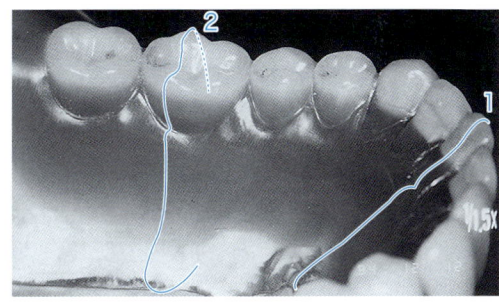

図 13-13 ◆ 下顎舌側の形成　前歯部矢状断面(1)と，臼歯部の前頭断面(2)でも歯頸部の形態をワックスで形成し，その下方の床翼はアンダーカットにならない程度になるべく薄く，凹面に形成する

こともできる．すなわち，蝋義歯の最終的なワックスアップの際に，口蓋部の床を切除して，加熱し軟化した trugae を圧接，固定してフラスコに埋没する．流蝋のとき trugae を除去してレジンを塡入し，義歯を完成すれば自然な形態の口蓋ヒダなどが再現される．

❹　発音機能をとくに考慮して口蓋部の形成を行う場合は，後述するパラトグラム法（第14章，p. 202〜203参照）によって，舌と口蓋の接触関係を調べながら蝋形成をする方法もある．

5　口蓋ヒダ（皺襞）および切歯乳頭の形成の意義

❶　舌の位置感覚を助け，発音時の微妙な舌運動のガイドとして役立つといわれている．

❷　舌による軟らかい食物の磨砕，および食塊形成に役立つ．

6　下顎舌側部の形成

図 13-12，13 参照．

7　全体として

食渣の停留による不潔をさけるためには，床表面はできるだけ平滑にして，細かい凹凸をつくらないことが望ましい．

C　フレンジテクニックを応用した歯肉形成

歯肉形成には，大別して次の2つの方法がある．

❶　有歯顎の歯槽部の形態を目標にしてワックスを彫刻し，形成する．

❷　フレンジテクニック（図13-14）などで行われるように，特殊なソフトプレートワックスを利用し，口腔内で口唇，頰，舌などを運動させて筋圧形成する．さらに，人工歯の排列が終わったとき，歯肉部の表面に軟化したフレンジワックスや酸化亜鉛ユージノール印象材，あるいはティッシュコンディショナーを盛って患者の口腔内に装着し，発音運動，嚥下運動などさまざまな運動を行わせる．こうして形成された歯肉部の形態を，そのままレジンに置き換えて義歯に再現する．

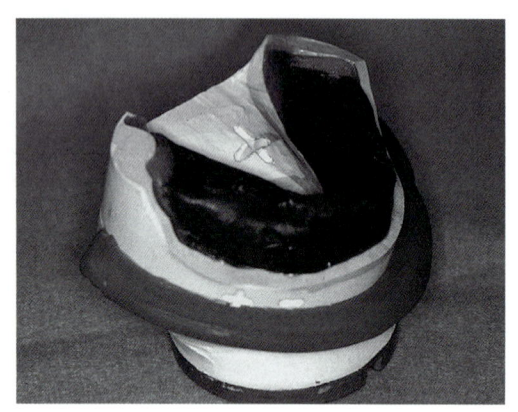

a：フレンジテクニック終了時

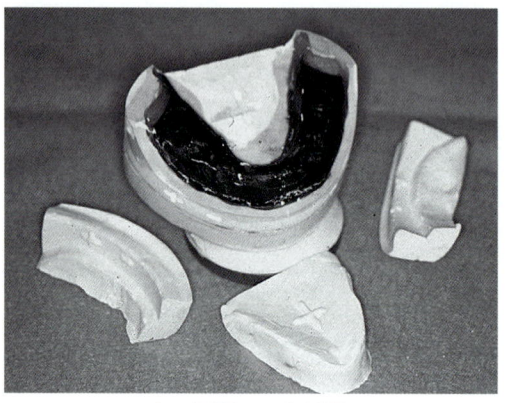

b：石膏コアを採得

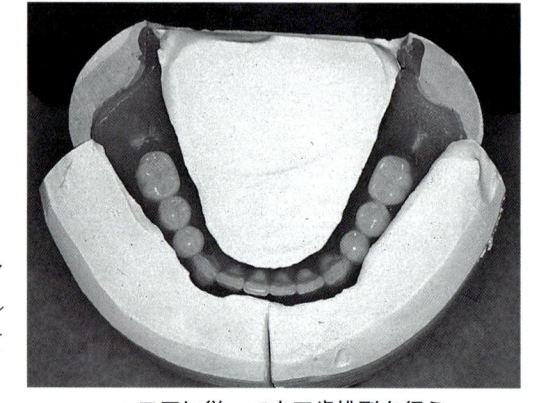

図13-14 ◆ フレンジテクニック　咬合採得終了後，とくに下顎の咬合堤のワックスを soft wax（フレンジワックス）に置き換えて，筋圧中立帯を嚥下にて求める

c：コアに従って人工歯排列を行う

14 蝋義歯試適

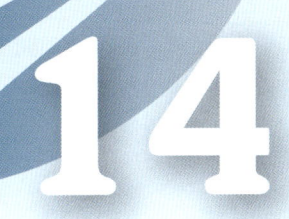

〈蝋義歯の口腔内試適〉
　人工歯排列および歯肉形成の終わった蝋義歯(仮床義歯)を，いったん患者の口腔内に装着し，それまでの操作，すなわち咬合採得，人工歯排列，歯肉部の形成の適否を，さまざまな観点から診査し，必要があれば修正する．この操作を蝋義歯の試適(try-in)という．

〈点検項目〉
❶　審美性の点検．
❷　咬合関係の点検．
❸　人工歯の排列位置および歯肉部形態の点検．
❹　発音機能の点検．
❺　義歯床外形線の点検．

〈要　点〉
❶　蝋義歯試適時の点検項目を機能的，部位別にまとめる．
❷　発音機能と義歯との関係を理解し，それぞれに応じた修正法を知る．

A　咬合採得および模型の咬合器付着の適否の確認

1　咬合高径

　咬合時，下顎安静時，および発音，嚥下などの機能時の状態を診査する．
❶　安静空隙の量が適切であるか？
　咬合時に自然な顔貌となっているか？
❷　発音中に上下人工歯が衝突しないか？
　もし強く接触する場合には咬合高径が過大，すなわち，「咬合が高すぎる」疑いがある．
❸　嚥下が自然に行えるか？

2　中心咬合位

　咬合状態が，咬合器上と口腔内とで一致しているかどうか？
❶　前歯の対合関係および各咬頭の接触関係を目安にして点検する(図 12-18 参照)．
❷　咬合圧が左右均等に加わっているか？
　これを点検するために転覆試験を行う．すなわち，咬合状態で上下咬合面間にスパチュラなどの薄い器具を挿入して，こじってみる．一見，均等に咬合しているようでも，床が粘膜から離れていることがある．その場合には，床が浮動するのが感じられる．
❸　咬合がずれているようであれば，口腔内で

チェックバイトを採得して確認する．すなわち，上下顎のいずれかの咬合面に軟化したワックスなどを置いて，中心咬合位で軽く咬合させ，咬合面間記録を採得する．硬化後に口腔外に取り出して対合関係を点検し，さらに，咬合器上に戻して観察する．もしも明らかに咬合がずれている場合は，新たな顎間関係記録で下顎模型を再装着してから人工歯排列を修正する．ただし，基礎床の適合の不備のために咬合がずれる場合もあるので，それを先に点検すべきである．

B　人工歯の排列位置の点検

人工歯の選択および排列が適切であったかを，審美性および機能性の観点から確認する．人工歯の排列位置については，上下顎の対合関係だけにとらわれずに，上下顎それぞれの歯列が周囲組織（口唇，頰，舌など）と調和しているかを検討する．

つまり，模型上ではわからない生理学的適合性などの要素について確かめる必要がある．

1　前　歯

❶ 人工歯の色，大きさ，形態が顔貌と調和しているか？

患者にも鏡で観察させて感想や希望をきき，外観についての同意を得ておく必要がある．

❷ 歯列弓の大きさ，切縁列，および上顎犬歯の排列位置による口唇の豊隆の修復程度が顔面に調和しているか？

❸ 垂直および水平的被蓋度の診査として，審美性（自然感），機能性（発音，食物摂取など），および義歯の安定（咬合均衡）に適切か？　を点検する（図12-7参照）．

2　臼　歯

❶ 咬合平面の高さ，方向が舌背，頰筋中央筋束の位置に適合しているか？

❷ 義歯の維持，安定を損なわないで，しかも頰部の自然な豊隆を修復しているか？

❸ 上下顎臼歯それぞれの頰舌側の位置が適切で，舌房が確保され，舌の運動を阻害せず，また，義歯が安定するか？

とくに，下顎では人工歯列の唇頰舌的な位置が適切でないと，義歯床の維持・安定が損なわれるので，顎堤頂との位置関係だけにとらわれずに，唇，頰，舌の運動との調和について検討する必要がある（図12-14参照）．

❹ 前後的および側方調節彎曲が適切であるか？

C　歯肉形成の適否

歯肉部の形態は，上顎前歯部唇側以外では外観よりも義歯の維持・安定を助けることを重視して，機能時の唇，頰，舌の形および運動と調和しているかどうかを観察する．

そして，審美性，舌感，発音，義歯の維持の観点から，次の各項目について診査する．

❶ 人工歯の唇，頰面の露出度について…微笑時に上口唇下縁がほぼ歯頸部に一致する．

❷ 舌・口蓋側の形成について…舌感と舌房が適切か．

❸ 床翼の厚み，豊隆度について…異物感がなく，審美性を回復しているか．

❹ 口蓋ヒダについて…異物感がないか．

D　義歯床外形，粘膜面の適否および維持・安定

❶ 義歯床粘膜面が顎粘膜によく適合し，維持がよいか？
❷ 義歯床辺縁の形態および位置．
　・周囲の筋肉，舌，および小帯の運動との調和．
　・床辺縁封鎖，すなわち，粘膜による弁作用が働き床が吸着するか．
❸ 後堤法（ポストダム），口蓋後縁封鎖堤．
　設置位置，範囲，深さを確認し決定する．とくに，「アー」と発音したとき維持が保たれているか？について診査する．

E　発音機能の点検

維持・安定が良好で，咬合高径，人工歯の排列位置が適切で，歯肉部の形態，床外形線が機能的に形成されていれば，発音機能も円滑に行われるはずである．

しかし，発音活動には個人差もあり，とくに，口蓋床の部分などが本来の口腔の形態を損なう異物と感じられることも多い．そこで，各種の検査音について発音試験を行い，客観的な発音の明瞭度，および患者自身が感じる主観的な発音の"しにくさ"などを検査する．一般的な発音試験では，次の項目を検査する．

❶ 主としてサ行音[s]の発音中に，上下顎人工歯が衝突せずに，最小発音間隙が保たれているか？
❷ マ行音[m]の発音中に安静空隙に近い間隙が保たれているか？
❸ カ行音[k]の発音を口蓋後縁の床で障害しないか？

なお，蝋義歯試適の際に，積極的に発音機能を利用して咬合高径や前歯被蓋度を決めたり，口蓋部および歯肉部の蝋形成を行う方法もある．

1　発音試験の実際

蝋義歯を口腔内に装着させて，語音，語句などを発音させ，その明瞭度を判定する．このための検査用語には，一般に[s]音を多く含む単語が用いられるが，この他に数字を順に言わせたり，文章を朗読させる方法もある．日本語の場合には，五十音（アイウエオ，カキクケコ・・・ン）を順に発音させるのが実用的である．

もし発音の障害がみられた場合は，各音がどのような調音活動でつくられるかを考慮し，関連する部位の修正をする（第2章，言語音の分類，p.43～45参照）．

たとえば，通常の語音の発音中には上下顎の歯は離開しているが，この間隙が最も小さくなるのは，[s]または[ʃ]の発音のときで，前歯部で1～1.5 mmの間隙となる（図2-69，12-7参照）．したがって，[s]を含む言葉の発音中に人工歯が触れ合ってカチカチと音がする場合には，咬合高径が大きすぎ，安静空隙が少なすぎることが考えられる．ただし，衝突音の発生には，義歯の浮き上がりや咬合の不調和（偏心位での早期接触）も原因となる．

[s]の発音のとき，上下前歯切端は，標準的には切端咬合に近い対合関係になるはずである（図2-69参照）．もしこれと著しく異なって，反対咬合になったり，舌側にかけ離れている場合には，前歯の排列位置を再点検して修正する必要がある．

[m]の発音のとき，上下口唇が楽に閉じられ，安静位に近い高径にならなければならない（図2-66参照）．

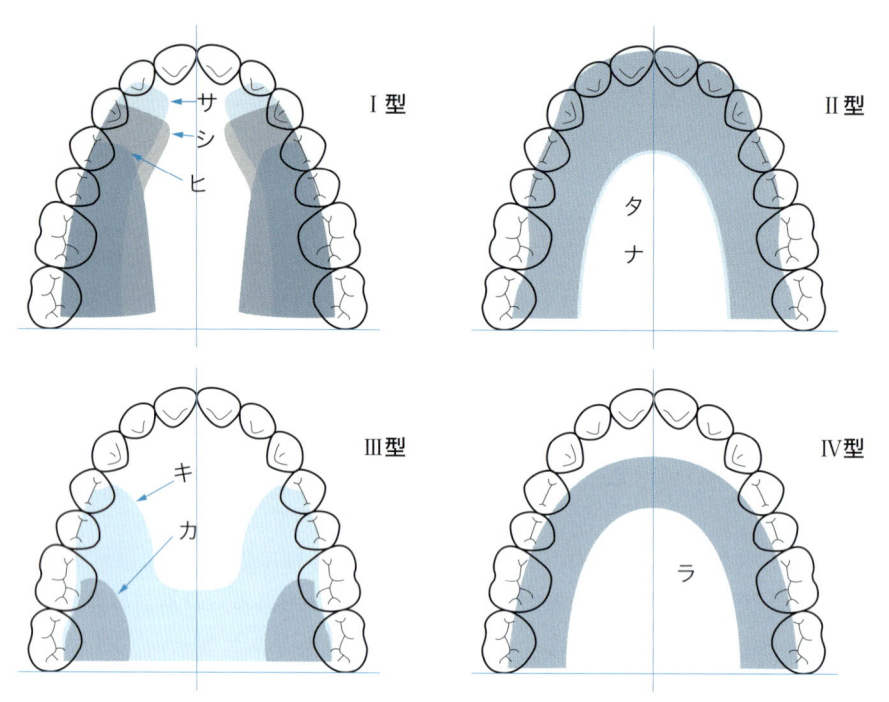

図 14-1 ◆ 歯列を含むパラトグラム 有歯顎者について求めた日本語の歯列を含むパラトグラムの標準型を接触パターンにより分類した．模様の部分が舌の接触範囲．模様の濃さは重なり合う頻度を示す（山縣，1987）

- Ⅰ型：口蓋正中に呼気流路をつくる．側方を閉鎖（サ，シ，ヒ：この順に接触範囲が後方になる）
- Ⅱ型：歯列に沿って全面閉鎖（タ，ナ）
- Ⅲ型：口蓋後方を閉鎖（カ，キ）
- Ⅳ型：口蓋部を横断（ラ）

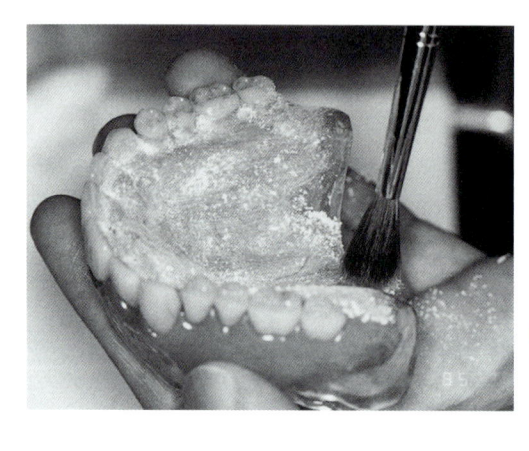

図 14-2 ◆ 義歯・蝋義歯でのパラトグラム採得 上顎蝋義歯の口蓋部に薄くワセリンを塗布してから，アルジネート印象材などの白色の粉末を散布する

2 パラトグラムによる口蓋床部の形態の検査

歯音，歯茎音，硬口蓋音の発音では，舌と口蓋の接触関係も重要である．このような，発音時に舌が口蓋のどの範囲に接するかを調べる方法としてパラトグラム法がある．図 14-1 に，有歯顎者について求めた日本語の歯列を含むパラトグラムの標準型の接触パターンの分類を示した．義歯の場合にも，これと同様の接触関係になることが望ましい．とくに，

a：「サ」　　　　　　　　b：「シ」　　　　　　　　c：「タ」

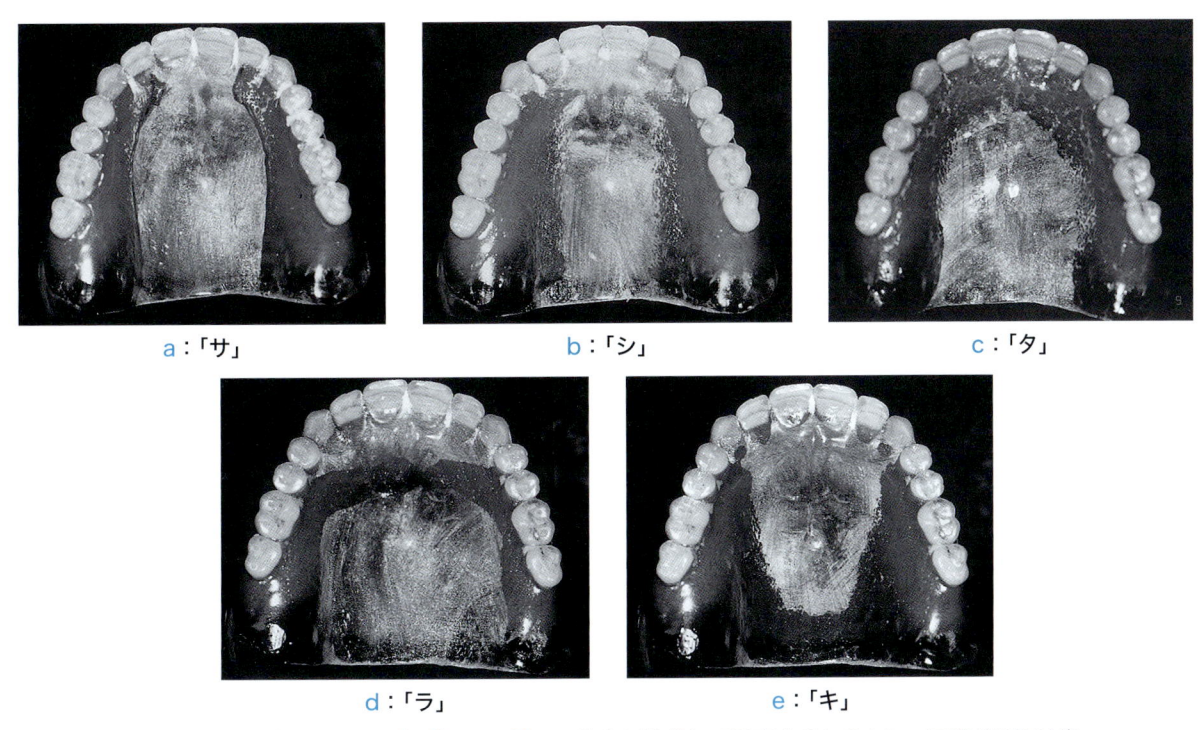

d：「ラ」　　　　　　　　e：「キ」

図 14-3 ◆ 義歯によるパラトグラムの例　口腔内に装着して発音させたのちに，口腔外に取り出してみると，発音中に舌の接触した部分の粉末が湿って判別できる

[s, ʃ, ç, t]などでは，パラトグラムの形態と実際の音の聞こえ方とに密接な関係があることが知られているので，蝋義歯によってパラトグラムを採得して観察するとよい．

　蝋義歯でパラトグラムを記録する場合には，上顎蝋義歯の口蓋部に薄くワセリンを塗布してから，アルジネート印象材などの白色の粉末を散布する（図14-2）．これを口腔内に装着して発音させたのちに，口腔外に取り出してみる．すると，発音中に舌が接触した部分の粉末が湿って判別できる（図 14-3）．

　Allen（1958）らは，このときのパラトグラムが標準的な形態となるように口蓋部の歯肉形成，とくに，前歯部および臼歯部の歯槽部の豊隆を適度に形成することを推奨している．この場合には，[s]と[ʃ]のパラトグラムの形態が区別されることを目標にしている．

　日本語の場合にも，[s]（サ），[ʃ]（シ），[ç]（ヒ），のパラトグラムの前方の接触範囲がこの順に後方になっており，これらが互いに区別されることが望ましいと考えられる（図 14-1 参照）．

　このように蝋義歯試適時には，審美性や咬合のチェックだけでなく，発音試験を行って発音機能と調和することを確認する．ただし，十分に吸着しなかったり，口蓋部が厚い仮床を用いて発音のテストを行うと，床の動揺や異物感による発音障害が生じて患者に予後についての不安感を抱かせ，逆効果になる．これをさけるためには，"かさばらず"，維持のよい基礎床を用いなければならない．

15 義歯の重合

蝋義歯の基礎床および蝋部分は，最終的な義歯床用材料で置き換えて，さらに，研磨，咬合調整，口腔内での調整などの操作を経て，完成義歯に仕上げられる．

通常用いられる義歯床用材料はアクリリックレジンであり，次のようなレジン重合操作を経て処理されるので，この工程を重合処理(processing，重合 polymerization)という．

一般の重合処理は次の手順で行われる．

① 蝋義歯の重合用フラスク内埋没．
② 流蝋．
③ レジン填入．
④ レジン重合(温成)．
⑤ 義歯の仕上げ，研磨．

なお，義歯床用のアクリリックレジンには，加熱重合するものと常温重合するものとがある．

A フラスク埋没法

蝋義歯は，口腔内試適の完了後に模型とともに咬合器から分離し，フラスク埋没を行う．

1 フラスク埋没の種類(図15-1，2)

(1) アメリカ法

蝋義歯を付着した石膏模型をフラスクの下部に埋没する．埋没操作，レジン填入が容易なので，全部床義歯に適している．

(2) フランス法

高い外壁のフラスク下部に，蝋義歯を顎模型とともに人工歯の唇側，および咬合面まで石膏で埋没する．石膏外壁は，十分な厚さと抵抗力をもっていなければならない．人工歯および鉤を模型と同一の側に確実に固定できるので，部分床義歯などに適している．全部床義歯では金属床のときに適応となる．

(3) 直接埋没法

蝋義歯を作業模型からはずして，フラスク内に直

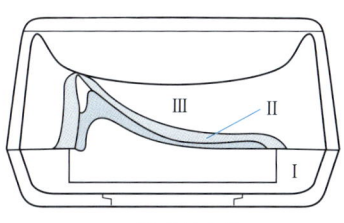

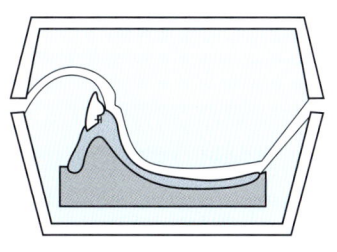

a：アメリカ法　　　　　b：フランス法
図15-1 ◆ フラスク埋没法
Ⅰ：フラスク下部への埋没　Ⅱ：一次埋没　Ⅲ：二次埋没

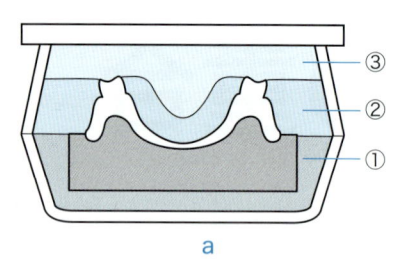

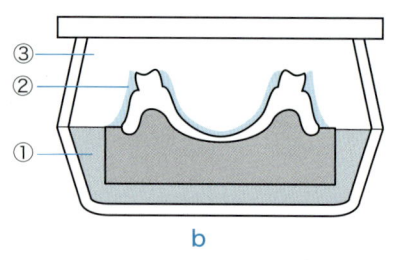

図15-2 ◆ 多重埋没法 a：二重埋没法（キャッピング法）；埋没操作を3段階に分け，①模型部の埋没，②蝋義歯部の埋没，③最終埋没，②とのあいだに分離材の層をつくって分離を容易にする．①②③ともに普通石膏　b：塗り付け法；レジン重合後，完成した義歯の掘り出しを容易にし，義歯床表面の気泡の予防を目的として，①〜③を行う．①一次埋没：模型部分の埋没（普通石膏），②二次埋没：蝋義歯部分の埋没（超硬石膏：色がついているものがよい），③三次埋没：最終埋没（普通石膏）

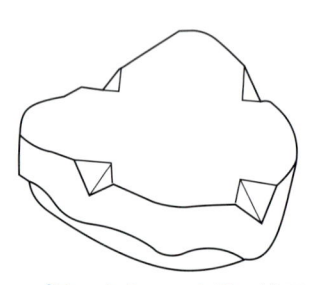

図15-3 ◆ スプリットキャスト法　模型の基底面にノッチを刻み込んで，重合後に模型が咬合器に再装着できるようにしておく

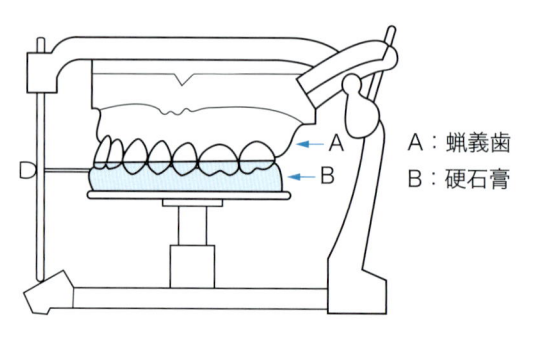

図15-4 ◆ Tench（テンチ）の歯型　蝋義歯の完成後に，下顎蝋義歯と下顎模型を咬合器から除去してリマウンティングジグに置き換える．リマウンティングジグ上に練和した石膏を置いて，咬合器を閉じ，上顎蝋義歯の人工歯の切端および咬頭頂を石膏内に印記する

接埋没する．永久基礎床の場合に用いる（図22-9参照）が，粘膜面に気泡が入らないように注意を要する．埋没は簡単であるが，重合後の取り出しが困難で，義歯を破損しやすい．一般には，金属床や小さな部分床義歯に用いる．

(4) 間接埋没法

蝋義歯を作業模型に付けたまま埋没する．

(5) 単純埋没法

蝋義歯をフラスク上部に一塊の石膏で埋没する．埋没操作は簡単であるが，重合後に石膏から義歯を取り出すのがやや困難である．

(6) 多重（二重，三重）埋没法（図15-2）

蝋面と人工歯部を別々の石膏塊で埋没する．操作はやや複雑であるが，取り出す際に埋没石膏の分離が容易で，床および人工歯などの破損が少ない．

(7) 寒天埋没法

流し込みレジンのための埋没法であり，蝋義歯を作業模型ごと，専用フラスク内に寒天を用いて埋没する．重合後に義歯の取り出しはきわめて簡単に行えるが，鋳型内での人工歯の固定が確実ではないので咬合が低くなる傾向がある．

2　フラスク埋没の実際

蝋義歯を模型とともに咬合器から取りはずして，重合用フラスク内に石膏で埋没（flasking）し，鋳型をつくって仮床と蝋の部分を加熱重合アクリリックレジンに置き換える．

(1) 前準備

重合後に義歯を咬合器に再装着して，レジンの重合収縮に伴う咬合の狂いを調節する必要があるので，蝋義歯を咬合器から取りはずす前に，模型あるいは義歯と咬合器との位置的関係を記録しておかなければならない．

a．スプリットキャスト法を行っている場合（図 15-3）

咬合器から取りはずした模型の基底面および側面に，アルミホイルまたはティッシュペーパーを貼付する．これは，レジン重合後に義歯とともに模型を破損せずに取り出して，ただちに咬合器に再装着できるように，スプリットキャスト部に埋没用の石膏を付着させないためである．

b．スプリットキャスト法によらない場合（図 15-4）

上顎模型を咬合器から除去する前に，咬合面のコア（Tench の歯型）を採得しておく．すなわち，咬合器の下弓から下顎模型を除去してリマウンティングジグ（咬合平面板を応用など）に置き換える．上顎の人工歯にワセリンを塗布しておき，板の上に石膏泥を置いて咬合器を閉じ，上顎歯列の咬合面を印記する．こうして歯型を残しておくと，重合後に咬合面を歯型に適合させることにより，上顎義歯を蝋義歯と同じ位置に再装着できる．

(2) フラスク下部埋没

一般には，模型辺縁とフラスクの上縁がほぼ同一の平面となるように埋没する方法（アメリカ法）が行われる．

(3) フラスク上部埋没

フラスク下部に埋没した石膏が硬化したら，石膏面に分離剤を塗布してフラスク上部に石膏を注入して埋没する．このとき，フラスク上部を1回でみたす方法もあるが，2回に分けて埋没する二重埋没法を行うほうが重合後の義歯取り出しが容易である．この方法では，図 15-2 に示すように，第1回目の埋没では，人工歯の切縁や咬頭がわずかに露出する高さまで石膏を注入して硬化させる．とくに下顎では，舌側の部分をV字形に陥凹させておくとよい．そして，第1回目に注入した石膏が硬化したら分離剤を塗布して，フラスク上部の残された空間を石膏で埋める．

こうしておくと，レジン重合完了後に義歯を取り出すときに，2回目に注入した石膏部分が容易に除去できる．また，人工歯の位置が確認できて，義歯を傷つけることなく，残りの石膏を除去することができる．

B　レジン塡入および重合

1　アクリリックレジン塡入の前準備

❶ 仮床材の除去…加温し，フラスク内の仮床材を軟化し，できるだけ一塊で除去する．

❷ レジン分離剤の塗布…レジンが直接，石膏表面と接触しないように分離剤を塗布する．

❸ 緩衝腔の設置…適当な厚さおよび大きさの緩衝板を，石膏模型の粘膜面に設置する．

❹ ポストダムのための床後縁封鎖溝の形成…咬合床製作前に行っていない場合．

❺ 過剰レジンの逋路の形成…レジンの厚さ，人工歯の位置，咬合の高さなどが狂わないように，過剰なレジンの逃げ路をつくって溢出させる．ただし，レジンの加圧不足になってはいけない．

(1) 流　蝋

フラスク上部の石膏が硬化したら，フラスクを温湯に入れてワックスが軟化するまで加熱する．フラスクを分割して蝋義歯のワックスおよび仮床部分を除去し，さらに熱湯を注いで細部のワックスを完全に洗い流す．そうすると，フラスク下部には模型が，上部には人工歯が埋没されて残り，ワックスと仮床

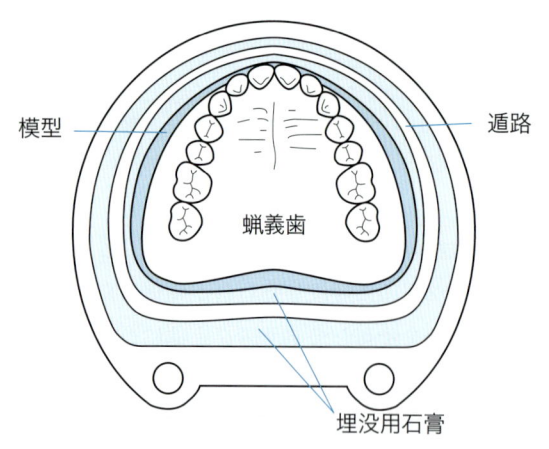

図 15-5 ◆ 遁路の形成(1) 埋没された蝋義歯と模型を取り囲んで，輪状の空所(遁路)を設ける方法

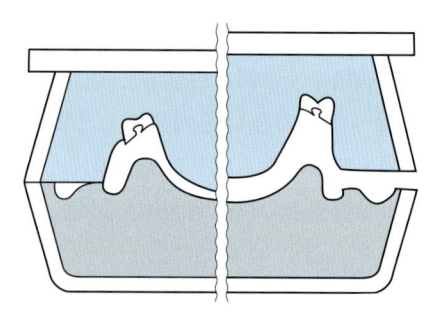

図 15-6 ◆ 遁路の形成(2) 輪状の溝と中空部とを結ぶ斜面を数か所設ける方法；上下のフラスクが接する前には中空部と遁路は連絡している(右図)．上下のフラスクが接すると中空部と遁路の連絡が断たれる(左図)

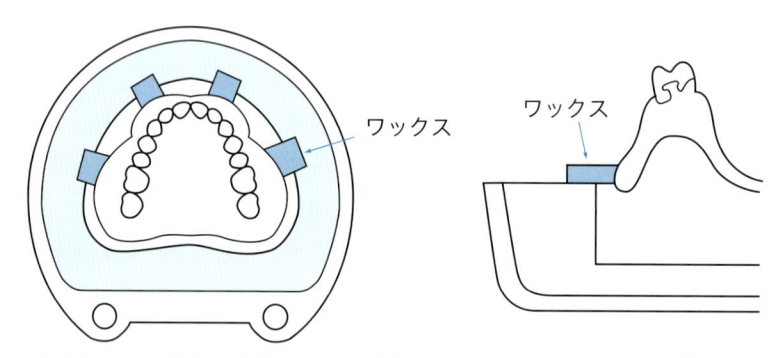

図 15-7 ◆ 遁路の形成(3) フラスク下部埋没が終わったとき，蝋義歯の側面にワックス片を付着する．流蝋後には遁路となる

部分が占めていた部分が空洞となって鋳型ができる．

(2) 遁路(逃げ道)の形成

鋳型の中にレジンを塡入するが，塡入後にフラスクの上部と下部が正確に適合していることが必要である．もし割型のあいだにレジンがはみ出して"バリ"ができると，模型と人工歯の位置関係が狂うことになり，義歯の咬合高径が大きくなる．これをさけるためにレジンの遁路(spillway)を設ける．

❶ 中空部を囲む輪状の溝を設ける(図 15-5)．この方法では，上下の割型が近接したときには効果が少ない．

❷ 輪状の溝と中空部との連絡の斜面を数か所設ける(図 15-6)．この斜面は輪状の溝に向かって開いており，割型の上下部が密接したときには中空部と溝との連絡が断たれて，塡入されたレジンが十分に加圧される．

❸ 遁路は重合中の熱膨張による残留ひずみを少なくする効果もある．この効果を期待する場合は，フラスク下部への埋没が終わった段階で，蝋義歯の側面に 10×10×2 mm ほどのワックス片を数か所に付着してからフラスク上部の埋没を行う．こうすると，流蝋後にワックス片に相当する陥凹部ができて，中空部に連絡する遁路となる(図 15-7)．レジンの試圧後に，遁路内にはみ出したレジンは除去する．ただし，遁路が大きすぎると加圧不足となって，重合されたレジン内に気泡ができる．

(3) ポストダムの形成(後堤法)

この段階までにポストダムに相当する模型上の溝の形成が終わっていない場合は，これをレジンの塡

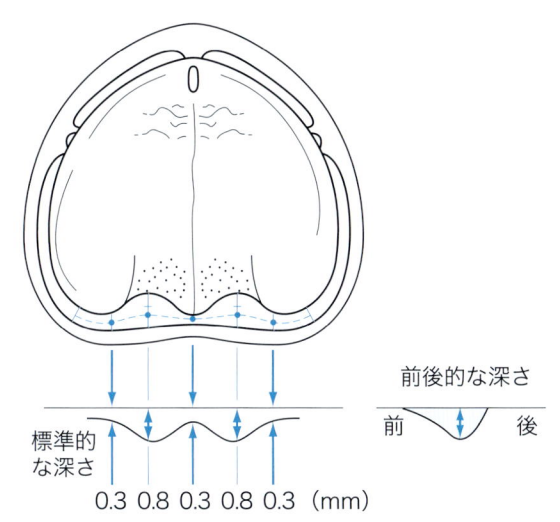

図 15-8 ◆ 後堤（ポストダム）の幅および深さ　患者の粘膜の被圧縮度によって異なるはずであるが，標準的には図のような値に模型を刻み込む．なお，矢状断面でみた溝の最深部は，その部位における溝の幅の後方 1/3 のところにある

入前に行う．

ポストダムは，上顎全部床義歯の口蓋床部後縁の粘膜との密着による辺縁封鎖を確実にするものであるが，レジン床義歯では重合ひずみのために，この部が粘膜面から浮くことが多いので，それを補償する意味もある．

ポストダムの形態，設置位置などについてはさまざまな方法が提唱されている．この時期に形成する便宜的な方法として，通常は図 15-8 に示すように形成する（図 7-7 参照）．

（4）　リリーフ（緩衝腔）

模型面のリリーフもレジン填入前までに終わっていなければならない．リリーフの部位と程度は，模型上の観察と患者の口腔内の診査結果とを対比しながら決定する．

（5）　分離剤の塗布

流蝋の終わった鋳型の石膏面に，レジン分離剤を塗布する．

〈分離剤の役割〉

❶　溶解したポリマーや，未反応のモノマーが石膏の表面にしみ込んで，重合後に石膏が義歯に付着するのを防ぐ．

❷　重合中のレジン内に水が入るのを防ぐ．すなわち，重合過程中に石膏をとおしてレジン内に水分が入ると，重合速度と色調に著しい影響がある．また，重合後に水分の蒸発によってレジンの表面に小割れが生じやすいともいわれている．

❸　重合後にレジンと石膏面との分離を容易にする．分離剤として以前はスズ箔を貼る方法が行われていた．しかし，この方法は確実ではあるが操作が複雑なため，現在では主として水溶性アルジネートが用いられている．この分離剤は，流蝋後に石膏表面が乾いたら，鋳型がまだ熱いうちに塗布すると効果が大きい．ただし，人工歯に付着させてはいけない．

（6）　レジンの色調の選択

義歯の歯肉部の色は人工歯と同様に審美的に重要である．このため，人工歯選択，または蝋義歯試適の段階で使用する床用レジンの色調を決めておく．

市販されている加熱重合レジンは，同一メーカーの製品のなかで数種の色調のものが用意されている．一般には，単色で明るいピンク色と濃い色のもの，および色調の異なる粒子を混合して自然感を表すもの，また，赤色と青色の細かい繊維を混入して，歯肉の毛細血管を表すものがある．

この他，とくに歯肉の色調を忠実に再現しようとする場合は，辺縁歯肉部と他の部分に色調の異なるレジンを用いたり，部分的に毛細血管を模倣して彩色する方法もある．

2　レジンの粉液量の計測，混和および填入

（1）　レジン量の計測

❶　市販の計量器を用いる．

❷　仮床材の重量を基準とする方法．

すなわち，流蝋時に除去した仮床材とほぼ同重量のレジン液，または 2 倍量のレジン粉末を計量する．

レジン液：粉末の割合＝1：2

レジンのポリマーとモノマーを混合して餅（モチ）状物をつくるが，このときのモノマーとポリマーと

の量比を適正にすることが，重合されたレジンの性質をよくする条件となる．一般には，ポリマーとモノマーが容積比で3：1，重量比で2：1ぐらいが適当であるといわれているが，メーカーの指示に従うことが原則である．

(2) レジン混和後の時間的経過による状態の変化および塡入時期

湿った砂状 →粥状 →糸ひき状 →**餅状** →ゴム状→硬化の順序で変化するが，このうちの餅状期に塡入する．

前重合…ポリマーとモノマーの混合物が，粘着性のある段階を経て餅状となり，容器にも粘着しない状態になったら鋳型に塡入する．

(3) 塡　　入

❶ 鋳型よりも多めのレジンを一塊とし，ポリエチレンフィルムを介して指頭で圧迫しながら塡入する．

❷ 試圧…まず，人工歯が埋没されている側の鋳型の中空部に餅状レジンを詰めて，ポリエチレンシートを置いてから，模型が埋没されているフラスクを合わせてプレス器により加圧する．このとき，流れの悪い餅状物が鋳型の細部まで十分にいきわたるように，徐々に加圧することが必要である．

フラスク上下部がほぼ接したら，レジンの塡入状態を確かめるためにフラスクを開けてみる．通常，鋳型の周囲と通路の中には余分なレジンの"バリ"があふれ出ている．この余剰部分を除去して再び試圧を行う．このようにして，"バリ"がなく，しかもレジンが不足せずに鋳型の細部に圧入されたら，ポリエチレンシートを除いてフラスクを最終加圧し，そのまま加熱重合する．

3　レジンの重合操作

(1) 加熱重合アクリリックレジンの重合

温成（curing）または重合（polymerization）とは，餅状レジン内の単量体（モノマー）を固体の重合体（ポリマー）に変化させて，全体を1つの大きな分子とする操作である．

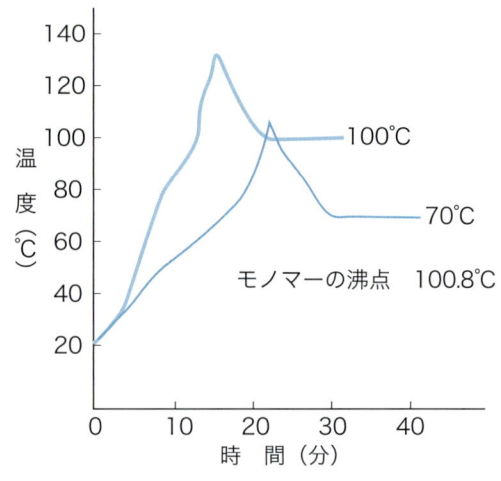

図15-9 ◆ 床用レジンの重合熱と発熱時間

(2) レジン重合過程および温成温度と時間
　　（図15-9）

〈加熱方法〉

❶ フラスクを温湯に浸す湿熱法．

❷ プレス器にヒーターを併用して直接，加熱する乾熱法．

それぞれ長所と短所があるが，現在のところ湿熱式が一般に用いられている．

いずれの場合も，とくに，加熱温度と加熱速度を制御して，適切なキュアリングサイクル（加熱過程）を守ることが重要である．もし加熱速度が適切でないと，重合物の内部に気泡ができたり変形が大きくなる．

重合中のレジンの温度を測定した実験によると，約70℃以下の加熱温度では，レジンの温度上昇速度は加熱用の水および石膏のそれとほぼ同じである．ところが，70℃に達すると，レジンの温度は急速に上昇し始める．これは，70℃付近で重合反応が急速に進むためであって，反応熱の蓄積によってレジンの内部温度は沸騰水よりもはるかに高くなる．ところが，モノマーの沸点は100.8℃である．そのため，温度が沸点よりも高くなると，残留モノマー，または低分子量のポリマーが沸騰し，気泡ができる危険がある．したがって，初期における重合反応の急速な進行を制御し，反応熱を鋳型に発散させて，内部温度の急激な上昇を抑えながら重合を進めるように

しなければならない．

一般的な形態の義歯の場合は，次のようなキュアリングサイクルが適切であるといわれている．

❶ フラスコを65℃の温湯中に入れ，90分間その温度を保つ（気泡をつくらずに肉厚部の重合可能）．

❷ 60分間水を沸騰させて薄い部分の重合を完了させる．

レジンは65～75℃で反応熱を伴いながら急速に重合し，餅状物の周囲から重合が始まる．重合時の放出熱が熱伝導の悪い中心部にたまり，約150℃まで上昇し，約25分後に100℃に下降する．そこで，65℃で約45～60分，次に100℃で45～60分間熱処理し，重合を十分に促進させる．

❸ 長時間低温型では，70℃で8時間重合し，最後まで水を沸騰させない．

この他にも重合ひずみによる変形を防ぐために，さまざまなキュアリングサイクルが用いられる．

(3) 義歯の取り出し

重合槽から取り出したフラスコは，室温で徐冷する．流水中で急冷すると，レジンと鋳型との熱収縮の差によって変形が起こる．1日放置するのが理想的であるが，30分放冷後，流水中で15分間冷やす方法でも実用上支障はない．

また，義歯取り出しのときにフラスコを槌打することはさけ，エジェクターを用いてフラスコを除去してから石膏を分割すると，人工歯の破折，義歯の変形の危険が少ない．

C 重合の問題点

1 レジンの反応収縮

温成中のレジン内部温度が65～70℃に達すると，最初の熱膨張に続いて収縮が起こる．理論的な単量体（モノマー）の体積収縮は21％である．餅状物の単量体は容積で1/4～1/3であるから，約5～7％の容積収縮，すなわち2％の長さの収縮が起こると予想される．しかし，石膏の中に埋没され，圧力が加わっているので，実際には0.3～0.5％くらいの収縮率である．

2 重合の失敗の種類および原因

(1) 気泡の発生
❶ 急激な温度上昇．
❷ 餅状期以外のときに塡入．
❸ 圧力不足．

加熱操作が不適当なためにできる気泡は，レジンの肉厚部の内部にでき，表面にはできないのが特徴である．なお，義歯の全体に表面にまで及ぶ気泡が発生することがあるが，これはレジンの塡入時期の誤りや，塡入量の不足による加圧不足が原因と考えられる．

(2) 義歯の変形
❶ 粉末に対して液の量が多い．
❷ 加圧不足のための重合不良．
❸ 重合後の急冷．
❹ 耐圧以上の加圧．

(3) 陶歯の破折
❶ 圧力不足のため重合中のレジンの収縮．
❷ 急激で，しかも不平等な圧力．

(4) レジン強度の低下
❶ 重合温度が低いほど起こりやすい．
❷ 内部に気泡が多い場合．

D　常温重合レジンによる方法

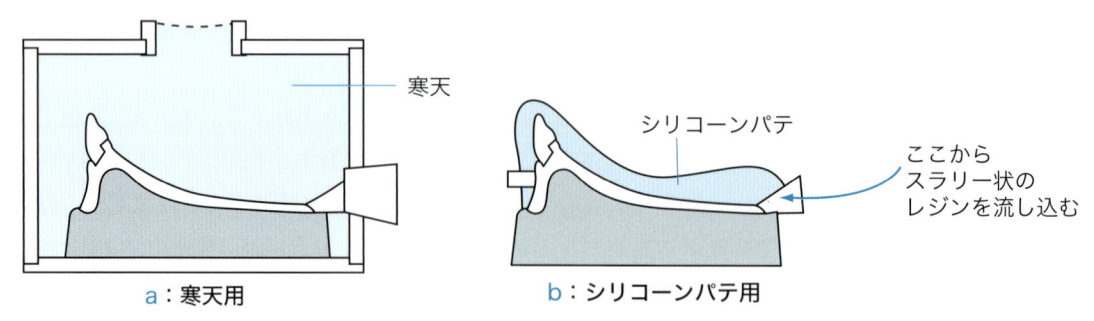

図 15-10 ◆ 流し込みレジン用埋没
a：寒天用
b：シリコーンパテ用

（図中ラベル：寒天、シリコーンパテ、ここからスラリー状のレジンを流し込む）

　床用材料として常温重合アクリリックレジンも用いられる．加熱重合レジンと比較して，常温重合レジンの利点は，義歯床と模型との適合がよいことである．しかし，材質の強度が加熱重合レジンの約80％であることや，重合が不完全で3～5％のモノマーが残留し（加熱重合レジンの約10倍），義歯使用中に変形する危険があるなどの欠点がある．

〈成型方法〉
　❶　加熱重合レジンの場合と同様に，石膏で鋳型をつくって加圧，塡入する方法．
　❷　寒天やシリコーンパテでつくられた鋳型に流し込む方法．

1　加圧塡入法

　一般に常温重合レジンでは，加熱重合レジンよりも塡入の際の操作時間が短いので，加圧法では"バリ"が厚くなり，咬合高径が大きくなりやすいので，あまり用いられない．

2　流し込み法

　流し込みレジン，あるいは液状レジンとよばれるものを用いる方法では，特殊なフラスコ内に蠟義歯を寒天で埋没する．寒天がゲル化したら模型と蠟義歯を取り除き，フラスコの外側から中空部に通じる孔をあけて，ベントおよびスプルーを設ける．蠟義歯から除去した人工歯と模型を寒天内のもとの位置に戻す．このとき，模型にはレジン分離剤を塗布しておく．流し込みレジンのポリマーとモノマーを混合して泥状としたものを，スプルーの入口から鋳型の中へ流し込む．レジンをみたしたフラスコを加圧窯に入れ，室温で $1.0\,kg/cm^2$ の圧力を30分間加える．硬化した義歯は寒天中から容易に取り出せる．

　また，シリコーンパテに模型を埋入し，流し込む方法もある（図 15-10）．

　以上が流し込みレジンの重合法の概略である．この方法の利点として，義歯床と模型との適合が加熱重合レジンよりもよいこと，および鋳型から義歯の取り出しがきわめて容易であることなどがあげられる．しかし反面，人工歯を鋳型に正確に戻して保持する操作に不安があり，模型と人工歯の位置関係が狂う危険がある．一般には，人工歯がレジンの収縮で引張られるため，重合された義歯の垂直方向の高径が小さくなる傾向がある．

16 人工歯の咬合調整

咬合の修正，調整をはかる操作を，人工歯の削合または咬合調整という．この作業は次の時期に行うが，主として行う時期は考え方により異なる．

① 人工歯排列時に行う．　② 義歯重合後に咬合器上で行う．　③ 口腔内で直接行う．

ここでは，義歯重合後に咬合器上で行う方法について述べる．

A　咬合器再装着（リマウント）

レジン重合の終わった義歯は，咬合器に再装着して，重合に伴う変形による人工歯の咬合関係のずれを調整する必要がある．義歯を咬合器に再装着する方法として次の2つがある．

① スプリットキャスト法による場合．
② Tenchの歯型を用いる場合．

1　スプリットキャスト法による場合

咬合採得後の咬合器再装着の際にスプリットキャスト法を行った場合は，レジン重合後に，義歯とともに模型を破損せずに取り出せば，ただちに咬合器に再装着できる．

すなわち，咬合器に残してある付着用石膏面に模型の刻み目を合わせて固定する（図16-1）．

2　Tenchの歯型を用いる場合

スプリットキャスト法を行っていないときは，蝋義歯の重合前に採得しておいたTenchの歯型を利

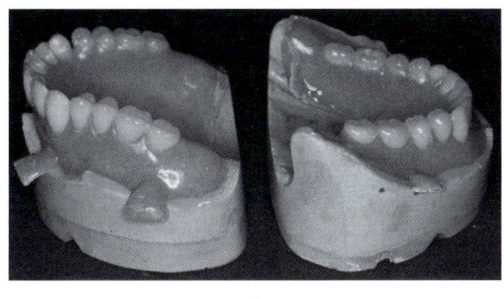

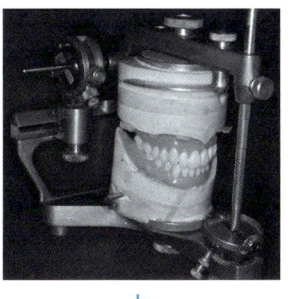

図16-1 ◆ スプリットキャスト法による咬合器再装着　a：レジン重合後に，模型ごと取り出した義歯　b：咬合器に残してある付着用石膏面に模型のスプリットキャスト面を合わせて固定する．切歯指導釘先端は切歯指導板と約1mm離れている．この間隙は，重合時の割型の浮きによる「バリの厚み」と，レジンの重合歪（ひずみ）による「人工歯の変位」で生じる咬合高径の増加量を表している．これが，削合の余地（削合間隙）となる

用して，上顎義歯の再装着を行う．

この場合には，レジン重合後に義歯を模型から分離して研磨を行う．こうして咬合面以外の部分を完成する．

義歯を口腔内に装着して中心位の顎間記録（チェックバイト）を採得する．すなわち，下顎の臼歯の咬合面上に軟化したワックスなどを置いて，下顎を中心位に誘導して閉口させる．このとき，咬合面間のワックスは，できるだけ薄くなることが望ましいが，ワックスを穿孔して人工歯どうしが接触してはいけない．なぜならば，咬頭の斜面に誘導されて，顎堤上で義歯が偏位する危険があるからである．

上顎義歯の人工歯を Tench の歯型に合わせて固定し，咬合器の上弓に石膏で付着する．こうして重合前と同じ位置に上顎義歯が再装着される．

次に，上顎義歯に対して顎間記録（ワックスバイト）を介して下顎義歯を咬合させ，咬合器の下弓に付着する．このとき，切歯指導釘は顎間記録の厚さよりもさらに 1〜2 mm 高くしておく．一般的には切歯指導釘を 5 mm 長くする．こうすると，義歯の再装着後に顎間記録を除去して咬合させたとき，切歯指導釘は基本位置より長くなり，削合の余地（削合間隙）ができる．これは，重合時の割型の浮きによるバリの厚みと，人工歯の変位による咬合高径の増加を修正するためである（図 18-20 参照）．

B　咬合調整の目的

全部床義歯の咬合調整をする場合，どのような咬合面形態，または咬合様式を最終目標にするかは，各術者の"義歯の咬合のあり方"に対する考え，および各症例の条件によって異なるが，いずれにしても，次のことが目的である．

❶　レジン重合に伴う咬合関係の歪（ひずみ）を修正する．

❷　蝋義歯の段階では十分に行えなかった部分を修正して，患者の下顎運動に調和した咬合面形態に仕上げる．

1　両側性平衡咬合

ここでは，全部床義歯の最も基本的な咬合様式であるとされるフルバランスドオクルージョン（全面均衡咬合 full balanced occlusion 両側性平衡咬合）とすることを目標とした削合法について述べる．そのためには，臼歯部人工歯の咬合面を，基本的な下顎運動方向での接触滑走の役割を分担するように，次の 3 種の斜面に整理して形成するとよい（図 16-2〜4）．

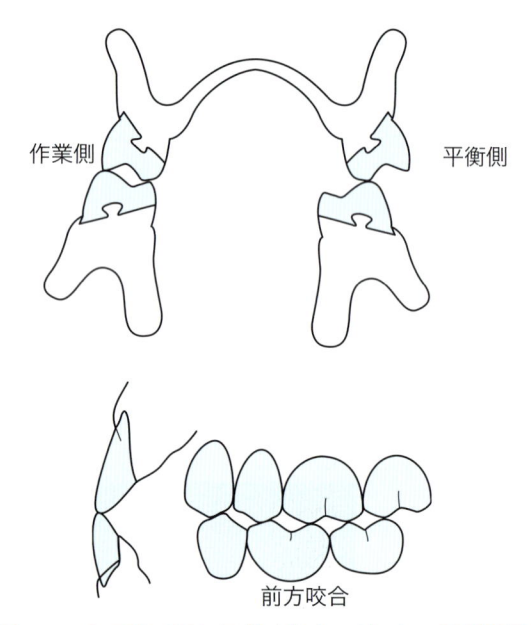

❶　前方咬合小面

図 16-2 ◆ フルバランスドオクルージョン，両側性平衡咬合　中心咬合位および下顎が前方，側方，後方の偏心咬合位になったときも，左右および前後的な咬合均衡が保たれている．中心咬合位から図の偏心咬合位に至る移動中にも接触を保つ（全面均衡咬合）

❷　後方咬合小面

❸　平衡咬合小面

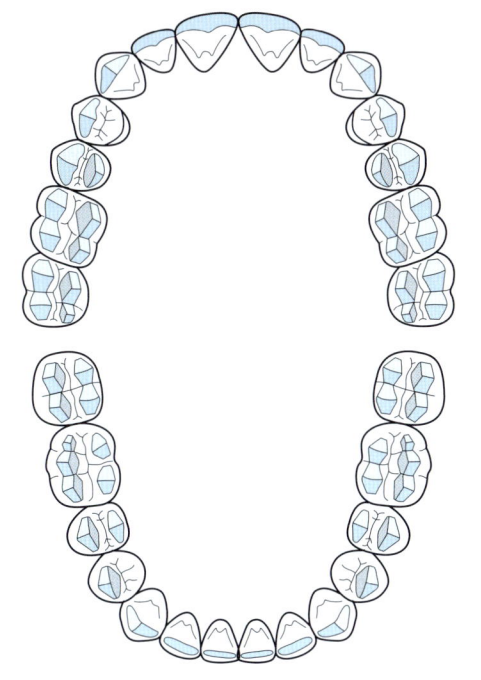

第16章 ◆ 人工歯の咬合調整　215

図16-3 ◆ 咬合小面

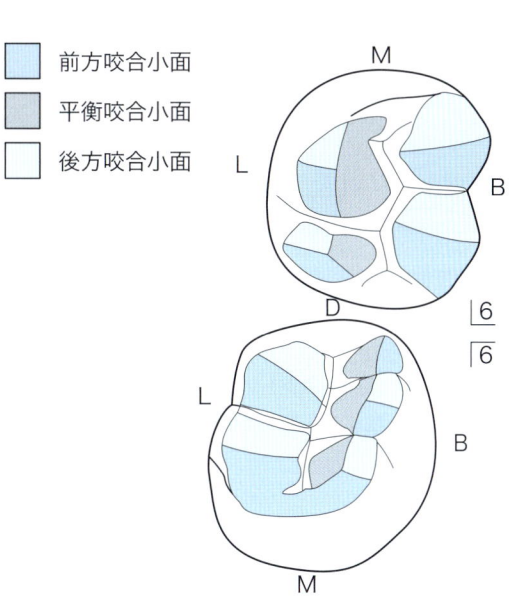

図16-4 ◆ 左側第一大臼歯に形成された咬合小面の模型図　上下の同じ色の小面どうしが接触滑走する

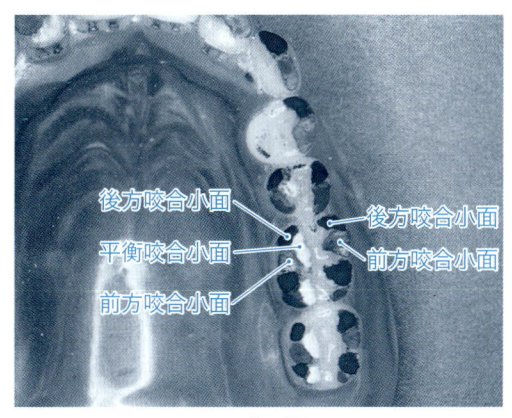

2　咬合小面の形成

(1) 前方咬合小面

作業側と平衡側への側方運動方向によって規定される面である．理論的には，作業側と平衡側における側方限界運動範囲内の前方運動を含むすべての中間運動で，上下顎の小面どうしが接触滑走できるものである．実際には，この小面は主として作業側側方運動および前方運動で接触し，下顎臼歯では頬・舌側咬頭の頬側向きで，前向きの斜面，上顎臼歯では下顎の小面に対合して頬・舌側咬頭の舌側向きで，後ろ向きの斜面となる（図16-3～6）．

(2) 後方咬合小面

作業側側方運動と後方運動の方向によって規定される面である．下顎臼歯では，頬・舌側咬頭の頬側向き，かつ後ろ向きの斜面で，前方咬合小面とは前後的に逆の方向となる．また，上顎臼歯では下顎の小面に対向して，頬・舌側咬頭の舌側向き，かつ前向きの斜面である（図16-3～6）．

(3) 平衡咬合小面

平衡側側方運動と，後方運動の運動方向により規

a：上　顎

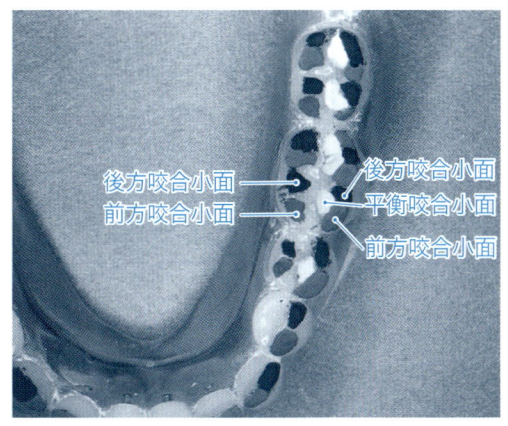

b：下　顎

図16-5 ◆ 平均値咬合器上で実験的に自動削合によって陶歯に形成した咬合小面　フルバランスドオクルージョンになっている

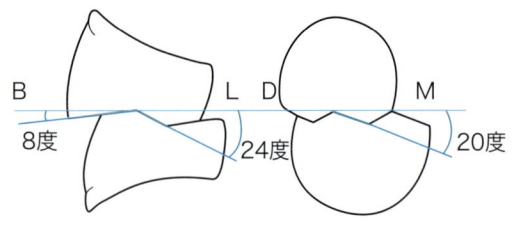

a：前頭断面　　　b：矢状断面

図 16-6 ◆ 咬合小面の角度　矢状顆路傾斜 30 度，側方顆路角 15 度，矢状切歯路傾斜 10 度，側方切歯路角 120 度とした場合の第一大臼歯部の咬合小面の角度 Gysi の軸学説作図法に準じて計算した(山縣, 1962)

定される面であるが，咬合器上では，平衡側への側方運動時に上下顎の小面どうしが接触滑走する面である．

下顎臼歯では，頰側咬頭の内斜面に，上顎臼歯では舌側咬頭の内斜面に形成される．すなわち機能咬頭内斜面である(図 16-3〜6)．

以上のような咬合小面を咬頭に設けて，各方向への滑走運動中に，上下顎咬合面どうしが前後左右全面で同時に接触を保つ(全面均衡咬合)ように削り合わせを行うが，このように形成された咬合小面の傾斜方向は，最終的には患者の下顎運動と調和しなければならない．

図 16-4 は，大臼歯の各咬合小面を模型上に形成して示したものである．各小面の傾斜角度や方向は，歯の部位および顆路傾斜と切歯路傾斜によって異なるが，一般に，咬合滑走の際に作業咬頭斜面として働く前方咬合小面および後方咬合小面は，平衡咬合小面よりも咬合平面に対する斜面の傾斜が緩い(図 16-4〜6)．

C　削合の方法

削合法には，選択削合(selective or spot grinding)と，自動削合(milling-in)とがある．前者はカーボランダムポイントや，ダイヤモンドポイントなどの切(研)削工具を用いて，咬合面を部分的に削合していく方法であり，後者は上下顎人工歯の咬合面間にカーボランダムグリセリン泥(金剛砂にグリセリンを混ぜたもの)を置いて，咬合器を作動させ，全面的に咬合面をすり合わせる方法である．

この 2 つの方法には，それぞれ利点と欠点がある．両者の最も大きな違いとして次のことがあげられる．

選択削合：人工歯面の部位を選んで個々に削合できるので，咬頭傾斜を急にも緩くもできること，および中心咬合位での支持咬頭を保存して咬合高径を保てる．

自動削合：傾斜は緩くなる一方で，支持咬頭も無差別に削られるため，咬合高径は低下していくが，細かい滑走運動の妨害を全面的に除去する効果がある．

一般的には，まず選択削合を行い，次に自動削合で仕上げをする．

この場合，注意しなければならないことは，削合によって義歯の咬合高径が少しずつ低下することである．したがって，本来は必要な垂直方向の削合間隙が得られるように，人工歯の排列を行うとき，咬合器の切歯指導釘を高めておかなければならない(削合間隙)．

1　中心咬合位における選択削合

上下の人工歯列間に咬合紙をはさんで咬合器を数回開閉させる．こうすると，最初に接触した部分が咬合紙によって印記されるので，その印記部を小さなポイント類を用いて削除する．この操作を繰り返して，次第に歯面の接触部を多くしていき，全臼歯が均等に咬合するようにする．

ただし，早期接触している上下顎の歯面の両者を無計画に削るのではない．上顎を削るか，下顎を削るかは，次に述べるような考え方で決めなければならない．

（1）人工歯の変位による対合関係のずれの修正

レジン重合に伴う床の変形によって人工歯がわずかながら変位し，上下顎人工歯間の対合関係がずれる．断面でみると図 16-7 に示すような状況が起こる．

これらの場合には，いずれも咬頭頂または隆線と対合する小窩または溝との組み合わせを考えながら，正常な嵌合関係になるように両者を適宜削り合わせる．ただし，この場合に，さきに述べた 3 種の咬合小面の傾斜方向を考慮して，積極的に小面を形成するように努める．その際，1 つの断面についてみた場合のみでなく，水平面（咬合面），矢状面，前頭面観における小面の組み合わせと配置，傾斜を立体的に考慮して修正を進めなければならない．

なお，実際には咬頭頂と辺縁隆線部が衝突していることも多い．この場合には，咬頭頂を保存し，対応する辺縁隆線部に小窩を形成する．

（2）早期接触部の修正

前述のようにして，まず人工歯の変位による嵌合関係のずれを修正して接触部を多くしていくと，次第に咬合関係が緊密になる．しかし，削合の初期には，咬頭斜面の一部が突出して衝突していたり，咬頭頂部が辺縁隆線部と当たっていることが多い．その段階では，咬頭頂を保存することに努め，斜面の当該部のみを削る．次に削合が進むと，咬頭頂部の早期接触が現れてくる．この場合は，偏心咬合位となったときに咬合均衡を保つうえで，その咬頭の高さが必要かどうかをみて，咬頭頂を削るか，溝を深めるかを決める．

たとえば，図 16-8 に示すように，左側の下顎頬側咬頭が早期接触している場合，もし，図 16-8-b に示すように，その側が平衡側になったとき，その咬頭だけが接触して，作業側の咬頭が接触しないよ

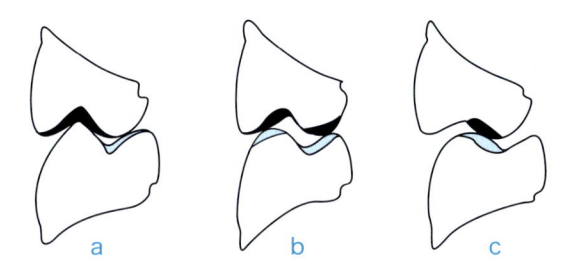

図 16-7 ◆ 中心咬合位における対合関係のずれの修正法 咬頭頂と窩を近づけるように黒と青の色の部分を削る

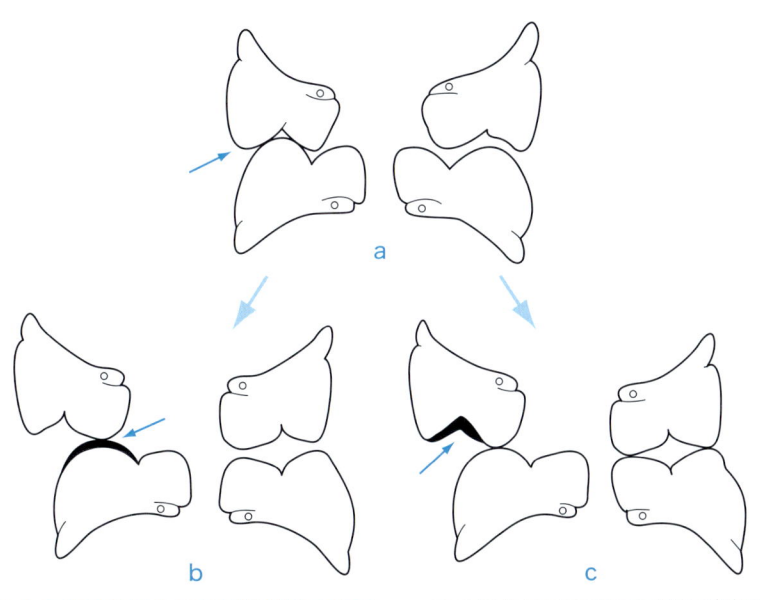

図 16-8 ◆ 中心咬合位における早期接触の修正 a：中心咬合位で左側の下顎頬側咬頭と上顎中心窩が早期接触している場合　b：a の状態から，左側を平衡側とすると，作業側で咬頭が離開している．この場合は，下顎頬側咬頭を削る　c：a の状態から，左側を平衡側とすると，作業側で咬頭が接している．しかも，切歯指導釘が切歯指導板に接している場合は，上顎中心窩の部分を削る

うであれば，咬頭が高すぎるので，咬頭頂を削って低くする．こうすることにより，中心咬合位に戻したときに左右均等に接触する．また，平衡側でも咬合均衡が保たれる．

一方，図16-8-c に示すように，その側が平衡側になったとき，作業側の咬頭も接触している場合は，その咬頭の高さは側方咬合位の咬合均衡に必要となる．そこで，対合歯の窩のほうを削る．

2 偏心咬合位における選択削合

中心咬合位の選択削合の次に，咬合器を中心位から前方咬合位，側方咬合位などの偏心位に運動させて，滑走の妨害部（干渉部 cuspal interference）を削除する．

すでに，中心咬合位の削合で咬合高径は所定の高さに定められているので，偏心咬合位の削合では，その咬合高径を維持するように削除部分を選ぶ．このため，中心咬合位と作業側および平衡側偏心咬合位で用いる咬合紙の色を違えて，それぞれの咬合位における咬頭接触部が区別できるようにする．

たとえば，中心咬合位で咬合高径を保つのに必要な部分は，図16-9 に示すように，上顎舌側咬頭および下顎頰側咬頭が接触する A，B，C の部分である．したがって，偏心咬合位の削合の際には，できるだけこれらの部分を削らないように注意する．

(1) 作業側における修正（BULL の法則）

その側が作業側となった場合の咬頭干渉例を図16-10 に示した．

これらのいずれの場合にも，中心咬合位に影響の少ない部分，すなわち上顎頰側咬頭か下顎舌側咬頭の衝突部を削る．ただし，このときに前方咬合小面と後方咬合小面の傾斜方向を考慮して，2面の尾根型となるようにする．

このような作業側での削合部位は，Buccal-Upper Lingual-Lower の頭文字をとって BULL の法則とよばれている．

(2) 平衡側における修正（LU or BL）

その側が平衡側となった場合の咬頭干渉は，上顎

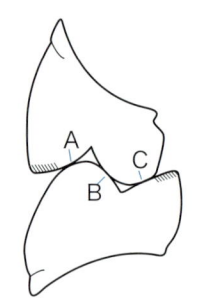

図16-9 ◆ 上下人工臼歯の咬合面の接触関係（支持咬頭）　上顎舌側咬頭および下顎頰側咬頭と咬合する部分は，中心咬合位で咬合高径を保って，上下の人工歯が安定して咬頭嵌合するのに必要な部分である．したがって，偏心咬合位の削合の際は，できるだけこれらの部分を削らないように注意する

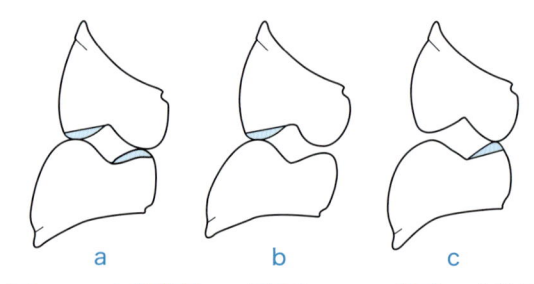

図16-10 ◆ 作業側での削合（BULL の法則）　作業側となった場合の咬頭干渉は，この図のような例が考えられる．これらのいずれの場合も，中心咬合位に影響の少ない上顎頰側咬頭か下顎舌側咬頭を削ることになる．ただし，このとき前方咬合小面と後方咬合小面の傾斜方向を考慮して，2面の尾根型になるように削る

舌側咬頭と下顎頰側咬頭が衝突することになる．ところが，この両咬頭とも中心咬合位を保つのに必要である（支持咬頭）．したがって，上下顎のどちらを削っても中心咬合位の咬合状態に影響が及ぶ．とくに，図16-11-a，b に示すように，上下顎の両方を無差別に削ってしまうと，中心咬合位に戻したときに大きな間隙ができて，安定した咬頭嵌合関係が失われる．

そこで，図16-11-c に示すように下顎頰側咬頭内斜面か，上顎舌側咬頭内斜面どちらか一方だけを削る．こうすれば中心咬合位（図16-11-d）で間隙ができるが，保存したほうの咬頭によって咬合高径が保たれる．一般には，咬合圧の加わる位置をなるべく舌側寄りにするために，図16-11-c に示すよう

青色部分：間隙の範囲

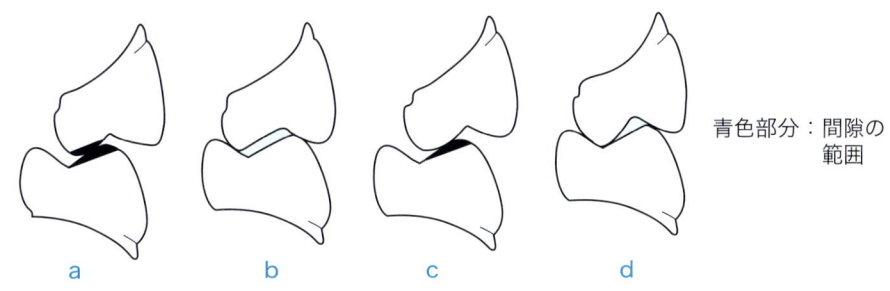

図 16-11 ◆ 平衡側での削合　平衡側となった場合の咬頭妨害は，下顎頬側咬頭と上顎舌側咬頭とが衝突することになる．ところが，この両咬頭とも中心咬合位で働いている．したがって，a のように，この両方を削ってしまうと，b のように，中心咬合位に戻したときに大きな間隙ができ，両方の咬頭が傾斜面に乗るため，咬合圧が加わると横ゆれしてしまう．そこで，c のように，下顎頬側咬頭内斜面か，上顎舌側咬頭内斜面のいずれか一方だけを削る．この図では下顎頬側咬頭内斜面を削った．こうすれば，d のように，中心咬合位では，削去されなかったほうの咬頭が働くことになる．一般には，咬合圧の加わる位置をなるべく舌側寄りにするために，c のように，下顎頬側咬頭内斜面を削るほうがよい

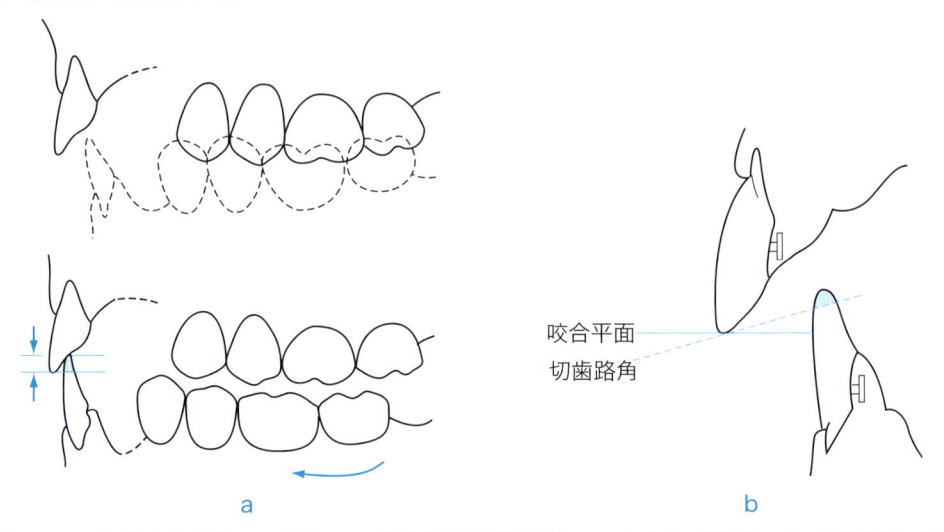

咬合平面
切歯路角

図 16-12 ◆ 前方咬合位での修正　a：前歯部だけが接触して，臼歯部が離開している場合は，下顎前歯切縁を削る　b：下顎前歯切縁を切歯路角に合わせて削る

に，下顎頬側咬頭内斜面を削る．

このように，平衡側の削合では，中心咬合位の咬合関係を損なう危険があるので，削合量をできるだけ少なくする必要がある．このため，人工歯の排列時，および中心咬合位の削合の際に，あらかじめ平衡側で均衡することを十分に考慮しておく．

(3) 前方咬合位における修正（BULL の法則）

前方咬合となったときに臼歯部の咬頭干渉がある場合は，作業側の修正に準じて，上顎頬側咬頭および下顎舌側咬頭に前方咬合小面をつくるように削る．

また，前歯部だけが接触して臼歯部が離開している場合は，**図 16-12** に示すように，下顎前歯の切縁を唇側に向けて斜めに削る．上顎前歯は，審美的な観点などから切縁の位置が決められているので，なるべく削らないで，自然な咬耗を表現する程度にとどめる．

以上のようにして偏心位における咬頭干渉の削除を行うが，削合が終わったとき，すべての咬合位において切歯指導釘が切歯指導板と接触を保つ状態に

する．しかし，のちに自動削合を行うので，そのための削合間隙として，最終的な咬合高径よりも 0.5 mm ほど切歯指導釘を高くしておく．

3 自動削合

　カーボランダムの粉末とグリセリンを混和したペーストを，下顎人工歯の咬合面上と切縁部に置き，咬合器を閉じて左右側方，前方およびその中間の滑走運動を行わせる（図 16-13）．このとき，咬合器の上弓部を軽く押さえて動かすことが大切である．強い力で押さえながら滑走させると人工歯が破折してしまう．また，切歯指導釘は，切歯指導板にほぼ接触して運動するようにしておき，削合が進むに従って徐々に低くする．こうすることで，顆路傾斜および切歯指導板の角度によって規定される咬合器の運動方向に適合した咬合小面に仕上げられる．なお，カーボランダムペーストも粒度の細かいものを少量ずつ用いる．ペーストが多すぎると不必要に削られて，咬頭傾斜が緩くなり，中心咬合位での嵌合があまくなる．

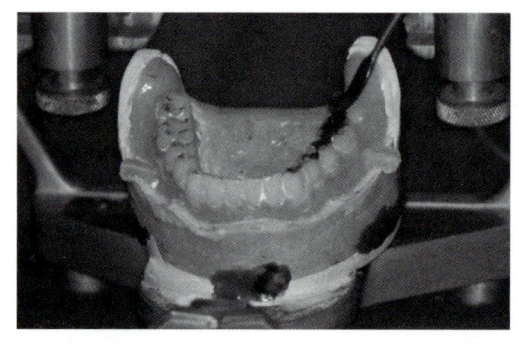

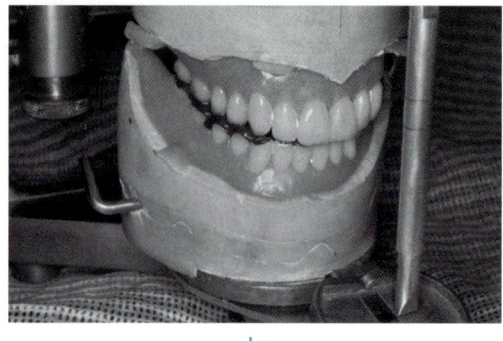

図 16-13 ◆ 自動削合　a：上下顎人工歯の咬合面間にカーボランダムグリセリン泥（金剛砂にグリセリンを混ぜたもの）を置く　b：咬合器を閉じて左右側方，前方およびその中間の滑走運動を行い，すり合わせる．切歯指導釘は，切歯指導板に接触して運動する高さにしておき，削合が進むにしたがって徐々に低くする

4 削合面の仕上げ

　自動削合終了後は咬合面の辺縁が鋭利になり，また，広い斜面どうしで接触している．このような状態では，咀嚼能率が悪く，床下組織の負担も大きくなる．そこで，咬合面の裂溝部分に食物の遁路を設ける．すなわち，中心咬合，偏心咬合の均衡を損なわないように注意しながら，小さく鋭利なポイント類を用いて，小窩，裂溝を整え，さらに，咬合面の辺縁部にできた尖った鋭縁を削除して丸みをもたせる．これは，舌，頰を傷つけないためと，人工歯の破折を防ぐためである（図 16-14）．

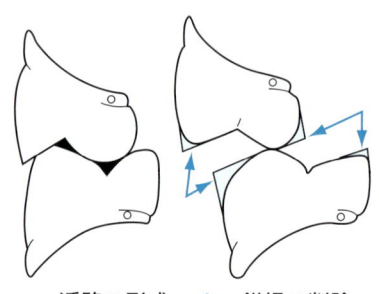

　最後に，ポイントなどで削った荒い面をラバーホ

a：遁路の形成　b：鋭縁の削除
図 16-14 ◆ 削合面の仕上げ　咬合面の形態修正

イールなどで研磨し，仕上げを行う．

　図 16-15 に，半調節性咬合器上で削合が完了した状態を示した．咬合小面が形成され，接触滑走する．

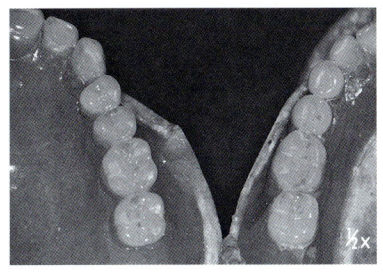

a：咬合面 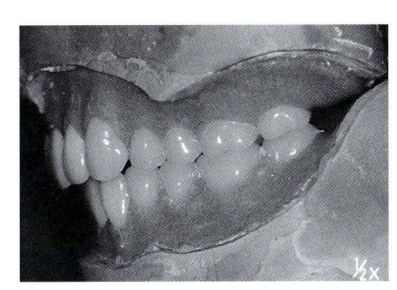　　b：中心咬合位 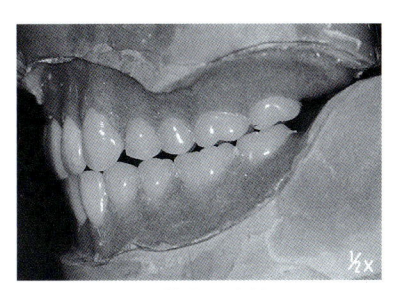　　c：前方咬合位

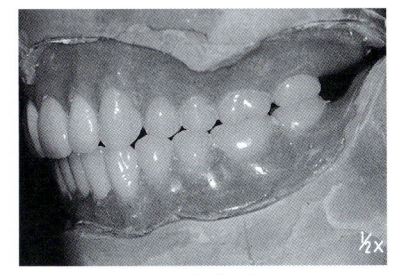

d：作業側 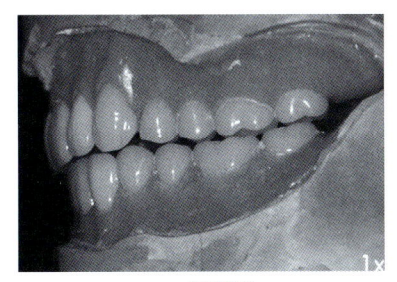　　e：平衡側

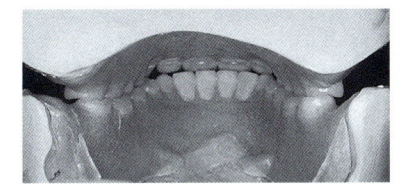

f：中心咬合位 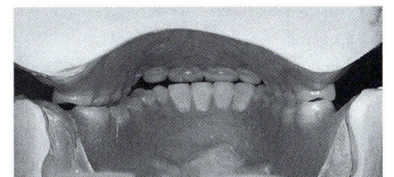　　g：右側方咬合位 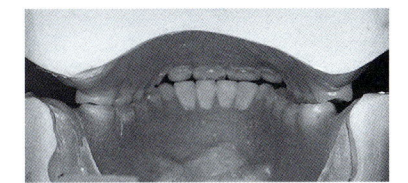　　h：左側方咬合位

図16-15 ◆ 半調節性咬合器上で削合が完了した状態

まとめ　削合

■**一般的な注意事項**
① 咬合紙により印記された部位のなかで，妨害部を確認して，径の小さなポイント類を用いて削除する．
② 削除した個所の復元はできないので，削除は少量ずつ行う．とくに，中心咬合位における所定の咬合高径を減少させないように注意する．

■**中心咬合位の修正**
　上下顎人工歯列が，中心咬合位で均等に接触するまで行う．
　ただし，偏心咬合位での均衡，とくに，平衡側となった場合の咬合均衡を見越して，咬頭部分を削除するか，溝，小窩を深めるかを慎重に判断して削合する．

■**偏心咬合位の調整**
　すでに修正した中心咬合位における咬合高径を維持するように，削除部位を選択することが重要である．
① 側方咬合時…3種の咬合小面（前方，後方，平衡）の部位，傾斜，方向を考慮して削合を行う．
　作業側…BULLの法則に従う．早期接触している場合には，上顎（U）の頬側（B）咬頭か下顎（L）の舌側（L）咬頭を削る．こうすると，中心咬合位で接触する支持咬頭を損なわない．
　平衡側…下顎頬側咬頭内斜面の早期接触部を削除する．
② 前方咬合時…BULLの法則に従う．
③ 前歯部の削除…上顎の切端の審美性を損なわないように，下顎を削除する．

17 研磨

　重合された義歯の表面は，そのままでは十分に滑沢ではない．また，割型の継ぎ目に当たる部分に"バリ"がある．これらの不要の部分を除去し，さらに，レジンの表面を滑らかに仕上げる操作を研磨とよぶ．つまり，補綴物の外形の総仕上げの操作であり，審美的・機能的・衛生的意義がある．

1 研磨の目的

(1) 審美的意義
　前歯部の床は外観に触れることが多いので，自然な光沢を与える必要がある．

(2) 機能的意義
　口腔粘膜，とくに舌粘膜は，触覚が高度に発達しており，異物を識別する繊細な感覚をもっているので，義歯表面は口腔粘膜とほとんど同じような滑らかさを感じるように研磨しなければならない．

(3) 衛生的意義
　レジンの表面に粗雑な部分があると食物が貯留しやすく，歯石などが付着して不潔になるばかりでなく，その刺激によって口腔粘膜の炎症を起こすことがある．

2 研磨の要点

(1) 床辺縁部の研磨
　❶ 義歯床の辺縁は，作業模型の辺縁の溝の形態を正確に再現する．粘膜反転部の部分ではコルベン状の形態を保って，しかも鋭利な部分がないように滑沢に仕上げる．
　❷ 口蓋後縁部は，ポストダムの厚さだけ床縁が粘膜内に圧入されるが，このとき口腔側の義歯表面は，軟口蓋粘膜表面になだらかに移行するようにする．
　❸ レトロモラーパッド部の後縁は，鋭利な辺縁となりがちなので注意する．

(2) 唇，頰，舌，口蓋側部の研磨
　これらの部分では，歯肉部の自然な凹凸を損なわないようにしながら，全体を滑沢な面に仕上げる．
　ただし，極端な凹凸や鋭利な部分があると，食物が停滞したり，粘膜を刺激するので好ましくない．

(3) 粘膜面の研磨
　義歯床の粘膜面の粗雑な部分は削除する．本来，重合された義歯床の粘膜面は，粘膜の形態を忠実に表しているはずである．したがって，ここを研磨しすぎると，義歯床面と床下粘膜との接触が不良になる．ただし，床に鋭利な部分があると，咬合圧が加わって義歯がわずかでも変位したときに粘膜を刺激して疼痛を起こし，褥瘡をつくる恐れがある．このような部分は，研磨の段階で予防的に削除し，滑沢にしておく．

3 研磨の順序ならびに材料

　研磨は順序をふんで，注意深く確実に進めることが重要である．また，レジンの研磨では，発熱による変形をさけるために，湿潤した状態で操作を行う．

(1) 荒研磨
　過剰なレジン，気泡，鋭縁，石膏片などの除去，ならびに形態修正などを行う．ヤスリ，スクレーパー，カーボランダムポイント，スタンプバーなどを使用する．

(2) 中研磨

荒研磨の切削操作によってできた床面の条痕を，サンドペーパーで除去する．サンドペーパーは，粗い粒子のものから順次，細かい粒子のものへ変えて使用する．また，摩擦熱が出ないように注意する．

(3) 仕上げ研磨

レーズを使用する．フェルトコーン，ブラシ，バフなどを回転させて研磨するが，必ず湿らせた磨砂を併用し，レジンが摩擦熱によって変形，変色，変質しないように留意する．

4 研磨の実際

(1) 義歯の外形の仕上げ

義歯の表面に突出している"バリ"と遁路の部分を，スタンプバー，カーボランダムポイントなどで削除する．

次に辺縁の形態を整える．口蓋後縁部とレトロモラーパッド後縁では，過剰な部分を削除して外形線の位置と一致させたのちに，所定の厚さになるように表面を仕上げる．この他，厚すぎる部分や不要な突出部などがあれば削除する．

歯頸線部や歯間乳頭部に付着している石膏は，彫刻刀やスクレーパーを使用して，ていねいに取り除く．

(2) 荒研磨（サンドペーパーによる研磨）

ポイント類を用いて義歯の外形を仕上げたら，サンドペーパーで荒研磨を行う．サンドペーパーによる研磨は，手指で行う方法と，回転工具を利用する方法がある．どちらの場合にも義歯表面のきずの深さに応じて，目の粗いものから順に細かいものに移っていき，前のきずを消すように互いに直交する方向に運動させる．サンドペーパーによる研磨が十分であるほど，次に行う仕上げ研磨が容易になる．

(3) 仕上げ研磨（レーズによる研磨）

レーズにフェルトコーン，研磨用ブラシなどを付着して，磨砂，亜鉛華末を研磨材として行う．また，細部の仕上げには，回転器具に小型のブラシまたはフェルトコーンを取り付けて行う．

このような回転器具によって研磨するときは，摩擦熱によるレジンの変質，変色，変形をさけるように注意しなければならない．そのため，研磨中につねに十分な水を補給し，乾燥しないように努めるとともに，間歇的に義歯を研磨用具に当てるようにする．

研磨が終了したら，乾燥と変形をさけるために，口腔内装着までのあいだ，義歯を水中に保管する．

18 義歯の装着と調整

重合，研磨された全部床義歯を患者に装着し，咬合関係，適合状態を点検して必要な調整を行う．

A 義歯装着時の調整

技工室で完成された全部床義歯を患者の口腔内に装着する際は，主として，レジン重合ひずみによる影響を考慮した診査を行う必要がある．この際に，床の適合度と咬合のずれは互いに関連するので，両者の調整を交互に行う．

その理由は，床が不適合で咬合時に疼痛が起こる場合は，無意識に"痛くない"位置で咬合する．逆に，咬合関係が不調和なまま咬合させると，咬合面に誘導されて床が変位し，粘膜を不当に過圧するので，それに惑わされて床を不必要に削除してしまうからである．

しかし，ここでは便宜的に，粘膜面と咬合面の調整を分けて述べることにする．

1 床粘膜面の調整

新義歯の口腔内装着時には，床粘膜面，咬合面以外に，研磨面，すなわち外表面の調整が重要である．とくに，義歯外表面は，模型上に表されていない周囲組織に口腔内で適合させなければならない．また，粘膜面も，模型には印象時の粘膜表面の一状態しか記録されないので，機能時の粘膜との適合状態を想定して，装着時に口腔内で綿密に調整すべきである．

2 上下顎義歯単独の点検

上下顎のどちらか一方の義歯を単独に装着し，次の操作を行う．

① 義歯床の各部を手圧によって，垂直あるいは側方に押さえて検討する．

② 患者自身に口腔周囲組織を動かすように指示し，義歯の維持，安定および吸着の良否をみる．

③ 床縁の長さ，床粘膜面の適合を調べるため，ディスクロージングワックス，P. I. P.（プレッシャーインディケーターペースト），シリコーンペースト（フィットチェッカー）などの適合試験材料を用いて検査し，必要な個所の削除，調整を行う．

3 適合試験材の使い分け

適合試験材には，それぞれ特徴があるので，検査目的あるいは部位に適したものを使い分ける．一般に用いられている試験用材料の特徴を次に示す．

① シリコーンペースト…義歯辺縁および外表面と周囲組織との接触関係と，粘膜面のおおよその適合度をチェックするのに適する．また，リリーフの量など床下組織の立体的な形状を知るのに適する（図 18-1～8）．

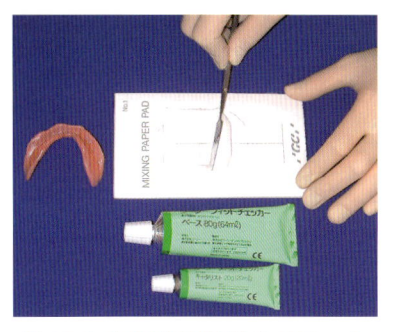

図18-1 ◆ 適合試験用シリコーンペースト

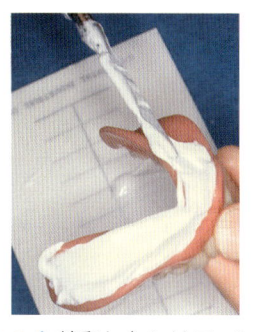

図18-2 ◆ 練和したシリコーンペーストを義歯床粘膜面に塗布する

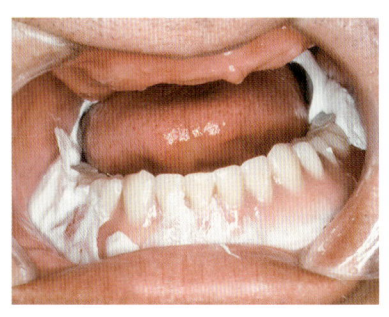

図18-3 ◆ 義歯を口腔内に装着して，シリコーンペーストが硬化するまでのあいだに，口唇，頬，舌の運動を行わせる

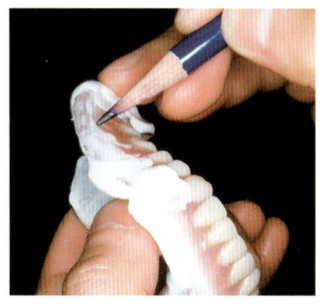

図18-4 ◆ 粘膜を過圧したり，運動をじゃまする部分は床面が露出している

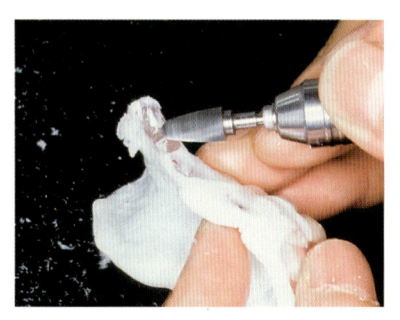

図18-5 ◆ 過延長や厚すぎる床を削除し調整する

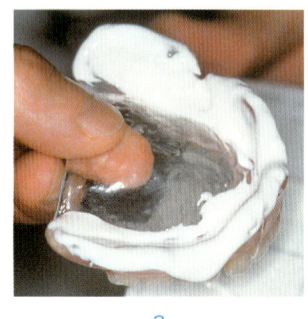

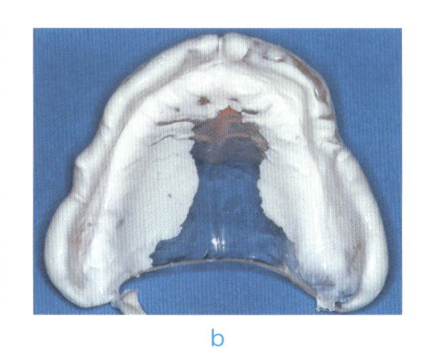

a　　　　　　　　b

図18-6 ◆ 上顎では，唇・頬側辺縁のみにシリコーンペーストを塗布する．粘膜面全体に盛ると十分に圧接できず，また，口蓋後縁から咽腔にあふれる危険がある

❷　P. I. P. …粘膜面の微細な過圧部の発見に適するが，辺縁部は義歯の着脱時に口唇や舌でこすられるので，床縁や外表面のチェックは困難である（図18-9〜12）．

❸　ディスクロージングワックス（disclosing wax）…部分的な過圧部をさまざまな咬合圧下でチェックするのに適する．ただし，床全面を一度にチェックするのはむずかしい（図18-13〜18）．

❹　上下義歯を咬合させ，咬合圧下での床縁，あるいは床下粘膜の疼痛など，異常の有無を調べる．この際，咬合調整が未完成の段階では，直接，人工歯を接触させず，ロール綿などを介在させて，咬合

第 18 章 ◆ 義歯の装着と調整

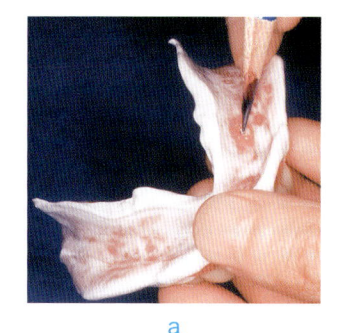

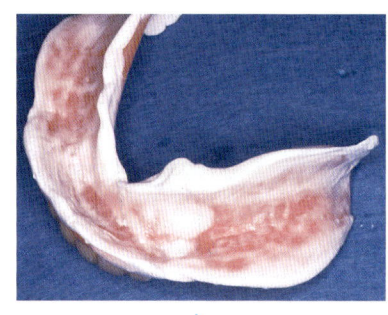

図 18-7 ◆ a：レジン面が露出したり，ペーストの層が薄くなっている部分をマークする　b：調整後；下顎隆起部のペースト層が厚くなっていて，リリーフされていることがわかる

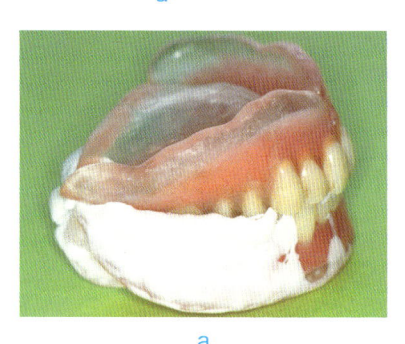

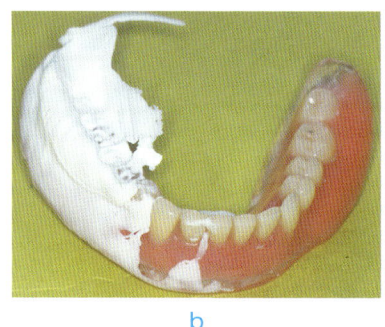

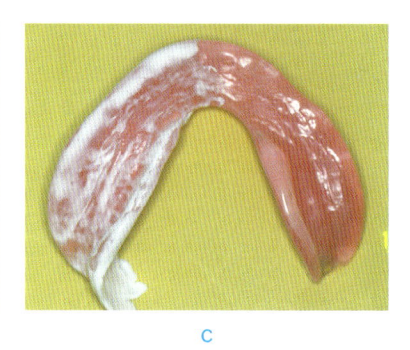

図 18-8 ◆ シリコーンペーストを粘膜面と同時に咬合面にも塗布し，咬合させる．口腔外で上下顎義歯を組み合わせると，咬合状態がわかる．とくに，シリコーンペーストを塗布した反対側の咬合接触状態を観察できる

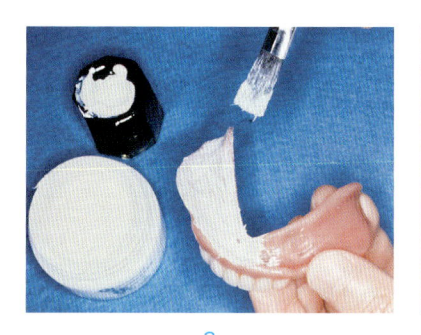

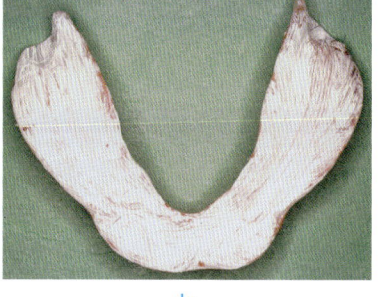

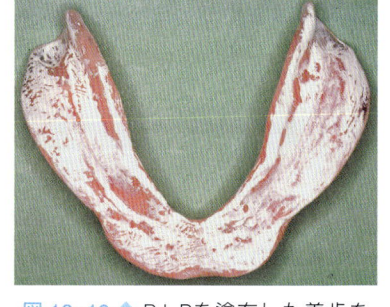

図 18-9 ◆ 床内面に P.I.P. を塗布する．筆の"刷毛目"をつける

図 18-10 ◆ P.I.P.を塗布した義歯を口腔内に装着して咬合させると，過圧部の床面が露出する

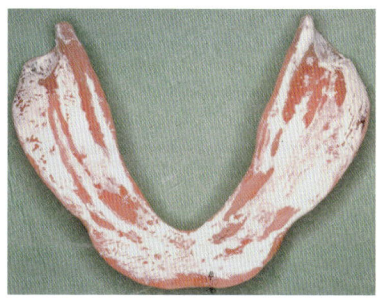

図 18-11 ◆ 過圧部を削除，リリーフして圧負担域（支持に有利な部位）に圧が分散されるように調整する

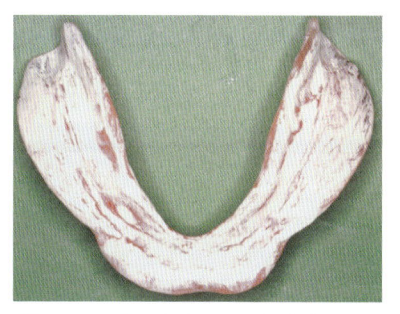

図 18-12 ◆ 再び P.I.P.を塗布して口腔内に装着し，咬合させると，床面の露出部がなくなった

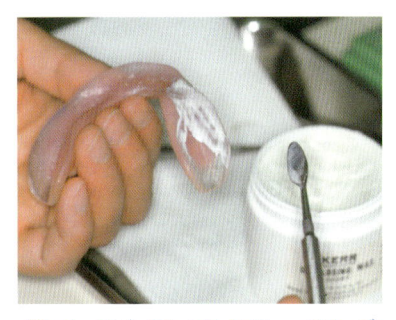

図18-13 ◆ ディスクロージングワックスによるチェック

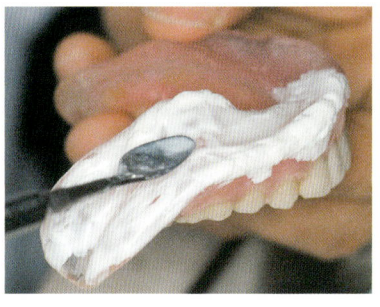

図18-14 ◆ ディスクロージングワックスをワックススパチュラで加熱，溶融し，床粘膜面に流す

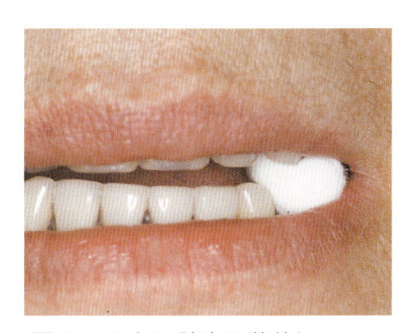

図18-15 ◆ 口腔内に装着し，ロール綿を介して咬合させる

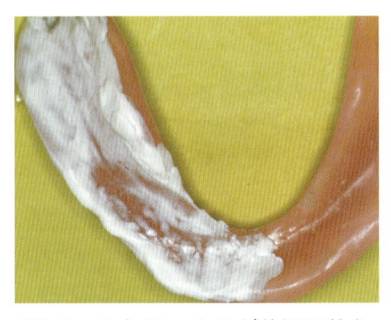

図18-16 ◆ ワックスが体温で軟化し，徐々に圧排されて床面の一部が露出している

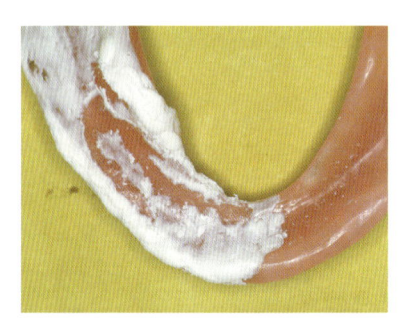

図18-17 ◆ 床の露出部を削除する

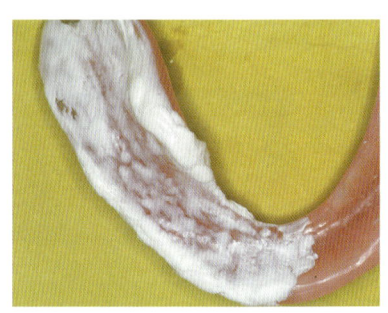

図18-18 ◆ リリーフした部分に再びワックスを流し，口腔内に装着して咬合させると，床の露出部が減少し，リリーフの効果が確認できる

の不正による床の変位を防ぐ必要がある．

4 咬合調整

口内法と口外法とがある．治療時間，術式などの点から，一度，咬合器上で咬合調整を完了したのち，口腔内で微調整を行うと能率的である．

〈目　標〉
空口時に中心咬合位でのタッピング運動と偏心位への滑走運動を繰り返したのちにも義歯が離脱せず，吸着するようになることが理想である．

(1) 口内法
口腔内で人工歯の咬合面を削合し，咬合の調整をはかる方法である．

❶ 目で見てチェック…さまざまな咬合位での義歯の動きを目で見る．もしも上顎義歯が動揺する場合は，咬合均衡が得られていない証拠である．

❷ 指で触れてチェック…タッピングや滑走運動時の義歯の動揺を術者の手指で感知する．すなわち，指頭で上顎人工歯唇面を触れながら咬合を繰り返させると，目に見えない程度の義歯の移動がわかる．
タッピング運動時に咬合面の接触関係が安定しているか否かを判定する．もしも習慣的な閉口位と義歯の咬頭嵌合位が食い違っていると，咬合面が接触してから"横すべり"するので義歯が動揺する（図19-16参照）．

❸ 咬合面の観察…すでに義歯を装着，使用していた場合は，咬合紙を使う前に義歯を手に持って，視点を変えながら"光った部分"（シャイニングポイント／スポット）を見つける．そこは，強く接触して滑沢になった所である．

❹ 咬合紙によるチェック…咬合紙を上下顎の咬

第18章 ◆ 義歯の装着と調整

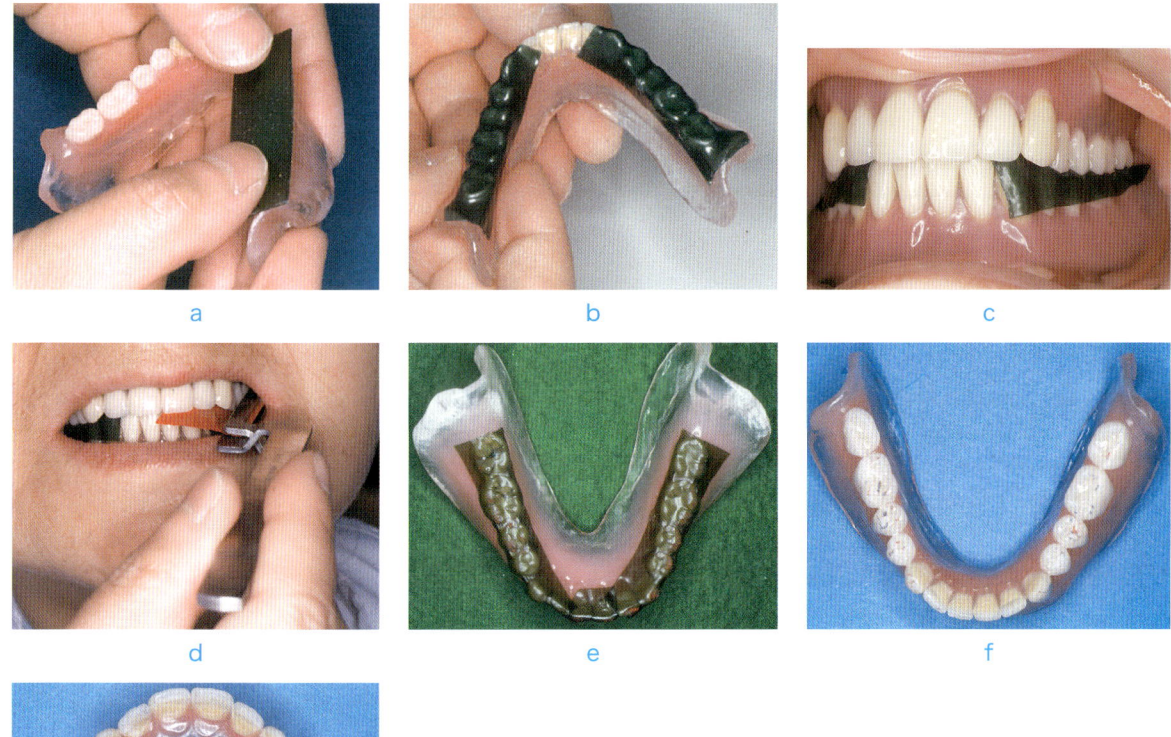

図18-19 ◆ オクルーザルインディケーターワックスを咬合面に貼付し，滑走運動を行わせる　a，b：片顎の咬合面にワックスシートを付着する　c：さまざまな位置で咬合，滑走運動をさせる　d：咬合紙での印記を併用する　e：ワックスに対合歯の運動経路が立体的に記録される　f，g：ワックスを除去したのちにも咬合紙の印記で接触部がわかる

合面間に置き，早期接触部の着色あるいは穿孔部を見つけて削除する．このとき，上下顎義歯を術者の手指で顎堤に固定し，咬頭の誘導による床の変位を防ぎ，最初に接触する所を見つける．

〈注　意〉

咬合紙による人工歯の着色すべてが実際の咬合接触範囲ではない．カーボン紙で"こすられた"所も着色する反面，早期接触部が必ずしもマークされない．とくに，滑沢な面は着色せず，1度削除した粗面は濃く着色する．したがって，咬頭頂や切端部に注目して口腔内で接触関係を目で見て確かめることが重要である．

また，咬合紙の色を使い分けるとよい．たとえば，赤を中心咬合位，青を偏心咬合位に用いる．

❺　咬合検査用ワックス（オクルーザルインディケーターワックス）によるチェック…片顎の咬合面にワックスシートを付着して咬合させる．ワックスに対合歯の運動経路が立体的に記録されるので，滑走運動時のチェックに適する．ワックスを除去したのちにも接触部がわかるように咬合紙での印記を併用するとよい（**図18-19**）．

(2)　口　外　法

咬合調整を口外法で行うには，完成義歯を患者の口腔内と同じ位置関係で咬合器に装着する必要がある．この過程を咬合器再装着（リマウント）という．

(3)　咬合器再装着

義歯の再付着位置が正しくないと調整は無意味である．そこで，次の順序で正確に行う．

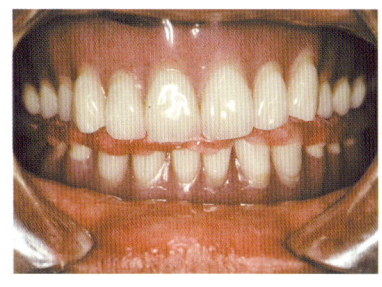

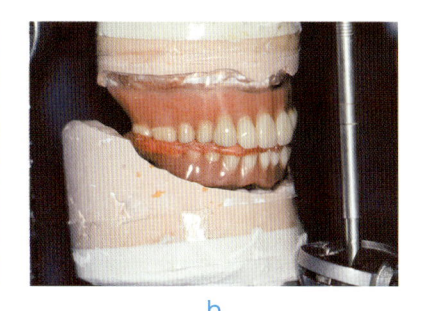

図 18-20 ◆ 咬合器再装着　a：完成義歯の床の調整後に，バイトワックスを用いて中心位の咬合面間記録（チェックバイト）を採得する．このとき人工歯がワックスを穿孔するまで咬合させてはいけない．そうすると，咬頭斜面に誘導されて義歯が変位してしまうからである．　b：上顎義歯を Tench の歯型を介して咬合器に付着する．切歯指導釘を一定距離長くしたのち，チェックバイトを介して下顎義歯を咬合器に付着する

❶　人工歯排列完成後またはスプリットキャスト法では重合，咬合調整後に研磨を行う前に，あらかじめ上顎の Tench の歯型（図15-4 参照）を採得しておく．

❷　完成義歯の床の調整後に，バイトワックスを用いて中心位のチェックバイト（check bite 咬合面間記録）を採得する（図 18-20-a）．このとき人工歯がワックスを穿孔するまで咬合させてはいけない．そうすると，咬頭斜面に誘導されて義歯が変位してしまうからである．

❸　Tench の歯型を介して上顎義歯を咬合器に石膏で付着する．

❹　切歯指導釘を一定距離長くしたのち，チェックバイトを介して下顎義歯を咬合器に石膏で付着する（図 18-20-b，第 16 章，p.214 参照）．

❺　切歯指導釘をもとの距離に直し，削合を行う．

B　患者教育

1　術前教育

全部床義歯を使いこなすには患者の適応能力や意欲，理解力が大いに関与するので，義歯の製作前から装着まで，①全部床義歯の維持機構と，②限界を理解させ，③義歯の使用法の習熟など，患者側の努力も必要なことを認識させる．

2　術後教育

❶　唾液の量が一時的に増加する…分泌量が多すぎると義歯の維持に不利であるが，通常は１週間程度で正常に戻る．

❷　発音障害が起こる…異物感，口腔内形態の変化，唾液の過剰分泌のためである．対処法として，大声で読む練習をさせ，早口で話さないように指導する．

❸　下顎の全部床義歯を使いこなす練習…下顎前歯の舌側面に舌の先端を接触させて開口するように練習させる（図 19-17 参照）．

❹　嘔吐反射や嘔吐感を感じる…大部分の患者では一時的なものである．

（1）　口腔内および義歯の清掃

〈要　点〉

義歯だけではなく，義歯周囲の軟組織に対する家庭療法の重要性を教える．

日常の手入れによって，口腔内組織の義歯性外傷

を予防する．すなわち，義歯性口内炎は，義歯による直接の外傷だけではなく，真菌や細菌によって起こる．とくに，*Candida albicans* が関与する．したがって，義歯の清掃では，食渣や歯石・着色などの"汚れ"の除去，義歯の殺菌・消毒，義歯に付着する細菌性プラーク（デンチャープラーク）の除去をしなければならない．そのため，ブラシによる機械的清掃とともに，義歯洗浄剤による化学的清掃，すなわち，デンチャープラークコントロールが重要である．

❶　義歯粘膜面と研磨面を，石ケン溶液をつけた義歯用ブラシで清掃する．このとき，歯磨剤は用いないようにする．

❷　清掃は水をみたした洗面器の上で行う…義歯を落としても破損する危険が少ない．

❸　歯ブラシによる清掃と同時に洗浄剤を併用する．

❹　夜間に義歯洗浄剤の溶液中に保管する．

❺　軟らかい歯ブラシ，軟らかい布などを用いて口腔内を清掃する．

　ⅰ　食物や上皮の残渣を除去する．
　ⅱ　口腔粘膜の角化を増加させるため，適度の機械的刺激を与えるように，顎堤粘膜と舌をマッサージする．

(2)　義歯の取り扱い

a．着脱時の注意

最初に下顎全部床義歯を口腔内に挿入して安定させる．一般に，下顎義歯のほうが大きく，口腔内に挿入するとき顔面筋を伸張させるので，もし上顎義歯を先に装着してあると筋肉の緊張で脱落しやすい．

b．就寝時（睡眠時）の注意

❶　一般的には，睡眠中は義歯をはずしておくように指導する…義歯支持組織を安静にする時間を設け，義歯支持組織の安静，角化の増加，粘膜変化の予防をする．

❷　義歯を口腔外にはずしておく場合は，義歯を清掃してから，室温の水を入れた容器中に保管する…脱水による床用レジンの変形を防ぐため．

❸　義歯を除去して寝ると下顎関節や耳，頭頸部の筋肉の疼痛や不快を訴える患者では，睡眠中に義歯を装着させる．ただし，目覚めているあいだに義歯を除去しておく時間を設け，粘膜のマッサージなどで十分な組織刺激を行うように指導する．

(3)　摂　食　法

❶　食物を小さく切る．

❷　左右側に同時に入れる．

❸　噛む時間を長くする．

❹　前歯で食物を咬断しない．前歯部顎堤に圧が集中し，上顎前方部の顎堤・歯槽骨の吸収，義歯の不安定，顎堤粘膜の異常が起こる．

(4)　経過観察（リコール）の重要性

第 19 章に述べるような咬合や粘膜面の経時的変化は，無症状で患者自身が気づかないうちに徐々に進行する．したがって，定期的な検診の必要があることを患者に理解させる．

C　義歯装着後の観察

　義歯装着の目的は，機能および審美性の回復であるが，同時に長期にわたる顎堤の保護，咬合関係の維持，あるいは顎関節を保護することでもある．したがって，義歯を口腔内に装着した時点で，補綴処置が完了したと思ってはいけない．

　装着当初には咬合の均衡が保たれ，顎粘膜によく適合し，維持・安定がよい義歯でも，数か月あるいは数年後には，咬合不正および適合不良が生じて維持・安定が悪くなり，咀嚼，発音などの機能障害を起こすことがある．

　そこで，装着後も一定期間ごとにリコールし，義歯および支持組織を診査しなければならない．もし必要であれば，粘膜面の調整，咬合調整，あるいはリラインを行う（第 19, 20 章参照）．

Part III ◆ 義歯装着後の変化とその対応

19 義歯装着後の変化とその対応

　義歯装着後の変化は，初期（装着直後から1～2か月），中期（装着後1～2年），長期（装着後数年～10数年）に生じるものに分けられる．それぞれによって起こるトラブルと，その解決法が異なる．
　本書では，初期，中期についてアフターケアーとし，長期については，長期的なメインテナンスの項で述べる．

A　アフターケアー ―義歯装着後のトラブルと調整法―

　18章で述べたように，義歯装着の当日，できるだけ予防的に調整を行うが，治療室では，義歯を装用して機能した状態を完全にシミュレーションすることはできない．また，義歯は実際に使用し，咬合圧が加わると装着当初よりも粘膜に沈下し，床下組織との位置関係が変化するので，それに応じた調整が必要である．

1　床下粘膜の疼痛

（1）　急性症状のタイプ
　床下粘膜の過圧，圧迫が急性で，小範囲の孤立した部位に限局していて，容易に識別できる．

〈原　因〉
❶ 咬合の不調和…早期接触部があると咬頭斜面に誘導されて粘膜上を床が移動，横滑りする．そのため，床外形や適合がよい場合にも，床下粘膜の過圧，圧迫による疼痛が起こる．とくに下顎義歯では，臼歯部の早期接触の反対側舌側に過圧，疼痛が生じる．したがって，❷，❸を疑う前に咬合のチェックが必要である（図19-1）．
❷ 義歯床による部分的な過圧．
❸ 義歯床辺縁の過延長．

〈処　置〉
❶ 疼痛，違和感，痺れ感の有無を問診する．
❷ 口腔内を観察し，発赤，潰瘍，粘膜が白く変化している部位を検査する．
❸ 適合試験を行う．
　i　シリコーンペースト，P.I.P.，ディスクロージングワックスなどを義歯粘膜面に塗布し，
　ii　口腔内に装着し，咬合させる．

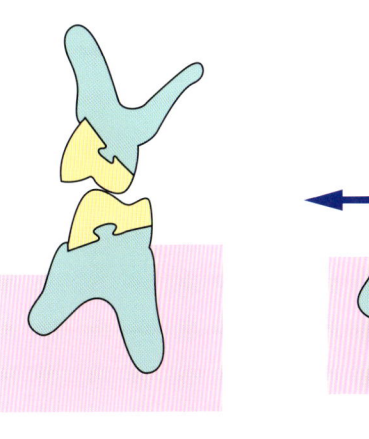

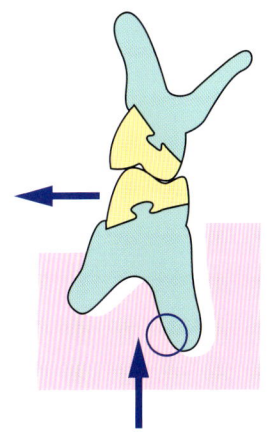

図19-1 ◆ 早期接触部があると咬頭斜面に誘導されて粘膜上を床が移動，横滑りする．そのため，床外形や適合がよい場合にも，床下粘膜の過圧，圧迫による疼痛が起こる．とくに下顎義歯では，臼歯部の早期接触の反対側舌側に過圧，疼痛が生じる

ⅲ　試験材料が薄く，床面が露出している部分を削除する．

❹　オトガイ孔，切歯乳頭，大口蓋孔などでの神経血管束の圧迫を検査する…適合試験では加圧部として現れないでも，痺れ感や電撃様の疼痛を訴える場合は，手指で触診し，孔の位置を確かめてリリーフする必要がある．

(2)　慢性的疼痛のタイプ

疼痛が放散性で，部位が患者自身にもはっきりせず，診断と処置がむずかしい．

〈原　因〉

❶　咬合高径の過大…顎堤全体に疼痛と発赤が認められる場合は，咬合が高い可能性がある．対策は，咬合高径を減じる．

❷　異常機能的習慣（parafunctional habits）…ブラキシズムやクレンチング（bruxing, clenching）の習慣が疑われる症例．

強い力で繰り返し持続的に咬合接触するので，顎口腔系全体に有害である．とくに，強い咬合圧が義歯を介して床下粘膜や骨に伝わると，負担過重になる．そのため，床の粘膜面や咬合に不備がないのに，床下粘膜の発赤，不快，疼痛が頻発する．

義歯装着後の比較的早期に高度の平坦な咬耗がみられる場合は，この疑いが強い（図 19-48 参照）．

〈対　策〉

❶　就寝時には，少なくとも上下顎どちらかの義歯を除去して床下組織を安静にさせる．

❷　臼歯の頬舌径を小さくする．こうすると，偏心咬合位での接触範囲が狭くなるので，咬合圧を減らす可能性がある．

❸　下顎咬合面を平坦にする（推進作用を減少）．

2　口腔の痺れ，灼熱感

オトガイ孔，下顎管，切歯乳頭，大口蓋孔などで，神経血管束を義歯床で圧迫していると，局部的な疼痛だけではなく，広範囲の遠隔部に痺れ感や電撃様の疼痛を訴える．

この場合は，適合試験では過圧部として現れなくても，手指で触診し，孔の位置を確かめてリリーフする必要がある．

a．オトガイ孔の圧迫

義歯の装用時間が長くなると下口唇が痺れたり，小臼歯部に電撃様の疼痛を訴えるのは，義歯床によるオトガイ神経，血管束の圧迫と思われる（図 2-12, 13 参照）．

症例】図 19-2-a

下顎顎堤が高度に吸収した症例である．パノラマX線写真では，オトガイ孔が顎堤頂のレベルに位置している（図 19-2-b）．

図 19-2-c に示すように，シリコーンペーストにより適合試験を行うと，オトガイ孔部のシリコーンペーストに凹みが認められる．この部の神経血管束を圧迫しないように，頬側に向かって広範囲のリリーフが必要である．

b．下顎管の圧迫

「臼歯部で硬いものを嚙んだときにビリビリする」と電撃様の疼痛を訴えるのは，義歯床による下歯槽神経の圧迫である．臼歯部顎堤中央を手指で圧迫したとき電撃様の疼痛を訴える場合は，下顎管上壁の骨が吸収され，下歯槽神経が粘膜下に露出している恐れがある．

〈処　置〉

臼歯部歯槽頂部のリリーフ．

c．切歯乳頭の圧迫

上顎前歯部の痺れ感や灼熱感が起こるのは，切歯乳頭の下の切歯孔部での鼻口蓋神経，血管の圧迫による（図 19-3）．

図 19-3 に示すように上顎前歯顎堤の吸収が大きい症例では，切歯乳頭が顎堤頂の唇側に位置し，切歯孔部の神経，血管を床で過圧する危険がある．

〈処　置〉

切歯乳頭部のリリーフ（図 19-4）．

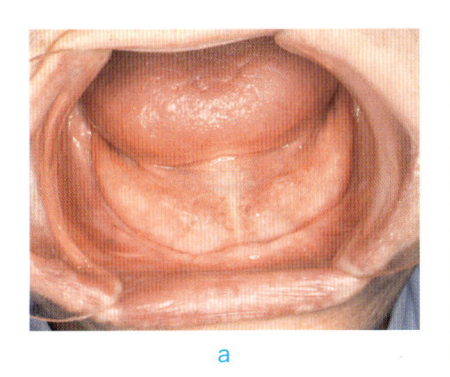

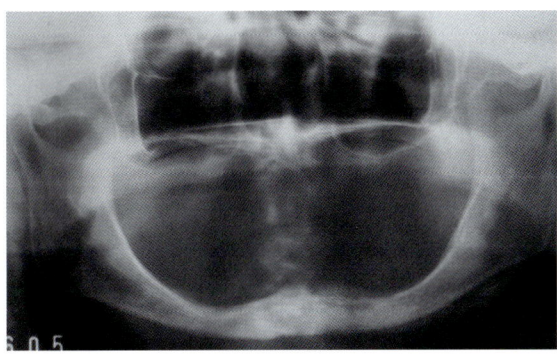

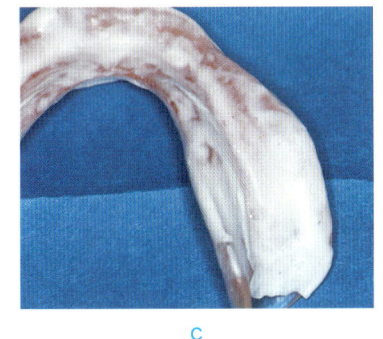

図 19-2 ◆ a：下顎顎堤が高度に吸収した症例　b：下顎顎堤が高度に吸収した症例のパノラマ X 線写真で，オトガイ孔が歯槽頂のレベルに位置している　c：適合試験を行うとオトガイ孔部のシリコーンペーストに凹みが認められる．この部分の神経血管束を圧迫しないように，頬側に向かって広範囲にリリーフする

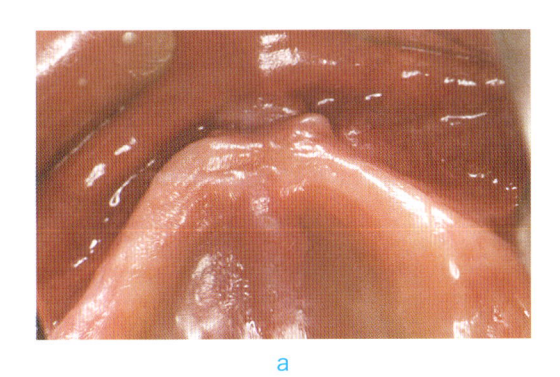

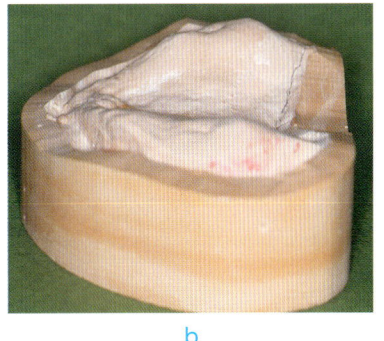

図 19-3 ◆ a：切歯乳頭の圧迫；上顎前歯顎堤の吸収が大きい症例では，切歯乳頭が顎堤頂の唇側に位置し，切歯孔部の神経，血管を床で過圧する危険がある　b：作業模型でも，前歯部顎堤の低下と，相対的な口蓋隆起の突出が明らかである

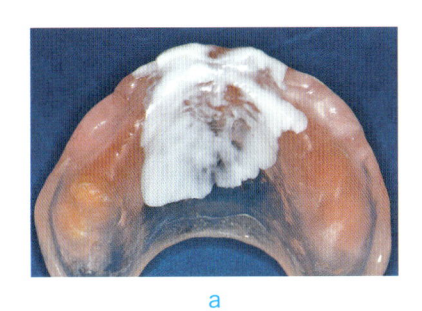

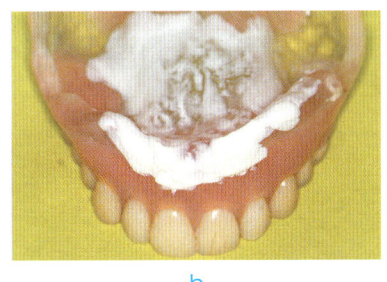

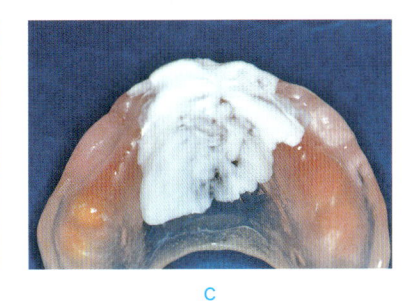

図 19-4 ◆ 切歯乳頭部のリリーフ　a：咬合圧下で顎堤部の過圧を調べるには，ディスクロージングワックスが適する　b：唇側床辺縁と口蓋ヒダ部に過圧部がある　c：調整後；とくに切歯乳頭部は，過圧部として現れていなくても，十分にリリーフする必要がある

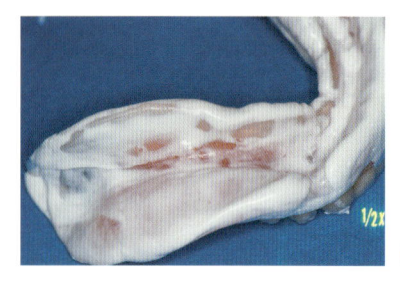

図19-5 ◆ 嚥下痛，嚥下困難　下顎義歯の舌側床翼後縁が長すぎる

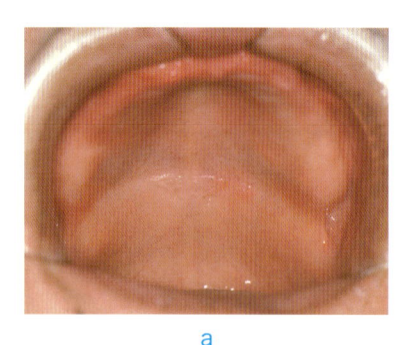

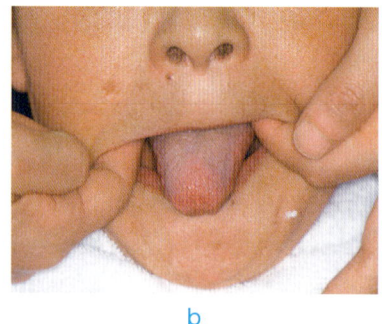

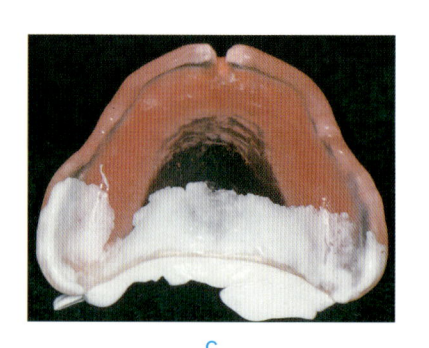

図19-6 ◆ a：ポストダム，後縁，ハミュラーノッチ部のチェックをする　b：シリコーンペーストを後縁に盛り圧接した．このとき，患者の頭部を前傾させ，舌を前突させる　c：ポストダム部，およびハミュラーノッチ部の床が粘膜を過圧しているかチェックする　d：ハミュラーノッチの頬側の遠心床翼が露出している場合；下顎運動や嚥下時に粘膜に食い込む危険があるので削除する

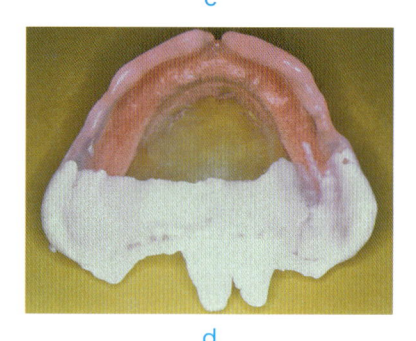

3　嚥下痛，嚥下困難

嚥下時の疼痛…下顎義歯の舌側床翼後縁や，上顎義歯のハミュラーノッチ部が長すぎるか，辺縁が鋭利なためである（図19-5）．

嚥下困難…咬合高径の過大，咬合の不調和による．

〈処　置〉

シリコーンペーストを口蓋後縁部のみに盛って口腔内に手圧で圧接し，ポストダム，後縁，ハミュラーノッチ部のチェックをする（図19-6-a）．

このとき，ペーストが咽頭部に流入しないよう，患者の頭部を前傾させ，鼻から呼吸させる．また，舌を前突させて口蓋舌筋を緊張させ，軟口蓋を前方に位置させる（図19-6-b）．図19-6-cに示すように，ポストダム後端の床が露出している場合は，後縁が長いか，ポストダムが高すぎるので，後縁封鎖を損なわないように注意しながら削除する（図19-6-d）．

4　維持不良

(1)　全体的な維持不良

義歯側の不備だけではなく，口腔内の条件によっても維持不足が生じる．そのなかで厄介なのは，①唾液の分泌の過不足，②オーラルディスキネジアによる舌，口唇，下顎の不随意の運動である．

a．口腔内の乾燥　xerostomia

唾液が少なく，口腔内が乾燥していると義歯の装用はきわめて困難である．義歯床と粘膜のあいだに

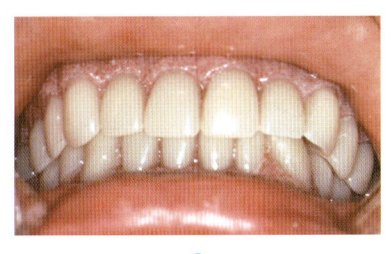

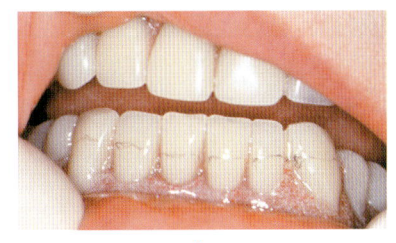

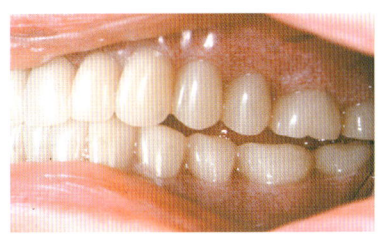

第 19 章 ◆ 義歯装着後の変化とその対応

a　　　　　　　　　　　　　　b　　　　　　　　　　　　　　c

図 19-7 ◆ 前歯部の早期接触　上顎義歯床の後縁が下がり後縁封鎖が無効になる　a：中心咬合位．2 か月前から現在の上下顎全部床義歯を使用しているが，上顎義歯が"ゆるく，噛みにくい"という．上顎義歯は安静時や発音時には吸着しているが，咬合時に不安定になる　b：中心咬合位時の上顎前歯切端の位置を，鉛筆で下顎前歯に描いた．鉛筆の線でわかるように垂直被蓋が大きい　c：前方咬合時；前歯のみ咬合し，臼歯部は離開している．この状態から強く咬合すると上顎義歯の前歯が突き上げられ，床の前方は粘膜に食い込み，口蓋後方は下がり，粘膜から浮く．そのため，ポストダムによる口蓋後縁封鎖が無効になり脱落する
処置：下顎前歯切端を削除する．
注意：① 安静時や発音時には吸着しているので，床の不適合ではない．
　　　② 中心咬合位で咬合高径が低くはないので，咬合面再形成は不適応．
　　　③ 同様の現象は，長期間使用された義歯で，臼歯部人工歯の咬耗によって起こる．すなわち，咬合高径の低下によって前歯の早期接触が起こり，強く衝突する．その場合には，単に前歯部の咬合調整ではなく，支持咬頭に即時重合レジンを盛って咬合面を再形成する（図 19-59, 60 参照）．

唾液層が介在しないと，維持に必要な粘着力が働かないだけではなく，粘膜の保護のための潤滑剤を欠き，頻繁に疼痛や潰瘍が生じる．

口腔乾燥症は放射線療法後の症例や atropine 製剤を服用している患者で起こりやすい．この場合は，人工唾液（サリベートなど）を使用させる．

b．唾液の過剰分泌

粘稠な多量の唾液があると義歯が浮いてゆるむ．収斂性の洗口剤で頻繁にうがいをさせると唾液の粘度は減少する．

c．床下組織の粘膜が薄く硬い症例

とくに，歯槽頂付近を十分にリリーフして，床縁部でのクッション作用を発揮させる．

d．咬合の不調和

タッピング運動や滑走運動を繰り返したときに義歯がゆるむのは，咬合のバランスが得られていないためである．咬合調整をして，タッピングや噛み締め動作ののちに義歯が吸着してくる状態になることが望ましい．

咬合が不備な場合は，口腔内で，または咬合器にリマウントして，咬合調整，または咬合面再形成を行う．

（2）　上顎義歯の維持不良

〈原　因〉
❶　咬合の不調和．
❷　口蓋後縁封鎖の不適切．
❸　骨隆起部，とくに口蓋中央部のリリーフ不足．
❹　床縁の過延長．
❺　辺縁封鎖の不足…床縁のどこかからの空気の漏洩．

a．咬合の不調和

❶　中心咬合位での咬頭妨害，早期接触があると，繰り返しタッピング運動しているうちに義歯がゆるんでくる．

❷　偏心咬合位での咬合の不調和…滑走運動時に義歯が動揺し，ゆるむのは，前歯部の早期接触か，臼歯部の頰側咬頭の早期接触によることが多い（図 19-40 参照）．

　i　前歯部の早期接触…上顎義歯床の後縁が下がり後縁封鎖が無効になる（図 19-7）．

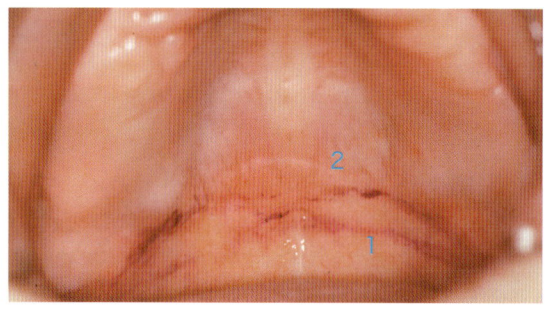

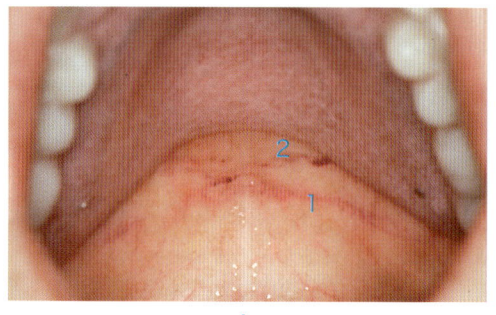

図19-8 ◆ **口蓋床後縁が前方すぎる場合**　骨口蓋上で終わっていると，ポストダムが無効である
a：軟口蓋の運動領域を粘膜上にインク鉛筆で描いた．線1はアーライン（後振動線），線2は前振動線（鼻孔を塞ぎ鼻に呼気を吹き込んだときに豊隆する境界線）　b：使用中の義歯の後縁は，線2よりも前方である．口蓋床後縁は，アーライン（線1）に一致させ，前振動線（線2）とのあいだにポストダムを設けるべきである

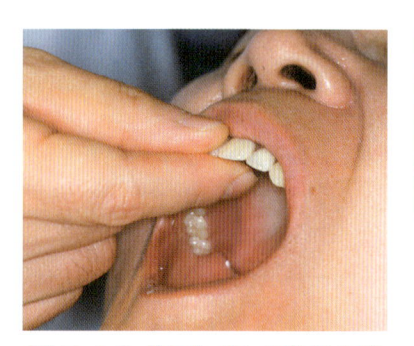

図19-9 ◆ **ポストダムの効果の確認法**　安静時，および「アー」と発音させたときにも床と粘膜表面が密着しているようでなければならない．さらに，術者が前歯を下方に引きながら「アー」と発音させたときにも義歯が離脱してはいけない

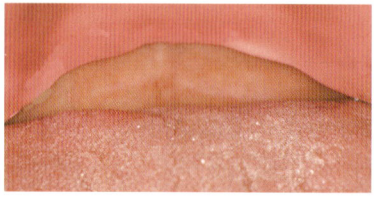

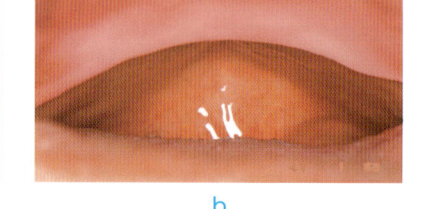

図19-10 ◆ **口蓋床後縁が後方すぎる場合**　軟口蓋の機能時の可動部まで延長していると，発音時など軟口蓋が挙上したときに後縁が粘膜と離れて空気が吹き込まれ，床が離脱する　a：鼻呼吸時；軟口蓋粘膜と床後縁は密着している．後縁封鎖され床は吸着している　b：「アー」発音時；軟口蓋粘膜と床後縁は離れている．その隙間に空気が吹き込まれ，床が離脱する

ⅱ　臼歯部の頬側咬頭の早期接触…側方滑走運動時に上顎義歯の平衡側が下がり離脱する．

b．**口蓋後縁封鎖（ポストダム）の不適切**

ポストダムの目的…①重合による口蓋床の収縮，変形による後縁の浮きを補償する，②機能時に義歯がわずかに変位したときにも後縁の封鎖を保ち，床内の陰圧で引き戻す．

❶　ポストダムの不足．

❷　口蓋後縁封鎖の過剰（ポストダムの過剰）…ポストダムが高すぎ，粘膜に沈み込まないと，他の口蓋床部が粘膜から浮き，維持不足になる．

❸　口蓋後縁の位置の不良．

ⅰ　前方すぎる場合…骨口蓋上で終わっていると，ポストダムが無効である（図19-8）．

ⅱ　後方すぎる場合…軟口蓋の機能時の可動部まで延長していると，発音時など軟口蓋が挙上したときに後縁が粘膜と離れて空気が吹き込まれ，床が離脱する（図19-9，10）．

❹　口蓋正中後方に深い溝のある症例（図19-11，12）．

アーラインより前方の粘膜に溝があり，発音時に軟口蓋に深い陥凹ができる場合は口蓋後縁封鎖に注意を要する．

〈処　置〉

粘膜の溝に収まるように義歯粘膜面に隆起と突出部を設ける（図19-12-c～h）．

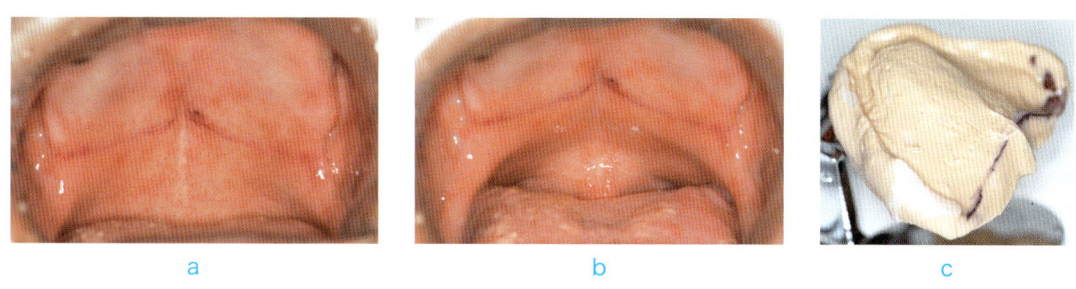

第19章 ◆ 義歯装着後の変化とその対応

図19-11 ◆ 口蓋正中後方部に深い溝のある症例　a：鼻呼吸時の軟口蓋　b：「アー」発音時の軟口蓋　c：概形印象の口蓋正中後方でアーライン（インク鉛筆の線）より前方まで隆線（粘膜の溝）がある

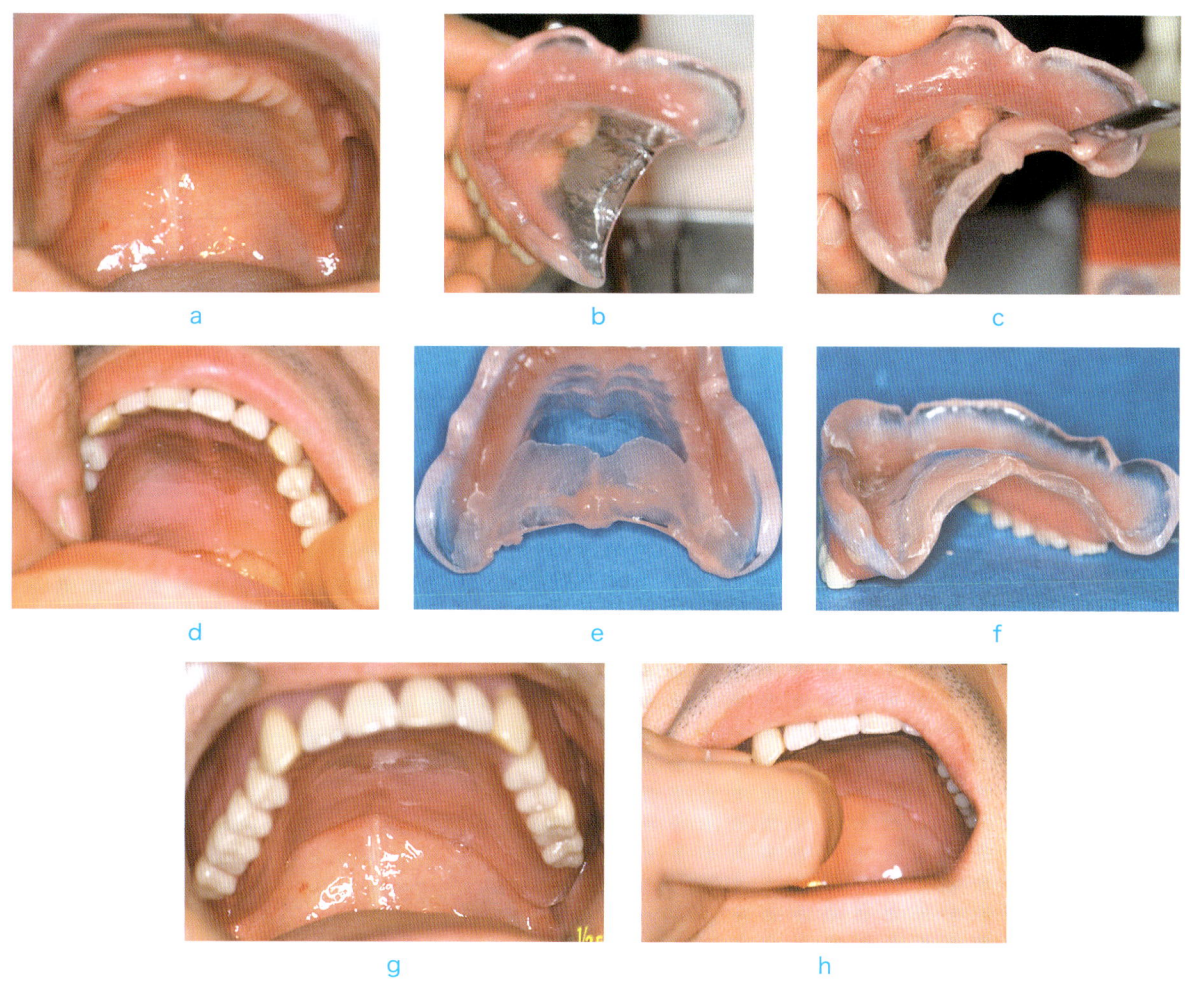

図19-12 ◆ 口蓋正中粘膜の溝に収まるように義歯粘膜面に即時重合レジンで隆起と突出部を設けた症例　a：上顎義歯の吸着が不十分である．口蓋正中後方部の粘膜に深い溝があり，「アー」発音時に，軟口蓋にさらに深い陥凹ができる　b：ポストダムは設けてあるが，粘膜への刺激を恐れて床内面正中部の鋭利な突起を丸めてある．そのため，粘膜面に小さな間隙ができ，後縁封鎖が不良である　c，d：床後縁粘膜面に即時重合レジンを盛り足し，圧接する　e：口蓋床後縁中央には粒状の突起が形成された．また，正中部には，"背ビレ"状の隆線が前後に走っている　f：粘膜の溝の中に適合する突起部を残して過剰のレジンを削除し，後縁の外表面を削って薄くする　g：口腔内で軟口蓋の運動時にも後縁が粘膜と離れないことを確認する　h：術者が前歯を下方に引きながら「アー」と発音させたときにも義歯が離脱しないことを確認する

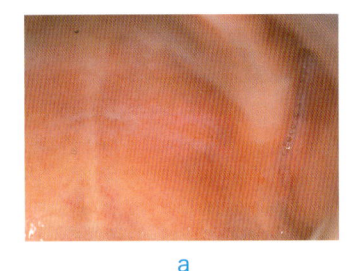

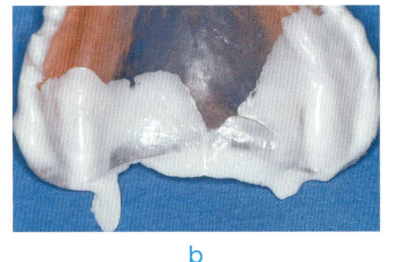

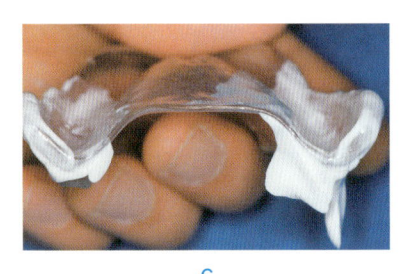

図19-13 ◆ 口蓋後縁の過延長：くしゃみや咳をしたときの脱落を訴えた症例　a：アーライン付近とハミュラーノッチ頬側部に発赤と潰瘍が認められる　b, c：口蓋床後縁粘膜面にシリコーンペーストを盛り，舌を前突させてチェックすると，ポストダムの一部とハミュラーノッチの頬側の遠心床翼が露出している．下顎運動や嚥下時に粘膜に食い込む危険がある　d：露出していた部分を削除し，再びシリコーンペーストによりチェックした．床後縁は露出していない

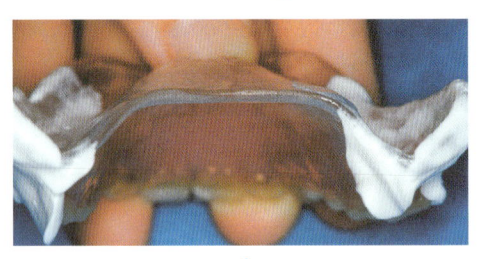

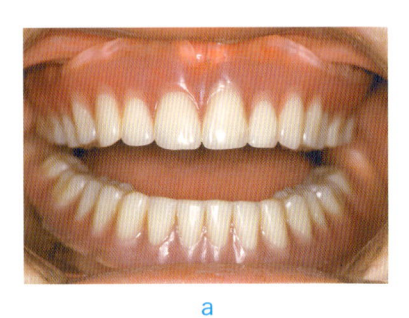

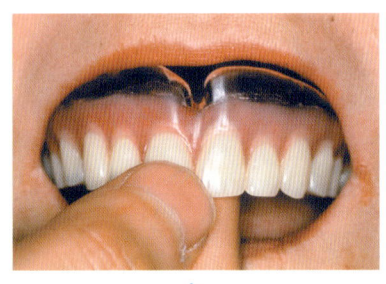

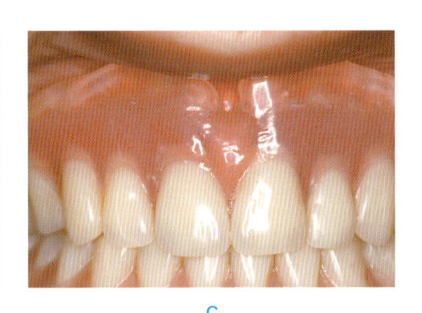

図19-14 ◆ 上唇小帯の過剰回避による談笑時の義歯脱落　a：上唇小帯に対応する上唇切痕が深すぎ，切痕上方の歯肉部に凹みがある．笑ったときなどに上唇が挙上し，切痕部から空気が漏洩し，義歯が脱落する　b：前歯部人工歯を下方に引きながら患者に上口唇を挙上させると義歯が離脱する　c：切痕部の歯冠側の歯肉部の凹みに即時重合レジンを盛り，口腔内に装着し，口唇を運動させて形成した　d：義歯を下方に引きながら上口唇を挙上させても義歯は離脱しない

❺　口蓋後縁の過延長…くしゃみや咳をしたときの脱落．

　口蓋後縁の床が長すぎて，くしゃみや咳に伴う活動により軟口蓋や翼突下顎ヒダで押し下げられるためである．翼突下顎ヒダ部の発赤や潰瘍は，後縁の過延長か圧入の証拠である（図19-13）．

　c．口蓋隆起，正中口蓋縫線部のリリーフ不足

　口蓋中央が支点となり，床が動揺（左右的にシーソー運動）する．

d．辺縁封鎖の不良

❶　上唇小帯の過剰回避…談笑時の脱落（図19-14）．

　上唇小帯に対応する床翼の上唇切痕を深くしすぎると，笑ったときなど，上唇が挙上して切痕部が露出し空気の漏洩が起こり，義歯は脱落する．これをチェックするためには，図19-14-b, dに示すように前歯部人工歯を下方に引きながら患者に上口唇を挙上させる．このとき，容易に義歯が離脱するようであれば，漏洩が起きているので，切痕部の歯冠側

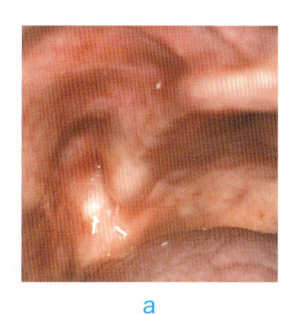

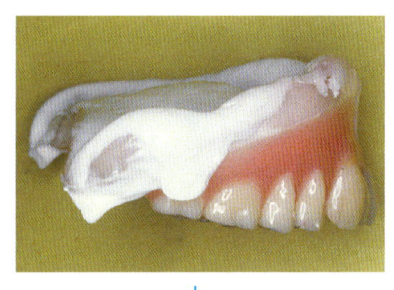

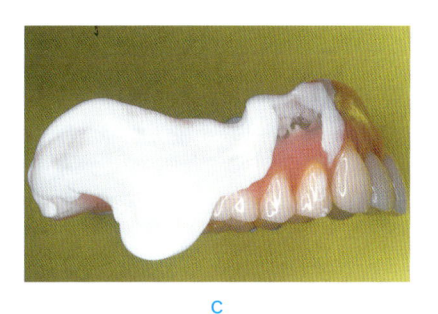

図19-15 ◆ 頬骨後方嚢部の床翼の過延長　a：頬骨後方嚢部（上顎結節頬側）の頬粘膜後方に発赤が認められる　b：臼歯部床翼の外表面にシリコーンペーストを盛り，開口および側方運動を行わせた．筋突起が衝突して床面が露出している　c：床翼の頬側面を，粘膜に食い込まない厚さまで削除，調整したのちの状態．床面は露出していない

の歯間歯肉部の凹みに即時重合レジンを盛って口腔内に装着し，口唇を運動させて形成する（図19-14-c）．こうすると，義歯を下方に引きながら上口唇を挙上させても義歯は離脱しなくなる（図19-14-d）．

❷ 辺縁の過延長…開口，口唇，頬の運動時の脱落．

義歯は，安静時には維持良好にみえるが，表情筋の活動時に過延長の床縁で押され，離脱力が加わる．

❸ 頬骨後方嚢部の過延長…大きな開口，側方運動時の脱落（図19-15）．

下顎を側方運動あるいは，"歯ぎしり"様の運動をすると，平衡側の上顎臼歯部頬側に筋突起が接近し，前庭（頬骨後方ポケット）が狭くなる．上顎結節部の床翼が厚すぎると筋突起の動きで押されて上顎義歯が脱落する．重度の妨害の場合には頬部の疼痛を生じる．また，上顎義歯の移動，圧迫で上顎結節部に疼痛，潰瘍を生じる．このとき，粘膜面のリリーフではなく，床翼外表面を調整する．

妨害部を見つけるには，シリコーンペーストかディスクロージングワックスを床翼に塗布して義歯を口腔内に装着し，下顎を左右に運動させる．義歯を取り出して，ペーストやワックスの圧痕や床の露出部を検査し，床翼外表面を粘膜に食い込まない厚さまで削除する．

❹ 辺縁封鎖の不足．

辺縁封鎖の適否をチェックするには，口唇の被覆による封鎖効果をさけるため，口唇を持ち上げて床翼から離した状態で静かに義歯を引張る．こうすると，辺縁から漏洩している側が先に離脱する．漏洩部位を確かめるには，疑わしい部分の床翼辺縁の内面に少量のインプレッションコンパウンドを盛って維持力をテストする．もし，不足が小範囲ならば，即時重合レジンを追加して修正できるが，広範囲の場合にはリラインが必要になる．

（3） 下顎義歯の維持不足

下顎では，上顎よりも義歯床面積が狭く，顎堤の吸収が大きく，義歯周囲組織の筋肉の運動が活発であるため維持不足になりやすい．

a．床縁の過延長

下顎義歯を吸着させるには，辺縁全周での辺縁封鎖が必要である．そのため，唇・頬側前庭部および舌側口腔底部の粘膜反転部で粘膜をやや圧排し，床翼側まで広い範囲で密着させる．しかし，圧迫しすぎると過延長になる．過延長の程度によって，さまざまな現象が起こる．

大きな過延長では，義歯が自然に浮き上がったり，疼痛が起こる．これをチェックするには，術者が義歯を口腔内に静かに圧接し，手を離す．すると，押し広げられた粘膜の反発で義歯が跳ね上がってくる．粘膜の発赤が生じている部位があれば過延長の証拠である．チェックを繰り返しながら妨害している床縁を徐々に短縮する．さらに，適合試験材を用いて，辺縁形成時と同様の動作をさせ，チェックする．

過延長が小範囲で，特定の筋肉が活動したときだ

け妨害する場合は，過延長の部位を見つけるのがむずかしい．この場合は，患者に，邪魔になる部位を尋ねる．次に，義歯の床縁や床翼に適合試験材を塗布して，患者に，義歯が離脱する動作を繰り返させる（図18-2〜5参照）．こうして，妨害部を確かめ，床縁，床翼を調整し，研磨する．

一般に，床縁の過延長は疼痛や粘膜が発赤している部位であるが，その他に，次のことが考えられる．

❶ 唇側床縁の過延長では，開口時に浮き上がる．すなわち，下口唇は，閉口時にはゆるみ，前庭は深くなる．開口時には緊張し，前庭は浅くなる．辺縁は，印象採得では閉口時に合わせて完成するが，装着後に開口時にも調和するように調整する．

❷ 頰側床縁の過延長では，頰小帯の回避不足により不安定になる．

❸ 舌側床縁の過延長では，舌運動，開口時に浮き上がる．すなわち，口腔底は，閉口時にはゆるみ，深くなる．開口時には緊張し，浅くなる．辺縁は，印象採得では閉口時に合わせ，できるだけ延長して完成するが，装着後に開口時にも調和するように調整する．

b．床縁の延長不足

床縁が自然な前庭粘膜反転部に達していないと，辺縁封鎖できず，床は吸着しない．それだけではなく，床下組織（粘膜，骨）により大きな咬合力が加わるので，顎堤の吸収を促進する．

❶ 唇・頰側の延長不足は，視診でも確かめられる．

❷ 舌側の延長不足のチェックには，印象用コンパウンドを付加して吸着することを確かめる．とくに，顎舌骨筋後方窩部は，アンダーカットになっていて延長不足になりがちである．その場合は，印象用コンパウンドで床縁を適切な長さに延長し，再印象し，リライニング，または義歯を再製作する．

c．研磨面の豊隆度の不調和

オーバーカウンター，アンダーカウンター．

床翼の表面は，天然の組織の解剖学的形態を模倣するだけでなく，維持力を発揮できるような外形にしなければならない．

❶ 豊隆過度…異物感を生じ，患者は，"義歯が大きすぎる"と訴える．

また，舌や口唇，頰の筋肉の活動で義歯が離脱しやすい．

〈処　置〉

かさばる床翼を適切な豊隆になるようにトリミングし，研磨する．

❷ 豊隆不足…前庭への食渣の迷入が起こる．とくに，バッカルシェルフ部の床翼は，維持力を発揮させるため，凹面に形成するが，食渣の迷入が起こる場合は，凹部を埋める．

d．不正咬合

咬合接触時の"義歯の横滑り"が起こる．

患者が，下顎義歯が"ゆるいと感じる"原因は，咬合接触時の義歯の"横滑り"であることも多い．この義歯床の水平移動は，不正な咬合接触によって起こる．患者がリラックスした状態で静かに口を閉じたとき，下顎義歯は垂直的にも水平的にも変位しないことが理想である．

チェック法は，上下顎義歯を術者が手指で顎堤に固定し，ゆっくりと閉口させて最初の咬合接触の状態をみる．このとき，上下顎の正中線が一致し，さらに，噛み締めたときにも変化しなければ咬合は正しい．もし，最初の咬合接触のときに正中線がずれていて，さらに，噛み締めたときに一致するのは，不正な咬合である．この場合は，咬頭の誘導で義歯床が水平移動している（図19-16）．

もし，口腔内での咬合調整で処理できないほどずれが大きい場合は，咬合面再形成，または咬合器にリマウントして咬合調整を行う．

e．舌位置の悪習慣

後退した舌位置

舌の姿勢は，下顎義歯の維持，安定に重要な要素である．正常な舌位置の者は，義歯をうまく使いこなせるが，無歯顎者では，"後退した舌位置"の者が多い（図19-17-a）．この場合は，義歯は不安定で維持力が弱く，下顎前歯部をそっと押しただけでも容易に離脱してしまう．そして患者は，義歯が"ゆるく"，"浮き上がる"と不満をいう．

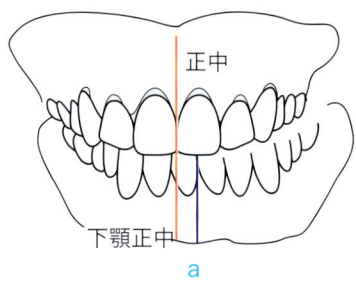

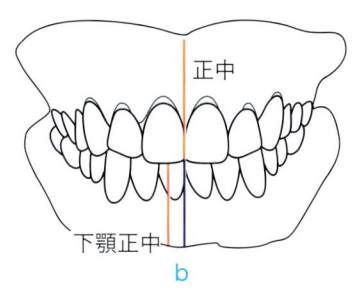

図19-16 ◆ 義歯の"横滑り"　a：ゆっくりと閉口させて最初に咬合接触した状態；上下顎義歯の正中線がずれている．このときの下顎骨の正中は，上顎義歯の正中の位置（下顎正中の線）である　b：さらに噛み締めたとき；上下顎義歯の正中線が一致している．しかし，下顎骨の正中（下顎正中の線）に対して上顎義歯の正中がずれている．この場合は，咬頭の誘導で上下顎どちらかの義歯床が顎堤上を水平移動している

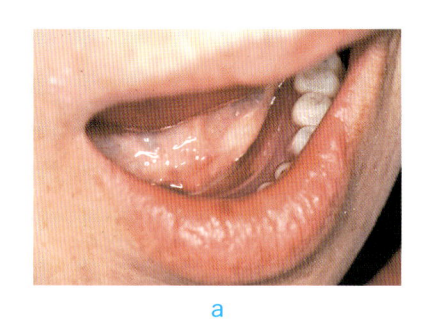

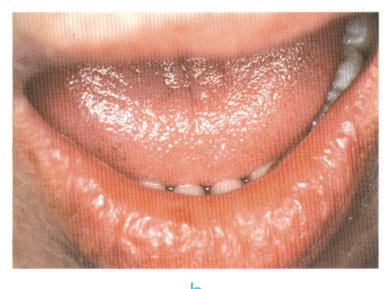

図19-17 ◆ 舌姿勢の悪習慣（後退した舌位置）　a：後退した舌位置；人工歯の咬合面だけではなく，義歯の舌側面と口腔底が見える．義歯は不安定で維持力が弱い　b：正常な舌位置；舌背と人工歯の咬合面だけが見え，舌が義歯の舌側面に密着している．下顎義歯は安定し，前歯部をそっと押しても抵抗する

自然に開口したときに：

❶ 義歯の舌側面と口腔底が見える場合は，「後退した舌位置」で異常．義歯は不安定で維持力が弱い（図19-17-a）．

❷ 舌背と人工歯の咬合面だけが見え，舌が義歯の舌側面に密着しているのが正常．下顎義歯は安定し，吸着する（図19-17-b）．

〈処　置〉

舌位置の重要性を患者に認識させる．そのためには，患者に，鏡を見ながら適切な舌位置を保って開口，閉口する練習をさせる．そうすることで，義歯の維持，安定が増すことを実感させる．これを一度体験すれば，正常な舌の位置が身につく．

残念ながら，舌運動を意識的に協調させるのが非常に困難な患者もいる．たとえば，オーラルジスキネジアで不随意の舌運動を繰り返す場合である．

しかし，舌位置がからむトラブルは，義歯調整やリラインでは解決しない．

5　咬合調整

❶ 中心位，中心咬合位で繰り返しタッピング運動をしたとき義歯が動揺しないようにする．

❷ 偏心咬合位に向かって滑走運動を行ったとき，義歯が動揺しないようにする．

❸ 咬合が不備な場合は，口腔内で，または咬合器にリマウントして，咬合調整，または咬合面再形成を行う．

(1) 咬合接触時の義歯の"横滑り"

義歯床の水平移動は，不正な咬合接触によって起

こる．チェック法は，図 19-16 と同じである．
原因は，咬合採得時の誤りである．

(2) 転覆試験

一見，咬合面が合っていても，患者が正しい中心咬合位の下顎位で咬合した位置で，上下顎臼歯部の咬合面間にセメントスパチュラなどを挿入してこじってみる．このとき，義歯が動揺し，咬合面間に隙間が生じるのは，粘膜面が顎堤から浮いている証拠である．すなわち，その部分の咬合が低い．

(3) 咬合採得のエラーが原因で起こる現象

中心位記録時に：

❶ 咬合堤の軟化が不十分で硬い部分は，粘膜に食い込むので高くなる．

❷ 基礎床が顎堤から浮いている部分は低くなる．

❸ 前方に偏位していると，前歯部は低く，臼歯後方部は高くなる（図 19-18-a）．

❹ 後方に偏位していると，前歯部は高く，臼歯後方部は低くなる．

❺ 側方に偏位すると，作業側（偏位した側）は低く，平衡側（反対側）は高くなる（図 19-18-b）．

❻ 咬合採得時の下顎の変位による咬合のエラーは，Christensen 現象を応用して考える．

6 粘膜調整（ティッシュコンディショニング）

目的…床下組織の粘膜の圧痕，浮腫，肥厚，増殖などの病的状態の改善．

異常の原因…粘膜面の適合不良や咬合の狂いにより，床下組織の一部に圧が偏在，過圧．

〈要　点〉

❶ 咬合と義歯床の適合度を改善し，床下組織に均等に圧を配分する．

❷ 粘膜の圧痕や肥厚の回復に従って義歯床粘膜

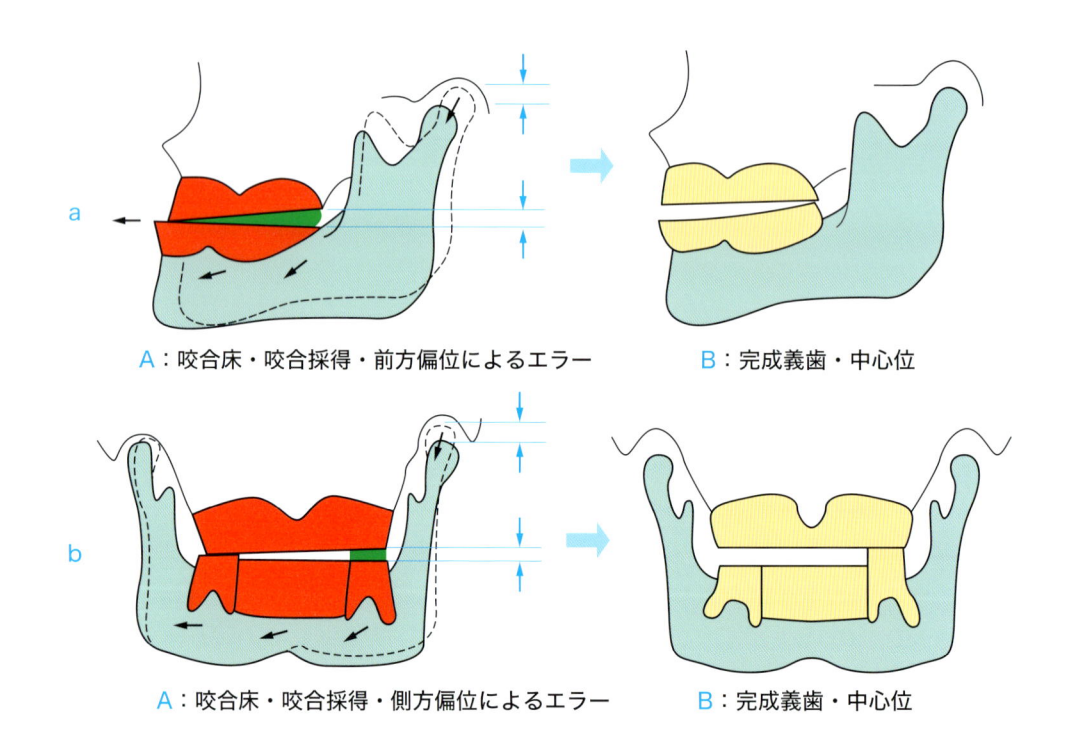

A：咬合床・咬合採得・前方偏位によるエラー　　　B：完成義歯・中心位

A：咬合床・咬合採得・側方偏位によるエラー　　　B：完成義歯・中心位

図 19-18 ◆ 咬合採得時の下顎の変位による咬合のエラーは，Christensen 現象を応用して考える　　a：前方に偏位（A）していると，Christensen 現象で，本来間隙があるべき臼歯後方部（緑色の部分）を埋めるので，そのまま完成した義歯（B）は，中心位では臼歯後方部が高く，前歯部は低くなる　　b：側方に偏位（A）していると，本来間隙があるべき平衡側（反対側，緑色の部分）を埋めるので，完成した義歯（B）は，中心位では平衡側が高く，作業側（偏位した側）は低くなる

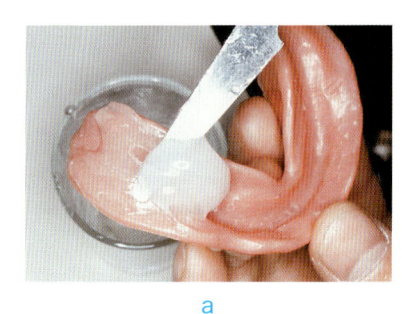

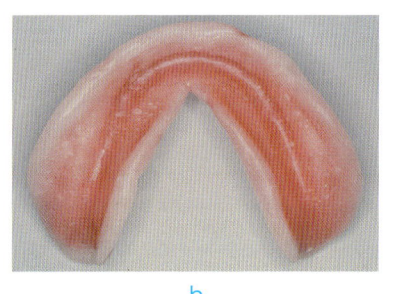

図 19-19 ◆ 粘膜調整（ティッシュコンディショニング）　a：粘膜調整材を粘膜面に塗布し，口腔内に装着する　b：機能的な運動を行わせたのち，床の露出部を削除する．削除部および不足部に粘膜調整材を追加し，義歯を装着し，1～3日使用させる

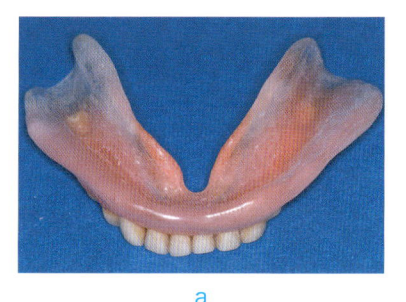

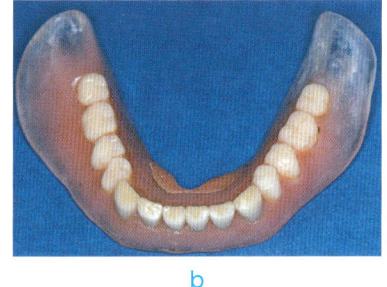

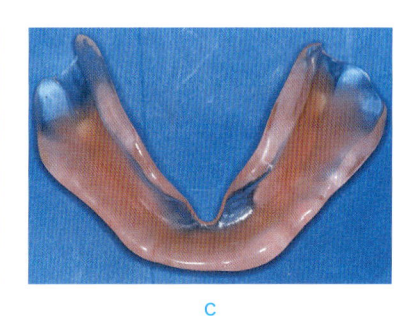

図 19-20 ◆ 治療用義歯　a：図 19-19 の処置の 1～2 日後にチェックする．露出部の床面を削除し，床縁の延長不足部は即時重合レジンを補って粘膜調整材を上塗りして使用させ，過圧部をなくす　b：咬合面を平坦なレジンにして使用させ，徐々に即時重合レジンを盛る，あるいは削除し，正しい咬合位に誘導する　c：ダイナミック印象，動的印象；よい状態のときに義歯粘膜面に石膏を注入し，模型を製作する．模型上で透明レジンで重合した基礎床　d：基礎床上に人工歯を排列し，本義歯を製作する

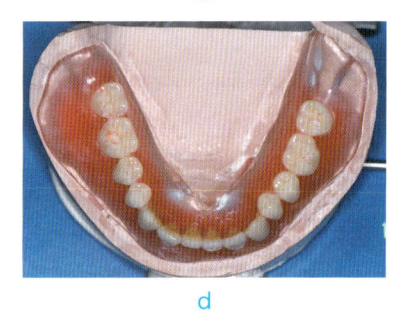

面が適合するように，徐硬性の弾性レジン（粘膜調整材，ティッシュコンディショナー）を裏装する．

❸　床下組織に適度の刺激を与える．
❹　機能時の義歯粘膜面，辺縁の形態を形成する．
❺　粘膜調整材を長期間使用させない．材質が劣化し，面が粗雑になり，細菌のコロニーを形成し，為害作用が起こる．

〈処　置〉（図 19-19）

❶　咬合調整，または咬合面再形成を行う．
❷　床粘膜面を一層削除する．
❸　粘膜調整材を粘膜面に塗布し，口腔内に装着する．
❹　機能的な運動を行わせたのち，床の露出部を削除する．
❺　削除部と不足部に粘膜調整材を追加する．
❻　義歯を装着し，1～3日使用させる．
❼　床の過圧部を削除し，粘膜調整材を追加または更新する．
❽　⑥，⑦を繰り返す．
❾　最終的には，床用レジンによるリライン，リベース，または新義歯を製作する．

(1)　治療用義歯（図 19-20）

〈適応症例〉

❶　床下組織に使用中の義歯により圧痕，潰瘍，フラビーガム，義歯性線維腫などの異常が認められる．

❷ 使用中の義歯の咬合位が不正で，いわゆる偏位した「嚙み癖」が認められる．一般的には，長期間の義歯使用で臼歯部の人工歯の咬耗，顎堤の吸収による床の沈下により咬合高径の低下，オーバークロージャーが起こる．

❸ 新しい義歯による急激な環境変化への適応が困難な場合．

〈処　置〉(図 19-19, 20 参照)

❶ 床下組織の改善には，義歯に粘膜調整材を裏装し，使用させる．1〜2日後にチェックする．露出部の床面を削除し，床縁の延長不足部は即時重合レジンを補って粘膜調整材を上塗りして使用させ，過圧部をなくす．

❷ "嚙み癖"，咬合位の偏位の修正には，片顎の咬合面を平坦なレジンにして使用させる．徐々に即時重合レジンを盛り，あるいは削除し，正しい咬合位に誘導する．

❸ 両者が改善された時点で本義歯の製作に移る．

❹ ダイナミック印象，動的印象…よい状態のときに義歯粘膜面に石膏を注入し，模型を製作する．

〈注　意〉

粘膜調整材を長期間使用させてはいけない．多孔性の材料が①劣化，硬化し，床下および義歯周囲の粘膜を傷つける．②真菌が繁殖し，全身疾患の危険がある．

7　嘔吐反射

〈義歯が原因の場合〉

形態や維持が不良な義歯による触覚刺激により嘔吐反射が起こる(医原性の嘔吐反射)．刺激に対して過敏な部位は，口峡，舌の後部 1/3，軟口蓋の後部 1/3，咽頭後壁である．

上下顎全部床義歯装着直後に嘔気を起こす原因：

❶ 安静空隙が小さい，すなわち，咬合高径が高い．

❷ 咬合の不均衡．

❸ 咬合平面が舌背より低いと上顎臼歯部が下方に位置し，舌根を刺激する．

❹ 全体的に義歯がかさばる．とくに，口蓋床が厚いと異物感を生じる．

❺ 床の過延長．

口蓋床がアーラインより後方．

下顎舌側後端が長すぎると舌根を刺激する．

〈処　置〉

❶ 咬合調整．

❷ 床の過延長部．

とくに，口蓋床後縁と下顎舌側床縁を調整するが，安易に短縮すると辺縁封鎖を損ない，義歯が浮いて，かえって異物感が大きくなる．

a．全体的に義歯がかさばる，または口蓋床が厚い

床翼の豊隆が不良だと嘔吐反射を起こす．とくに，上顎口蓋側後方部が厚く，凸凹していると嘔吐反射を起こしやすい．トリミングし，研磨して修正する．

b．床縁の過延長(口蓋後縁，下顎舌側後縁)

とくに，下顎舌側後縁や口蓋後縁の過延長．口腔内を注意深く診査すると過延長部に一致して粘膜に発赤部がみられる．ディスクロージングワックスやシリコーンペーストでチェックし，過延長の床縁を削除，研磨し，刺激源を除去する(図 19-21)．

c．咬合の不調和

❶ 咬合高径が過大…閉口筋が弛緩できないため，筋紡錘がつねに伸展刺激を受けて開口反射が起こり，嚥下に携わる筋の連鎖に影響を及ぼし，嘔吐反射を誘発する．

❷ 咬合の早期接触…咬合時に上顎義歯床がかしいだり，ゆるんだりして，くすぐったい感じや，嘔吐感を起こす．

とくに，前歯部の早期接触によって上顎義歯の口蓋後縁が下がると，舌根を刺激する．

d．上顎義歯の維持不良

義歯が動いてポストダムの突起で粘膜をくすぐり，かえってむずむず感があり嘔吐反射を起こす．解決法は a，b と同じである．

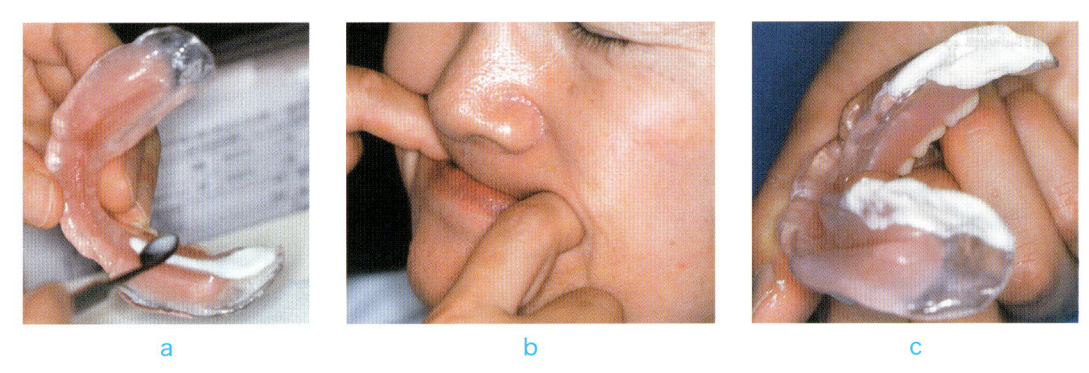

図 19-21 ◆ 嘔吐反射の強い症例：下顎義歯のディスクロージングワックスによるチェック　a：ディスクロージングワックスをワックススパチュラで溶融し，舌側床翼の後方部の表面と辺縁に流す　b：下顎義歯をしっかりと顎堤に圧接しながら嚥下動作を行わせる　c：顎舌骨筋後方窩内の床翼表面および舌側後縁の露出部を削除，研磨する

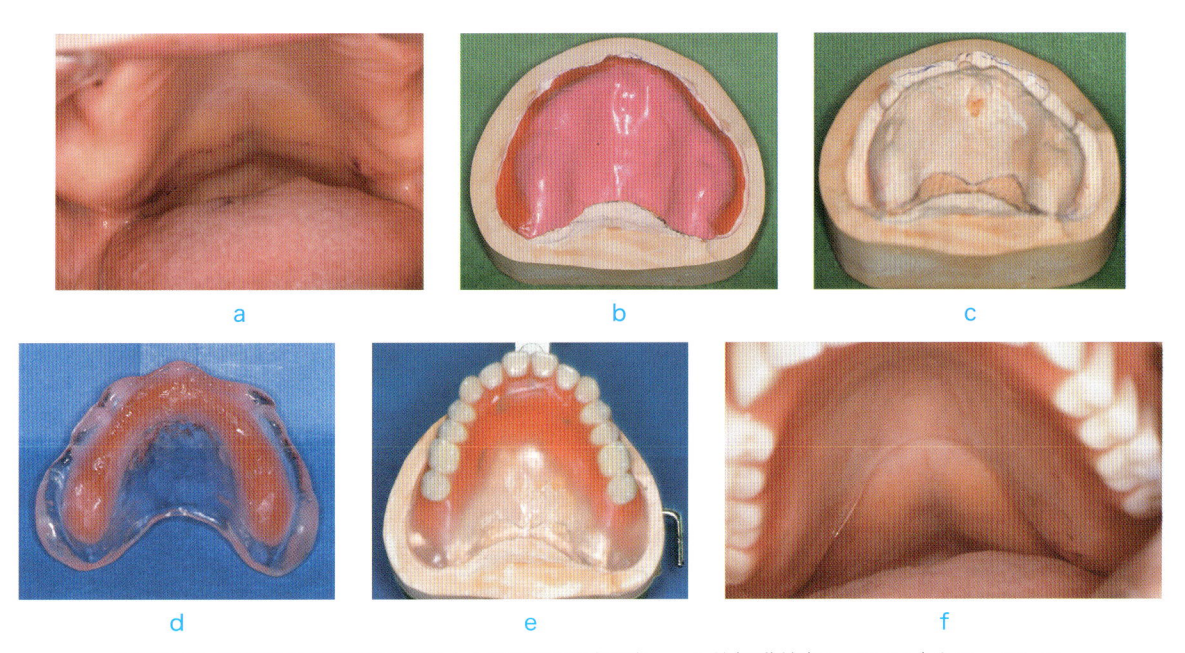

図 19-22 ◆ 嘔吐反射の強い症例：上顎義歯の製作時　a：後振動線（アーライン）をマークしてある　b：作業模型にシェラックベースプレートを圧接し，これを口腔内に装着して嘔吐反射が起こらない後縁の長さを探り，ポストダムの位置を決める　c：作業模型にポストダムを掘り込む．ポストダムは，通常よりもかなり前方に位置している　d：基礎床を透明レジンで重合し，口腔内に装着させ，慣れさせる　e：重合してある基礎床をそのまま用いて義歯を完成する　f：完成義歯の後縁は後振動線よりも前方になっている

e．新たに義歯を製作する場合（図 19-22）

8　カチカチ音（クリック音）

上下顎人工歯の衝突や"きしみ"で生じる．患者は，「入れ歯で耳障りな音がする」と訴える．音は，普通は患者自身にしか聞こえないので，発生場所の診断はやっかいなことがある．患者にだけ音が聞こえるのは，骨伝導による．

〈原　因〉

❶　咬合高径の過大…安静空隙，最小発音間隙の不足．

❷ 咬合の不調和…偏心咬合位,前方咬合位での咬頭妨害.

❸ 陶歯を無差別に使用…上下顎陶歯対陶歯のほうがレジン歯よりも接触音が大きい.上顎陶歯対下顎レジン歯にすれば軽減できる.

❹ 筋肉の不随意の痙攣…オーラルディスキネジアなど,下顎の振顫(震顫,ふるえ)によって繰り返し上下顎の歯を嚙み合わせ衝突させる.全顎をレジン歯にするか,上顎陶歯に対して下顎をレジン歯にする.

❺ 義歯の維持不良…義歯が顎堤から浮き上がって咬合面が衝突するためにクリック音が生じる例も多い.

9 誤咬(咬傷)

誤咬は,新たに義歯を装着したのちにしばしば起こる.その程度は,大きな血腫を生じるものから,患者が時折,疼痛や違和感を感じるものまでさまざまである.これを処置せずにおくと,慢性的な炎症が起こる.この外傷は,臼歯部人工歯だけではなく,義歯床部で頰を挟むことによっても起こる.これはとくに,頰粘膜がゆるんだ者で起こりやすい.

〈原 因〉

❶ 上下顎臼歯部人工歯の頰側面が1面で密着,すなわち水平被蓋の不足.

❷ 人工歯の削合や咬耗による咬合面辺縁の鋭縁.

❸ 咬合面の位置の低下.

❹ 義歯の不安定.

❺ 人工歯列と舌,口唇,頰の筋活動の不調和.

❻ 一般に,人工歯咬合面頰舌側辺縁の鋭縁は,頰舌の粘膜を傷つける危険があるので,十分に丸めて研磨しておく必要がある.

(1) 頰の誤咬

〈原 因〉

❶ 臼歯部の被蓋不足.

❷ 咬頭の鋭縁.

❸ 排列位置の偏り.

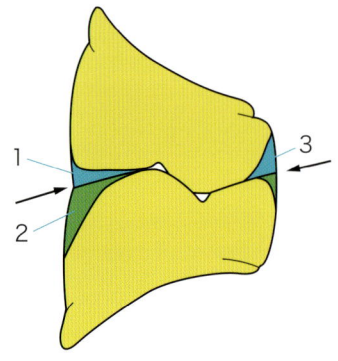

図19-23 ◆ 頰,舌の誤咬の修正法:削除部位 1:上顎頰側咬頭の内斜面 2:下顎頰側咬頭の外斜面 3:上顎舌側咬頭の外斜面.上顎頰側,下顎舌側咬頭辺縁の鋭縁を丸める

❹ 歯肉部の豊隆不足.
❺ 歯列後方の床で挟む.

〈処 置〉

❶ 人工歯で頰粘膜を挟まないように水平被蓋を大きくする.

上顎人工歯の頰側咬頭の外側面は,頰粘膜を咬合面間に挟まらないように離しておく働きをしているので,安易に削除してはならない.

図19-23に示すように上顎頰側咬頭の内斜面を削除する.また,下顎頰側咬頭の外斜面を削除して水平被蓋を設けるようにする.上顎大臼歯頰側咬頭辺縁を削除し,鋭縁を丸める.

交叉咬合の場合には,上顎頰側咬頭の外斜面だけを削除する.

このような削合法によれば,偏心咬合位でのバランスを損なわない.

❷ 下顎運動時に,上顎最後臼歯遠心面とレトロモラーパッド部の床で頰粘膜を挟むことも多いので,歯肉部の調整を行う.

実際に頰に誤咬の跡がみられる場合には,図19-24に示すようにシリコーンペーストを人工歯の咬合面から頰側面に盛って咬合させ,人工歯や床面の露出部と,頰粘膜の咬傷部との位置関係を視診によって確認する.

原因部位が判明したら人工歯の削除を行う.

義歯床の妨害部を見つけるには,上下顎の第二大

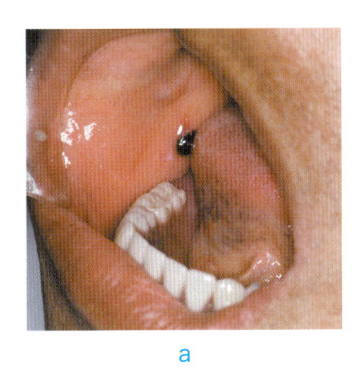

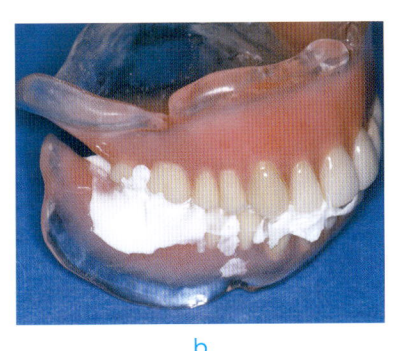

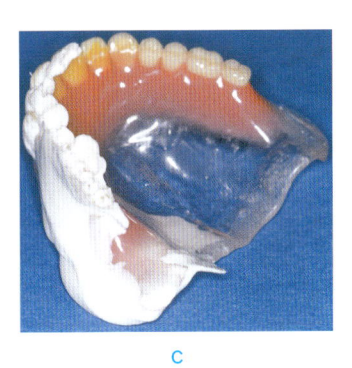

第 19 章 ◆ 義歯装着後の変化とその対応

図 19-24 ◆ 頰の誤咬　a：新義歯装着後に頰粘膜に血腫が生じた　b：シリコーンペーストにより咬合面と床翼を含めてチェックし，咬傷，または血腫部との位置関係を確かめる　c：床の露出部があれば，そこが妨害部なので削除し，研磨する

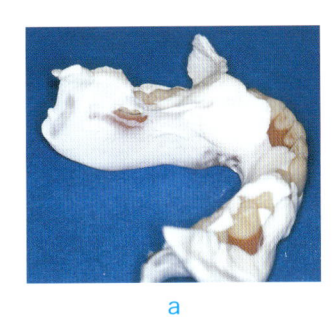

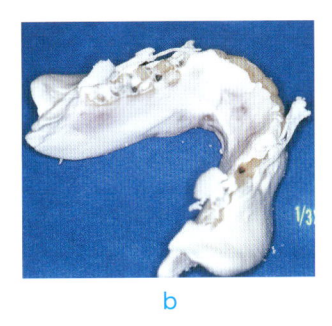

図 19-25 ◆ 舌の誤咬　a：下顎義歯の咬合面と舌側面にシリコーンペーストを盛って咬合し，舌を歯列に押しつけさせ，舌と歯列の接触関係を調べる．シリコーンペーストから人工歯面が露出しているところがあれば削除，研磨する　b：調整後には露出部がなくなった

臼歯の後方の義歯床表面にシリコーンペーストを塗布して正常な機能的運動を行わせる．床の露出部があれば，そこが妨害部なので削除し，研磨する．

(2) 舌の誤咬

〈原　因〉

① 臼歯部の被蓋不足．
② 舌側咬頭の舌側縁が鋭い．
③ 下顎人工歯列が舌側に寄りすぎ．
④ 咬合平面が舌の側縁よりも低い．

〈処　置〉

① 臼歯部の被蓋不足の処置は，**図 19-23** に示すように上顎舌側咬頭の舌側面を削除する．
② 下顎義歯の人工歯の咬合面と舌側面にシリコーンペースト（フィットチェッカー）を盛り，咬合して舌を歯列に押しつけるように指示する．硬化後に観察すると，舌と歯列の接触関係がわかる（**図 19-25-a**）．シリコーンペーストから人工歯面が露出しているところがあれば削除，研磨する（**図 19-25-b**）．

症例】図 19-26

舌の慢性的な疼痛を訴えた症例である．口腔内の所見では，安静時に下顎義歯の咬合面上に舌の側縁が乗っている（**図 19-26-a**）．この義歯は部分床義歯から移行したものと思われるが，下顎義歯の調節彎曲が著しく強く（**図 19-26-b**），それに対合する上顎臼歯部咬合面は下方に強く凸彎している（**図 19-26-c**）．

図 19-26-d に示すように，上顎義歯の咬合面の突出部を削除し，下顎咬合面には即時重合レジンを盛って咬合面を再形成したところ，症状は改善された．

このように下顎咬合平面の設定位置は機能的にきわめて重要であり，上下的には舌の側縁の高さに一致し，頰舌側的には本来の舌房を確保し，頰舌の筋圧のバランスのとれた中立地帯に収めるべきである．

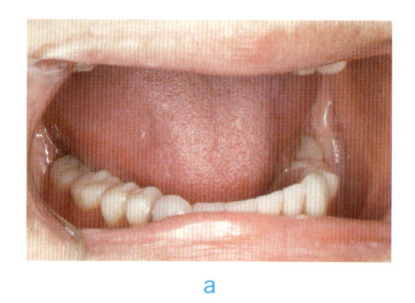

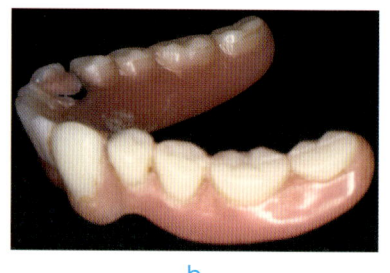

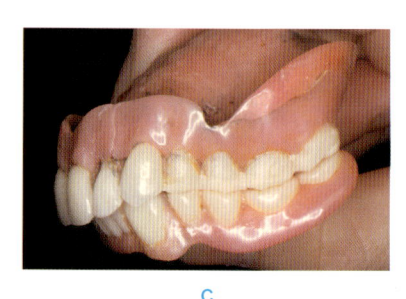

図19-26 ◆ 舌の慢性的疼痛の症例　a：安静時に下顎義歯の咬合面上に舌の側縁が乗っている　b：下顎義歯の調節彎曲が著しく強い　c：対合する上顎臼歯部咬合面は下方に強く凸彎している　d：上顎義歯の咬合面の突出部を削除し，下顎咬合面には即時重合レジンを盛って咬合面を再形成したところ，症状は改善された

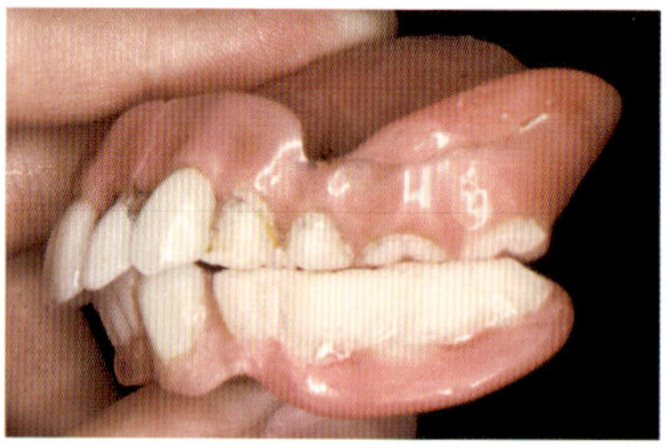

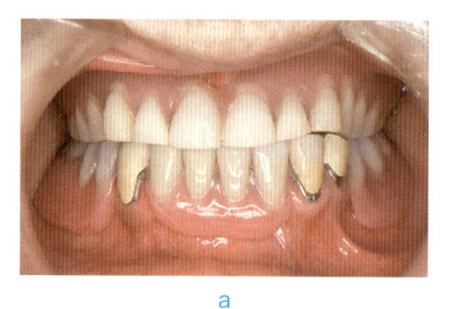

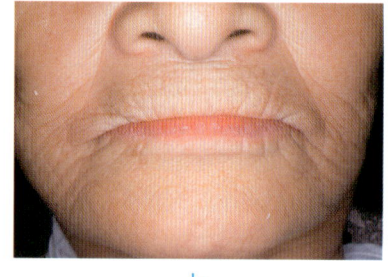

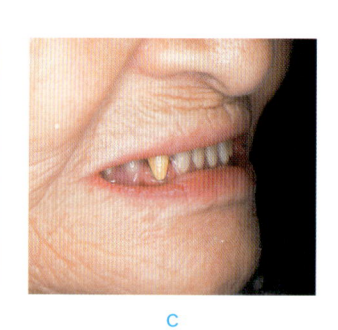

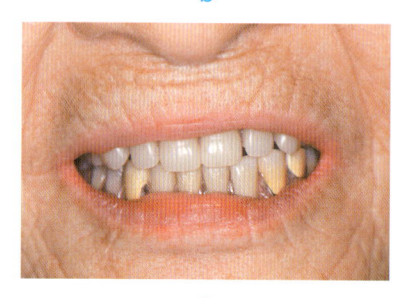

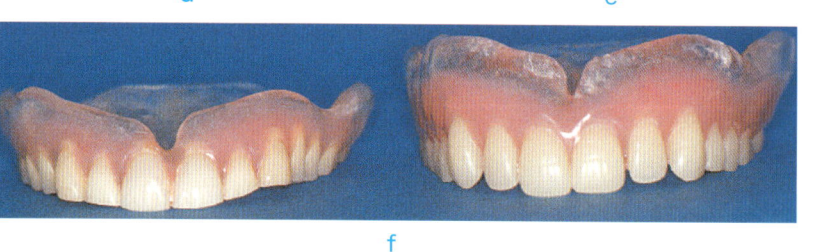

図19-27 ◆ 上口唇の誤咬の症例　a：上顎全部床義歯，下顎部分床義歯を使用している　b：著しい咬耗による咬合高径の低下と上顎義歯の上方移動により，口唇がゆるんでいる　c：咬合時に上口唇が内方へまくれ込む　d：上顎義歯は前歯の唇側傾斜が強く，臼歯部の高径も低く，さらに，高度に咬耗し垂直高径が低くなっている．また，口蓋床前方に破折線がみられ，咬合力が異常に強く，ブラキシズムの習慣があると思われる　e：新義歯では，咬合を挙上し，上顎前歯切端を上口唇下縁の下方に排列することによって口唇支持が改善され，誤咬が生じなくなった　f：新，旧の義歯を比較すると高径の差がわかる

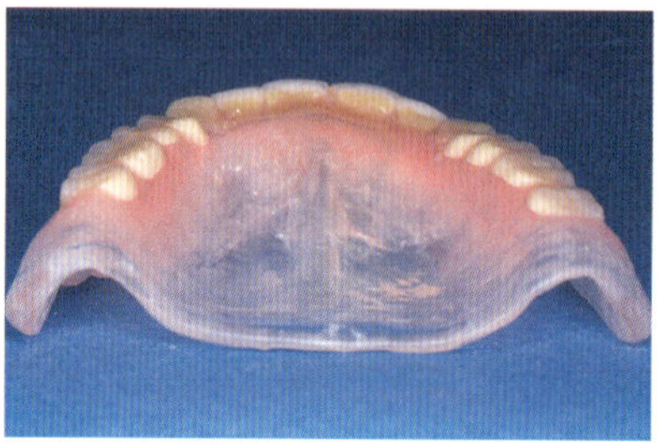

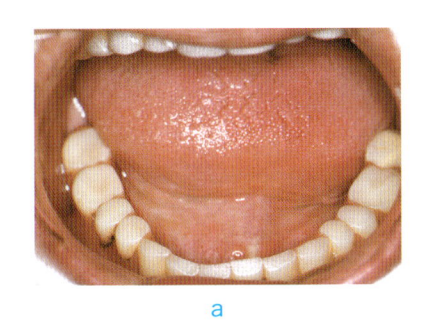

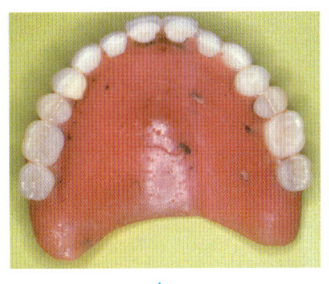

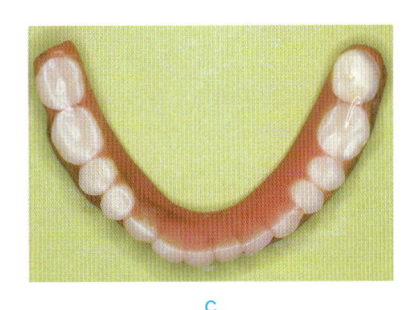

図 19-28 ◆ 食渣の迷入：舌が大きな症例　a：人工歯列の咬合面が低く，安静時に舌が乗っている　b：使用中の上顎義歯；歯列弓が広い　c：使用中の下顎義歯；歯列弓が広く，床が狭い　d：新義歯；床を広く，咬合面の高さを正し，歯列弓は標準的な位置とした．ただし，下顎臼歯部の舌側面を削除し，舌房を広くした．バッカルシェルフ部の床翼は，維持力を発揮させるため，凹面に形成したが，頬側前庭への食渣の迷入が起きた．そこで，床翼表面に粘膜調整材を盛って凹部を埋め，使用させた．頬粘膜と調和する形が得られたところでレジンに置き換える

つまり，天然歯の位置を推測しなければならない．

(3) 口唇の誤咬（図 19-27）

〈原　因〉

① 口唇支持の不足．

② 上顎前歯切端の位置の不適．

口唇支持が不足で口唇がゆるむ場合や，上顎前歯切端が上口唇下縁よりも上方にある場合は，上口唇が内側にまくれ込んで誤咬が起こる．

上顎前歯切端が前突し，長すぎる場合は，下口唇に当たり，疼痛を生じる．

〖症例〗図 19-27

上口唇の誤咬を訴えた症例である．著しい咬耗による咬合高径の低下と上顎義歯の上方移動により，口唇のゆるみ（図 19-27-b）と咬合時の内方へのまくれ込み（図 19-27-c）がみられる．

上顎義歯は前歯の唇側傾斜が強く，臼歯部の高径も低く，咬合高径が低かったことがうかがえる．さらに，高度に咬耗し垂直高径が低くなっている（図 19-27-d）．また，口蓋床前方に破折線がみられ，咬合力が異常に強く，ブラキシズムの習慣があると思われる．

〈処　置〉

図 19-27-e に示すように適切な咬合高径まで咬合を挙上し，上顎前歯切端を上口唇下縁の下方に排列することによって口唇支持が改善され，誤咬が生じなくなった．

図 19-27-f に示すように新旧の義歯の高径の差がわかる．

10　食渣の迷入

a．人工歯排列，歯肉形成の不正

① 人工歯の排列位置の偏り…頬側または舌側に寄りすぎ．

② 人工歯の頬舌径の不足．

③ 床翼の豊隆不足．

以上では，前庭への食渣の迷入が起こる．

とくに，バッカルシェルフ部の床翼は，維持力を発揮させるため，凹面に形成するが，食渣の迷入が起こる場合は，凹部を埋める（図 19-28）．

b．義歯の維持安定の不良

床粘膜面下に食渣の迷入が起こる．

11　発音障害

通常の補綴物で発音障害を起こさないためには，口腔内の自然な解剖学的形態を損なわないように努める．そのためには，義歯の余分な"かさばり"を極

力少なくするが，全部床義歯では，それ以前に義歯床の維持・安定を強化する必要がある．すなわち，不安定な義歯は最も発音障害を起こしやすい．

そこで，床の吸着の強化だけではなく，床の安定を損なわないような人工歯の排列位置と咬合様式，および歯肉部の形で発音機能と調和させなければならない．

〈原　因〉

❶　義歯の不安定．
❷　口蓋床による異物感．
❸　口蓋後縁の床と軟口蓋の運動との不調和．
❹　下顎舌側床翼の過延長．
❺　歯列弓の狭小．
❻　上顎口蓋側歯槽部の豊隆不足．
❼　咬合高径の不適．
❽　前歯被蓋度の不適．
❾　咬合の不調和，とくに，前方運動時の前歯部の妨害．

〈原因の診断および対策の分類〉

❶　義歯の不安定

上顎では：適切なポストダムを設定する →原因 口蓋床による異物感，口蓋後縁の床と軟口蓋の運動との不調和も解決する．

下顎では：歯列弓の広さと舌側床翼を舌運動と調和させる →原因

下顎舌側床翼の過延長，歯列弓の狭小も解決する（図 19-29）．

❷　調音時の口蓋部と舌の接触の不調和…パラトグラム法による検査と修正 →原因

歯列弓の狭小，上顎口蓋側歯槽部の豊隆不足が解決．

❸　咬合の不調和

発音中の「カチカチ音」の発生

　→咬合高径の過大，咬合の不調和が疑われる．
　　→咬合調整によって解決する．
　　→義歯の不安定も原因となる．

発音中の下顎運動を観察

　→前歯被蓋度の不適を解決する．

❹　下顎前歯の排列位置…前後的には顎堤の範囲内で，なるべく前方に排列する．

❺　被蓋度…下顎前歯の上下的な位置は，上顎前歯に対して発音時の下顎運動に調和するように調節する（図 19-30）．一般に水平被蓋に対して垂直被蓋が大きすぎると発音障害が起こりやすい．

B　長期的なメインテナンス ―定期検診―

装着時には咬合の均衡が保たれ，顎粘膜によく適合し，維持・安定がよいように調整しても，経時的な顎堤の吸収と，人工歯咬合面の摩耗によって咬合高径は減少し，咬合不正および適合不良が生じ，維持・安定が悪化する．これらの異常を早期に発見し，義歯装着後の長期にわたり顎堤の保護，咬合関係の維持，顎関節の保護をするために長期的なメインテナンスが必要である．

1　残存組織の変化とその対応

清掃状態…口腔内組織と，義歯の清掃状態を診査する．

義歯では…食渣やデンチャープラークの付着，歯石の沈着の有無を調べる（図 19-31）．

義歯でも，とくに唾液腺開口部に歯石が堆積しやすい．

下顎では，舌下小丘に接する前歯舌側床翼辺縁と粘膜面に堆積する（図 19-31-a，b）．これは刺激源になり粘膜の炎症を起こす．したがって，歯石除去と床の研磨が必要である．

図 19-31-c の白色の堆積物は歯石で，耳下腺の開口部に相当する．天然歯列では臼歯部歯頸部の位置の頬粘膜にあり，咬合平面の基準の１つである．

本症例では一致しているので，咬合平面と排列位置は適切である．

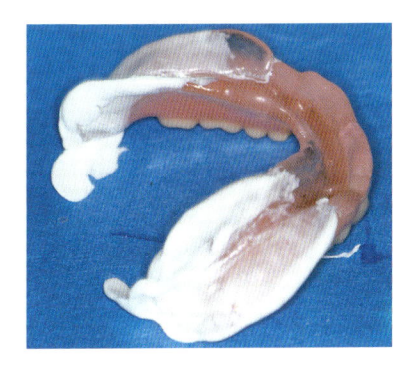

図 19-29 ◆ 舌運動に精密に調和させるための調整　舌側床翼の辺縁と表面にシリコーンペースト，またはディスクロージングワックスを盛って装着し，自由に舌運動を行わせる．そして，床用材料や人工歯舌側面の露出している部分を削除する．

このチェックを部分的に繰り返して行うと，異物感がなくなり，舌運動時の義歯の浮き上がりも少なくなる．

顎舌骨筋後方窩：床翼の後端と下端が露出していないか？　この部分が過延長だと，義歯装着後に嚥下時の疼痛や舌根部の潰瘍を生じたり，会話中に義歯が浮き上がったりする

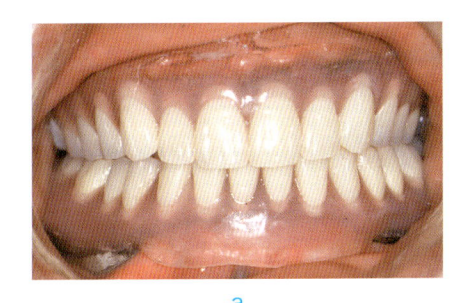

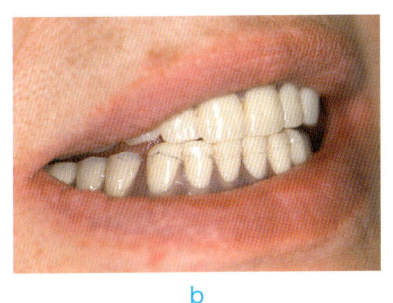

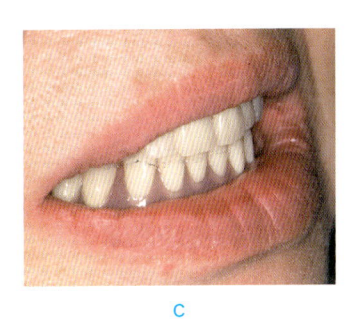

図 19-30 ◆ 前歯被蓋度の不適当例　a：「サ行音」[s]の発音障害を訴えた　b：[s]を発音している状態；中心咬合位での上顎切端の位置を下顎前歯唇面に鉛筆で記してあるが，垂直被蓋が深く，前歯が衝突している　c：発音時の下顎運動に調和するように被蓋度を調節する．下顎前歯切端を削除し，[s]を発音したときに，上顎前歯に対して下顎前歯が接触せず，1mm 程の間隙ができるようにした

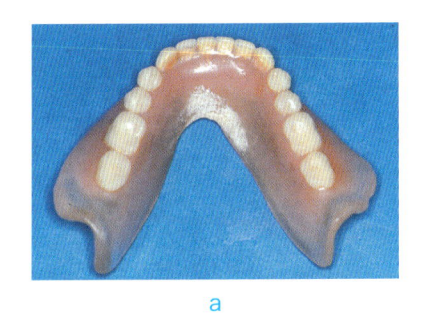

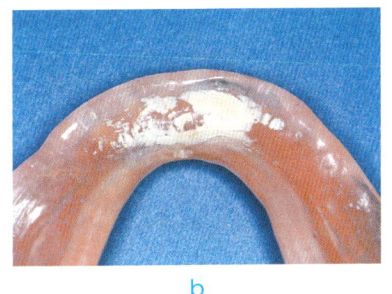

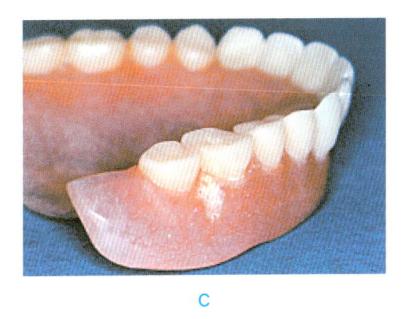

図 19-31 ◆ 歯石の沈着　唾液腺開口部に歯石が堆積しやすい　a，b：歯石が前歯舌側床翼辺縁と粘膜面に堆積している．これは刺激源になり粘膜の炎症を起こす．歯石除去と床の研磨が必要である　c：白色の堆積物は歯石で，耳下腺の開口部に相当する．天然歯列では大臼歯歯頸部の位置の頬粘膜にあり，咬合平面の基準の1つである．本症例では一致しているので，咬合平面と排列位置は適切である

(1) 顎堤の変化(床の適合性)

義歯装着後にも床下組織の変化が続く．顎堤の吸収が起こると，義歯粘膜面の不適合だけではなく，上下の義歯の位置関係が狂ってくる．そうなると，床下組織の局部に咬合圧が集中し，その部分の歯槽骨の吸収が促進される．さらに，粘膜面の不適合→対合関係の狂い→床下組織の損傷という悪循環が続く(**図 19-32, 33**)．

床面積が小さいと，床下の顎堤のみが局部的に極端に吸収して，義歯が義歯負担組織内に食い込んで

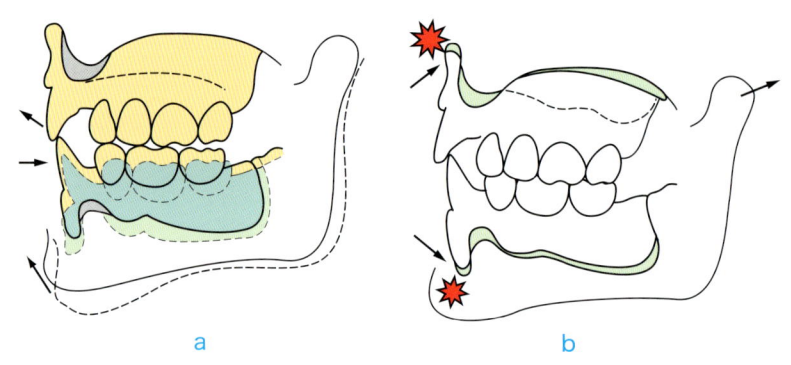

図 19-32 ◆ a：顎堤の吸収が起こると，義歯粘膜面の不適合だけではなく，上下の義歯の位置関係が狂ってくる　b：床下組織の局部に咬合圧が集中し，その部分の歯槽骨の吸収が促進され，粘膜面の不適合 →対合関係の狂い →床下組織の損傷，という悪循環が続く

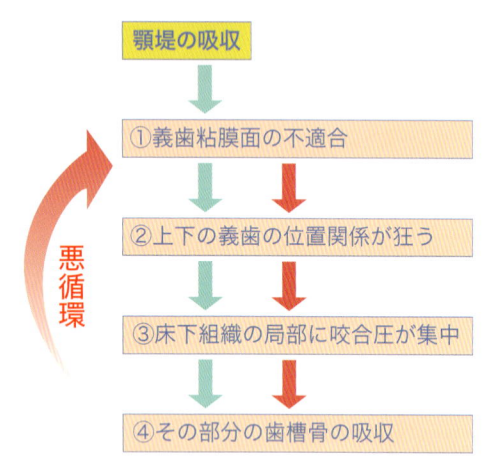

```
           顎堤の吸収
              │
              ▼
      ①義歯粘膜面の不適合
              │
  悪           ▼
  循   ②上下の義歯の位置関係が狂う
  環           │
              ▼
      ③床下組織の局部に咬合圧が集中
              │
              ▼
      ④その部分の歯槽骨の吸収
```

粘膜面の不適合 →対合関係の狂い →床下組織の損傷

図 19-33 ◆ 顎堤の吸収による為害作用

しまう（図 19-34）．

(2) 疼　痛

顎堤の吸収による粘膜面の不適合によって，咬合圧が偏在し，床縁が前庭部粘膜に食い込み，オトガイ孔など神経血管の圧迫により疼痛が起こる．

とくに下顎では，顎堤の吸収により，歯槽頂部で義歯粘膜面との空隙が生じると，義歯が下方に移動するので，本来適正であった床縁が前庭部粘膜に食い込む（図 19-35）．

また，口蓋隆起，下顎隆起や顎舌骨筋線，オトガイ棘などの筋付着部は吸収が少ないので，顎堤の吸収によって相対的に突出してくる．そのため，当初は適切であったリリーフ量も不足し，疼痛，潰瘍形成が起こる（図 19-36）．

〈処　置〉

❶ 応急的には床縁の削除，リリーフ量の増加．

❷ 根本的には，部分的なリラインで義歯粘膜面の隙間を埋め，義歯の位置を正す．

❸ 支持に有効な部位に床を拡大する．

症例】図 19-37

上下顎無歯顎者．嚥下困難と咽頭の疼痛が主訴．上下顎全部床義歯を使用しているが，左側舌根部に潰瘍が認められる．上顎義歯の口蓋床縁はアーラインに一致し，適切なポストダムを設けてある．下顎義歯のシリコーンペーストによる適合試験では，臼歯部の顎堤部のペーストが厚く，とくに，舌側床縁が露出している（図 19-37）．これは，上下顎全部床義歯を長年使用しているうちに顎堤の吸収によって床が「沈下」して床縁が食い込んだためである．本症例では，床面積が狭く，レトロモラーパッド，バッカルシェルフを覆っていないため，「沈下」がより大きい．

上下顎全部床義歯を数年間使用しているうちに顎堤の吸収によって床が「沈下」し，当初は適切な位置であった床縁も食い込んでくる．その予防には，レトロモラーパッド，バッカルシェルフなど支持に有効な部位に床を拡大して咬合圧を分散する必要がある．

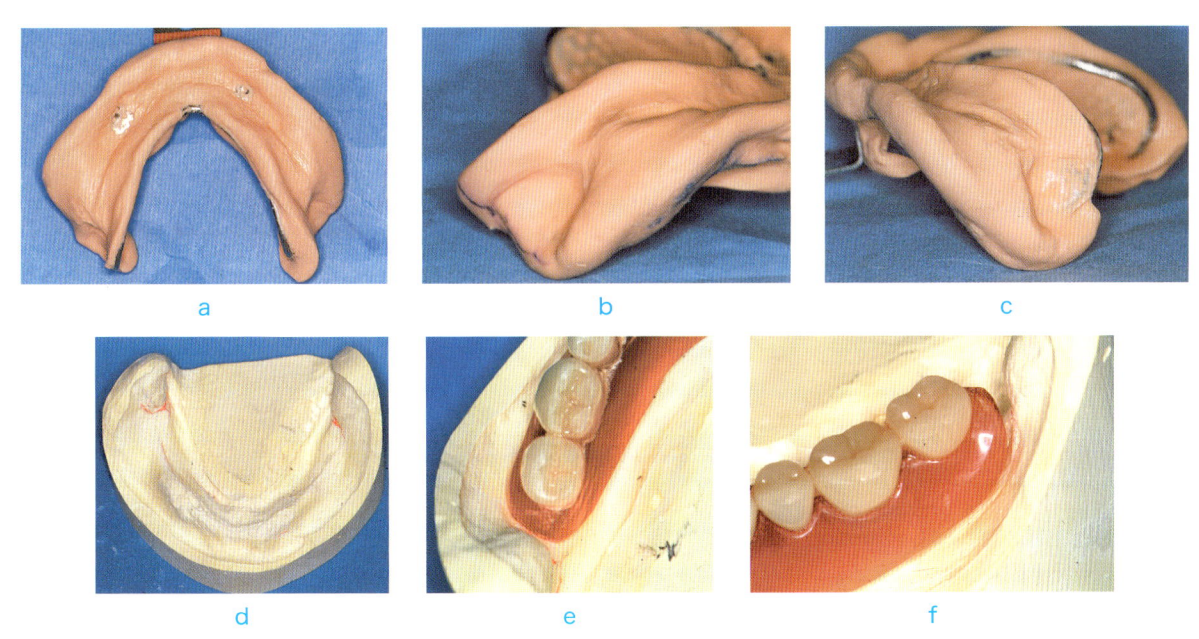

図 19-34 ◆ 顎堤の部分が著しく吸収している症例　a，b，c：アルジネート印象材による概形印象でも十分な義歯負担域が得られるが，レトロモラーパッドの前方がアンダーカット状にえぐれている．また，本来の臼歯部顎堤の部分は，逆に突出している　d：研究用模型でレトロモラーパッド前縁を赤線で示している．臼歯部顎堤部は著しく低下し，溝状に陥凹している　e〜f：使用中の義歯を研究用模型上に乗せてみると，床の拡張が不足で，溝状の陥凹内に収まっている．また，レトロモラーパッドの下方に義歯の遠心端が嵌入していることがわかる．これは，床で加圧されて床下組織が吸収されたことを示す

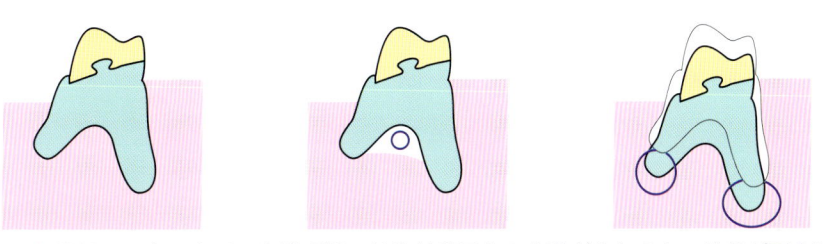

図 19-35 ◆ 顎堤の吸収により，歯槽頂部で義歯粘膜面との空隙が生じると，義歯が下方に移動するので，本来，適正であった床縁が前庭部粘膜に食い込む

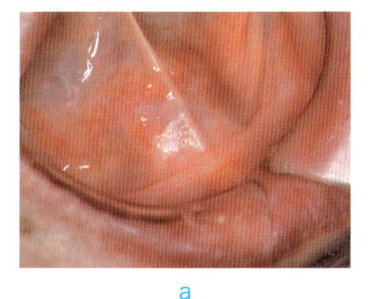

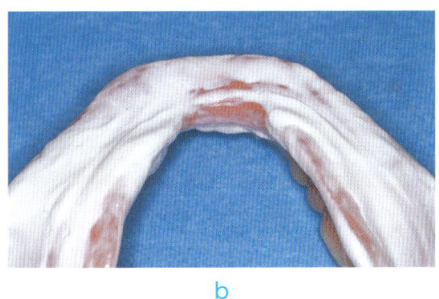

図 19-36 ◆ オトガイ棘部のチェック　a：前歯部の吸収が大きい症例では，舌小帯の付着部付近のオトガイ棘が顎堤よりも高く突出する．また，舌を挙上すると口腔底は浅く，硬くなる　b：舌側床翼正中部に露出部があるときは，十分にリリーフする

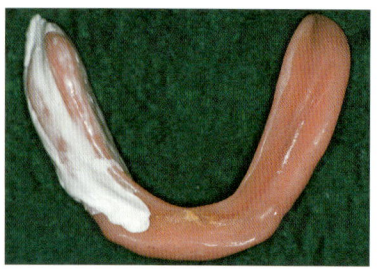

図 19-37 ◆ 嚥下困難と咽頭の疼痛が主訴の症例　下顎義歯の床面積が狭く，レトロモラーパッド，バッカルシェルフを覆っていない．下顎義歯のシリコーンペーストによる適合試験では，臼歯部の顎堤部のペーストが厚く，とくに，舌側床縁が露出している．これは，顎堤の吸収（ペースト層が厚い）によって床が「沈下」して床縁が食い込んだ（床縁が露出）ことを示す

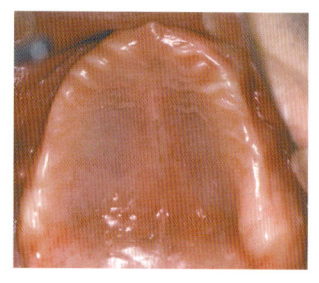

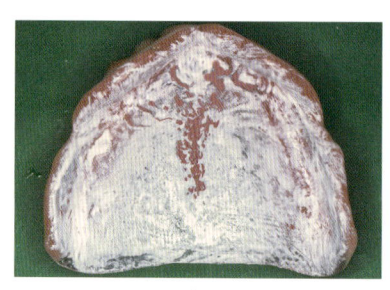

図 19-38 ◆ 口蓋正中部の疼痛が主訴の症例　a：口蓋正中前方部に赤色と過圧症状が認められる　b：義歯適合試験（P.I.P.）で口蓋正中前方部に過圧部が認められる．粘膜への義歯床の沈下により，骨隆起部である口蓋正中縫線に強く当たり，リリーフ量が不足になった

症例】図 19-38

口蓋正中部の疼痛が主訴．

図 19-38-a に示すように口蓋正中前方部に赤色と過圧症状が認められる．義歯適合試験（P.I.P.）で口蓋正中前方部に過圧部が認められる（図 19-38-b）．粘膜への義歯床の沈下により，骨隆起部である口蓋正中縫線に強く当たり，リリーフ量が不足になった．

〈処　置〉

同部のリリーフである．

一般的には，粘膜への義歯床の沈下による咬合高径のわずかな低下で前方部（前歯部，小臼歯部）の早期接触が生じる．そのため，上顎義歯が前方に押され，口蓋ヒダ部に強く当たる．したがって，次に述べる不均衡な咬合接触による義歯の移動も考慮する必要がある．

(3) 潰瘍形成

〈原　因〉

❶　床の不適合により，粘膜面の過圧部に生じる．

❷　咬合高径の低下により，下顎が前上方に移動する．そのため前歯部の早期接触により咬合圧が前歯部に集中し，義歯が移動する．そして，床下組織の過圧や，前歯部前庭部粘膜への床縁の食い込みによって潰瘍を形成する．

❸　慢性化すると瘢痕化し，さらに慢性化すると，義歯性線維腫，フラビーガム，乳頭過形成，前歯部顎堤の吸収促進などの粘膜異常が生じる（図 19-32 参照）．

〈処　置〉（図 19-39）

❶　原因の除去．

❷　過圧部の床のリリーフ．

❸　咬合調整．

❹　創面の洗浄，消毒，薬物の塗布．

❺　義歯の清掃．

❻　口腔衛生指導．

応急的には床縁の削除．根本的には，部分的なラインで粘膜面の隙間を埋め，義歯の位置を正す．

2　咬合の変化とその対応

(1) 人工歯の変化（摩耗，咬耗）

❶　陶歯よりもレジン歯が早く摩耗する．

❷　前歯よりも大臼歯部が多く咬耗する．

❸　臼歯では，支持咬頭（機能咬頭，中心咬合位で咬合する咬頭：上顎；舌側，下顎；頬側）が早く咬耗する．したがって，人工歯の咬耗が進むと，前歯が強く衝突し，臼歯部はアンチモンソンカーブになる．そのため，偏心咬合位で上顎頬側咬頭が強く接触し，義歯の安定が悪くなる（図 19-40）．

第 19 章 ◆ 義歯装着後の変化とその対応

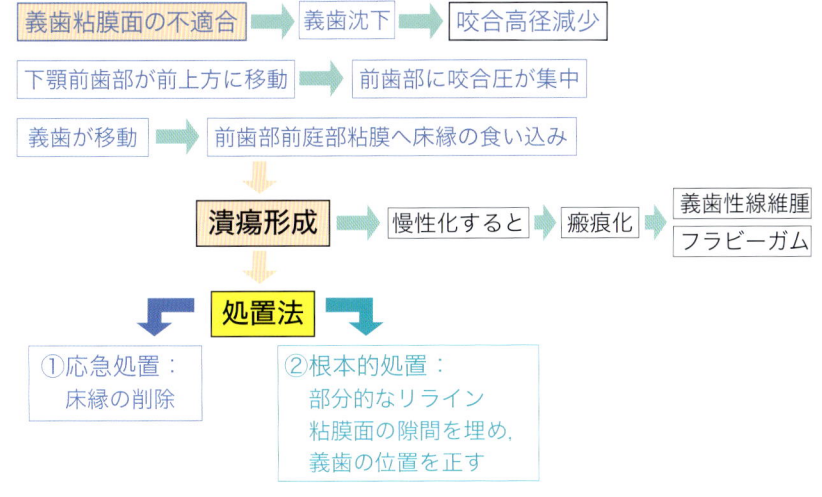

```
義歯粘膜面の不適合 → 義歯沈下 → 咬合高径減少
下顎前歯部が前上方に移動 → 前歯部に咬合圧が集中
義歯が移動 → 前歯部前庭部粘膜へ床縁の食い込み
                    ↓
                 潰瘍形成 → 慢性化すると → 瘢痕化 → 義歯性線維腫
                    ↓                              フラビーガム
                  処置法
        ↙                    ↘
  ①応急処置：            ②根本的処置：
    床縁の削除              部分的なリライン
                            粘膜面の隙間を埋め，
                            義歯の位置を正す
```

図 19-39 ◆ 義歯の沈下による為害作用

・支持咬頭が摩耗
・モンソンカーブから
・アンチモンソンカーブへ

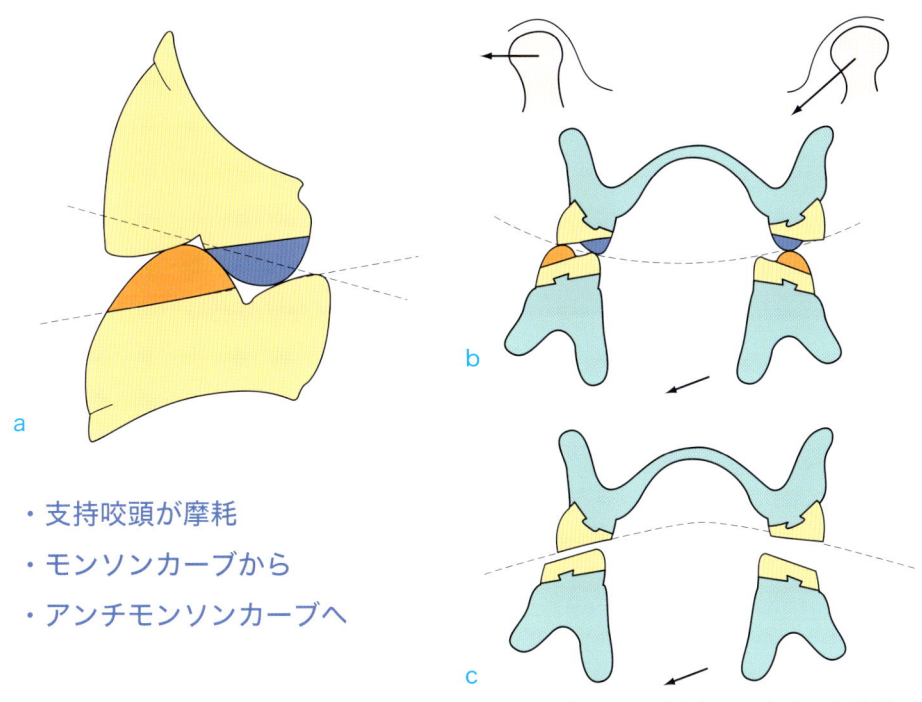

図 19-40 ◆ 咬合面の部位による摩耗度の違い　a：一般的には，前歯部よりも大臼歯部が，そのなかでも上顎舌側，下顎頬側咬頭が早く咬耗する．これは支持咬頭が接触する回数が多いためである　b：長期間の使用により咬耗すると，前歯の被蓋度は大きく，臼歯ではモンソンカーブであったものもアンチモンソンカーブになる　c：こうなると，偏心咬合位で前歯部，または臼歯部では頬側咬頭のみが接触するため，義歯の安定が悪くなり，咬合圧の偏在→床下組織の損傷→粘膜面の不適合→対合関係の狂い，という悪循環が続く．さらに，上顎義歯の破折が起こる

〈処置法〉（図 19-41）

❶ 咬合調整…下顎前歯，上顎頬側咬頭を削除する．

❷ 咬合面再形成…上顎口蓋側咬頭と下顎頬側咬頭に即時重合レジンを盛る．

(2) 咬合関係の変化

義歯の沈下，咬合面の咬耗，床下組織の吸収のいずれでも，咬合高径の減少と，咬合関係の狂いが起

Part III ◆ 義歯装着後の変化とその対応

```
人工歯の咬耗
  ├─ 臼歯部の咬耗：前歯部より大
  └─ 支持咬頭が早く咬耗
        ↓
  上下顎義歯の対合関係の狂い
        ↓
      処置法
    ┌───┴───┐
①応急処置：        ②根本的処置：
 咬合調整：         咬合面再形成：
 削除部位：         即時重合レジンを盛る
  下顎前歯           部位：
  上顎頰側咬頭        上顎口蓋側咬頭
  下顎舌側咬頭        下顎頰側咬頭
        ↓              ↓
 アンチモンソンカーブの修正   咬合高径回復
```

図19-41 ◆ 人工歯の咬耗による為害作用

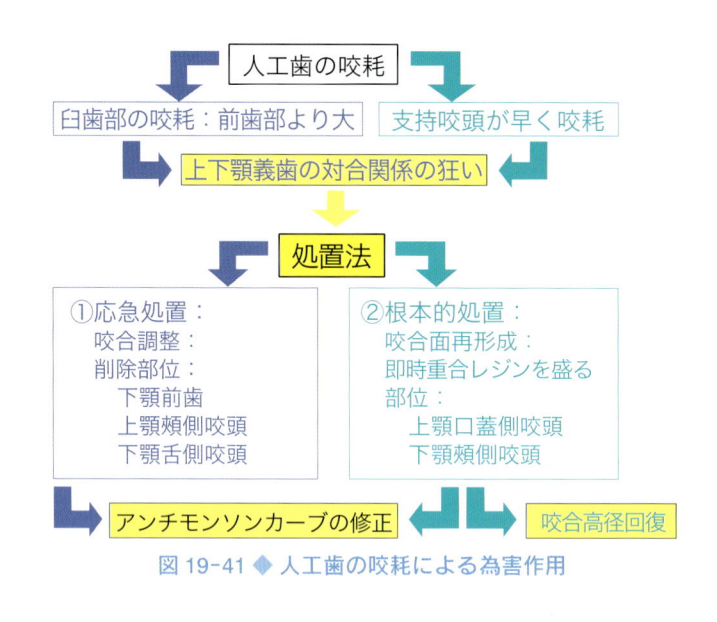

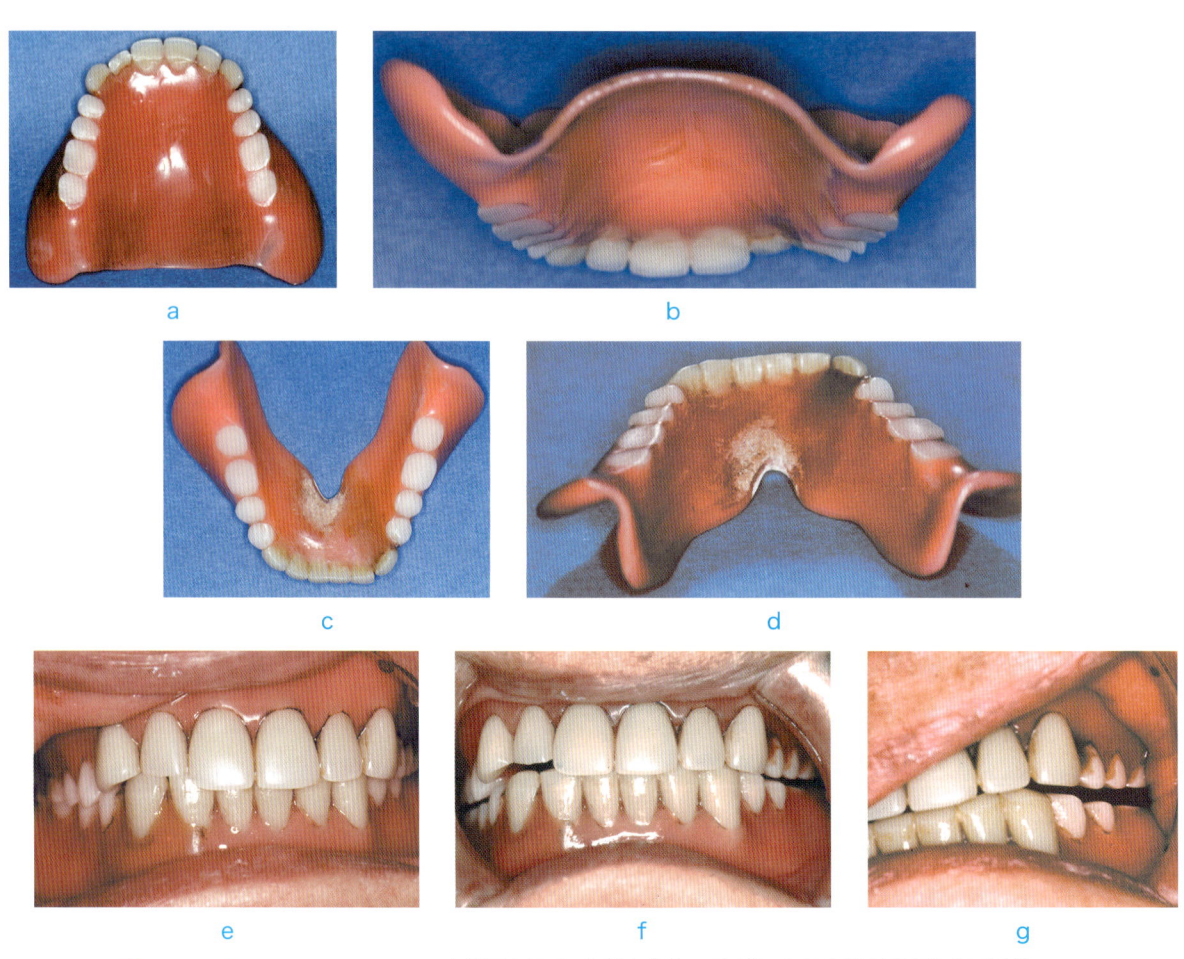

図19-42 ◆ a, b, c, d：15年間使用した全部床義歯；咬耗により上顎前歯舌面は摩耗し，垂直被蓋が大きく，臼歯はアンチモンソンカーブになっている　e：中心咬合位で前歯の垂直被蓋が深い　f, g：前方咬合位では前歯が接触し，臼歯部は離開する

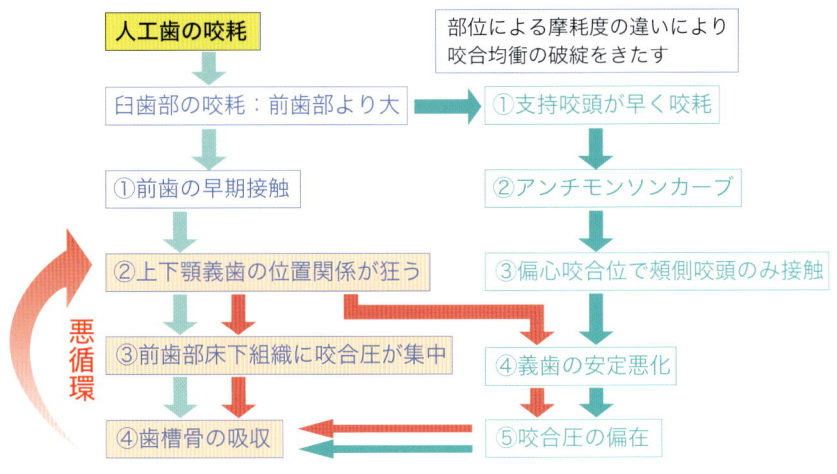

第 19 章 ◆ 義歯装着後の変化とその対応

```
人工歯の咬耗                    部位による摩耗度の違いにより
                              咬合均衡の破綻をきたす
        ↓
  臼歯部の咬耗：前歯部より大  →  ①支持咬頭が早く咬耗
        ↓                          ↓
  ①前歯の早期接触              ②アンチモンソンカーブ
        ↓                          ↓
  ②上下顎義歯の位置関係が狂う  ③偏心咬合位で頬側咬頭のみ接触
        ↓                          ↓
  ③前歯部床下組織に咬合圧が集中  ④義歯の安定悪化
        ↓                          ↓
  ④歯槽骨の吸収              ⑤咬合圧の偏在
```

悪循環

咬合圧の偏在 → 床下組織の損傷 → 粘膜面の不適合 → 対合関係の狂い

図 19-43 ◆ 臼歯の咬耗と顎堤の吸収による為害作用の悪循環

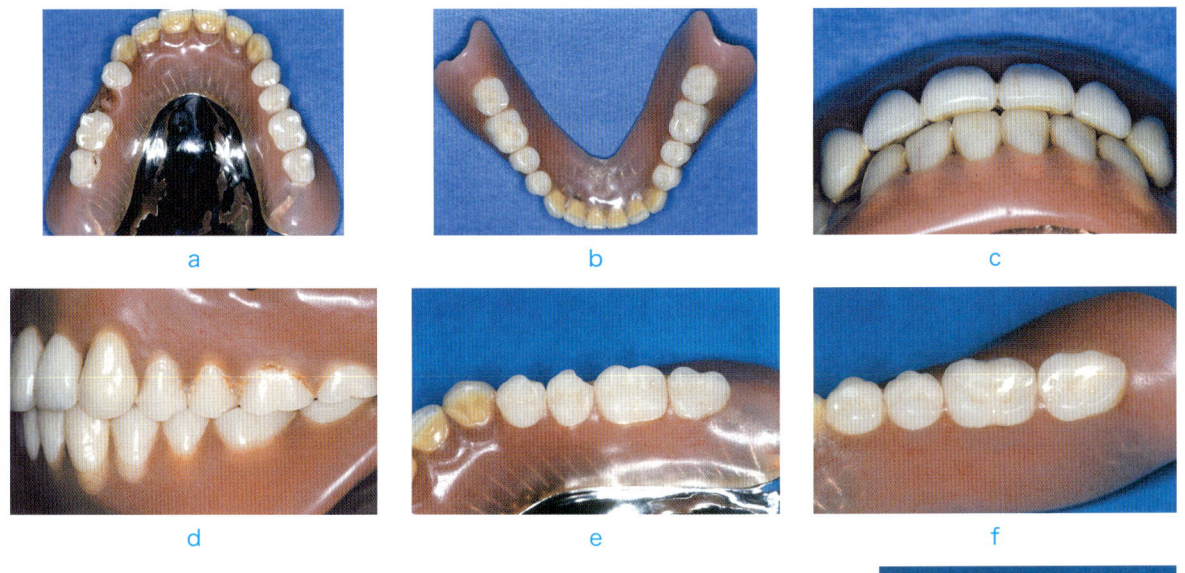

図 19-44 ◆ a, b：10年間使用した全部床義歯　c：装着時には十分なクリアランスを設けてあったが，現在は前歯部の被蓋が深く，上下顎前歯が接触している　d：臼歯部は口腔外ではよく咬合している　e, f：人工歯は陶歯で，咬耗しているが，咬合小面が形成され，基本的な形態が保たれている　g：シリコーンペーストによる適合試験で，下顎前歯舌側，臼歯部舌側床縁や顎堤頂に過圧部がみられる

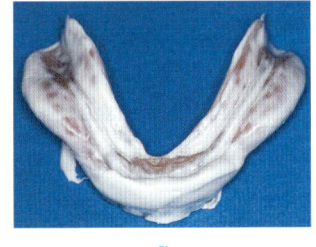

こる．

a．咬合関係の狂い（図 19-42）

部位による摩耗度の違いにより咬合均衡の破綻をきたす．前歯部よりも大臼歯部が，そのなかでも支持咬頭が早く咬耗する．その結果，アンチモンソンカーブになる（図 19-40, 42）．こうなると，偏心咬合位で前歯，または臼歯の頬側咬頭のみが接触するため，義歯の安定が悪くなり，咬合圧の偏在 → 床下

組織の損傷→粘膜面の不適合→対合関係の狂いという悪循環が続く．

つまり，咬合面の咬耗でも，床下組織の吸収でも，結果的には同じ悪循環が起こる．しかも，この両者とも，個人による程度の差はあるにせよ，必ず起こる現象である（図 19-43）．

〈咬合面の変化〉

症例 1】図 19-44

10 年間使用した全部床義歯である．支障なく使用していたが，最近，上顎義歯が"ゆるく"なり，下顎の疼痛が生じたという．

装着時には十分なクリアランスを設けてあったが，図 19-44-c に示すように，現在の咬頭嵌合位では，前歯部の被蓋が装着当初よりもはるかに深く，上下顎前歯が接触している．

図 19-44-d に示すように，臼歯部は口腔外ではよく咬合している．人工歯は陶歯で，咬耗しているが，咬合小面がつくられて基本的な咬合面形態が保たれている（図 19-44-e, f）．一見，咬合面は正常に機能しているようであるが，すでに咬合は破綻している．

図 19-44-g に示すようにシリコーンペーストによって適合試験を行うと，下顎前歯舌側，臼歯部舌側床縁や顎堤後方部に過圧部がみられる．

〈処　置〉

上下顎とも陶歯のため，咬合面再形成は行えない．そこで応急的処置として，下顎前歯切端を削除し，前歯の早期接触をさけ，粘膜面の過圧部をリリーフすることで症状はかなり改善された．そののちに，新義歯の製作を開始した．

症例 2】図 19-45

上下顎とも陶歯である．とくに上顎臼歯部は，高度の咬耗，破折が起きているのに，下顎臼歯部は破折が少ない．

このように，陶歯対陶歯では，上顎の破折が起こりやすい．メインテナンスのためには，上顎臼歯部は陶歯で支持咬頭を保ち，下顎はレジン歯にして咬合面再形成できるようにするのが合理的である（図 19-60 参照）．

症例 3】図 19-46

約 2 年使用した義歯である．人工歯は硬質レジン歯で，咬合面には明確な咬合小面が形成されているが，咬耗によって接触面積が大きくなっている．

症例 4】図 19-47

数か月使用した"カスプ-フォッサ"（上顎舌側咬頭が下顎の咬合面窩に咬合）の咬合様式の臼歯で，上顎は陶歯，下顎はレジン歯である．下顎咬合面に上

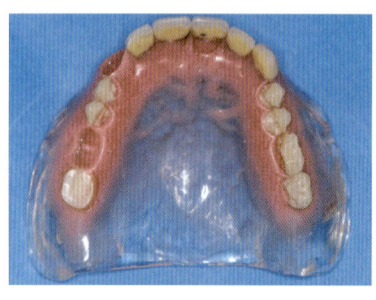

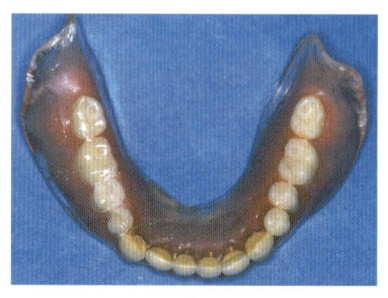

図 19-45 ◆ 上下顎とも陶歯　陶歯対陶歯では上顎の破折が起こりやすい
a：上顎臼歯部は，高度の咬耗，破折が起きている　b：下顎臼歯部は破折が少ない

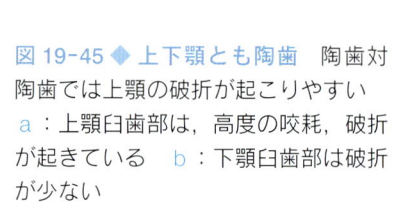

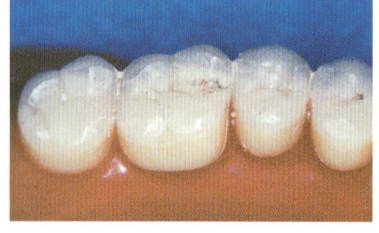

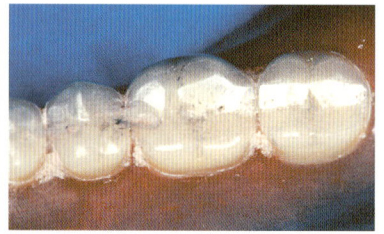

図 19-46 ◆ 約 2 年使用した義歯　硬質レジン歯であり，咬合面には明確な咬合小面が形成されているが，咬耗によって接触面積が大きくなっている

第19章 ◆ 義歯装着後の変化とその対応

図 19-47 ◆ **数か月使用した"カスプ-フォッサ"の咬合様式の臼歯** 上顎は陶歯，下顎はレジン歯．下顎咬合面に上顎舌側咬頭の運動軌跡の圧痕ができている．中心咬合位での接触部位（青），作業側（赤），平衡側（黒）の圧痕を鉛筆で描いてあるが，典型的な滑走運動経路を示している．とくに，平衡側（黒）の運動方向が前方運動に近いことに注目

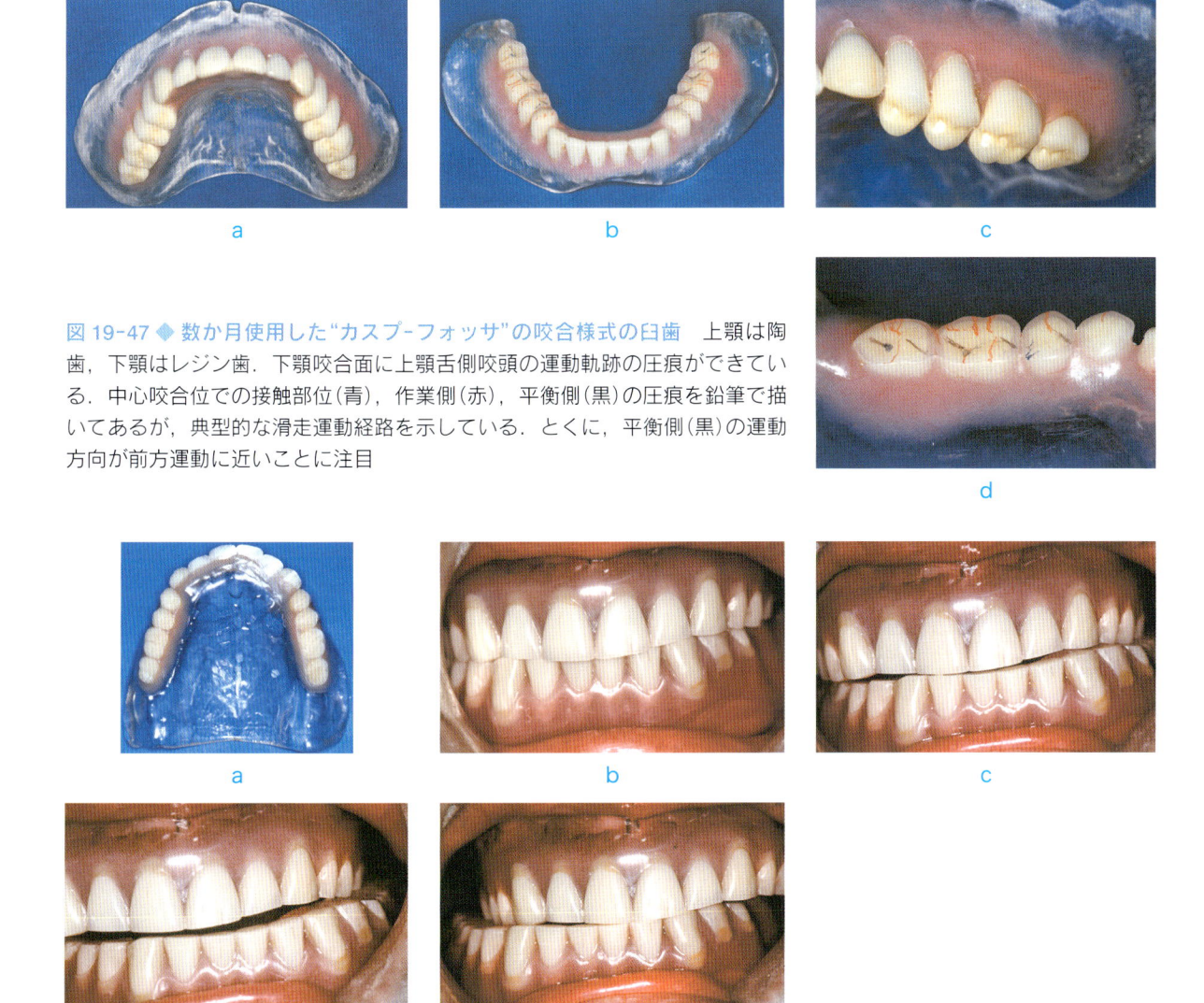

図 19-48 ◆ a：約 2 年使用した義歯；高度の咬耗がみられる　b：中心咬合位ではほぼ均等に咬合しているようにみえる　c，d，e：前方咬合や側方咬合位では咬合のバランスが悪い

顎舌側咬頭の運動軌跡の圧痕ができている．中心咬合位での接触部位（青），作業側（赤），平衡側（黒）の圧痕を鉛筆で描いてあるが，典型的な滑走運動経路を示している．（図 12-17 参照）．

症例 5】図 19-48

約 2 年使用した義歯である．高度の咬耗がみられる（図 19-48-a）．図 19-48-b に示すように中心咬合位では，ほぼ均等に咬合しているようにみえるが，前方咬合や側方咬合位では咬合のバランスが悪い（図 19-48-c, d, e）．このタイプの摩耗は，ブラキシズムによると思われる．

3 義歯装着後の変化が床下組織および口腔周囲組織に及ぼす害

義歯の沈下，義歯の咬合面の咬耗，床下組織の吸収のいずれでも咬合高径の減少が起こる．

そして，咬合高径の減少によって次の変化が起こる．

❶ 老人性顔貌になる．すなわち，下顎が前突し口角が下降する．

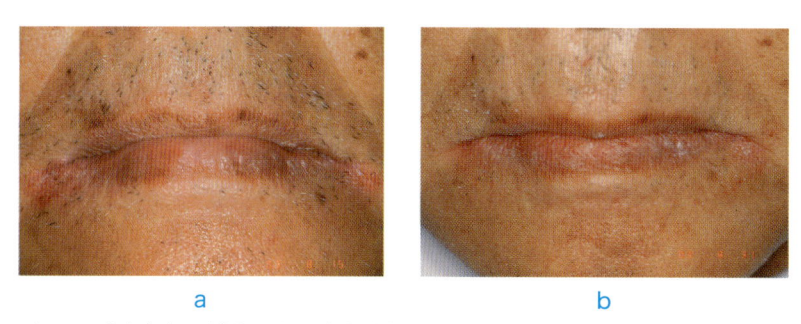

図 19-49 ◆ a：咬合高径の減少による老人性顔貌；下顎が前突し口角が下降する．口角が閉じすぎるため唾液（よだれ）によってつねに湿潤し，口角びらんが起こる　b：咬合高径を回復した義歯の装着によって口角びらんも治癒した

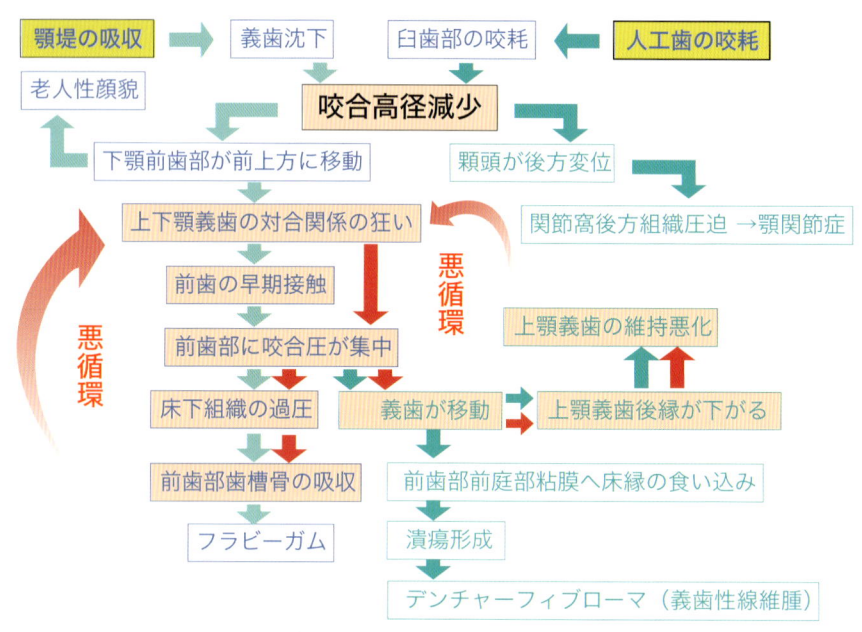

図 19-50 ◆ 咬合高径低下による為害作用の悪循環

❷ 口角が閉じすぎ，または重なりすぎるため唾液（よだれ）によってつねに湿潤し，口角びらん（糜爛）が起こる（図 19-49-a）．咬合高径を回復した義歯の装着によって 図 19-49-b に示すように口角びらんも治癒する．

❸ 顆頭が後方変位し，関節窩の後方組織を圧迫し，顎関節症の症状が発現する．

❹ 下顎の前歯部が前上方に移動する．そのため前歯部の早期接触により咬合圧が前歯部に集中し，義歯が移動する．そして，床下組織の過圧や，前歯部前庭部粘膜への床縁の食い込みによって潰瘍を形成し，慢性化すると瘢痕形成を繰り返し，さらに慢性化すると次に示すような粘膜の異常が生じる（図 19-50）．

i　フラビーガム
ii　デンチャーフィブローマ（義歯性線維腫）
iii　乳頭過形成
iv　前歯部顎堤の吸収促進

〈オーバークロージャー〉

症例】図 19-51, 52

上下顎無歯顎者で，上下顎全部床義歯を数年間使用している．

義歯を装着し，安静時の写真（図 19-51-a，b）が患者本来の自然な顔貌であるが，咬合したときの写

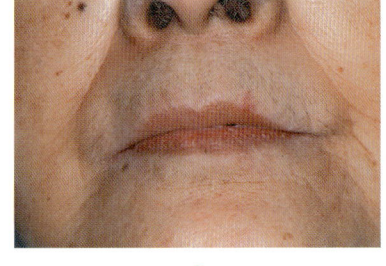

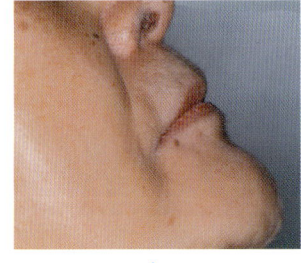

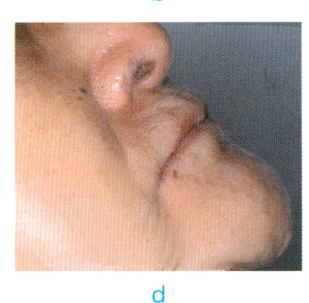

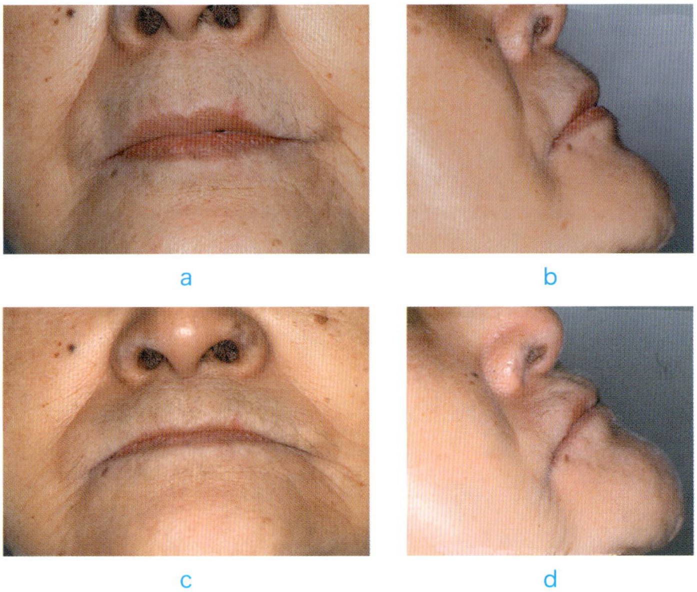

第 19 章 ◆ 義歯装着後の変化とその対応

図 19-51 ◆ オーバークロージャーの症例(1) 上下顎無歯顎者で，上下顎全部床義歯を数年間使用している　a，b：義歯を装着した安静時；患者本来の自然な顔貌である　c，d：義歯を装着し咬合したとき；オーバークロージャー（下顎の閉じすぎ）の状態で咬合高径が低すぎる．上口唇，上口唇上方部が突出してみえる．オーバークロージャーで前歯が強く接触するので上顎義歯が押し出される．上口唇が突出してみえるのは，上顎前歯の排列，床の辺縁形態が不良ではなく，上顎義歯が押し出されるためである

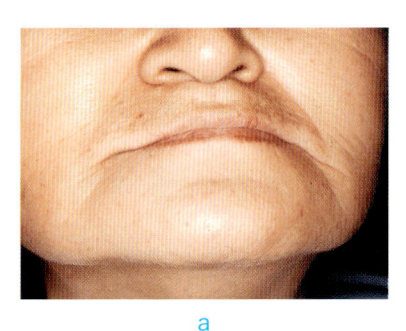

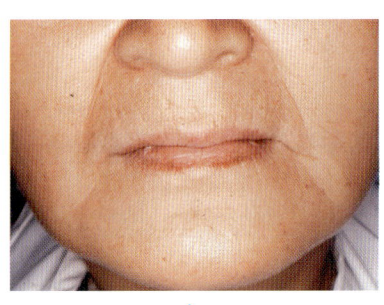

図 19-52 ◆ オーバークロージャーの症例(2)　a：義歯を装着し咬合したとき；オーバークロージャー（下顎の閉じすぎ）の状態で咬合高径が低すぎる．上口唇，上口唇上方部が突出してみえる．オーバークロージャーで前歯が強く接触するので上顎義歯が押し出されている　b：新義歯を装着し咬合したとき；患者本来の自然な顔貌である

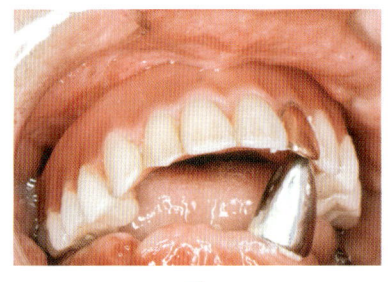

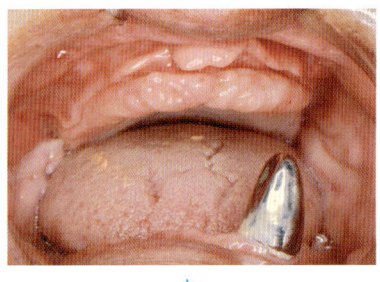

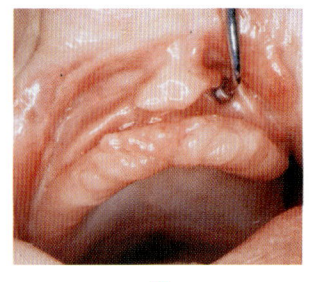

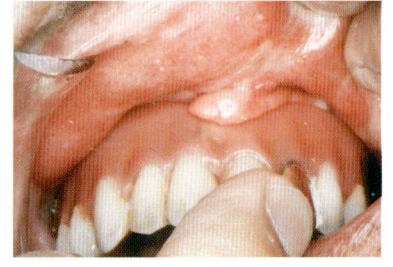

図 19-53 ◆ デンチャーフィブローマの症例(1)　a：上顎全部床義歯で下顎残存犬歯と咬合した状態；上顎義歯床の後方部が顎堤から離脱し，粘膜面とのあいだに間隙が生じ，上顎前歯部は前上方に突き上げられている　b，c：上顎前歯前庭部にポリープ状の粘膜の増殖がみられ，顎堤とのあいだに深い溝がある　d：義歯の唇側床翼辺縁は薄く，鋭利で，粘膜のヒダの中に食い込んでいる．義歯の前歯部を押すと，床翼の唇側にはみ出したヒダは貧血して白くなる

真（図19-51-c, d）ではオーバークロージャー（下顎の閉じすぎ）の状態で，咬合高径が低すぎる．上口唇，上口唇上方部が突出してみえる．

顔貌変化の原因：

❶ オーバークロージャーで前歯が強く接触するので，上顎義歯が押し出される．

❷ 上口唇が突出してみえるのは，上顎前歯の排列，床の辺縁形態の不良ではなく，上顎義歯が押し出されるためである（図19-52）．

〈デンチャーフィブローマ（義歯性線維腫）〉

症例】図19-53

図19-53-a に示すように，上顎全部床義歯を使用しているが，下顎は左側犬歯のみが残存しており，義歯は使用していない．咬合した状態では，上顎義歯床の後方部が顎堤から離脱し，粘膜面とのあいだに間隙が生じている．このとき，上顎義歯前歯部は前上方に突き上げられている．

図19-53-b に示すように上顎前歯前庭部にポリープ状の粘膜の増殖がみられ，顎堤とのあいだに深い溝がある．使用中の義歯の唇側床翼辺縁は薄く，鋭利でこの粘膜のヒダの中に食い込んでいる（図19-53-c）．

図19-53-d に示すように義歯の前歯部を押すと，床翼の唇側にはみ出したヒダは貧血して白くなる．このような慢性の刺激により粘膜の増殖が起こる．

図19-54 に示すように，唇側前庭部に薄いヒダ状

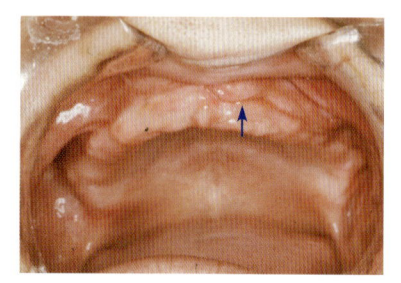

図 19-54 ◆ デンチャーフィブローマの症例（2）
唇側前庭部に薄いヒダ状の増殖がみられる（矢印）

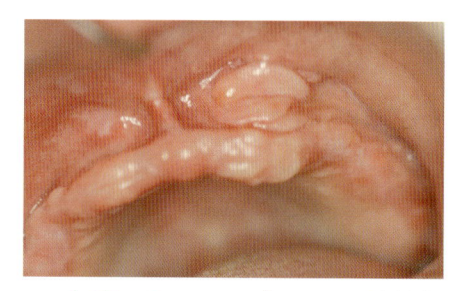

図 19-55 ◆ デンチャーフィブローマの症例（3）
唇側前庭部に複数のヒダが重なって増殖している

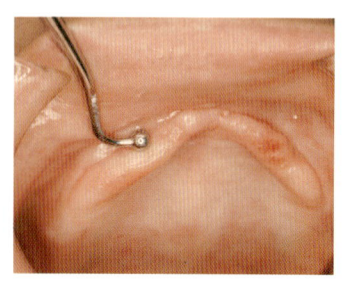

a

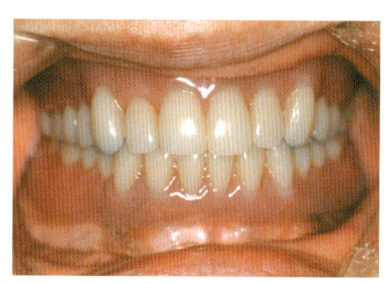

b

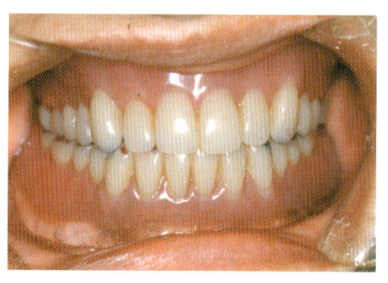

c

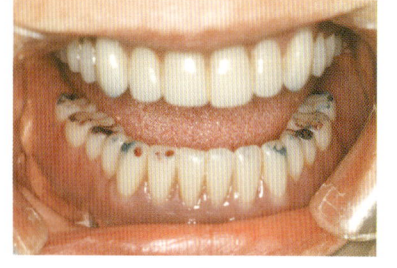

d

図 19-56 ◆ a：上顎前歯部顎堤は吸収が大きく，フラビーガムになっている　b：中心咬合位で前歯の被蓋が深い　c：前方咬合位では前歯が接触し，臼歯部は離開する　d：中心咬合位を赤，偏心咬合位を青の咬合紙でマークすると，中心咬合位（赤）では，$\overline{32}$ の早期接触，偏心咬合位（青）では，犬歯と臼歯頬側咬頭の早期接触がみられる

の増殖がみられる症例も多い．

処置方針：

❶ 原則は，ヒダを床翼内に含め，辺縁を前庭部の底部，すなわち，歯肉頬移行部まで延ばす．粘膜調整材を裏装して，縮小するのを待つ．

❷ 前歯部の突き上げによる床縁の食い込みを防ぐため，前歯が咬合しないように咬合調整する．

❸ ポリープ状のヒダを床翼内に収めることが困難な場合は，外科的に切除する．そのときにも，瘢痕収縮で前庭が浅くなるのを防ぐため，あらかじめ床縁を厚くし，前庭部底部まで延長する．切除直後に圧迫し，瘢痕収縮のため前庭部が浅く，硬くなり，辺縁封鎖に不利になることを防ぐ．

禁忌：

❶ 床翼を，ヒダをさけて短縮すると，辺縁封鎖ができず，義歯が移動して新たなヒダができる（図19-55）．

❷ 床縁を薄くしてヒダの口蓋側，すなわち，内側に入れると，さらにヒダが増大する．

❸ ヒダを安易に切除すると，瘢痕収縮のため前庭部が浅く，硬くなり，義歯の辺縁封鎖に不利になる．前庭部の広範囲な外科的侵襲は，できるだけさ

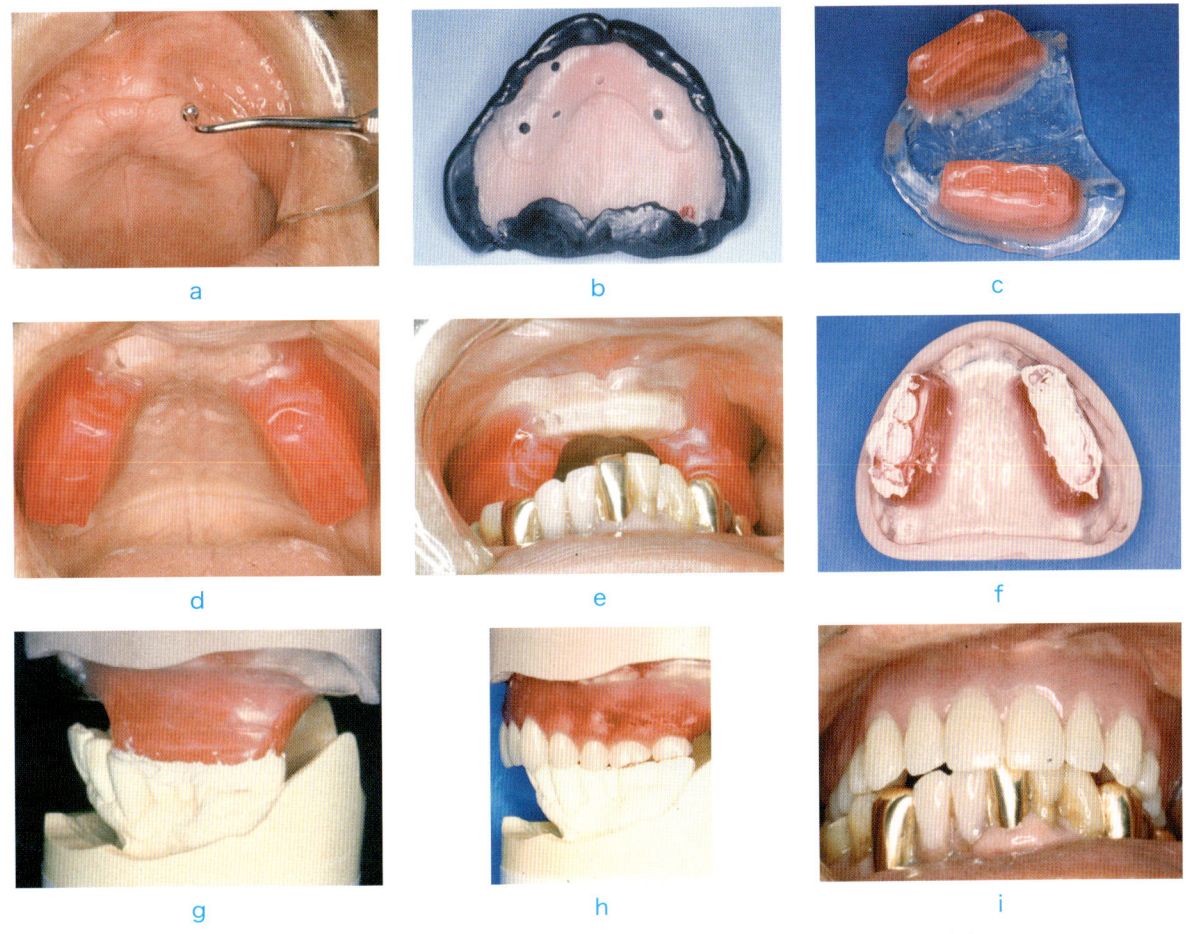

図19-57 ◆ 新義歯製作時の注意　a：フラビーガムの症例　b：個人トレーの該当部をリリーフする　c：透明基礎床上の臼歯部のみに咬合堤を設ける　d：透明基礎床下の前歯部粘膜を観察する．過圧されなければピンク色である　e：咬合堤の臼歯部のみで咬合させても，前方部に咬合圧がかかると粘膜は貧血して白くなる　f：前歯部に咬合圧がかからず，粘膜が貧血して白くならない状態で咬合採得　g：咬合器に装着；下顎前歯が挺出している　h：人工歯排列；中心咬合位で上下顎前歯を咬合させない　i：以後，挺出した下顎前歯部の残存歯を削除するなど，対顎の歯列，咬合面を整える（第21章，片顎義歯参照）

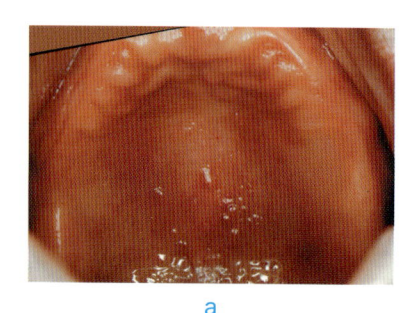

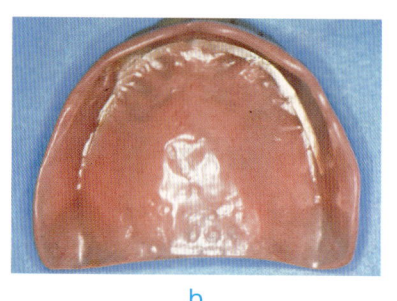

図 19-58 ◆ 乳頭過形成の症例　a：口蓋粘膜の広範囲に発赤と，口蓋部の広範囲に点在する発赤が認められる　b：義歯粘膜面の口蓋部には小さな凹みが散在する

ける．

〈フラビーガム〉

症例】図 19-56

数年間，全部床義歯を使用していたが，最近，上顎義歯が"ゆるく"上顎前歯部顎堤に疼痛があるという．

図 19-56-a に示すように上顎前歯部顎堤は吸収が大きく，フラビーガムになっている．中心咬合位で前歯の被蓋が深く（図 19-56-b），前方咬合位では前歯が接触し，臼歯部は離開する（図 19-56-c）．

中心咬合位を赤，偏心咬合位を青の咬合紙でマークすると図 19-56-d に示すように，中心咬合位（赤）では $\overline{32}$ の早期接触，偏心咬合位（青）では犬歯と臼歯頰側咬頭の早期接触がみられる．

応急処置として，下顎前歯切端および上顎臼歯部頰側咬頭を削除し，咬合調整を行った．

新義歯製作時の注意（図 19-57）

要点：処置過程のすべてでフラビーガム部を圧迫，変形させないこと．

❶ 印象採得…フラビーガム部を加圧しない．個人トレーの該当部をリリーフまたは開窓する．開窓した部分は，他の部分の印象採得後に，粘膜に直接印象材を塗布する．

❷ 咬合採得…咬合堤の臼歯部のみで咬合させる．前歯部に咬合圧がかかると咬合床が変位してしまう．咬合高径を保つ．咬合高径が低いと下顎前歯部は前上方になり，上顎前歯部を突き上げ，危険．

❸ 人工歯排列…中心咬合位で上下顎前歯を咬合させない．前方咬合位でも上顎義歯の前方に咬合圧が加わらないようにクリアランスを設ける．

❹ 対顎の歯列，咬合面を整える（第 21 章，片顎義歯参照）．とくに，挺出した下顎前歯部の残存歯を削除する．

禁忌：安易な外科的切除．広範囲な外科的侵襲では，瘢痕収縮のため顎堤部が低く，硬くなり，義歯の維持に不利になる．軟弱な組織でも適切に処置すれば，維持・安定に役立つ．

〈乳頭過形成〉

症例】図 19-58

上下顎無歯顎で約 8 年前に製作した全部床義歯を装着している．上顎の口腔内の状態は，図 19-58-a に示すように，口蓋粘膜の広範囲に発赤と，口蓋部の広範囲に点在する発赤が認められる．義歯粘膜面の口蓋部には小さな凹みが散在する（図 19-58-b）．上顎にはとくに疼痛はなく，義歯を就寝時にも着用しているという．

口蓋部の広範囲に点在する発赤が乳頭過形成である．

原因：陰圧による粘膜の増殖，真菌の感染である．リリーフを過剰に行うと，陰圧で空所に組織が増殖し，乳頭過形成などの慢性異常を起こす．現有義歯では，すでに存在した乳頭過形成の小突起をリリーフして床粘膜面に陥凹を設けたため，義歯床の不適合で慢性化している．

処置：床粘膜面の陥凹を順に埋め，床で徐々に圧迫し消退させる．デンチャープラークコントロール．

禁忌：リリーフは逆効果で，リリーフを過剰に行うと，陰圧で空所に組織が増殖し，乳頭過形成など

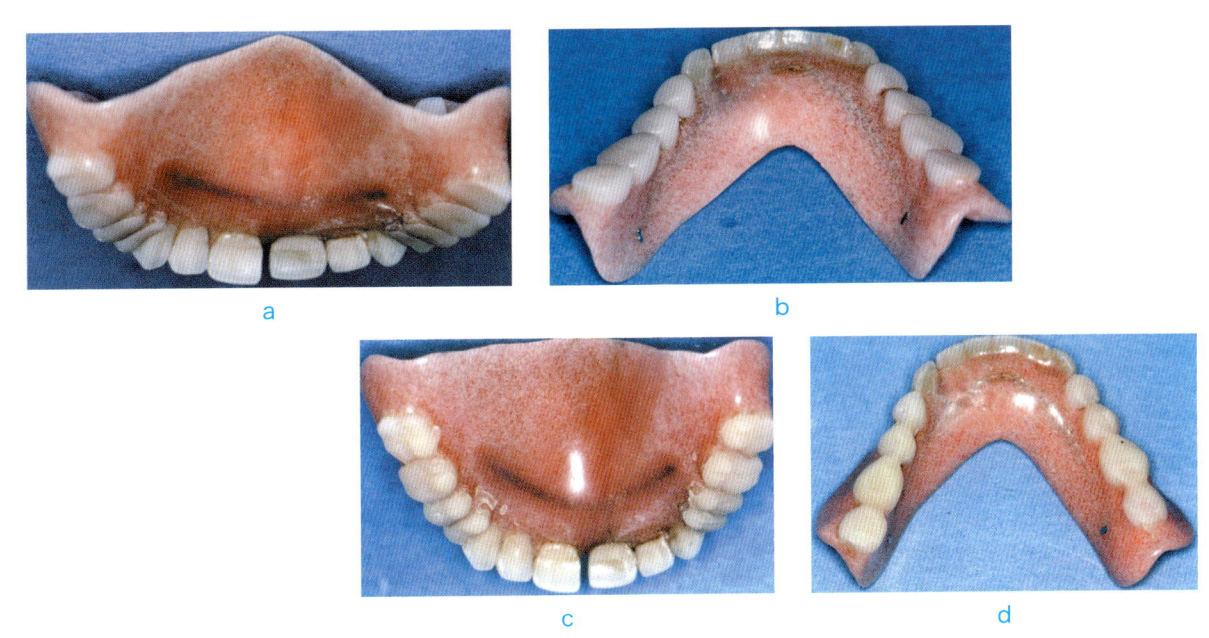

第 19 章 ◆ 義歯装着後の変化とその対応

図 19-59 ◆ 咬合面再形成：義歯破折が主訴．義歯の安定が悪く，上顎義歯がたびたび破折するという　a, b：上顎義歯は，床前方部に補強線を埋めてあるが，左右中切歯が離開し，床正中付近に破折線がある．咬合面の咬耗が著しく，アンチモンソンカーブになっている　c, d：応急処置として，上顎舌側，下顎頬側咬頭に即時重合レジンを盛って咬合面再形成を行ったところ，義歯の維持が改善された

の慢性異常を起こす．

4 咬合面再形成による改善

人工歯の咬耗が大きくなると，正常咬合につくられた義歯でも前歯が強く衝突し，臼歯部はアンチモンソンカーブとなって，偏心咬合位で上顎頬側咬頭が強く接触するようになる．こうなると，上顎義歯の安定が悪くなり，患者は，義歯が"ゆるくなった"と訴える．この場合には，単にリラインによって粘膜面を再適合させるのでは抜本的な解決にはならない．それよりも先に，咬合調整あるいは，咬合面に即時重合レジンを盛って咬合面を再形成すると，それだけで維持が改善されることも多い．

また，アンチモンソンカーブになると，上顎臼歯部咬合面に頬側向きの力が加わるため，上顎義歯床の破折が起こりやすい．これも，破折部の修理や補強だけでは解決せず，咬合面の再形成が必要である．

症例 1】図 19-59

義歯破折の症例である．上下顎全部床義歯を使用しているが，義歯の安定が悪く，上顎義歯がたびたび破折するという．図 19-59-a に示すように上顎義歯は床前方部に補強線を埋めてあるが，左右中切歯が離開し，床正中付近に破折線がある．

図 19-59-a，b に示すように上下顎義歯ともに咬耗が著しく，アンチモンソンカーブになっている．新義歯完成までの応急的な処置として，図 19-59-c，d に示すように上顎舌側，下顎頬側咬頭に即時重合レジンを盛って咬合面再形成を行った．

症例 2】図 19-60

上下顎無歯顎で全部床義歯を約 9 年間支障なく使用していたが，最近，"上顎義歯がゆるくなった"という．しかし，上顎義歯は安静時には吸着している．上顎義歯は陶歯で咬耗は少ない．下顎義歯はレジン歯で，臼歯部の大きな咬耗がみられる．

かるく咬合した状態では，臼歯部は離開しているが，このとき，床は顎堤に正しい位置で収まっている(図 19-60-a)．上下顎義歯を術者が手指で顎堤に固定した状態で前方咬合させると，前歯のみが接触し，大臼歯部は離開している(図 19-60-b)．手指で

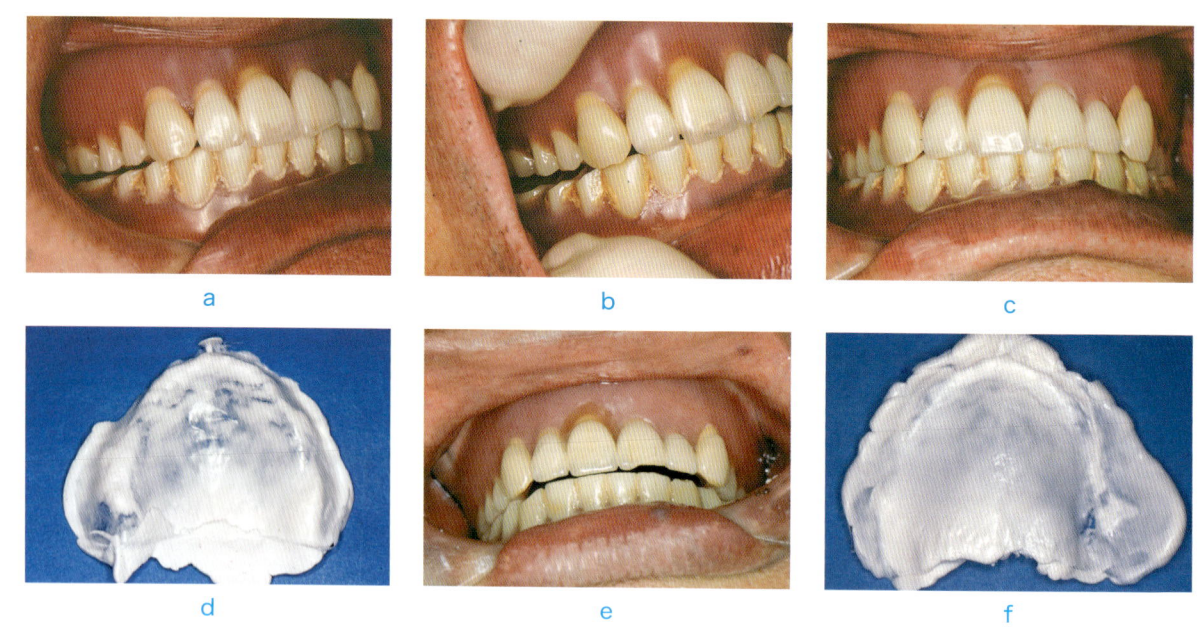

図 19-60 ◆ 適合試験による比較　a：かるく咬合した状態では，臼歯部は離開している　b：上下顎義歯を，術者が手指で顎堤に固定した状態で前方咬合させると，前歯のみが接触し，大臼歯部は離開している　c：手指で固定せずに強く咬合させると，臼歯部は接触し，一見，義歯の咬頭嵌合位になる　d：上顎義歯粘膜面にシリコーンペーストを盛って強く咬合させると，シリコーンペーストの層が，口蓋前方部では薄く（前歯部の突き上げ），後方部に向かって厚く（後縁が下がる）なっている　e：下顎臼歯咬合面に即時重合レジンを盛り，咬合面再形成を行い，前歯部にクリアランスを設けた　f：上顎義歯粘膜面にシリコーンペーストを盛って咬合させると，シリコーンペーストの層がほぼ均一になっている

固定せずに強く咬合させると，臼歯部は接触し，一見，義歯の咬頭嵌合位になる（図 19-60-c）．この状態で，上顎義歯粘膜面にシリコーンペーストを盛って強く咬合させると，シリコーンペーストの層が口蓋前方部では薄く（前歯部の突き上げ），後方部に向かって厚く（後縁が下がる）なっている（図 19-60-d）．これは，床が顎堤に対してずれた位置になることを示している．

このように，圧が加わると上顎義歯の後方が口蓋から浮いて吸着しない．

そこで，下顎臼歯咬合面に即時重合レジンを盛り，咬合面再形成を行い，前歯部にクリアランスを設けた（図 19-60-e）．この状態で，上顎義歯粘膜面にシリコーンペーストを盛って咬合させると，シリコーンペーストの層がほぼ均一になっている（図 19-60-f）．これは，咬合の改善によって床の変位が防げることを示している．

禁忌：床粘膜面対顎堤が"ずれた位置"でリライニング，粘膜調整をしてはいけない（図 19-61 参照）．

まず，咬合面再形成によって咬合高径と咬合のバランスを回復しなければならない．

5　床粘膜面の不適合の改善

(1)　粘膜調整（ティッシュコンディショニング）
(2)　床裏装法（リライニング）（第 20 章参照）

適合不良となった義歯の粘膜面に新しい材料を付加して，床と粘膜とのあいだを補塡する．

(3)　改床法（リベース）（第 20 章参照）

不適合になった義歯床の再適合法で，本来は義歯の人工歯部をそのまま残し，その他の義歯床部を新たな材料に置き換える．

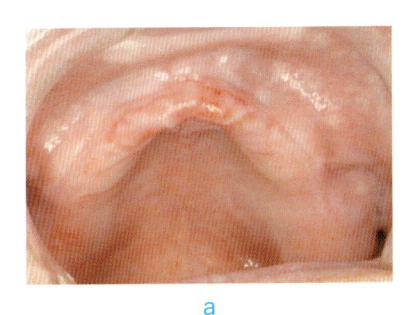

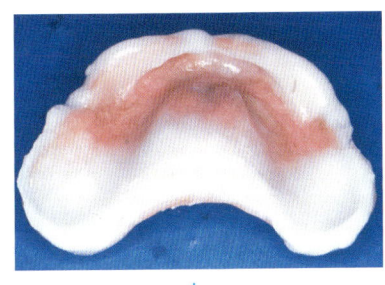

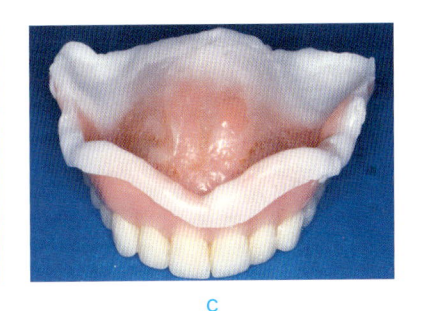

図 19-61 ◆ リライン時の注意(1)：咬合が狂っている場合　a：前歯部はフラビーガムになっている　b，c：咬合がずれたままで上顎義歯粘膜面にティッシュコンディショナーを盛って咬合させると，口蓋の前方では床面が露出し，後方部ではティッシュコンディショナーの層が厚くなる．この場合には，ティッシュコンディショナーを除去し，新たに上顎義歯の粘膜面にティッシュコンディショナーを薄く塗布して，咬合させずに，手圧で所定の位置に収める．次に，下顎義歯の咬合面再形成を行ったのちに下顎義歯の粘膜面にティッシュコンディショナーを裏装する

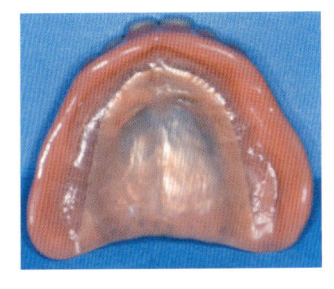

図 19-62 ◆ リライン時の注意(2)：金属床義歯にレジンでリラインされているが，口蓋前方部の金属床面が露出し，後方部ではレジンの層が厚い．咬合がずれたままリライン材を盛って咬合させたため前歯部の早期接触によって前方では床が食い込み，後方では粘膜から浮いたと思われる

(4) リライン，ティッシュコンディショニング時の注意（図 19-61）

長期間使用した義歯では，咬合の狂いによって顎堤に対する義歯の位置が大きくずれていることに注意しなければならない．とくに，前歯部の早期接触が起こると，前歯部顎堤はフラビーガムになって，咬合時に床が食い込み，後方では顎堤から浮いてくる（図19-32, 53 参照）．もしそのままで上顎粘膜面にティッシュコンディショナーを盛って咬合させると，変位したままの位置でリラインされてしまう．すなわち，図 19-61-b，c に示すように口蓋前方部の床面が露出し，後方部ではティッシュコンディショナーの層が厚くなる．このままリラインすると圧が偏在したままの状態になってしまう．

したがって，このような場合には，まず，上顎義歯の粘膜面にティッシュコンディショナーを盛って，咬合させずに，手圧で所定の位置に収める．こうして，上顎義歯の位置を定め，下顎義歯の咬合面再形成を行って咬合を改善したのちに，下顎義歯の粘膜面にティッシュコンディショナーを裏装するとよい．

6　破　損

(1) 床の破折

部位：上顎下顎ともに正中部付近が多い．

原因：

❶　義歯を床，洗面台などに落下させた．→義歯の清掃は水を張った洗面器上で行うように指導する．

❷　応力の集中による床材料の疲労…咬合力による曲げ応力が繰り返し加わる．

リリーフの不足…口蓋隆起，口蓋正中縫線などの骨突出部が床と密着していると，咬合力が加わったときに，テコの支点として作用する．

❸　小帯部の床翼の切痕による構造的な弱点…上

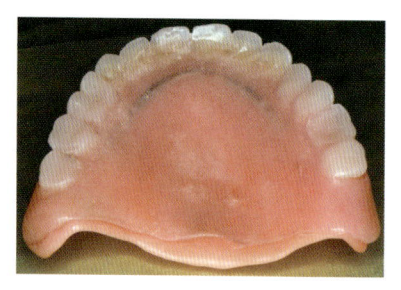

図19-63 ◆ 床の破折　アンチモンソンカーブでは，上顎頬側咬頭が突出し，力が集中する

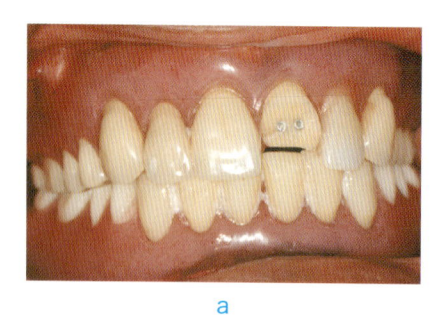

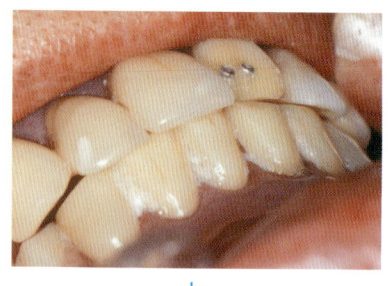

図19-64 ◆ 前歯の破折　a：上顎前歯切端が破折している　b：前歯部の垂直被蓋が深く，前歯が強く接触している

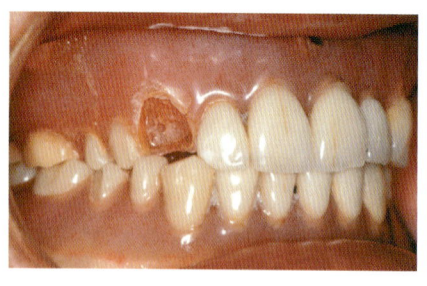

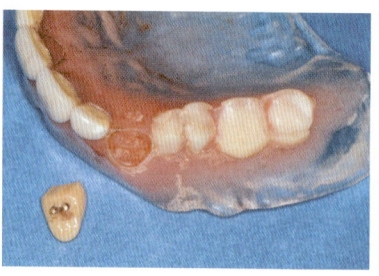

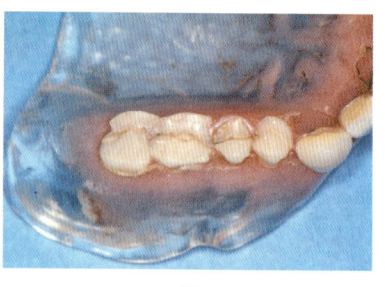

図19-65 ◆ 上顎犬歯人工歯の脱落　a：とくに硬いものを嚙んだわけではないのに上顎犬歯人工歯が脱落した　b：脱落した人工歯は，破折はしていない　c：上下顎とも陶歯であるが，とくに上顎臼歯部人工歯は高度に咬耗，破折している

唇小帯，下唇小帯，舌小帯を回避するための切れ込みが深い場合→小帯切除術を行う（第5章，図5-4参照）．

❹ 義歯床の不適合…顎堤が吸収したり軟弱になり床が沈下すると，相対的に口蓋隆起などの骨突出部が強く接触し，シーソー運動が起こる．

❺ 人工歯排列位置の不良…頬側に寄りすぎていると，顎堤（支点）の遠く外方に力が作用して，曲げ応力が大きくなる．

❻ 人工歯咬合面の咬耗…支持咬頭（上顎；口蓋側，下顎；頬側）がより摩耗し，アンチモンソンカーブとなり，上顎頬側咬頭が突出し力が集中する（図19-63）．→咬合面再形成により回避する．

(2) 人工歯破折，破損，脱落

部位：上顎前歯部，上顎臼歯に多い．

原因：

■破折，破損（チップ）

❶ 不用意に硬いものを嚙んだり，衝突した．

❷ 咬合の不均衡や早期接触…応力が一部に集中し，繰り返し加わるために材質が疲労し，破折する．

❸ 咬合面形態の不良…削合や咬耗による鋭縁に応力が集中し，破折する．

❹ 義歯の重合操作などの誤りによる，材質の劣化…レジン塡入や，義歯取り出しのときに不当な力を加えると，人工歯に亀裂を生じ，装着後に破折する．

症例】図 19-64

約 8 年前から上下顎全部床義歯を支障なく使用していたが，上顎前歯切端が破折し，最近，上顎義歯が"やや，ゆるくなった"という．義歯の状態を図 19-64 に示す．

臼歯の咬耗が大きくなると，前歯にクリアランスを設けてつくられた義歯でも，前歯が強く衝突し，臼歯部はアンチモンソンカーブとなって偏心咬合位で上顎頰側咬頭が強く接触するようになる．

この場合の人工歯破折は，重合時のエラーではなく，咬耗と床の沈下による咬合高径の減少と咬合の変化によるものである．

処置：単に，リライン，人工歯の交換，修理ではなく，咬合の再形成である．

■脱　落

❶ 破折と共通の原因の他に，次のものがある．

❷ 人工歯と床用材料の連結の不備…義歯重合時にレジン分離剤やワックスなどが人工歯基底面や維持装置に付着していると，床との結合が不十分になる．

❸ 咬合の不均衡や早期接触…応力が一部に集中し，繰り返し加わるために床の材質が疲労し，脱落する．

症例】図 19-65

約 5 年前に装着した上下顎全部床義歯で上顎の人工歯が脱落した．とくに，硬いものを嚙んだわけではないのに，図 19-65-a に示すように上顎犬歯人工歯が脱落した．脱落した人工歯は，図 19-65-b に示すように破折はしていない．上下顎とも陶歯であるが，図 19-65-b, c に示すように，とくに上顎臼歯部人工歯は高度に咬耗，破折している（図 19-45 参照）．

装着後の年数が経ち，臼歯部人工歯が高度に咬耗しているので，重合時のエラーではなく，咬耗と床の沈下による咬合高径の減少と，咬合の変化によるものと考えられる．すなわち，臼歯部人工歯は前歯よりも早く咬耗し，咬合高径は低くなる．咬合が低下すると下顎は回転し，前歯部は前上方に移動する．そのため，前歯の早期接触が起こり，強く衝突する．

処置：単に人工歯を交換，修理するのではなく，原因の除去が必要．そのため，臼歯部の咬合の修復（咬合面再形成など）を行う．

20 リライン，リベース

　リライン(reline, relining)とは，適合不良となった義歯床の粘膜面に新しい材料を付加して，義歯床と粘膜とのあいだを補塡し，適合の回復をはかることで，床裏装法ともいう．
　リベース(rebase, rebasing)とは，不適合になった義歯床の再適合法である．すなわち，義歯をある期間使用したのちに，支持組織の変化のために床が粘膜面に適合しなくなり，維持不良になった場合，その義歯床を顎粘膜面にふたたび適合させる操作である．本来は，使用中の義歯の人工歯部をそのまま残し，その他の義歯床部を新しい材料で置き換え，床下粘膜への再適合をはかることをいい，改床法，換床法，復床法ともよばれる．
　現在では，両者を合わせてリベースとよぶこともある．

A　リライン(リライニング，床裏装法)

1　目　的

　顎堤の形態は経年的に変化するので，その上に乗る義歯床との適合度は次第に悪化していく．床粘膜面と床下粘膜の密着度が劣ると，義歯が装着当初の位置から変位するため，咬合関係が狂い，咬合圧が偏り，粘膜を傷つけ，歯槽骨の吸収を促進する．そのため，義歯床の適合がさらに悪化するという悪循環を繰り返し，義歯性線維腫やフラビーガムのような病的状態を起こす．
　この為害作用をさけるために，次の処置を行う．
❶　義歯床を粘膜に再適合させる．
❷　咬合関係の狂いを修正する．
❸　ダイナミック印象材や粘膜調整材を使用した場合，最終的にレジンに置き換える．

2　適応症

❶　人工歯の位置，排列が適正で，咬合関係の狂いが義歯の再配置で修正できる程度の場合．
❷　歯槽骨の吸収が進み，床の適合が不良になった場合．

3　禁　忌

❶　咬合関係が著しく不良．
❷　咬合高径が極端に低い．
❸　審美性が劣る場合．

4　利　点

❶　義歯の再製作に必要な咬合採得，人工歯排列などの工程が省ける．
❷　患者が使用して慣れた状態の義歯を続けて使用できるので，義歯に適応しやすい．

5 術式の種類と特徴

(1) 直接法
リライン用に改良された常温重合レジン，または光重合レジンを床の内面に塗布し，患者の口腔内に圧接して機能印象採得し，そのまま硬化させる．

利 点	欠 点
① 口腔内での義歯の位置づけを確かめられる ② 義歯を預からないで，チェアーサイドで処置が行える ③ 理想的な材料があれば，機能的な印象面そのものが床粘膜面になる	① モノマーの刺激や反応熱の発生のため，患者に灼熱感などの不快を与える ② レジンが軟らかい粘膜に圧接されるので，圧が不十分でレジン面が粗れやすい ③ 強度が劣る ④ 流動性が小さいと，広い面積には均等な圧接が困難で，床が厚く，咬合高径が大きくなる ⑤ 顎堤のアンダーカットが大きいと，レジン硬化後の撤去が困難 ※光重合レジンでは，①，⑤はかなり改善される

(2) 間接法
❶ 義歯床の粘膜面に印象材を盛って患者の口腔に装着し，印象採得を行う．
❷ 印象面に石膏を注入して模型を製作する．
❸ リライン用のジグに装着，または重合用フラスクに埋没．
❹ 印象材の部分をレジンに置き換える．
※要点：粘膜面(印象面)と咬合面の位置関係を変化させないこと．

利 点	欠 点
① さまざまな印象材を自由に選択できる ② 目的に応じた材料や操作法を選択すれば，義歯の機能時の粘膜の状態を床面に再現できる	印象材の部分をレジンに置き換える過程で，床の粘膜面と咬合面の位置関係が狂う危険がある

(3) 間接法のレジン重合法
❶ リライン用のジグを用いる．
❷ 重合用フラスクに埋没する．

a．リライン用ジグを使用する方法
ジグに義歯を装着して，模型と人工歯の位置関係を一定に保ち常温重合レジンを粘膜面に追加する．

利 点	欠 点
粘膜面と人工歯の位置関係のずれが小さい	義歯が石膏に埋没されていないので，床の辺縁部や歯肉部に及ぶ床用材料の更新は困難である

b．重合用フラスクを使用する方法
❶ 通常の義歯の製作過程と同様に，重合用フラスクに石膏で埋没し，鋳型をつくる．
❷ 加熱重合レジンまたは常温重合レジンを填入する．

利 点	欠 点
① レジン重合時に十分に加圧できるので，重合物の強度や緻密性が優れている ② 粘膜面以外の広範囲のレジンの更新が必要な場合にも適用できる	レジン填入時に鋳型が完全には適合しないので，人工歯と床の位置関係が狂う恐れがある

6 リラインの一般的操作

(1) 前準備
❶ 義歯の清掃．
❷ 義歯床と床下粘膜との適合度の診査．
❸ 顎粘膜の診査．
❹ 咬合状態の診査．
❺ 咬合高径，下顎位の確認．

(2) 印象採得

a．粘膜調整
顎粘膜を正常な状態に回復するため．
1日間，義歯をはずしておくか，粘膜調整材を義歯粘膜面に裏装して使用させる．

b．義歯粘膜面の削除
咬合高径の維持のためのストッパーとして数か所を残し，義歯床粘膜面を厚さ約1〜2 mm 削除する．

c．咬合圧下での機能印象
義歯床をトレーとして咬合圧下で機能印象採得す

る．印象材は，通常の機能印象に用いられる材料がすべて使用できる．とくにアクリリックレジンの動的印象材(ダイナミック印象材)を多く用いる．

(3) 技工操作

❶ 模型製作．

❷ リライニングジグ，デュプリケータに付着する．またはフラスコに埋没する．

❸ 印象材の除去…新鮮なレジン面を出すように床粘膜面を一層削除する．

❹ レジン塡入，重合，完成．

※要点：重合による変形を少なくする．寸法精度の点では，常温重合レジンを長時間圧力をかけて用いるのがよい．

B　リベース(改床法)

リベース(rebase, rebasing)とは，次のことをいう．

❶ 不適合になった義歯床の再適合法である．

❷ 本来は，使用中の義歯の人工歯部をそのまま残し，その他の義歯床部を新しい材料で置き換える．

〈適応症〉

❶ 上顎義歯…上顎では，リラインによると口蓋床部が厚くなり，違和感や発音障害を起こすので，原則として口蓋部の床を新たにする．

❷ 床翼の豊隆度を修正する場合．

❸ 歯肉部の色調が好ましくない場合．

1　リベースの操作

a．前準備

b．印象採得はリラインと同じ

c．技工操作

❶ 模型製作．

❷ ジグあるいは咬合器に装着．

❸ 歯型採得…Tench の歯型と同じ方法でよい．歯肉部の石膏コアを採得する場合もある．

❹ 模型と義歯とを分離し，さらに床と人工歯とを分離する．

❺ 人工歯を歯型に戻し，模型の粘膜面との間隙をパラフィンワックスで埋めて歯肉形成する．

❻ 埋没，重合，完成…通法のとおりであるが，流し込みレジンを用いた重合法を利用し，❷，❸，❺，の段階を省くことも可能である．

C　リライン，リベースの実際

1　リライン用ジグを使用する場合

全部床義歯のような粘膜負担型の義歯では，機能時の周囲組織の動きに適合した辺縁形態を与えることと，咬合圧を床下粘膜に適切に配分することが望ましい．そのため，ダイナミック印象材(粘膜調整材)を用いて，粘膜面の印象を採得した(図 20-1，2)．

次に，印象材をレジンに置き換える際に，人工歯の位置関係がずれないことが最も重要である．その

ため，ジグ(Hopper Duplicator，ハナウ社)を使用した．

まず，図 20-3 に示すように床の印象面に石膏を注入して模型を製作する．ジグの下部に石膏を流して義歯の咬合面を圧印して咬合面のコアをつくる(図 20-4)．さらに，ジグの上部を組み合わせて，模型の基底面に石膏を流してジグに付着する(図 20-5)．

石膏の硬化後にジグを分解して義歯を模型から除去し，粘膜面の印象材を取り除き，さらに，レジン

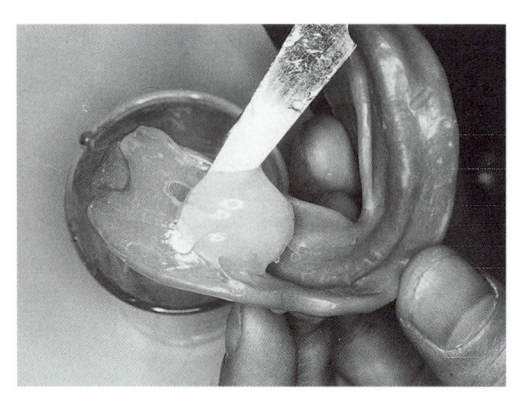

図20-1 ◆ 義歯床の粘膜面にダイナミック印象材を盛る

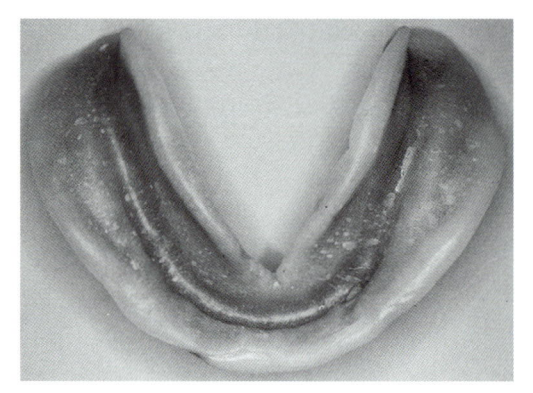

図20-2 ◆ ダイナミック印象

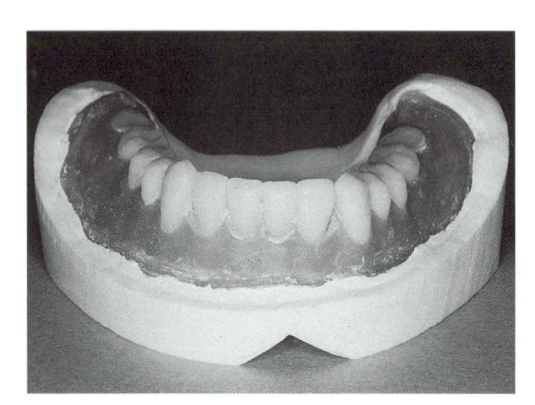

図20-3 ◆ 石膏模型製作

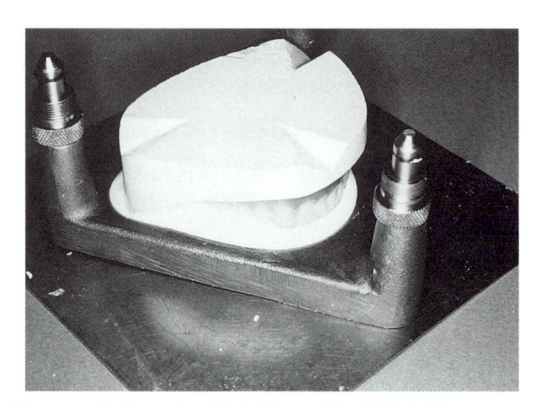

図20-4 ◆ リライン用ジグの下部に石膏を流し、その上に義歯の咬合面を置いて歯列の印記を行う

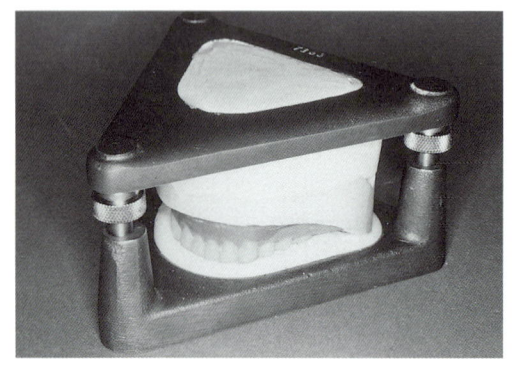

図20-5 ◆ ジグの上部を組み合わせて、模型の基底面に石膏を流し、ジグの上部に付着する

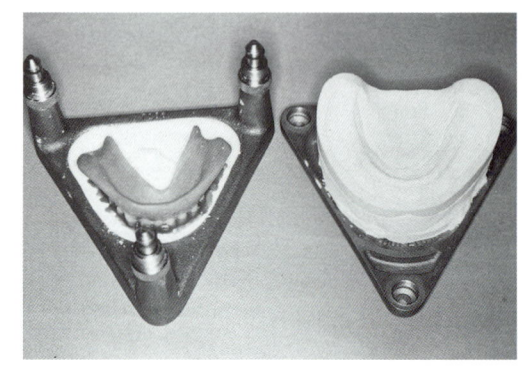

図20-6 ◆ ジグの下部には義歯が、上部には模型が付着されている

を一層削除する(図20-6).

　ジグの上部に付着された模型にはレジン分離剤を塗布する．義歯をジグの下部のコアに適合させて固定し、床内面にレジンのモノマーを塗布してから常温重合レジンを盛る(図20-7).

　ジグの上部を組み合わせて手圧で圧接してネジ止めする．はみ出したレジンは、辺縁部に十分に圧接してから、余剰を取り除く．そして、加圧鍋に入れて50℃の温湯中で、2気圧の加圧下で1時間重合する．

　重合完了後に義歯を模型からはずして、余剰なレジンを削除して研磨する(図20-8).

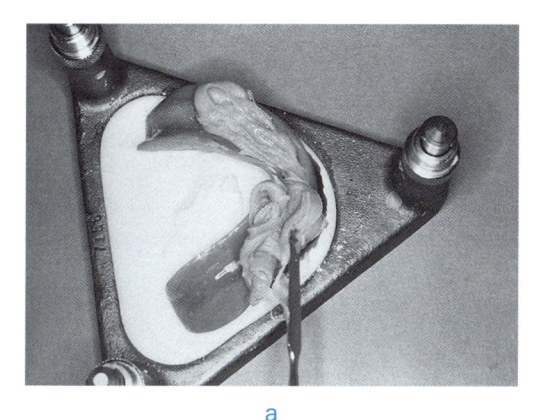

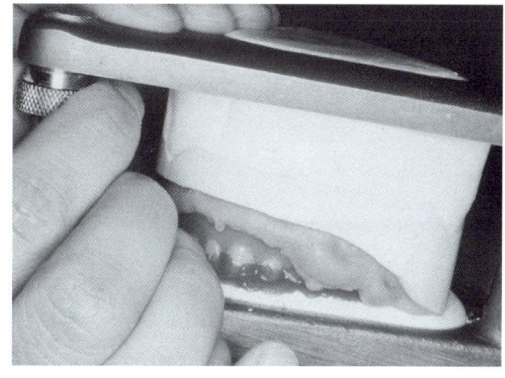

図20-7 ◆ a：義歯の粘膜面を一層削除し，即時重合レジンを盛る　b：ジグの上部を組み合わせて手圧で圧接してネジ止めする．はみ出したレジンは，辺縁部に十分に圧接してから，余剰を取り除く　c：加圧鍋に入れて，温湯中で，2気圧の加圧下で重合する

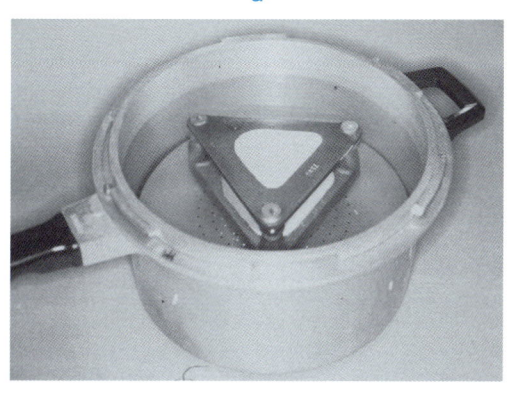

上記のような方法は，全部床義歯で咬合関係を変えないでリラインを行いたいときに用いられる．

たとえば，新たに製作した義歯の咬合調整および粘膜面の調整を行ったのちに，下顎義歯の粘膜面にダイナミック印象材を裏装し，機能時の印象を採得する．この場合に，辺縁部や歯肉部の大きな修正は必要でなく，単に印象材の部分をレジンに置き換えることが目的となるので，前述のようにして，常温重合レジンによってリラインするのが適している．

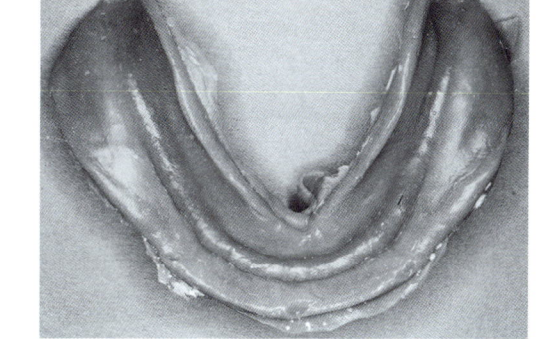

図20-8 ◆ 即時重合レジンでリラインされた義歯の研磨前の状態

2 重合用フラスクを使用する場合

図20-9に示した症例では，床の辺縁部の長さや厚さが著しく不足しており，咬合関係も修正する必要がある．

そこで，義歯床の辺縁にスティックコンパウンドを付着して筋圧形成を行う．このとき，上顎前歯が審美的に適切な位置になるように配慮して上顎義歯の位置づけをする（図20-10）．

このようにして，辺縁形成された義歯をトレーとして印象採得を行うが，まず最初に上顎義歯の口蓋部に数個の孔をあけておき，流動性のよい印象材を用いて，義歯が浮き上がらないように注意して印象採得する（図20-11）．次に，下顎義歯に印象材を盛って，上顎義歯と咬合させながら印象採得する（図20-12）．

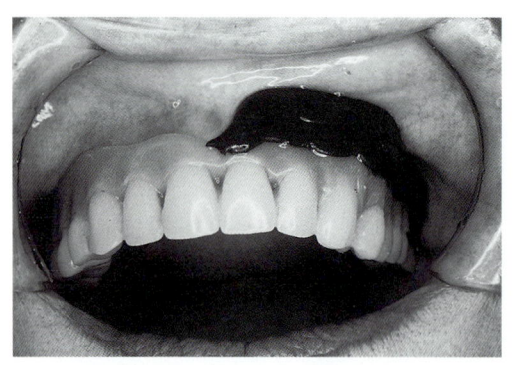

図20-9 ◆ 上顎前歯が審美的に適切な位置になるように義歯を位置づけながら，コンパウンドによって不足部の辺縁形成を行う

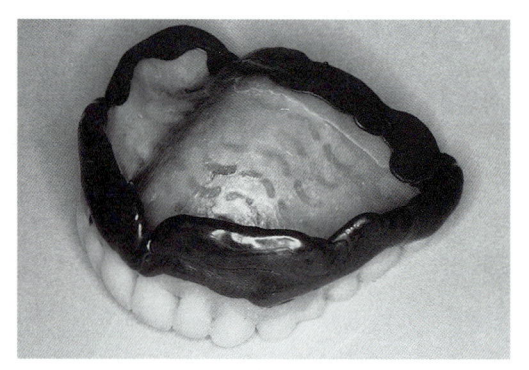

図20-10 ◆ 辺縁形成の終わった義歯

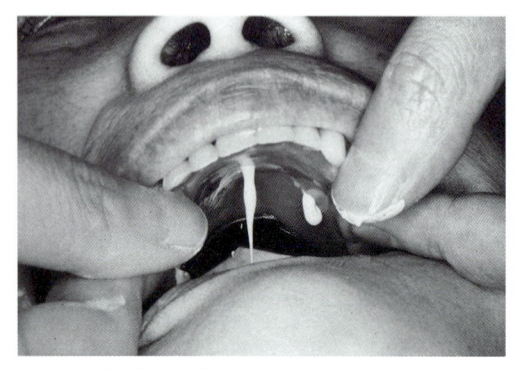

図20-11 ◆ 義歯をトレーとして，酸化亜鉛ユージノール印象材でウォッシュ印象する．このとき，義歯が浮き上がらないように印象材の排出孔を設ける

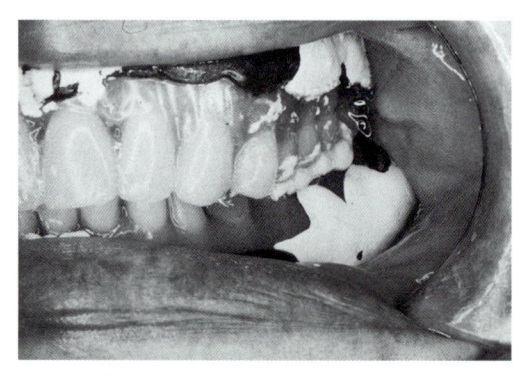

図20-12 ◆ 下顎の義歯に印象材を盛って，上顎義歯と咬合させながら印象採得する

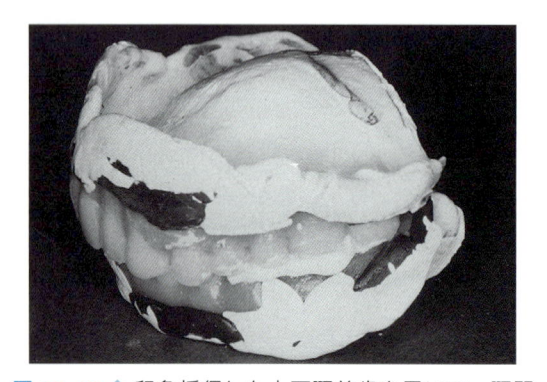

図20-13 ◆ 印象採得した上下顎義歯を用いて，顎間関係の記録を行う

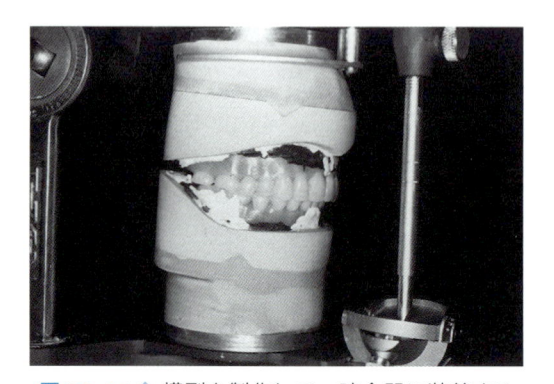

図20-14 ◆ 模型を製作して，咬合器に装着する

さらに，義歯を介して顎間関係の記録を行う（図20-13）．
印象面に石膏を注入して模型を製作し，スプリットキャスト法によって咬合器に装着する（図20-14）．

まず，上顎義歯だけを模型から除去して，口蓋部および辺縁部を削除したのちに下顎歯列上に残しておいた顎間関係記録に適合させて咬合器上に戻す（図20-15）．そして，口蓋部，辺縁部にワックスを追加して歯肉形成を行う（図20-16, 17）．

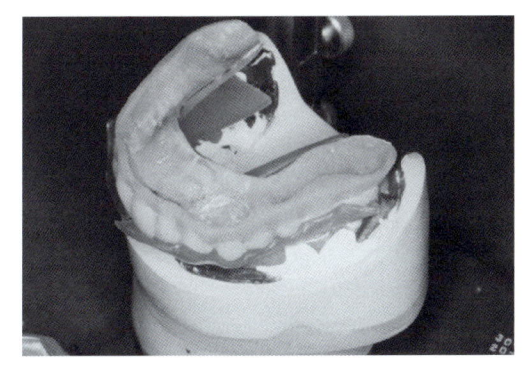

図 20-15 ◆ 上顎義歯だけを模型から除去して，口蓋部および辺縁部を削除したのちに，下顎歯列上に残しておいた顎間関係記録に適合させて咬合器上に戻す

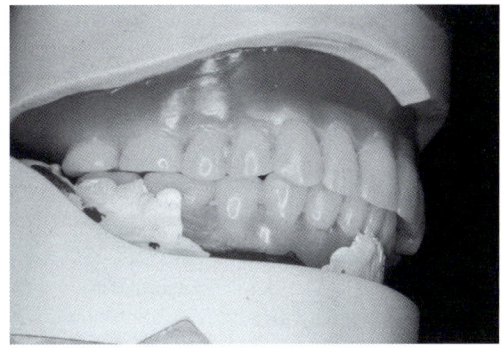

図 20-16 ◆ 辺縁部，床翼部にワックスを追加して歯肉形成を行う

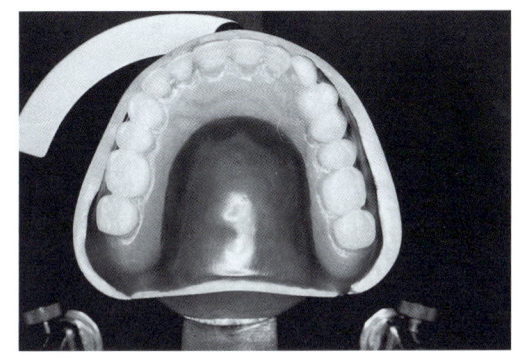

図 20-17 ◆ 上顎義歯の口蓋床を削除した部分のワックスアップを行う

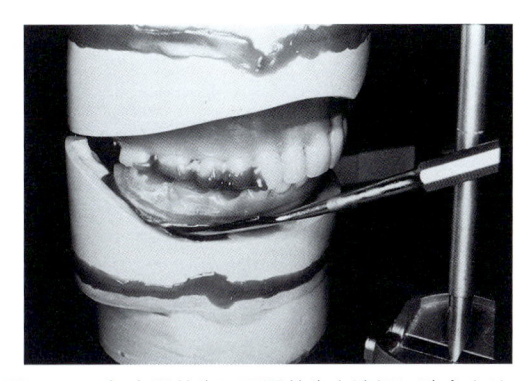

図 20-18 ◆ 上顎義歯に下顎義歯を適切に咬合させてスティッキーワックスで固定し，下顎義歯と模型のあいだをワックスで埋めて歯肉形成する

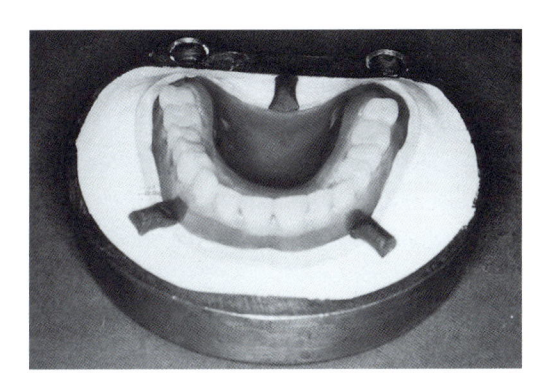

図 20-19 ◆ 義歯を重合用フラスクに埋没する

　次に，下顎義歯を模型から除去し，辺縁部，粘膜面を削除してから，上顎歯列と最も安定する位置で咬合させ，スティッキーワックスで上下の歯列を固定する．咬合器を閉じ，下顎模型と義歯床の間隙にワックスを流して固定し，歯肉形成を行う(**図 20-18**)．こうすれば，人工歯列の咬合関係もある程度修正できる．
　スプリットキャスト部で模型を分割し，通法により重合用フラスクに埋没する(**図 20-19**)．
　加熱重合レジンによって重合を行ったのちに，咬合器に再装着して咬合調整を行う．

Part IV ◆ 特殊な全部床義歯

21 即時義歯，移行義歯，片顎義歯
無歯顎へのスムースな移行

　天然歯の歯根，すなわち，歯根膜受容器が存在することが咀嚼運動のコントロールに大きな役割をはたしている．つまり，天然歯は，単に審美性や咀嚼能率に重要だという以上の意義があり，歯根だけでも極力保存すべきである．

　しかし，残存歯がいずれ抜歯に至ることが明らかな場合には，無歯顎になった場合を見越して，①　患者が全部床義歯に適応しやすいように，②　全部床義歯装着の環境を悪化させないように，早期に対応すべきである．

　そのためには，移行義歯やオーバーデンチャーを勧めて，義歯を口腔内に維持するのに都合がよい状態のうちに，最終的な全部床義歯の外形に慣れさせておくことが望ましい．というのは，残存歯で固定できない義歯では，患者が自分自身で頰，舌などの義歯周囲組織を巧みに働かせて義歯を使いこなす能力を開発することが重要だからである．

　また，抜歯直後に即時義歯を装着することは，心理的な面からも有益な処置であるが，いずれの場合も，抜歯後の残遺組織を減少させないことが最も重要な課題である．

A　即時義歯

　即時義歯とは，抜去予定の歯がまだ口腔内にある状態で印象採得し，模型上で抜歯後の状態を予想して義歯を製作し，抜歯直後に装着する義歯をいう．

1　適応症

❶　両側の臼歯がすでに喪失し，前歯が残存しているが，抜去しなければならない症例．
❷　残存前歯の抜去によって，部分床あるいは全部床義歯の適応症になる場合．
❸　前歯の喪失期間があっては不都合な患者で，術者に十分に協力する場合．
❹　残存前歯の位置が，人工歯の選択と排列に好都合な症例．
❺　中心咬合位が正しく決定でき，顔貌に著しい変化が起こらないような場合．

2　禁忌症

❶　観血的処置を行うので，強度の代謝障害，消耗性疾患，悪性の血液性疾患など全身的疾患がある場合は不適当である．
❷　顎骨の腫瘍などで，放射線照射療法を行っている場合．
❸　歯周組織に急性炎症が認められる場合は，症状の緩解を待ってから行う．

3　利点

❶　義歯床が抜歯創に対する刺激の防備となる．
ⅰ　義歯床が抜歯創面に加わる刺激（たとえば，舌，口唇の運動圧，食物による機械的ならびに

化学的刺激）を防護し，抜歯創の治癒を促進する．
　ii　抜歯窩の血餅が義歯床で保護されるので，治癒が促進される．
　iii　義歯床の粘膜面に適当な薬剤を貼布することによって，鎮痛ならびに治癒促進が可能．
❷　歯を喪失したままの状態でいる時期がないので，心理的にも機能的にも次のような利点が考えられる．
　i　顔貌の劣る時期がないので心理的影響が少なく，社会生活に支障をきたさない．
　ii　発音機能に関与する前歯の喪失期間がないので発音障害が少なく，また，回復が速やかである．
　iii　咀嚼機能が維持され，また，回復も速い．
　iv　顎関節や舌の変形がさけられる．
　v　義歯床という新たな環境に比較的容易に慣れる．
❸　審美的な利点がある．
　i　前歯部の欠如により外観が損なわれることがない．
　ii　残存天然歯が人工歯の選択，排列の参考になるので，審美的，個性的な義歯製作に有利である．
❹　咬合採得時に，残存歯の咬合関係を参考にできる場合は，有歯顎時の顎間関係をそのまま義歯に移行させられる．

4　欠　　点

❶　抜歯された状態を模型上で想定し，模型を改造するので技術上の熟練を要する．
❷　蝋義歯試適が行えないので，予測によって製作した義歯が，実際に装着してみると，審美的に受け入れられない恐れがある．
❸　抜歯後の骨吸収が予期したより急速に起これば，義歯の適合が悪くなるので，頻繁に調整およびリラインを行う必要がある．

5　即時義歯装着後の予後

　骨吸収には生理的な改造現象と病的変化とがある．一般的には抜歯後10〜15日ころ"第1次吸収"が発現する．さらに，術後1〜2か月ころに"第2次吸収"の歯槽の吸収が認められ，その後は緩慢な経過をたどって進行する．そこで，これらの時期を義歯のリラインを行う場合の1つの目安とする．
　しかし，抜歯創の治癒および骨の吸収は，局所的ならびに全身的な各種の条件により異なるので，装着後に定期的に観察し，必要な時期にリラインを行うべきである．

6　即時義歯の実際

　図21-1〜13参照．

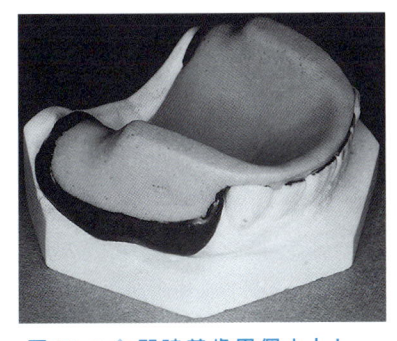

第 21 章 ◆ 即時義歯，移行義歯，片顎義歯

図 21-1 ◆ 即時義歯用個人トレー (1) トレーレジンで残存前歯の切端までを覆ってある．また，臼歯部顎堤上には，2 次印象と連結させるための堤を設けてある．臼歯部辺縁は，ブラックコンパウンドを付着して筋圧形成を行う

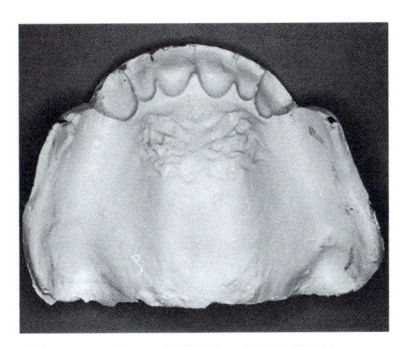

図 21-2 ◆ 1 次印象　酸化亜鉛ユージノールペースト，またはシリコーン印象材により粘膜面を印象する

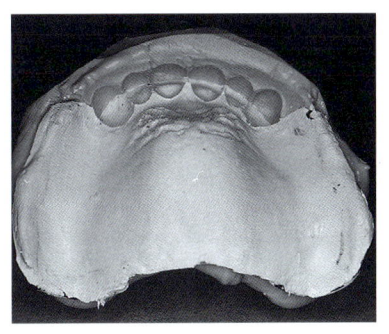

図 21-3 ◆ 2 次印象　1 次印象を口腔内に戻して，その上から有歯顎用の既製トレーで残存歯部のアルジネート印象を行う

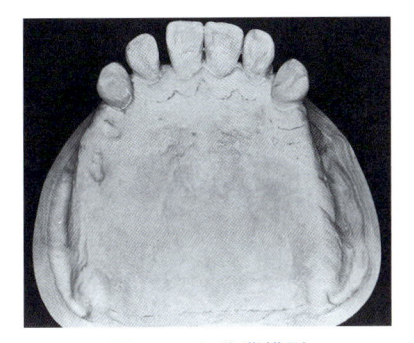

図 21-4 ◆ 作業模型

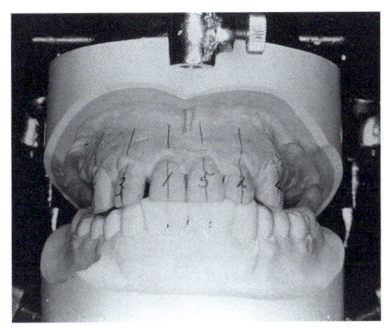

図 21-5 ◆ 模型上の残存歯は，1 歯おきに削除して，順に人工歯に置き換えていく

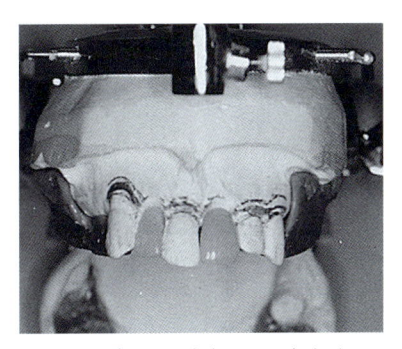

図 21-6 ◆ 残存歯部を 1 歯おきに削除して，人工歯を順に排列する

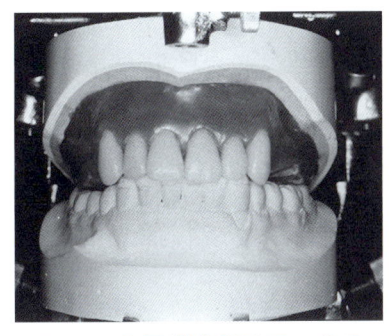

図 21-7 ◆ 唇側床翼のワックスアップ

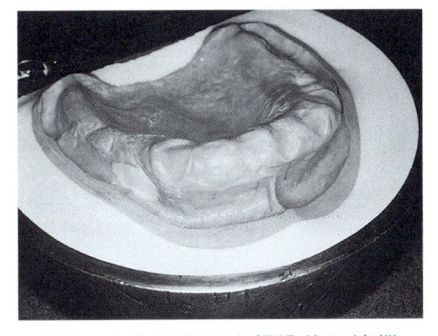

図 21-8 ◆ フラスク埋没後に流蝋した状態　模型の残存歯はほぼ歯肉縁の高さで削除されているが，この段階で削除部の仕上げをする．もし抜歯と同時に歯槽骨整形を行う場合は，この模型に合わせて透明テンプレート（骨削除のガイドとなる）を製作する

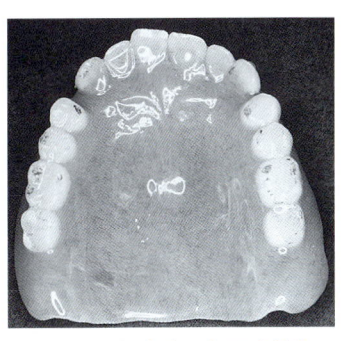

図 21-9 ◆ 完成した即時義歯

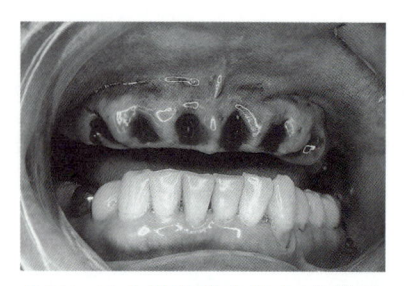

図21-10 ◆ 残存歯を抜去（歯槽骨は削除しない）

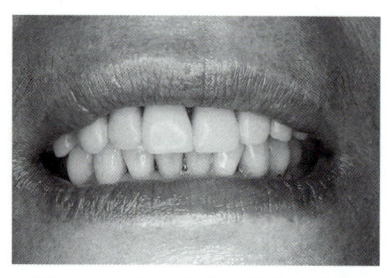

図21-11 ◆ 止血後に義歯を装着

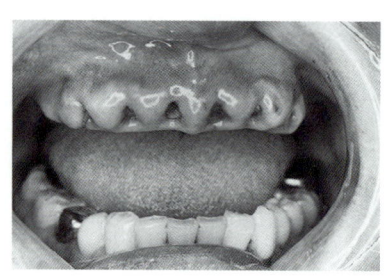

図21-12 ◆ 抜歯後1週間の状態

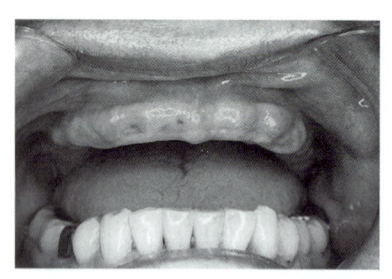

図21-13 ◆ 抜歯後1年の状態

B 移行義歯・付加義歯

　義歯の使用に慣れていない患者や高齢者では，抜歯予定の残存歯があるままで義歯を製作し，義歯が使用できることを確認してから，抜歯して次のステップに進む．すなわち，移行義歯（transitional denture）あるいは付加義歯を経るのが安全である．とくに下顎では，通常の全部床義歯でさえも装着後の疼痛などのトラブルが起こりやすいので，即時義歯では使用困難な場合がある．

1 目的と要点

❶ 残存歯を保存した状態で義歯を装着．
❷ 徐々に抜歯と増歯を行って全部床義歯にコンバート（転換，移行）する．
❸ そのあいだに，治療用義歯（treatment denture）としても役立てる．無歯顎になるまでには，不正咬合や顎関節の変化が起きている．たとえば，長期間臼歯が欠損した状態のままでいた患者では，筋活動の変化，舌の肥大，異常な咀嚼，嚥下の習慣がついている．これらによって生じている床下組織，咬合の異常を，より正常な状態に回復させるため，移行義歯で粘膜調整（ティッシュコンディショニング）と咬合改善を行う．すなわち，人工歯の咬合面にレジンを追加したり，削除して咬合高径を変えたり，咬合様式を変更するが，こうした作業をとおして，それぞれの患者に適した咬合高径，人工歯排列位置，義歯外形などを探り，得られた情報を生かして，新しい義歯の製作を開始する．

2 問題点

　部分床義歯を移行的に全部床義歯にコンバートする場合に，とくに重要なことは床縁の拡大である．というのは，部分床義歯では本来，辺縁封鎖による維持を意図していない．そのため，残存歯の抜歯部位に単に人工歯を順に増歯しただけでは，全部床義歯としての必要条件，すなわち，辺縁封鎖による維持，床の拡大による咬合圧の分散や咬合の平衡が得

a	b	c
d	e	f
g	h	i

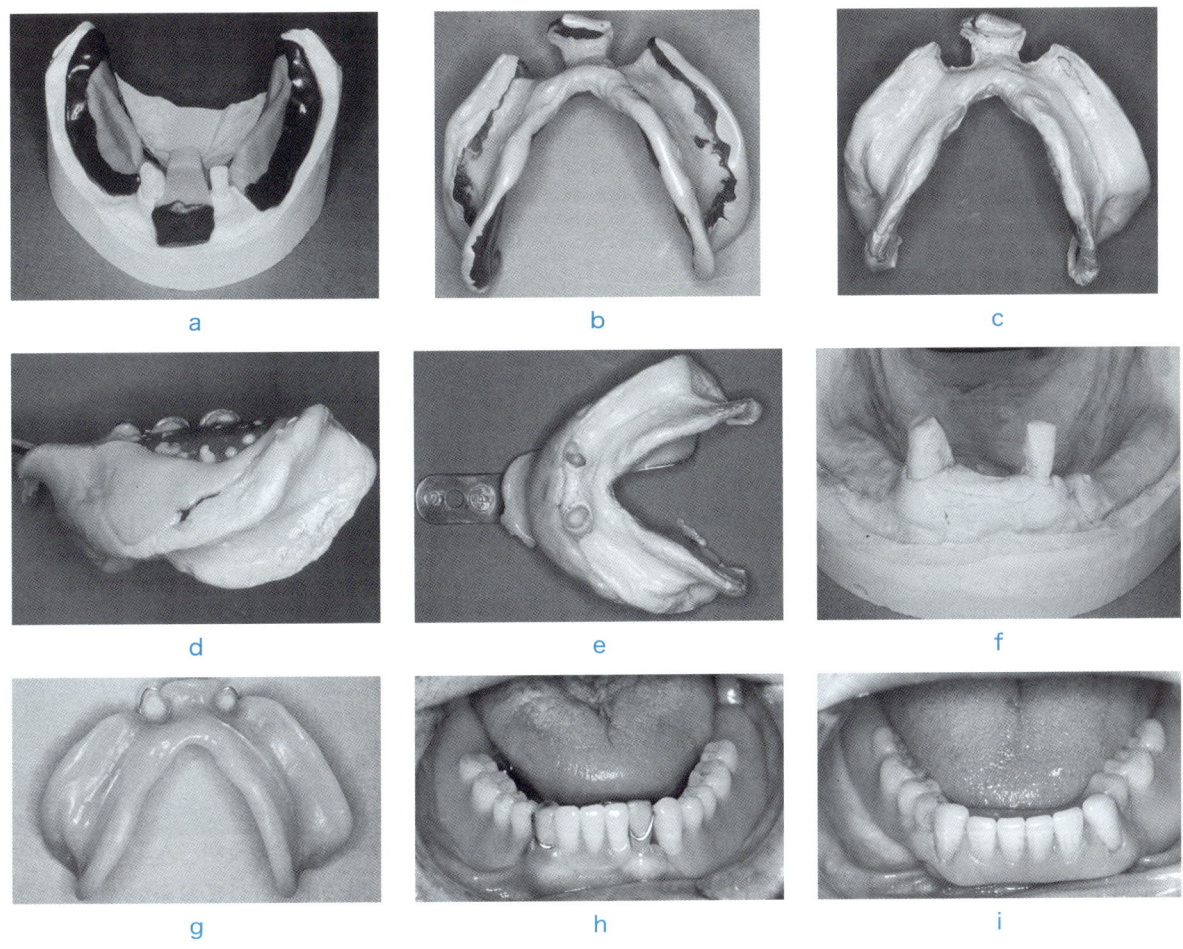

図21-14 ◆ 下顎前歯残存の症例 a：個人トレー；残存歯をさけてレジントレーをつくり，辺縁にはコンパウンドを付着する．臼歯列に相当するようなフィンガーレストを設ける b：トレー辺縁にスティックコンパウンドを盛って筋圧形成を行うが，このとき，軟化温度の異なる数種のコンパウンドを部分的に上塗りして辺縁形態を仕上げる c：完成した粘膜面のウォッシュ印象；残存歯周囲の過剰なペーストをトリミングして，口腔内に再装着できるようにする d：残存歯部分との連合印象（アルジネート印象を用いる場合）；無歯顎部分の印象を口腔内の所定の位置に装着し，その上を覆う有歯顎用トレーでアルジネート印象する．このときの有歯顎用トレーは小さめのものを用いて，個人トレーの臼歯部のフィンガーレストと連結させるとよい e：連合印象の粘膜面観；もし，アルジネート印象が1次印象の辺縁よりもはみ出していれば，過剰部をメスで削除し，筋圧形成による辺縁形態を生かすようにする f：得られた作業模型 g：移行義歯；残存歯には，暫間的な維持のためにクラスプを設けてある h：義歯を装着し，使用できることを確認する i：順次，残存歯を抜歯，または残存歯の歯冠を削除し，その上に人工歯を付加（増歯），床を延長（増床）して暫間オーバーデンチャーとしたのちに抜歯する．最終的に全部床義歯になる

られない．もしそのままで使用させていると次のような為害作用がある．

❶ 床面積が小さいと，床下の顎堤のみが局部的に極端に吸収して，義歯が義歯負担組織内に食い込んでしまう（図19-34-a～f参照）．

❷ 挺出した残存歯のままの位置に人工歯を増歯してしまうと，咬合面はイレギュラーになって，咬合均衡が得られず義歯が不安定なばかりではなく，頰舌の誤咬も起こる（図21-17-a～g，図19-26参照）．

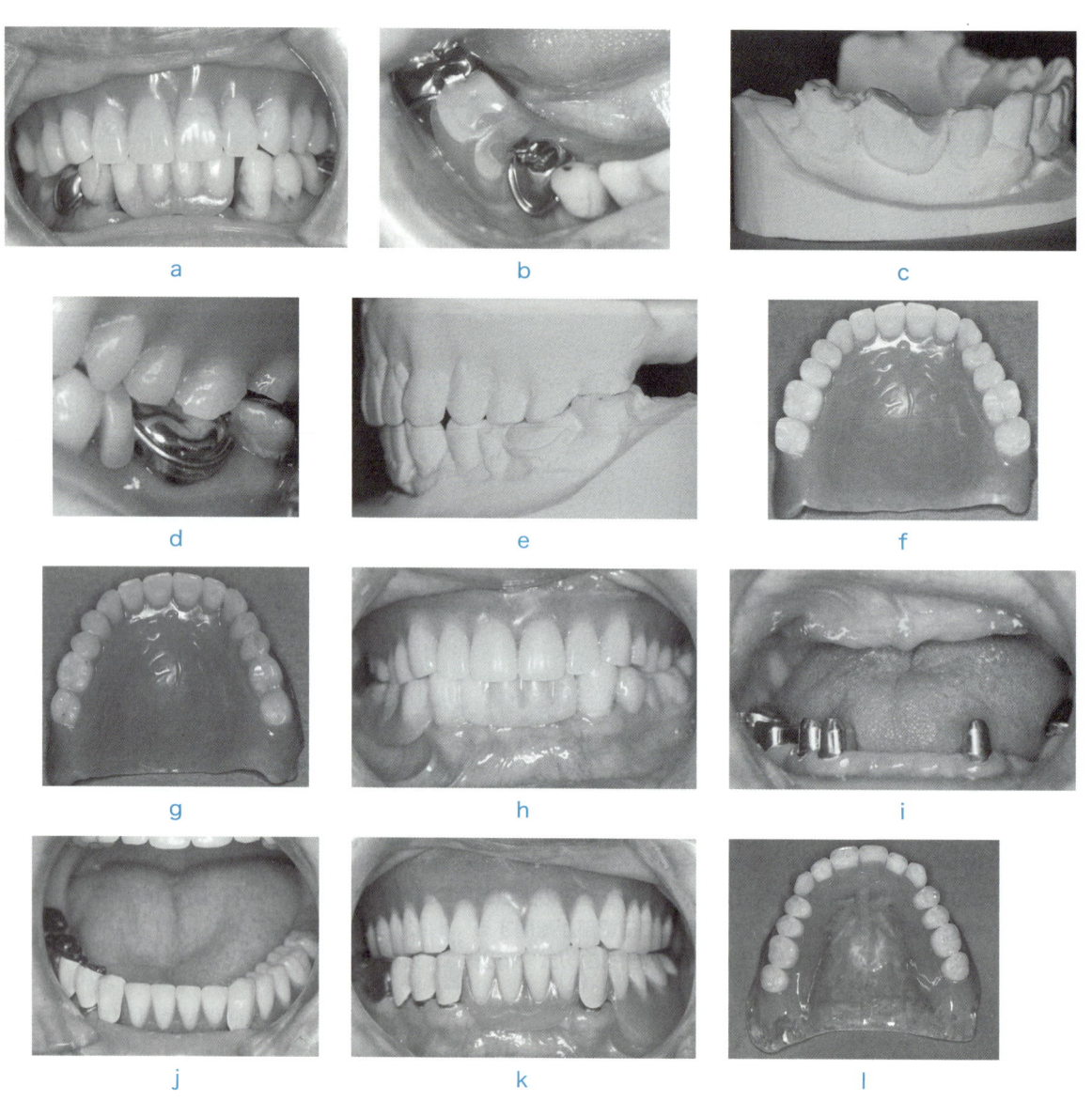

図21-17 ◆ 咬合平面がイレギュラーな症例　a：上顎は全部床義歯，下顎は部分床義歯を使用しているが，上顎全部床義歯の維持不良を訴えている　b, c：下顎欠損部の人工歯が著しく摩耗している．これは，挺出した天然歯と対合していたと思われる．上顎義歯の人工歯は，下顎人工歯とそのまま咬合させてあるので，上顎臼歯部咬合面は，著しく凸彎している　d, e：反対側では，7 ̄が挺出しているため，上顎臼歯部咬合面は，階段状になっている　f：上顎咬合面は，頰舌的にアンチモンソンカーブ，すなわち，頰側咬頭が舌側咬頭より低くなっていて，上顎義歯の安定に不利である　g：上顎全部床義歯の維持を応急的に改善するため，下顎義歯咬合面にレジンを盛り，上顎咬合面の突出部と頰側咬頭を削除した　h：下顎残存歯の根管処置と抜歯によって暫間義歯の咬合平面を整えた状態　i～k：下顎残存歯に内冠を施し，コーヌステレスコープ（Konuskronen Teleskope）義歯とした　l：上顎完成義歯

22 金属床義歯

　金属床義歯とは，義歯床の全部または一部を金属で製作した義歯をいう．金属部分の製作法には，鋳造法と圧印法がある．

A　構　造

　金属の部分をメタルフレームあるいはフレームワークとよぶ(図22-1)．メタルフレームと口蓋側，または舌側のレジン歯槽部との境界を，付線またはフィニッシュライン(finish line)とよび，金属とレジンの接合部が滑沢に移行し，食渣や異物が嵌入しにくい構造にする．

　メタルフレームの唇・頬側縁には，レジンとメタルフレームとを強固に結合するための維持格子を設ける(図22-1)．

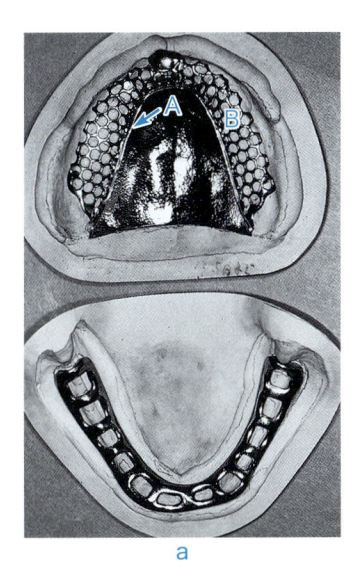

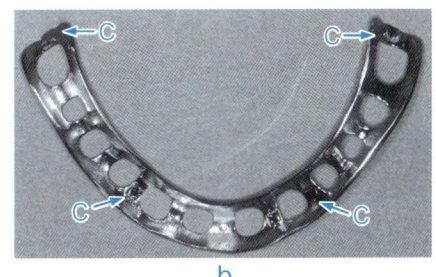

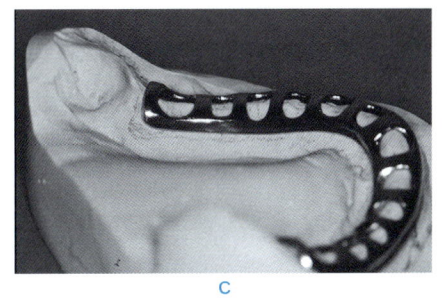

図22-1 ◆ 金属床のメタルフレームあるいはフレームワーク　a：メタルフレームと口蓋側のレジン歯槽部との境界を，付線またはフィニッシュラインとよぶ(A)．メタルフレームの唇頬側縁に，レジンとメタルフレームを結合するための維持格子を設ける(B)　b：下顎金属床のメタルフレームの粘膜面(C：ティッシュストップ tissue stop)；作業模型の顎堤粘膜面に接し，フラスク内でのレジン塡入時に格子部の変形や移動を防止する　c：下顎金属床のメタルフレーム；ティッシュストップだけが作業模型の顎堤粘膜面に接する

B　金属床義歯の特徴 ―全部床義歯の場合―

1　利点と欠点

〈レジン床義歯との比較〉

利　点	欠　点
① 金属床は熱伝導性がよいため，温度感覚が優れている	① 義歯完成後の金属床部の調整が困難である
② 金属床はレジン床よりも強度があるため，床を薄くできるので，口腔内の違和感が少ない	② リラインがしにくい
③ 破折した場合の修理が困難である
③ 金属床は吸水性がないため，床が清潔に保たれやすい	④ 製作操作が繁雑である．とくに，チタン，コバルト-クロムやニッケル-クロム合金の鋳造や圧印には，特殊な設備が必要である
④ 床下粘膜に対する刺激性が少ない	
⑤ 下顎義歯では重量による補助的維持が期待できる	⑤ レジン床より重いので，上顎義歯には不利である

2　適応症と禁忌症

組織親和性がある金属では，アクリリックレジン過敏症にも適用できる．

〈禁忌症〉

❶ 口蓋隆起が複雑な形態の場合など，模型上でのリリーフの予測が困難な場合．

❷ フラビーガムなど，顎堤が軟弱で義歯の移動量が大きい場合．

3　留意事項

義歯製作後に金属部分の調整がほとんどできないので，次の診断が必要である．

❶ 粘膜下の骨の状態，粘膜の被圧変位性，粘膜の性状などについて十分な診査を行う．

❷ 義歯の設計の際に，圧負担域の緩衝腔の設定や床周縁，後縁の位置決定などを的確に行う．

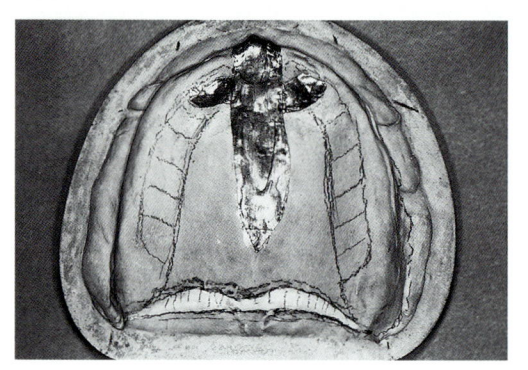

図22-2 ◆ 作業模型上の設計　ポストダムの範囲，高さを口腔内で確認して模型のトリミングをし，リリーフも施してある

〈設計，製作過程の注意事項〉

❶ 上顎の場合…口蓋後縁封鎖，すなわちポストダムの設計がきわめて重要である．そのため，口腔内で軟口蓋の運動を観察して後縁の位置を正確に決める．そして，ポストダムの範囲，高さを口腔内で確認して模型のトリミングをする（図22-2，図7-8〜13 参照）．

これに不安がある場合は，ポストダム相当部をレジンで補えるような設計にする（図22-3，4）．

Ⅰ型：後縁，ポストダム金属型の適応症（図22-3）
　ⅰ　軟口蓋の形態，運動が標準的な症例．
　ⅱ　前振動線，後振動線（アーライン）が明確．
　ⅲ　嘔吐反射が強くない．

Ⅱ型：後縁にレジン付加型の適応症（図22-4）
　ⅰ　軟口蓋の形態，運動が標準的でない症例．
　ⅱ　正中後方の溝が深い．
　ⅲ　「アー」発音時に正中後方の溝が深い．
　ⅳ　嘔吐反射が強い．

❷ 下顎全部床義歯への適用…金属床は，下顎全部床義歯でも破折，変形を防ぐために有効であるのでスケルトンタイプとし，基礎床内に埋入する．この場合には，のちの調整のため金属が粘膜に接触し

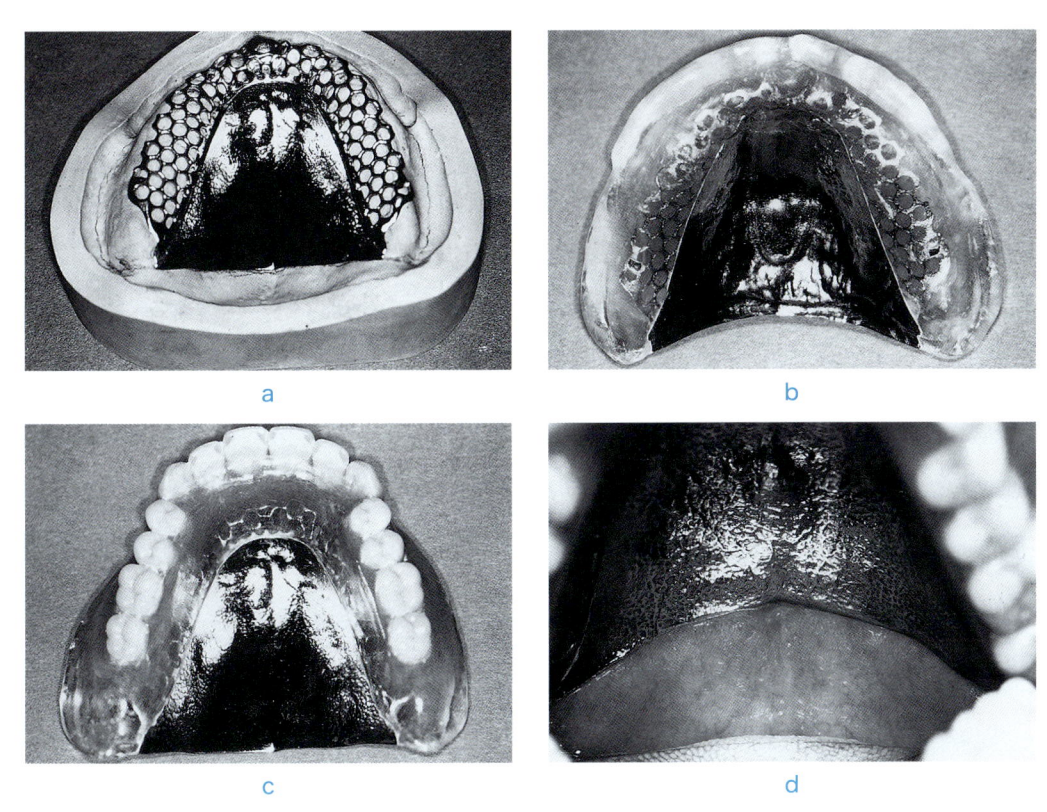

図22-3 ◆ I型：後縁とポストダム部を金属　a：メタルフレーム　b：永久基礎床；メタルフレームを組み込んで透明レジンで重合してある　c：完成義歯　d：口蓋後縁のメタルフレームが機能時の軟口蓋に密着する

ないことが要点である（図22-5）．
　すなわち，下顎では装着後の粘膜面，辺縁の調整が必ず必要であり，また，経時的に床の沈下が起こるので，舌側床翼を金属床にすることは危険である．

C　金属床義歯（鋳造床）の製作手順

　金属床義歯は，メタルフレームとよばれる義歯の基礎床部分を金属でつくるが，形のうえでは床の一部が薄くなること以外は，レジン床義歯と基本的に変わらない．義歯製作手順も，メタルフレームを製作するステップが加わるだけである．
　メタルフレームを製作する時期には，次の2通りがある．
❶　印象採得後，ただちに作業模型上でメタルフレームを製作し，咬合床の基礎床として用いて咬合採得したのち，その上に人工歯を排列し蝋義歯とする．基礎床は永久基礎床法を用いるとよい（図8-4参照）．すなわち，メタルフレームを組み込んで，その他の基礎床部分をワックスアップして透明レジンで重合する（図22-3-b，4-b）．なお，下顎では，義歯完成後の粘膜面の調整を容易にするために，メタルフレームが粘膜面に露出しないようにスケルトンタイプとして，基礎床内に埋入する（図22-5-b）．
❷　仮床を用いて咬合採得し，人工歯の排列を行い蝋義歯試適後に，この蝋義歯の歯槽部の形態を参考にして，作業模型上でメタルフレームを設計する．
　この方法では，金属床部とレジンの歯槽部との移行部であるフィニッシュラインの設定を正確に行う

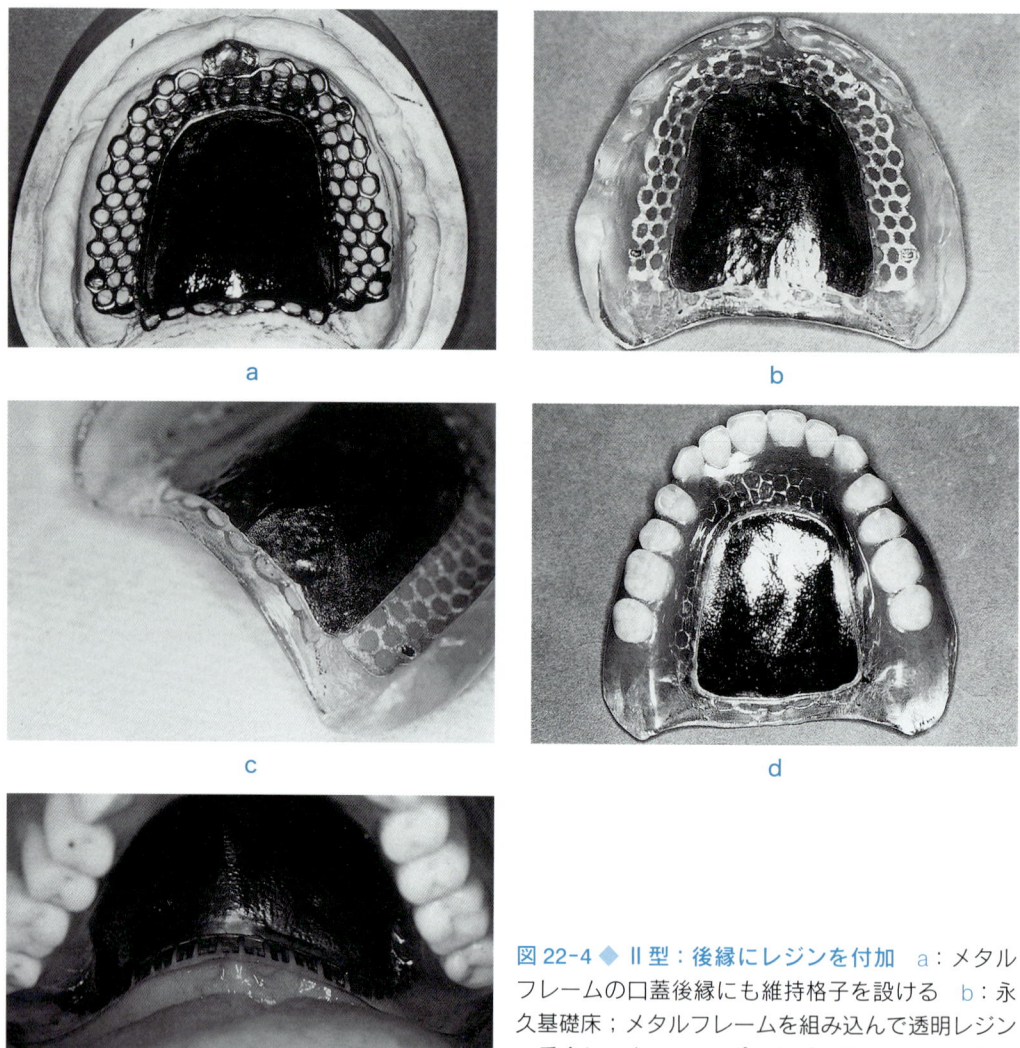

図22-4 ◆ II型：後縁にレジンを付加 a：メタルフレームの口蓋後縁にも維持格子を設ける　b：永久基礎床；メタルフレームを組み込んで透明レジンで重合してある　c：ポストダム部はレジンになっている　d：完成義歯　e：口蓋後縁が機能時の軟口蓋に密着するように調整がしやすい

ことができる．しかし，咬合採得を仮床で行う不利があり，以後の操作も繁雑である．その手順を次に説明する．

i 通法により，印象採得，咬合採得，人工歯排列を行ったのち，蠟義歯を口腔内に試適する．蠟義歯を作業模型上に戻し，蠟義歯の唇・頰側面，咬合面および模型側面を含む石膏コアを製作する．このコアは，メタルフレームを製作したのちに，人工歯をもとの位置に再排列するためのガイドとなる．

ii 蠟義歯の口蓋側のワックスと基礎床との移行部に，ラウンドバーで数個の孔を穿孔し，鉛筆を差し込んで作業模型にこの位置を印記する（図22-6）．作業模型上で鉛筆の点を連ね，金属床部とレジンによる歯槽部との移行部とする（図22-7）．これをフィニッシュラインとよび，断面を90度以下の鋭角に形成することによって，金属床部とレジンの歯槽部の移行を滑沢にし，異物の嵌入を防ぐ．

iii 次に，金属床部と床用レジンとを結合させるための維持格子を設計する．維持格子のデザインは，格子状，網目状，ループ状などの形があ

第22章 ◆ 金属床義歯　293

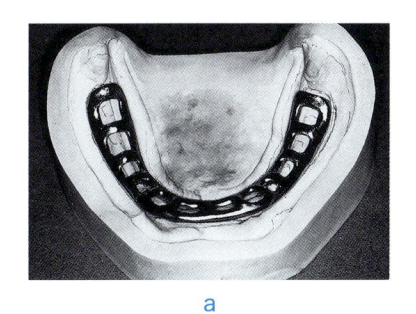

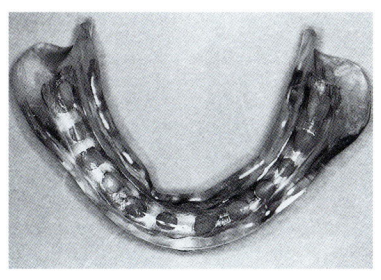

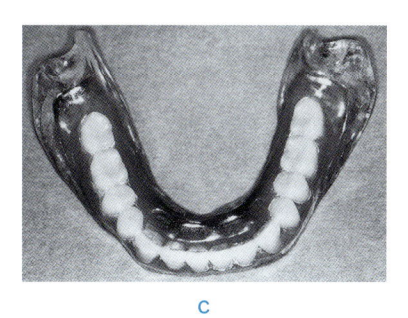

　　　a　　　　　　　　　　　　　　b　　　　　　　　　　　　　　c

図 22-5 ◆ 下顎全部床義歯の金属床　a：下顎全部床義歯では，スケルトンタイプとし　b：基礎床内に埋入する　c：のちの調整のため金属を粘膜に接触させない

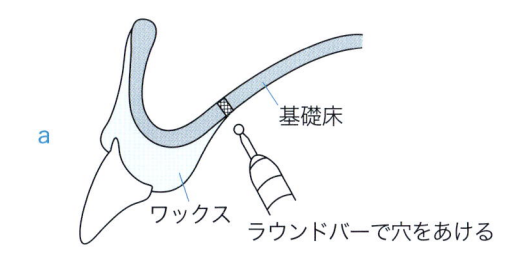

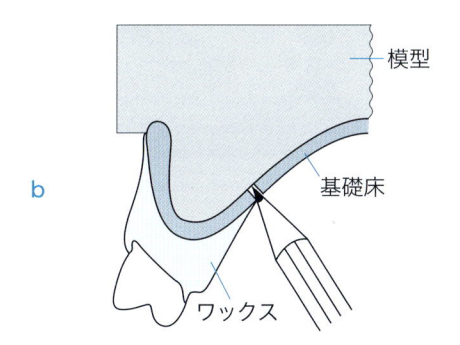

図 22-6 ◆ フィニッシュライン(付線)の設計：仮床を用いている場合　a：蝋義歯の口蓋側のワックスと基礎床との移行部に，ラウンドバーで数個の孔を穿孔する　b：孔に鉛筆を差し込んで作業模型にその位置を印記する

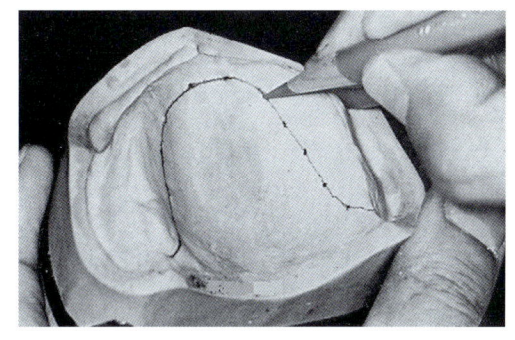

図 22-7 ◆ フィニッシュラインを作業模型上に描く
作業模型上で鉛筆の点を連ねて線を描き，金属床部とレジンによる歯槽部との移行部とする

り，フィニッシュラインから唇頬側に向かって歯槽頂を越えた部分まで広げる．また，維持格子の粘膜面に，作業模型の顎堤粘膜面に接するティッシュストップ(tissue stop)を数か所設け，のちのフラスク内でのレジン填入時に格子部の変形や移動を防止する．

　iv　耐火模型の製作…金属床部の設計完了および前処置後に，作業模型を複印象し，メタルフレームの鋳造のための耐火模型(複製模型)をつく

る．

　v　耐火模型材の表面をワックスバスやプラスチックスプレーで処理する．この表面処理によって，模型表面が滑沢になるとともに，ワックスが模型になじむようになり，ワックスパターンの形成が容易になる．

　vi　ワックスパターンの製作，埋没，鋳造．

　vii　メタルフレームの研磨後，作業模型上に戻し，先に製作した唇頬側面コアに合わせて人工歯を再排列し，通法に従ってレジン重合して義歯を完成する．

❸　メタルフレームを組み込んで基礎床部分を透明レジンで重合してある場合の重合法．

　金属部分を含めて基礎床部分をフラスク下部に埋没する(**図 22-8**)．**図 22-9** に流蝋後の状態を示した．

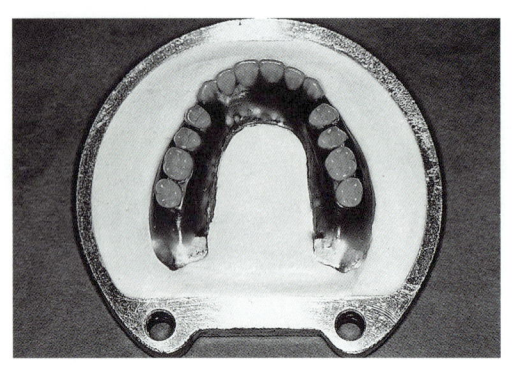

a：上　顎 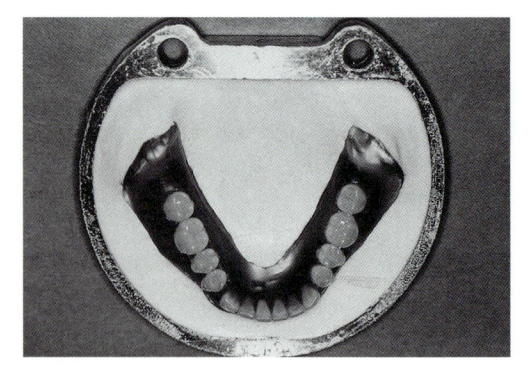　　　　　　　　　　　　b：下　顎

図 22-8 ◆ 金属床の蝋義歯埋没（永久基礎床法）　金属部分を含めて基礎床部分をフラスコ下部に埋没する

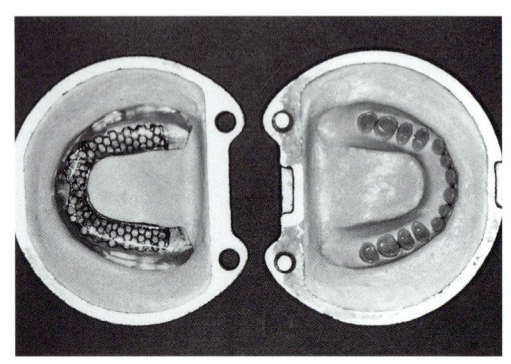

a：上　顎 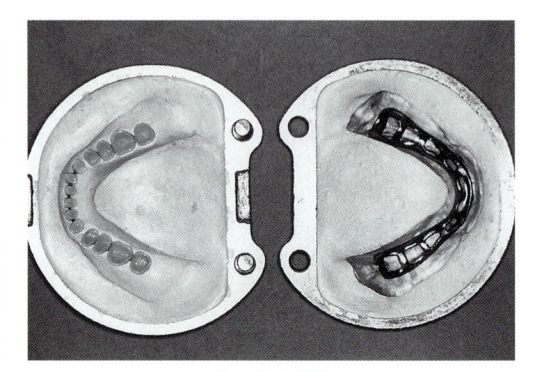　　　　　　　　　　　　b：下　顎

図 22-9 ◆ 流蝋後（永久基礎床法）

D　圧印床

　圧印床は，作業模型から陰型と陽型の2つの模型を製作し，両者のあいだに金合金板，あるいはステンレス鋼板をはさみ，強い力を加えてプレスし成形する．

〈圧印床の特徴〉

❶ 厚さを薄く成形でき，軽くて強靭である．
❷ 研磨が容易で滑沢な床面が得られる．
❸ 適合が不良になった場合，再圧印できる．
❹ 鋳造床に比べ適合度がやや劣る．
❺ 鋳造床に比べて製作過程が複雑で，特殊な装置を必要とする．

23 無歯顎者のための インプラント義歯

1 インプラントとは

インプラント義歯(implant denture)とは，金属，セラミックスなどの人工材料で製作した構造体(インプラント)を，顎骨の骨膜下あるいは顎骨内に埋入し，これを利用して維持をはかる義歯をいう．

2 インプラントの構造と種類

インプラント義歯を大別すると次の3種類になる．

(1) **骨膜下インプラント義歯**
　　　subperiosteal implant(図23-1)
フレーム状，メッシュ状の金属製下部構造(substructure)を顎骨骨膜下に埋入し，口腔内に突出した部分に義歯を固定するもの．顎骨面に適合した下部構造を製作するためには，口蓋，顎堤を覆う粘膜，骨膜を広範囲に剝離して骨面を印象しなければならないので，手術的侵襲が大きく，現在では施術されることはまれである．

(2) **骨内インプラント義歯** endosseous implant
❶ ブレード・ベント(blade-vent, Linkow)．…板状の歯槽骨内への埋入部の上にポストが付き，粘膜から突出する(図23-2)．
❷ 人工歯根…歯根に類似した円筒型，らせん型の人工歯根(フィクスチャー)を顎骨に植立して義歯の維持源とするもの．手術法が簡単で組織の侵襲も比較的小さいため，このタイプのインプラントを埋入する機会が現在最も多い(図23-3)．

a

b

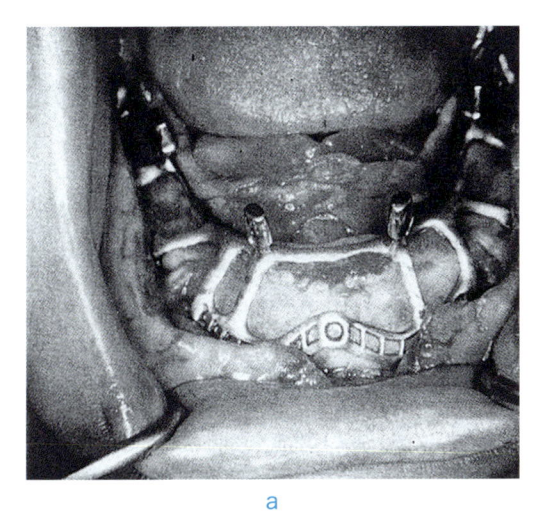

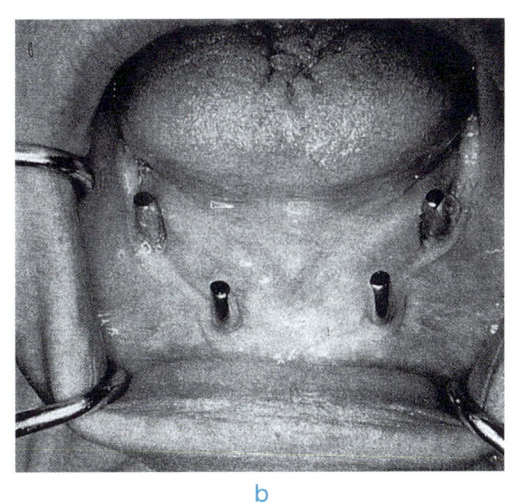

図23-1 ◆ **骨膜下インプラント** フレーム状，メッシュ状の金属製下部構造(substructure)を顎骨骨膜下に埋入し，口腔内に突出した部分に義歯を固定する(山縣訳より)

a
b

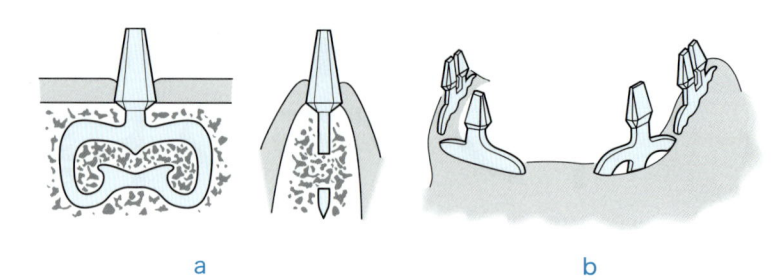

図23-2 ◆ ブレード・ベント（blade-vent）インプラント　板状の歯槽骨内への埋入部の上にポストが付き，粘膜から突出する(山縣訳より)

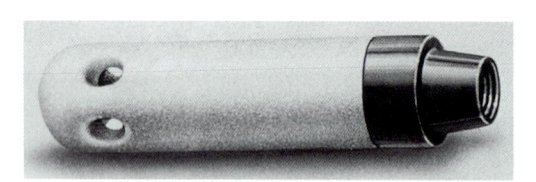

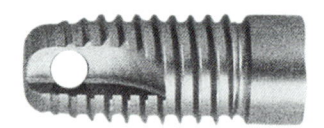

a：歯根に類似した円筒型の人工歯根　　b：スレッドのついた人工歯根

図23-3 ◆ 骨内インプラントの人工歯根

（3）歯内骨内インプラント
endodontic endosseous implant

天然歯の根管をとおして根尖から金属ピンを顎骨に挿入する．動揺歯の固定に用いるとされているが，現時点では，臨床応用は少ない．

3 無歯顎者，とくに高齢者に対するインプラントの適用

高齢の無歯顎者では，一般に顎堤の吸収が著しく，また，全部床義歯をうまくコントロールするための神経筋機構の協調性が衰えた難症例が多い．とくに，下顎義歯の不安定と浮き上がりに悩む例が多い．このような場合に，インプラントは義歯を固定するために有効な手段となる．

インプラントの歴史は長く，さまざまなタイプの骨内および骨膜下インプラントが開発され，臨床にも用いられてきたが，その予後や永続性について多くの問題点を残していた．そのなかで無歯顎など広範囲の欠損に適用されてきたのは主としてブレード・ベント（Linkow, 1968，図23-2）と骨膜下インプラント（図23-1）である．しかし，これらは広範囲の外科的侵襲が必要であり，技術的にもきわめて高度のものが要求される．そのため，広く利用されるには至らなかった．しかし，近年のインプラント学の進歩はめざましく，骨との癒着が確実で，比較的小範囲の手術で埋入できるフィクスチャー（骨内固定部，人工歯根）と，多くのデザインを選択できるアバットメント（維持装置部）の出現によって適用範囲が大きく広がってきた．初期には純チタンにスレッド（ねじ）が切られただけのものや，表面にアパタイトを熔射したものが主流であったが，のちに骨と接触する界面を粗糙にするためにフッ酸処理やブラスト処理されたものも発表され，生体材料の研究開発と相まって生着率が高まってきている．また，顎堤の吸収が著しい患者においてもサイナスリフト（上顎洞底挙上手術）や骨移植（自家骨：腸骨），GBR法（Guided Bone Regeneration technique：骨再生療法）などによって確実に臨床応用の範囲は拡大しつつある．

（1）利　点
❶ 天然歯で最も憂慮される支台のカリエス罹患がない．

❷ スクリュー固定式でさまざまなタイプのアバットメントを選択し，状況に応じた支台装置が応用できる．

❸ スタッドアタッチメント（stud attachment），

または根面アタッチメントやバーアタッチメントなども，既製のメールの付いたアバットメントをスクリュー固定することによって容易かつ精密に製作できる．

(2) 注意点

❶ 天然歯と同様にプラークコントロールも的確に行う必要がある．そのため，インプラントと歯肉境界部の清掃が容易である必要がある(清掃性)．

❷ 埋入位置や方向を検討し，咬合力がたえずフィクスチャーの軸と同一に加わるように留意する必要がある．

❸ 従来は後方に伸びたエクステンション(カンチレバー)ブリッジを用いたものが多かったが，回転力が加わるため終端に存在するインプラントの予後が悪い．これを防ぐため最近では後方にもフィクスチャーを埋入するようになった．

4 臨床例

次に示すのは，主として Integral Implant System (Calcitek, Inc.)の無歯顎者への適用例である．このシステムは，シリンダー型の2ピース型人工歯根であり，チタン・ヒドロキシアパタイト複合体(Ti-HA)，すなわち，チタンの本体の表面に HA を熔射したもので，生体活性のヒドロキシアパタイト(HA)が骨と直接結合して，いわゆる integration (osseo-ankylosis)の状態になる．

2ピース型では，最初に顎骨にインプラント窩を形成して歯根部(フィクスチャー)を植立し，いったん，創を閉鎖して骨との結合をはかる．約3か月後に再度，開創して根面を露出させ，temporary gingival cuff をネジ込み，歯肉の治癒を待つ．こののちに temporary gingival cuff を各種のアバットメント(支台部)に交換し，義歯側に維持装置を設置する．

上部構造，すなわち，フィクスチャー(人工歯根)に乗る義歯の部分には，さまざまなタイプがある．それらは，次のように分類できる．

Ⅰ　フィクスチャーのみで咬合圧を負担する…インプラント支持．

Ⅱ　フィクスチャーと顎堤の両方で咬合圧を負担する…インプラント・粘膜支持．

Ⅲ　フィクスチャーは維持力(義歯の離脱防止)のみで，咬合圧は顎堤で負担する…インプラント維持・粘膜支持．

これらの選択は，活用できるフィクスチャーの数，サイズ(太さ，長さ)，位置で判断する．また，対顎の条件(天然歯か，無歯顎か，インプラント支持か，など)も重要である．

フィクスチャーの埋入手術前に図 23-4 に示すようなステントを利用して，理想とする歯列の直下に垂直にフィクスチャーを埋入することを検討する．しかし，その部位の骨量，骨質で左右される．とく

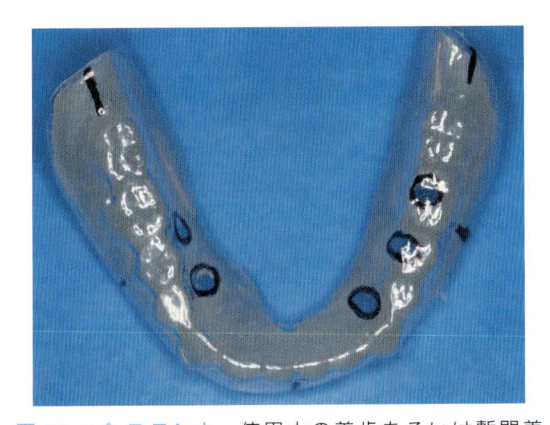

図 23-4 ◆ ステント　使用中の義歯あるいは暫間義歯を透明レジンで複製する．これをフィクスチャー埋入位置の選定，手術時のガイド(サージカルステント)や上部構造の選択に用いる

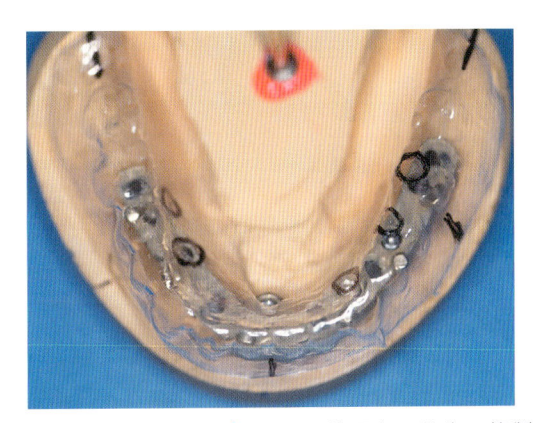

図 23-5 ◆ 透明テンプレート　使用中の義歯の複製模型に透明レジンシートを圧接する．これを模型に乗せ，その中にバーなどの構造物が納まるように設計する．こうすると，周囲組織と調和した義歯形態にできる

に，無歯顎者では，顎堤の吸収，対向位置の変化（図2-24～26 参照）により天然歯の歯列弓の位置には埋入できない場合のほうが多い．

一般に，左右オトガイ孔間の下顎前歯部が埋入の可能性が高い．その他，下顎臼歯部では下顎管，上顎臼歯部は上顎洞，上顎前歯部は顎堤の後退で制約され，フィクスチャーを設置できないことが多い

そこで，上部構造の設計では，図 23-4，5 に示すようなステント，透明テンプレートを用いて，目標の人工歯列とフィクスチャーの位置関係から上記の支持のタイプを決める．

例】図 23-6：O リングアタッチメントのアバットメント

ゴムリングを床内に埋入する（図 23-6-b）．

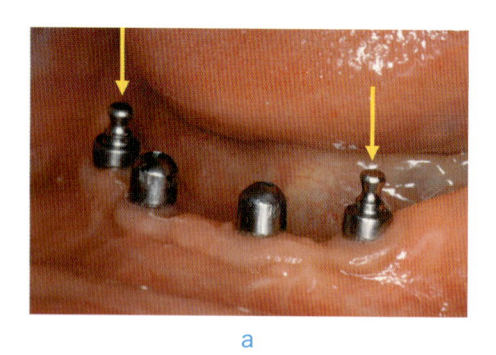

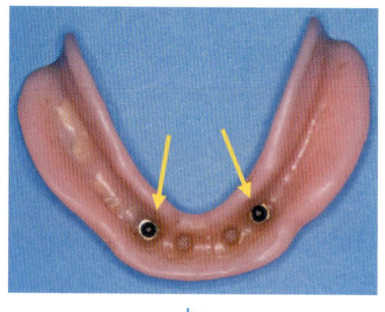

図 23-6 ◆ a：O リングアタッチメント．左右外側（矢印）が O リングアタッチメントのアバットメント
b：O リング（矢印）を付着した義歯粘膜面

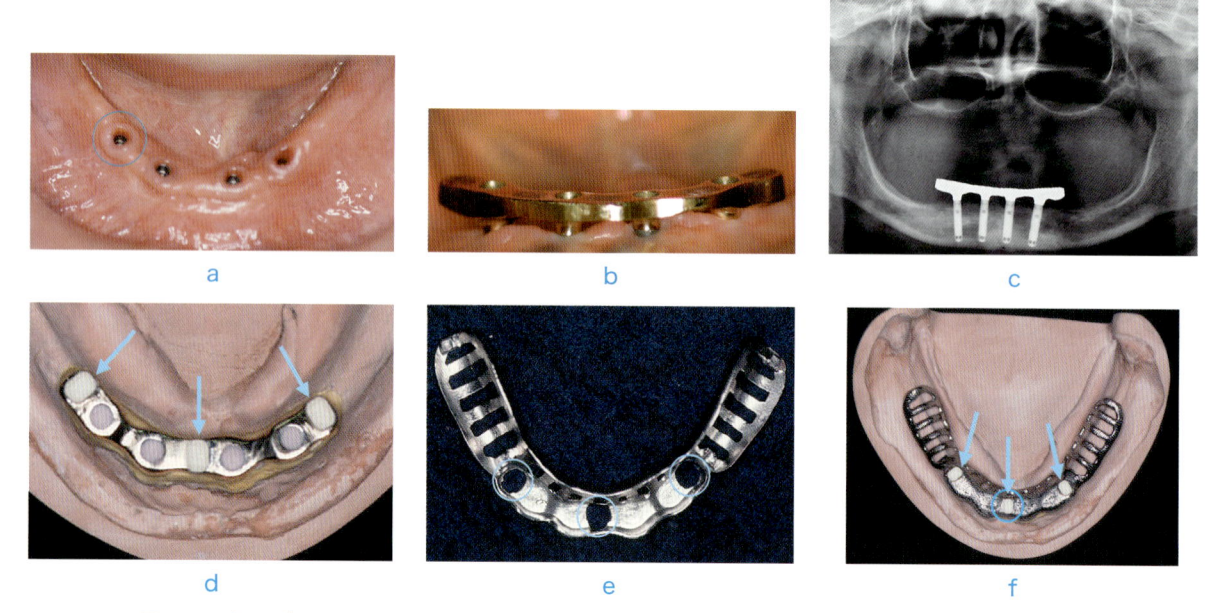

図 23-7 ◆ マグネットアタッチメントの症例．メタルフレームの設計（1）　a：下顎前歯部に 4 本の人工歯根（フィクスチャー）を埋入してある　b：フィクスチャーにアバットメントを介してネジ止め，連結したバーアタッチメント（バー）；バーの中に磁性合金のキーパー（keeper）を鋳接してある　c：フィクスチャーにネジ止め，連結したバーの X 線写真；フィクスチャーとの連結部に隙間がないことを確認する　d：作業模型上のバー（バーアタッチメント）の中に鋳接したキーパーの上には，マグネットアタッチメントのダミー（石膏ブロック：矢印）を付着してある　e：バーを覆うメタルフレーム；キーパーの部分は開窓してある．これを義歯床内に埋入する　f：模型上のバーに乗せたメタルフレーム；キーパーの上には，マグネットアタッチメントのダミー（石膏ブロック：矢印）を付着してある

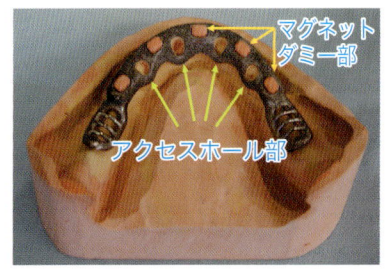

図23-8 ◆ メタルフレームの設計(2) バーアタッチメント部も石膏で再現した作業模型上に置いたチタンのメタルフレーム．マグネット部だけではなく，アクセスホール部も開窓してある．アクセスホール部を開窓した理由は，口腔内でバーとオーバーデンチャー(義歯)を一体として取りはずすためである．たとえば，将来，リラインを行うとき，あらかじめこの部分の床を穿孔し，義歯の上からアクセスホールにドライバーが到達するようにしておけば，リライン材などがバー下部のアンダーカット部に入って硬化しても，バーの固定ネジをはずして撤去できる

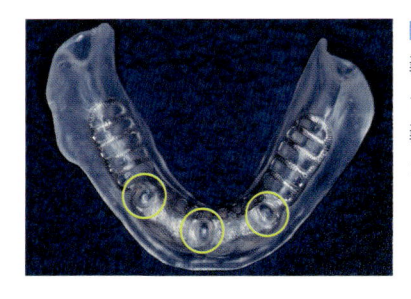

図23-9 ◆ メタルフレームを組み込んだ透明レジンの基礎床 床外形は全部床義歯に準じている．マグネットアタッチメントを付着する部分は凹み(ハウジング)になっている(円印)．この上に人工歯排列，歯肉形成し，義歯を完成する．義歯を装着，調整後にマグネットアタッチメントをハウジング中に金属接着性レジンで付着する

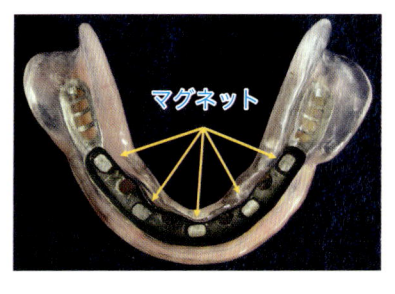

図23-10 ◆ メタルフレームを組み込んだ透明レジン床の下顎義歯 マグネットアタッチメントをハウジング中に金属接着性レジンで付着してある(矢印)

インプラント維持・粘膜支持タイプ．

例】図23-7：下顎のマグネットアタッチメント

フィクスチャーにネジ止め，連結するバーの中に磁性合金のキーパー(keeper)を鋳接する(図23-7-b～d)．図23-7-e，fは，バーを覆うメタルフレームで，キーパーの部分は開窓してある，これを義歯床内に埋入する．図23-8では，メタルフレームのアクセスホール上部も開窓してある．図23-9のようにメタルフレームを組み込んだ透明レジンの基礎床を製作する．咬合圧を顎堤で負担するため床外形は，全部床義歯に準じている．この上に人工歯排列，歯肉形成し，義歯を完成する．義歯を装着，調整後にマグネットアタッチメントをハウジング中に金属接着性レジンで付着する(図23-10)．

インプラント・粘膜支持タイプ．

例】図23-11，12：上顎のマグネットアタッチメント

バー中にキーパーを鋳接してある(図23-11-a，b)．メタルフレームを組み込んだ透明レジン床義歯のハウジング中にマグネットアタッチメントを付着する(図23-11-c)．強力な維持力が得られるので，口蓋床を縮小でき，嘔吐反射の強い症例などに有効である．図23-12は上顎臼歯部のバーの例である．

インプラント・粘膜支持タイプ．

例】図23-13：可撤式ブリッジタイプ

下顎前歯，臼歯部に6本のフィクスチャーを埋入してある．使用中の義歯を透明レジンで複製したステント(図23-5)で示すように，フィクスチャーの位置(図23-13-a)が望ましい歯列と，ややずれているためバーとマグネットアタッチメントによる患者可撤式とした．歯列は強固なバーの遠心に延長して

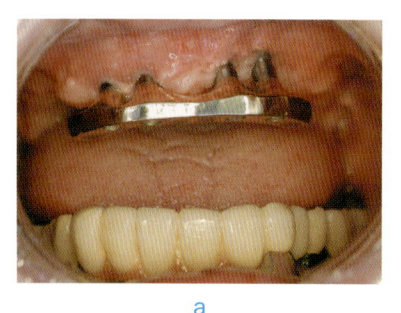

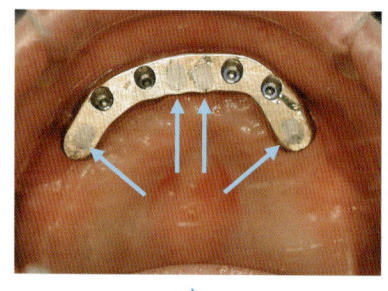

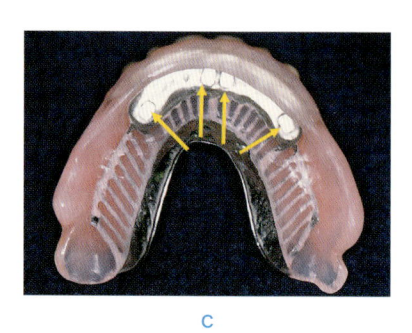

300　Part IV ◆ 特殊な全部床義歯

図23-11 ◆ メタルフレームの設計(3)　a：上顎前歯部にセットしたバー　b：バーの中にキーパー(矢印)を鋳接してある　c：メタルフレームを組み込んだ透明レジン床の上顎義歯；マグネットアタッチメントをハウジング中に金属接着性レジンで付着してある(矢印)

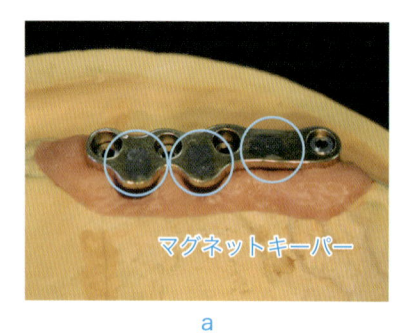

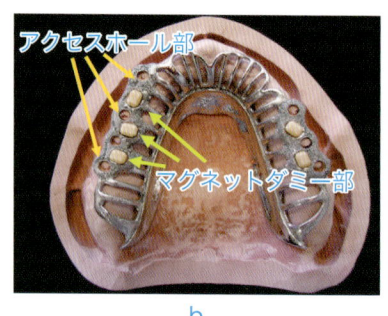

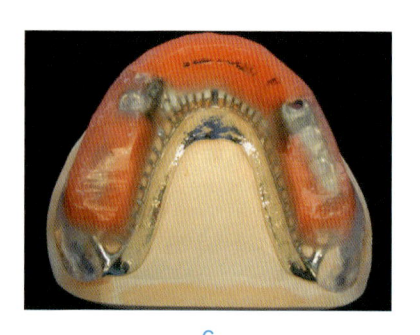

図23-12 ◆ メタルフレームの設計(4)　a：上顎臼歯部のバー　b：バーアタッチメント部も石膏で再現した作業模型上に置いた上顎のチタンのメタルフレーム．マグネット部(矢印)だけではなく，アクセスホール部(矢印)も開窓してある(図23-8参照)　c：メタルフレームを組み込んで，透明レジンで重合して基礎床を製作した．この上に咬合堤を付着し，咬合採得する

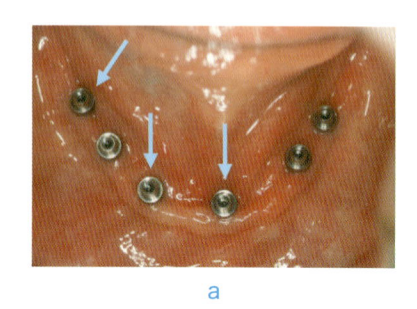

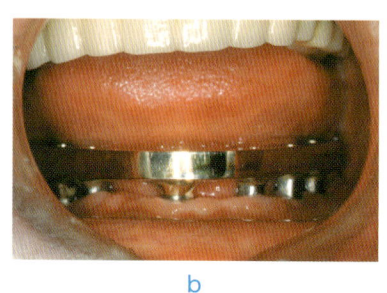

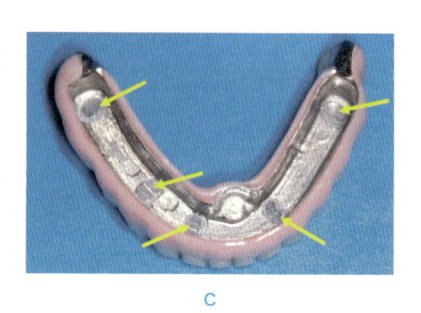

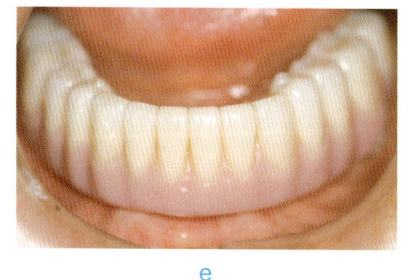

図23-13 ◆ メタルフレームの設計(5)　a：可撤式ブリッジタイプの症例；下顎前歯，臼歯部に6本の人工歯根(フィクスチャー)を埋入してある．フィクスチャー上にアバットメント(矢印)を連結した．フィクスチャーの位置が望ましい歯列と，ややずれているため患者可撤式とした(図23-5参照)　b：フィクスチャーにネジ止め，連結したバー　c：メタルフレームの下顎義歯粘膜面観；マグネットアタッチメントをハウジング中に金属接着性レジンで付着してある(矢印)　d：歯列，歯肉部は硬質レジンである　e：口腔内装着；義歯基底面は粘膜と接触せず，人工歯根で咬合圧を負担する

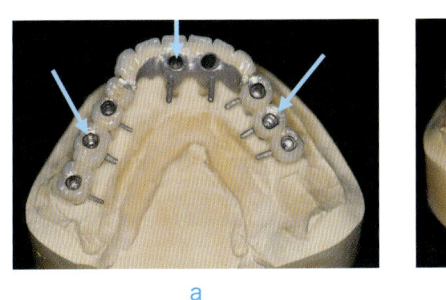

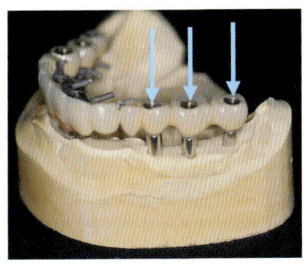

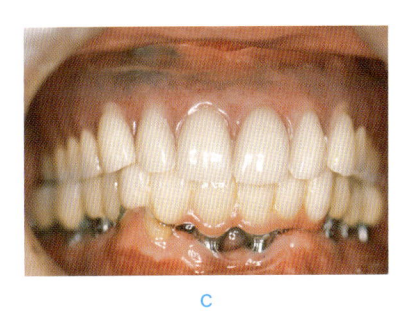

図 23-14 ◆ 術者可撤式ブリッジの症例(1)　a, b：陶材焼付用金属のフレームにポーセレンを焼成してある．フィクスチャーとアクセスホールを通じてネジ止め，連結する　c：口腔内装着；上顎は図 23-11 の義歯である

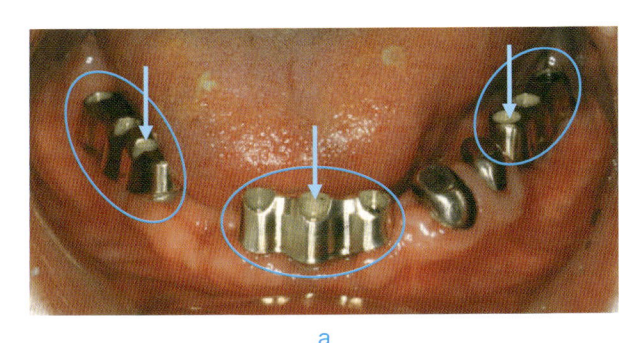

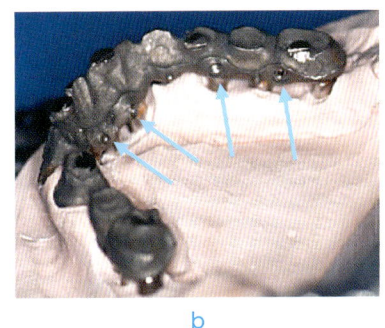

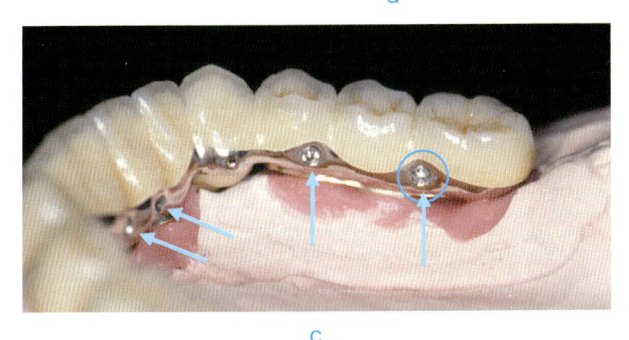

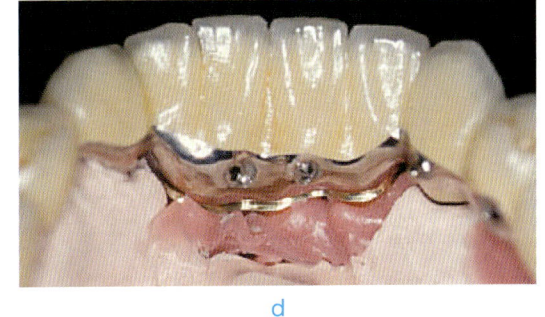

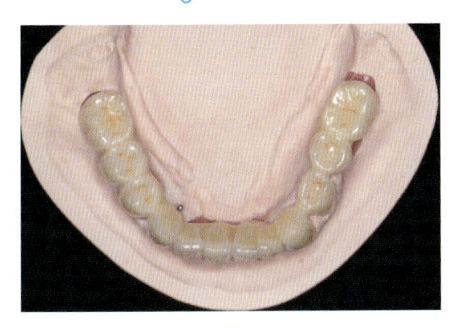

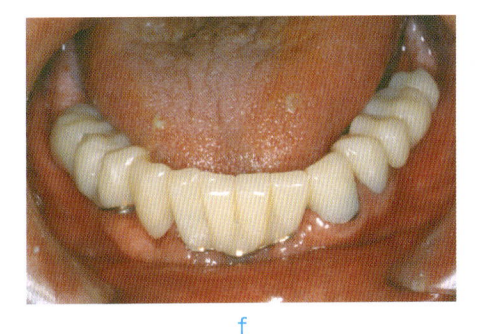

図 23-15 ◆ 術者可撤式ブリッジの症例(2)　a：テレスコープクラウン(二重金属冠)の内冠(円印)．フィクスチャーにネジ止め，連結した　b：内冠を覆う外冠のメタルフレーム；内冠の舌側歯頸部に設けたディンプル(凹み)に嵌合するように小型のネジ(矢印)を付けてある　c, d：メタルフレームにポーセレンを焼成した；舌側歯頸部に小型のネジ(矢印)を付けてある　e：完成した陶材焼付の外冠；咬合面にアクセスホールがないので審美的である(図 23-14-a, b 参照)　f：口腔内装着；内冠の舌側歯頸部に小型のネジで固定する

あるが，基底面は顎堤粘膜と接触せず，人工歯根で咬合圧を負担する（図 23-13-c〜e）．

インプラント支持タイプ．

【例】図 23-14：術者可撤式ブリッジ(1)

陶材焼付用金属のフレームにポーセレンを焼成してある．これをフィクスチャーとアクセスホールを通じてネジ止め，連結する．

インプラント支持タイプ．

【例】図 23-15：術者可撤式ブリッジ(2)

メタルボンドクラウンをフィクスチャーと直接連結するのではなく，テレスコープクラウン（二重金属冠）とした．すなわち，図 23-15-a に示す内冠をフィクスチャーにネジ止め，連結する．この内冠を覆う外冠のメタルフレームには，内冠の舌側歯頸部に設けたディンプル（凹み）に嵌合するように小型のネジを付けてある（図 23-15-b）．図 23-15-c，d のようにメタルフレームにポーセレンを焼成する．図

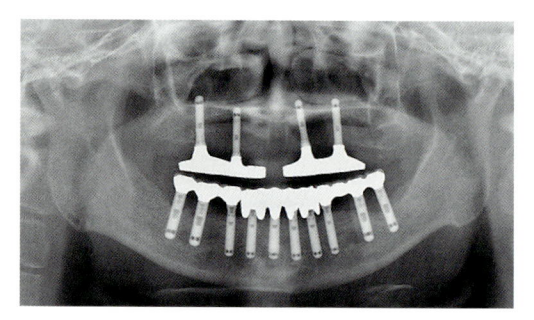

図 23-16 ◆ **無歯顎者のインプラント上部構造装着時のパノラマ X 線写真**　上顎はバーアタッチメント．下顎は術者可撤式陶材焼付ブリッジ

23-15-e，f は，完成した陶材焼付の外冠であるが，咬合面にアクセスホールがないので審美的である．口腔内で内冠の舌側歯頸部に小型のネジで固定する．

インプラント支持タイプ．

参考文献

1) Winkler, S.：Essentials of Complete Denture Prosthodontics, W. B. Saunders, 1979
2) 山縣健佑 訳：最新全部床義歯補綴学，書林，1981
3) 山縣健佑：要説全部床義歯学，書林，1985
4) 山縣健佑：無歯顎難症例への対応，デンタルフォーラム，1988
5) 山縣健佑：総義歯のトラブル解決法，書林，1991
6) 山縣健佑：無歯顎補綴学，デンタルフォーラム，1995
7) 林都志夫，平沼謙二，根本一男，松本直之，山縣健佑，長尾正憲（林都志夫 編）：全部床義歯補綴学，医歯薬出版，1982
8) 林都志夫，松本直之，長尾正憲，山縣健佑 ほか（林都志夫 編）：最新全部床義歯アトラス，医歯薬出版，1975
9) Heartwell, C. M., Rahn, A. O.：Syllabus of Complete Dentures, Lea & Febiger, 1980
10) Starshak, T. J., Sanders, B.：Preprosthetic Oral and Maxillofacial Surgery, C. V. Mosby Co., 1980
11) Renner, R. P.：Complete Dentures, Masson Publishing, USA, 1981
12) Watt & MacGregor：Designing Complete Dentures, W. B. Saunders, 1976
13) Sharry, J. J.：Complete Denture Prosthodontics, McGraw-Hill Book Co., 1974(1962)
14) Wical, K. E.：Studies of residual ridge resorption, Part 1, Use of panoramic radiography for evaluation and classification of mandibular resorption, *J. Prosthet. Dent.*, 32：7, 1974
15) 山縣健佑（清水正嗣 編）：臨床口腔診断学（第8章 補綴）：全部床義歯（総義歯），国際医書出版，1994
16) Silverman, M. M.：Determination of vertical dimension by phonetics, *J. Prosthet, Dent.*, 6：465-471, 1956
17) Pound, E.：The mandibular movements of speech and their seven related values, *J. Prosthet. Dent.*, 16：835-841, 1966
18) Pound, E.：Controlling anomalies of vertical dimension and speech, *J. Prosthet. Dent.*, 36：124-135, 1976
19) 山縣健佑：前歯人工歯の機能的な排列，補綴臨床，19：(3)293-306, 1986
20) Allen, L. R.：Improved phonetics in denture construction, *J. Prosthet. Dent.*, 8：753-563, 1958
21) 山縣健佑，森田啓一：発音からみた歯肉形成 −パラトグラムの利用法−，補綴臨床，6：321-329, 1973
22) 谷口秀和：歯列を含むパラトグラムの画像処理による標準形態，日本補綴歯科学会雑誌，33：626-638, 1989
23) 山縣健佑：発音機能の検査法と臨床応用 −補綴処置に関連して−，特集／発音機能障害と歯科治療，歯科ジャーナル，35(3)：227-239, 1992
24) 山縣健佑：調音動作解析による機能異常の評価および改善の研究，昭和歯学会雑誌，14：309-331, 1994
25) 山縣健佑：高齢者とインプラント義歯，歯科ジャーナル，34(5)：649-655, 1991
26) 山縣健佑：義歯と発音 −無歯顎臨床でのポイント−，デンタルテクニックス，口腔保健協会，1997
27) 山縣健佑：総義歯の真髄 −10. 発音機能を重視した無歯顎補綴，クインテッセンス，187-209, 2001年2月20日発行
28) 山縣健佑，（道 健一，鴨井久一 編）：バイオインテグレーテッドインプラント［骨結合型複合体インプラント］①ビギナーのための入門編，永末書店，1997
29) 山縣健佑：無歯顎臨床−技をぬすむ 床縁形態のあり方，Dental Diamond増刊号，23：33-43, 1998
30) 山縣健佑，（道 健一，鴨井久一 編）：バイオインテグレーテッドインプラント［骨結合型複合体インプラント］②クリニシャンのための実技編，永末書店，2003
31) 日本補綴歯科学会 編：歯科補綴学専門用語集，医歯薬出版，2001
32) 黒岩昭弘：全部床義歯学サイドリーダー 第2版，学建書院，2002

和文索引

あ

亜鉛華ユージノール印象材　80
アー発音時　7
アーライン　7, 52, 86, 238, 239
アクセスホール　299, 301
　　──部　299
アクリリックレジン歯　171, 175
圧印床　294
圧印法　289
アパタイト　296
アバットメント　296, 297, 300
アフターケアー　233
アペックス　124
網トレー　79
アメリカ法　205
荒研磨　223
アルーワックス　127, 128
アルコン型咬合器　142, 143
アルジネート印象材　81, 85
アローポイント　124
安静位垂直距離　122
安静位垂直高径　22
安静空隙　21, 22
　　──量　122
アンダーカウンター　242
アンダーカット　107
アンチモンソン　153
　　──カーブ　64, 149, 153, 159, 170, 175, 256, 258, 259, 267, 269, 270, 287
安定　58

い

為害作用　254, 258
　　，顎堤の吸収による　254
　　，人工歯の咬耗による　258
　　──悪循環　259, 262
医原性の嘔吐反射　246
医原病　2
移行義歯　57, 281, 282
維持　2, 57, 58
　　──不良　236
　　──力　2
維持格子　289, 292
維持装置部　296
異常機能的滑走運動　161
異常機能的習慣　234
イミディエートサイドシフト　27, 142
イヤーピースフェイスボウ　136, 137
違和感　233
陰圧　57, 266

陰型　75
印象　75
　　──域　76, 81
　　──材　75
　　，性質　80
　　──採得　75
　　──面　55
印象用トレー　75
インターロッキング　156
咽頭の疼痛　254, 256
インプラント　295
　　──義歯　1
インプレッションペースト　92

う

ウイリアムスの3基本型　172
ウイルスの顔面計測法　121
ウィルソンの彎曲　181
ウォッシュ印象　80, 92
　　──材　80
　　──採得　92
うすときね　160
　　──作用　152
上塗り印象　80
　　──材　80
運動障害　19
運動単位　38
運動ニューロン　38

え

鋭縁　248
　　──削除　220
永久基礎床　206, 291, 292
　　──作業模型　109
　　──利点　110
　　──法　110, 291, 294
永久床　109
永久的な基礎床　109
液状レジン　212
えくぼ　34
嚥下
　　──位　19, 22
　　──困難　236, 254, 256
　　──痛　236
　　──法　122
嚥下運動利用法法　122, 124
遠心頬側床翼　97
遠心舌側床翼部　11, 82, 88
S隆起　48, 196
[s]発音位　23, 47, 48
[f]発音時　46, 177
[m]発音位　23

お

嘔吐反射　246
　　，医原性の──　246
　　──強い症例　247
応力の集中　269
オーバーカウンター　242
オーバークロージャー　246, 262
　　──症例　263
オーバージェット　158, 163
オーバーデンチャー　281, 287, 299
オーバーバイト　158, 163
オーラルディスキネジア
　　　62, 236, 243, 248
オクルーザルインディケーター
　　ワックス　229
オクルーザルテーブル　152, 159
オトガイ棘　11, 14, 40, 89, 254
　　──部のチェック　255
オトガイ筋部　103
オトガイ孔　14, 63, 234
　　──圧迫　234
オトガイ唇溝　3, 114, 126
オトガイ舌筋　40
オトガイ舌骨筋　35, 36
オトガイ中央部　129
オトガイ底　121
オトガイ点　122, 127
オトガイ隆起　14
オルビタールポインター　136
温成　210
温度感覚　290
Oリング　298
　　──アタッチメント　298

か

加圧印象　77
加圧鍋　277
カーボランダムグリセリン泥　220
外冠　301, 302
概形印象　77, 84
開口印象　78
開口運動に関係する筋　31
開口反射　38
外骨症　73
外斜線　82, 86, 103
改床法　268, 273, 275
外側翼突筋　30
外貌の修復　126
開閉運動　24
解剖学的
　　──維持力　57

索引

解剖学的
　　──印象　76, 77
　　──形態の修正　168
　　──人工歯　151, 172
潰瘍形成　256
下顎　261
　　──基本的な運動　24
　　──後退の症例　176
　　──後方限界咬合位　24
　　──全運動範囲　27
　　──前突　169
　　，症例　176
下顎安静位　19, 21, 24
　　──変動　21
　　──法　122
下顎位　19
下顎運動　23, 26
　　──関与する筋　31
　　──計測方法　23
　　──測定用フェイスボウ　139
下顎窩　18
下顎下縁平面　19
下顎管　14, 298
　　──圧迫　234
下顎関節の機能診断　133, 134
下顎義歯
　　──形態の要所　11
　　──維持不足　241
下顎頬小帯　7
下顎頬側咬頭内斜面　219, 221
下顎骨関節突起　18
下顎骨喪失カーブ　16
下顎三角　139
　　──計測　135
下顎切歯点の全運動範囲　25
下顎前歯残存　285
下顎前歯の幅径の選択　179
下顎前突　179, 180
下顎側方運動軌跡の描記　124
化学的清掃　231
下顎頭　18
　　──動き　26
　　──運動路　25
下顎法　118
下顎隆起　73, 86, 254
　　──部　103
下関節　18
顎下腺　41
顎間関係記録　117
顎間記録　214
顎関節　18
　　──症　262
各個トレー　77
顎舌骨筋
　　──後方窩　82, 83, 86, 103, 253
　　，区域　10
　　，部　11, 88, 242
　　──後方カーテン　10
　　──後方窩内　247

顎舌骨筋
　　，突出部　97
　　──前方隆起　82, 97
顎舌骨筋線　10, 14, 72, 86, 97, 103, 182, 183, 254
　　──区域　10
　　──部　11, 82, 83, 88
顎堤（歯槽堤）　14
　　──外形変化　17
　　──吸収　252, 254, 259
　　──吸収促進　256
　　──形態的変化　16
　　──形態の6順位　15
　　──変化　253
顎二腹筋　35
　　──前腹　35
顎補綴装置　44
額面　19
下歯槽神経　234
仮床　109, 291
　　──義歯　193, 199
下唇小帯　7, 86, 103
　　──切痕　97
下唇線　130
カスプ-フォッサ　154, 189, 260
　　──型　188
　　，咬合様式　185
仮想咬合平面　119, 178, 182
カチカチ音　175, 247, 252
滑走運動　24, 243
　　──時　237
可撤式ブリッジタイプ　299, 300
顆頭　18
　　──運動　25
　　──機能診断　133, 134
　　──後方移動　169
顆頭安定位　19, 20, 22
顆頭円板関節　18
顆頭間距離　142
顆頭最後退位　20
顆頭指導路　161, 165
可動性粘膜　77
顆頭点　28
　　──支持桿　136, 137
加熱過程　210
下部構造　295
噛み癖　246
仮義歯　57
加齢変化　3, 12
顆路　26, 167
　　──型咬合器　142
　　──指導路　138
　　──設定法　143
　　──測定用顔弓　138
眼窩
　　──下縁　136
　　──下点　137
　　──点　19
　　──平面　19

顔弓　145
眼耳平面　19
患者可撤式　299, 300
緩衝腔　102, 209
　　──製作法　104
　　──設定する部位　102
　　──と空室の比較　104
干渉部　218
換床法　273
関節炎　19
関節円板　18
　　──穿孔　19
関節腔　18
関節疾患　19
間接埋没法　206
寒天埋没法　206
乾熱法　210
カンペル線　19, 114, 118
カンペル平面　119
顔面計測値の利用　121
顔面審美性　3
顔面正中線　130

き

キーパー　298, 299, 300
機械的清掃　231
義歯
　　──研磨面　56
　　──咬合面　56
　　──殺菌・消毒　231
　　──支持組織　147
　　──洗浄剤　231
　　──沈下　257
　　──取り扱い　231
　　──破折　267, 270
　　，症例　267
　　──横滑り　242, 243, 244
　　，治療用──　57, 245, 284
義歯床
　　──基底部　55
　　──支持組織　76
　　──周囲組織　75
　　──部　55
　　──辺縁部　55
義歯性外傷　230
義歯性口内炎　231
義歯性線維腫（症）
　　　　　12, 69, 169, 256, 262, 264
基準線　129
　　──記入　129, 130
基準平面　19
既製トレー　75, 78
　　──選択　85
基礎床　107, 109
　　，永久的──　109
　　，暫間的──　109
基底結節　196
キネマティックフェイスボウ　135

機能圧印象法　77
機能印象　76，77
機能咬頭　256
　　──内斜面　216
機能的人工歯　172
機能動態印象　77
機能粘膜　11
キャストサポート　137
キャッピング法　206
キャビア状舌　40
キュアリングサイクル　210
臼後結節　9
臼後パッド　9，118
臼歯
　　──咬頭傾斜　163
　　──咬耗　259
　　──排列順序
　　　　，下顎法　181
　　　　，上顎法　181
臼歯部の被蓋不足　248，249
吸収パターン　14
吸着　75
　　──力　58
キューピットの弓　95
　　──形　95，105
臼磨　190，191
頬
　　──誤咬　184，248，249
　　　　，修正法　248
　　──の筋　34
頬筋　34
　　──中央筋束　119，120，200
　　──付着部　90，91
　　──綾　34
頬骨弓部　6
頬骨後方囊部　241
　　──過延長　241
頬骨後方ポケット　6，82，86，241
　　──部　72，83，93
頬骨歯槽稜　14
頬小帯　71，83，86，90，103
　　──切痕　97
　　──部　83，93
頬側回廊　64，115，129，176，184
頬側空隙　115
頬側床辺縁　6，7
　　──遠心隅角部　8
頬側床翼　6
頬側切痕　7
頬側棚　8
頬棚　8，82，83，103
　　──部　90，97
共鳴　42，44
記録床　107
筋圧　58
　　──維持　58
　　──形成　76，81，82，87
　　──中立帯　198
　　　　，法則　181

近遠心的ロック　170
筋形成　87
均衡　158
　　，前方位性──　159，160
　　，両側性──　159
　　，片側性──　159
筋突起　82，241
　　──衝突　241
筋肉の不随意の痙攣　248
筋の疲労法　123
筋紡錘　39

く

くいしばり癖　39
空室　58，104
グラフィック法　23
クランプ　136
クリステンセン現象　29
クリック音　247，248
クレンチング　234

け

経過観察　231
傾斜面効果　156，169
茎突舌筋　36
茎突舌骨筋　35
血管　234
血腫　249
結節　3，4，34
限界運動範囲　21
研究用（概形）模型　81，86，101
言語音
　　──つくられ方　42
　　──分類　43
犬歯隆起　195
研磨面　193

こ

構音　42，43
硬化　75
口蓋咽頭弓　10
口蓋咽頭筋　37
口蓋腱膜　37，94
口蓋後縁
　　──位置の不良　238
　　──過延長　240
口蓋後縁封鎖　94，237，290
　　──域　6，7，95，103
　　──不適切　238
口蓋後方封鎖　83，95
口蓋骨水平板　37
口蓋小窩　6，86，97，103
口蓋床後縁
　　──後方すぎる　238
　　──前方すぎる　238
口蓋床部　55

口蓋垂　37
口蓋正中部の疼痛　256
口蓋正中縫線　256，269
口蓋舌弓　10，82
口蓋舌筋　11，37，236
口蓋帆　52
口蓋帆張筋　94
口蓋ヒダ（皺襞）　50，97，196，197
　　──部　7，256
口外描記装置　125
口蓋隆起　7，73，254，269
　　──部　103
口角　34，114，126，163，182
　　──下降　261
　　──下制筋　7
　　──線　129，130，173，177
　　──高さ　127
　　──糜爛　262
硬化症　68
口峡部　10
咬筋　30
　　──陥凹　97
　　──触診法　123
　　──切痕　8，82，83，86，89，91，103
　　──同時触診法　124
口腔横隔膜　32
喉腔音 [h]　52
口腔乾燥症　41，237
口腔底　35
　　──筋　35
　　──高さ　36
口腔内の乾燥　236
口腔粘膜
　　──加齢による変化　12
　　──特徴　11
咬交　147
咬合　147
　　──異常　284
　　──エラー　244
　　──変化と対応　256
　　──ロック　164
咬合圧印象　77
　　──法　77
咬合圧の負担域　2
咬合位垂直距離　122
硬口蓋　37
硬口蓋音 [ç，j]　50
咬合関係
　　──狂い　257
　　──変化　257
咬合器再装着　213，229
咬合器装着用の石膏ブロック　111
咬合均衡　58，148，150，158，161，167，168，182
　　──5つの要素の関係　162
咬合検査用ワックス　229
咬合高径　199
　　──回復　258

は

バー　298
　　——アタッチメント　297, 298
バイトフォーク　136, 137
廃用萎縮説　15
ハウジング　299
白線　67
はげた舌　40
箱枠形成　101
破折線　267
破損　269
発音
　　——位　19, 23
　　——間隙　176
　　——試験　53, 201
　　——障害　251
　　——評価法の種類　54
　　——法　122
　　——明瞭度　201
　　，検査　54
　　——利用法　122
発音時
　　——下顎位　19, 23
　　——下顎運動　177, 252, 253
バッカルシェルフ　8, 82, 90, 255
抜歯前記録　121
発声　42
パノラマX線写真　63
　　——法　14
把柄　78
ハミュラーノッチ　6, 86, 94, 103, 105
　　——位置の確認　95
　　——部　83, 94, 236
パラトグラム　184, 202
　　——標準型　202
　　——法　43, 197, 202, 252
バランシングランプ　155, 157, 188
バリ　208, 210
　　——厚み　213, 214
バルクウィル角　139
破裂音　43
瘢痕化　256
瘢痕収縮　69, 265, 265
半調節性咬合器　140, 141, 142
半調節性スロット型咬合器　141
パントグラフ　125, 135, 138
　　——法　23
反応熱　274
反復開閉運動　20
反復咬合法　123

ひ

ビーディングワックス　101
鼻咽腔閉鎖　95
　　——機能　44
鼻音[m]の発音時　46

非解剖学的人工歯　151, 154, 172
鼻下点　121, 122, 127
非機能粘膜　11
鼻口蓋神経　234
ビゴラスタイプ　173
鼻根　137
非作業側　24
鼻耳道線　118
鼻唇溝　3, 114, 126
鼻尖　129
肥大性
　　——上唇小帯　70
　　——舌小帯　70
鼻中隔　129
鼻聴道線　114, 118, 126
ヒドロキシアパタイト　297
鼻幅線　130, 173
描記針　124
描記釘　131
描記板　124, 131
描記法　23
標示線　129
標準日本語音の分類表　44
表情筋　34
鼻翼　173
　　——下縁　126
　　——点　137
糜爛　262
ヒンジアキシス　20, 139
ヒンジアキシスロケーター　23, 135
ヒンジポイント　21
ヒンジボウ　135, 138
ヒンジムーブメント　20, 21

ふ

フィードバック機構　53
フィクスチャー　296, 297, 298
フィッシャー角　25, 26
フィットチェッカー　225
フィニッシュライン　289, 292, 293
　　——設定　292
フィンガーレスト　87
フードテーブル　152, 153
フォッサ型　142
　　——咬合器　142
付加義歯　282
復床法　273
複製模型　293
腐骨　63
付線　289
不全失語症　53
負担過重　234
物理的維持力　57
不動性粘膜　77
部分的なリライン　254, 256
ブヤノフ法　121
プラークコントロール　297
ブラキシズム　64, 234, 261

フラスク下部埋没　207
フラスク上部埋没　207
フラスク埋没　205
ブラックコンパウンド　87
フラビーガム
　　12, 68, 169, 256, 262, 264, 266
　　——症例　265
フラビー組織　12
フランクフルト平面　19, 119
フランス法　205
フリーウェイスペース　21
ブルノー法　121
フルバランスドオクルージョン
　　149, 158, 161, 186, 214, 215
ブレード・ベント　295, 296
フレームワーク　289
プレッシャーインディケーター
　　ペースト　225
フレンジ　56
フレンジテクニック
　　181, 182, 194, 198
プログレッシブサイドシフト　27, 142
ブロックアウト　107, 108
粉末法パラトグラム法　54

へ

平滑舌　40
平均(便宜的)顆頭点　135, 136
平均値咬合器　140, 142
閉口印象　78
閉口運動に関係する筋　32
平衡咬合　158
　　——小面　166, 214, 215
平衡状態　158
平衡側　24
　　——での削合　219
平衡側顆頭の運動　25
平衡ユニット　148, 150, 153
閉鎖弁作用　55, 57
平線咬合器　140
ベネット運動　26, 27, 28, 142
ベネット角　25, 26, 28, 132, 142
ベネットシフト　27
辺縁
　　——過延長　241
　　——形成　76, 81, 82, 87, 93
　　，形成時の動作　83
　　——部　76
　　——封鎖　56, 75, 76, 194
　　，不良　240
片顎義歯　287
偏心位咬合均衡　161
片側性　159
　　——咬合均衡　159
　　——テコ均衡　158, 159

索　引

ほ

母音[a, i, u, e, o]　52
妨害部　218
ボーダーモールディング　76, 81
補強線　267
ボクシング　101, 102
保護粘膜　11
補助的維持　290
ポストダム
　　　102, 104, 236, 237, 252, 290
　——形成　208
　——，方法　104
　——設定と形成法　94
　——幅　209
　——部　83, 93
　——深さ　209
　——不適切　238
ポリマー　209
ボンウィル三角　139
本義歯　56

ま

埋伏歯　63, 67
マグネットアタッチメント　299
　——症例　298
摩擦音　43
マックギー法　121
摩耗　256
慢性的疼痛　234
マンディブラークランプ　138

み

眉間　129
ミディアムタイプ　173
ミューコスタティック
　　インプレッション　77

む

無圧印象　77
無咬頭歯　188
無咬頭人工歯　157
無歯顎　1
　——印象用トレー　78
　——患者の診査　59
　——者　1
　——，顔貌　3
　——補綴学　1
　——補綴の要点　2
無声音　43

め

メインテナンス　233
メタルフレーム　289, 298, 299
メタルボンドクラウン　302

も

毛状乳頭　40
モールドガイド　173
モールド番号　178, 179, 180
模型　75, 111
　——転写用顔弓　136
モディオラス　3, 4, 34, 183
餅状期　210
餅状物　209
モディファイド臼歯　151
モデリングコンパウンド　79, 80, 84
モノプレーン　153
　——オクルージョン　155, 188, 189
モノマー　209
　——刺激　274
モンソンカーブ
　　　153, 159, 170, 181, 257
モンソン球面　181

ゆ・よ

有郭乳頭　40
有声音　43
ユーティリティーワックス　101
葉状乳頭　40
翼状突起　6
翼突下顎
　——ヒダ　6, 94, 240
　——切痕　97
　——縫線　34, 103
翼突鈎　14, 94
翼突上顎切痕　6, 94
翼突上顎封鎖　83, 95
横滑り　233
予備印象　77
4インチ球面説　140, 181

り

力学的安定　175
リコール　231
裏装法　273
リベーシングジグ　275
リベース　268, 273, 275
リマウンティングジグ　206, 207
リマウント　213, 229
流涎　41

流動性　80
　——印象材料用　79
流蝋　207
両唇音[m]　45, 122
両側性　159
　——咬合均衡　159
　——平衡　149, 188
　——平衡咬合
　　　149, 158, 161, 166, 186
両瞳孔線　118
リライニング　268, 273
リライニングジグ　275
リライン　273
　——時の注意　269
　——用のジグ　274
リリーフ　102, 209, 227
　——空室　69
　——不足　269
リンガライズドオクルージョン
　　　153, 187, 189, 190

れ

0度臼歯　189
レーズ　224
レジン
　——歯　171, 175
　——重合ひずみ　225
　——反応収縮　211
　——分離剤の塗布　207
レトロモラーパッド　9, 82, 83, 86, 103,
　　　115, 118, 119, 120, 126, 163, 179,
　　　182, 254
　——遠心部　86
　——陥凹　97
　——舌側　183
　——尖端　183
　——部　88
　——1/2の高さ　127
連合印象法　76, 78

ろ

蝋義歯　193, 199
蝋形成　193
老人性顔貌　262
蝋堤　107, 112
6自由度顎運動測定装置　23

わ

割型の浮き　213
ワルクホッフの小球　124
　——利用法　123
ワルサルワの操作　7

欧文索引

A
A. Gerber 154
Ah-line 7, 52
Aluwax 127
alveolo-plasty 71
anatomic tooth 151
angula oris 34
ankyloglossia 70
aphasia 53
Arcon 咬合器 143
articular disc 18
articulation 42, 147
artificial teeth 171

B
balance 158
balanced occlusion 158
balancing 148, 153
——ramp 155
bald 舌 40
Balkwill 角 139, 146
Bennett
——angle 25, 142
——movement 27
——shift 27, 142
Bergstrom 143
bilateral 159
——balance 149
blade-vent 295, 296
Bonwill triangle 139
Bonwill 三角 139, 146
Boos の Bimeter 123
boxing 101
Brill 123
Bruno 法 121
bruxing 234
buccal corridor 64, 115
buccal shelf 8
BULL の法則 218, 219, 221
buzz 42
Byanov 法 121

C
Camper's line 114, 118
Camper 平面 126
Candida albicans 231
cast 75
caviar tongue 40
central bearing plate 124
central bearing screw or point 124

centric occlusion 20
centric relation 20
Channel tooth 152
check bite 230
Chew-in 法 125
Christensen 29
——現象 29, 157, 162, 163, 244
clenching 234
——habit 39
closest speaking
——level 47
——space 23, 122
CO 20
Coe Masticators 155
compensating curve 164
complete denture 1
——prosthodontics 1
condylar guidance 161
condylar head 18
condyle 18
Condyloform 154
coronal plane 19
CR 20
Cross Blade Teeth 153
Cross Blades 154
Crossbite 151
curing 210
cuspal interference 218
Cutter Bars 155

D
delicate 173
Dentogenic restoration 173
denture
——border 55
——flange 56
——foundation 147
——space 55
DeVan 155
diaphragma oris 31
dimples 34
disclosing wash 92
disclosing wax 226
dysphasia 53

E
edentulous jaw 1
edentulous patient 1
embedded 67
endodontic endosseous implant 296
endosseous implant 295
epulis fissuratum 69

equilibrium 158
external surface 193
eye-ear plane 19

F
F.G.P. テクニック 125, 153, 154
face bow 145
festoons 193, 195
finish line 289
Fischers' angle 25
flabby gum 68
flange 194
——technique 181
flow 80
Frankfort horizontal plane 19
free-way space 21, 22, 122
French 152
frontal plane 19
full balanced occlusion 158, 214
full denture 1
——prosthodontics 1
full-adjustable articulator 142
functional impression 77
functionally generated occlusal form 154

G
GBR 法 296
glenoid fossa 18
Gnathodynamometer 123
Graphic 法 125
guided bone regeneration technique 296
Gysi 151
——軸学説 216
——法 186
——Crossbite Teeth 152

H
habitual occlusion 149
habitual opening closing movement 24
Hall
——円錐説 140
——咬合器 142
Hanau
——咬交の5つの要素 168
——公式 144
hard palate 37
Hardy 155
hinge axis 20, 24
——locater 135
hinge bow 135
hinge movement 20

hiss 43
hit and slide 121
horizontal overlap 163
horizontal plane 19
House 172

I

iatrogenesis 2
immediate denture 57
impacted 67
implant denture 295
impression material 75
impression
　　――taking 75
　　――making 75
impression tray 75
imprint 75
incisal guidance 163
incising 148, 153
infraorbital point 137
integration 42, 297
intercuspal position 20
interim denture 57
interocclusal distance 22
Inverted Cusp Tooth 154
IPA 43

J・K

Jankelson 123
keeper 298, 299
kinematic face bow 135
Kolben 56

L

lamina dura 67
Leon Williams 172
lever balance 158
Levin 154
Lingual Bladed Teeth 154
Lingual Gingival Margin 65
　　――残遺線 64, 184
lingualized occlusion 154, 187
lingualizes 160
lower joint 18

M

Müller 法 186
mandibular joint 18
mandibular kinesiograph 23
masseteric notch 8
maxillomandibular record 117
maximum power point 123
McGee 法 121
median plane 19
medium 173

menisco-condylar articulation 18
menisco-temproral articulation 18
milling-in 216
MKG 23
model 75
modeling compound 80
Modified Posterior 152
modiolus 3, 34, 183
mold guide 173
Monson 140, 181
　　――咬合器 140, 141
mortar and pestle 152
motor unit 38
mouth floor 35
mucostatic impression 68
Myo-monitor 123

N

negative likeness 75
neutral zone 182
neutrocentric concepts 155
Niswonger 122
nonanatomic tooth 151

O

occlusal balance 158
occlusal gait 39
occlusal plane 19, 163
occlusal registration 117
occlusal vertical dimension 122
occlusion 147
occlusion record 117
occlusion rim 112
orbitale 137
overbite 158, 163
overjet 158, 163

P

P.I.P. 233, 225, 226, 227
palatal denture plate 55
palatography 54
pantograph 135
papillary hyperplasia 69
parafunctional habits 234
Payne 153
phonation 42
Pilkington 151
Pilkington-Turner 人工歯 151
plane of occlusion 163
plaster 80
plastic flow 80
Pleasure 153
　　――彎曲 153
polished surface 193
polymerization 205, 210
Posselt の図 28

posterior palatal seal area 6
postmalar pocket 6
　　――area 72
postural rest position 21
postzygomatic space 6
Pound 154, 187
processing 205
protrusive 158
pterygoid hamulus 14

R

Ralph Boos 123
rebase 273, 275
rebasing 273, 275
recording base 107
relief chamber 102
reline 273
relining 273
residual ridge 14
resonance 42
respiration 42
rest vertical dimension 122
resultant force 147
retention 57
retromolar pad 9
retromylohyoid curtain 10
retrozygomatic pouch 6, 82

S

sagittal plane 19
scheme of occlusion 147
Screw Jack 法 123
Sears 152
　　――原理 150
secondary epithelization vestibuloplasty
　　　69
selective grinding 216
semi-adjustable articulator 142
semianatomic tooth 151
set 75
settling 148, 156
shade guide 174
sialorrhea 41
silent period 38
sjögren 症候群 41
smiling line 176, 177
soft palate 37
sonagraph 54
Sosin 153, 154
space of Donders 39
SPA 要素 177
Spee 181
spillway 208
spot grinding 216
"S" position 48, 176, 177
Stansberry の咬合器 142

Stensen 管　41, 114
　　──開口部　119
Stereographic 記録　143
stipple　193
stud attachment　296
study cast　101
study model　101
sublingual caruncles　11
sublingual crescent area　11
subperiosteal implant　295
substructure　295
supporting structure　147
supporting tissues　147
suprahyoid muscles　32
Swanson　143

T

tempering　84
temporal fossa　18
temporary　57
temporomandibular joint　18
Tench
　　──間隙　181
　　──歯型　206, 207, 213, 230
terminal hinge axis　135
terminal hinge movement　21
tissue conditioning resin　68
tissue stop　293

tissue treatment　77
TMJ　18
　　──咬合器　142, 143
tongue-tie　70
tori　73
torus mandibularis　73
torus palatinus　73
transfer bow　135
trugae　197
transitional denture　57, 282
treatment denture　57, 284
trial denture　193
Trubyte　151
　　──準解剖学的 20 度人工歯　151
true terminal hinge axis　135
try-in　199
Turner　151

U

unilateral　159
upper joint　18
uvula　37

V

Valsalva の操作　95
vigorous　173
Vitallium Occlusal Teeth　155

VO (Vitallium Occlusal)　155
vertical overlap　163

W

Walkhoff の小球　124
　　──利用法　123
wash impression　80
Watt　65
wax denture　193
wax rim　112
waxing　193
waxing-up　193
wet-dry line　46, 177
wettability　80
Wharton 管　11, 41
Wical　14, 63
Willis の顔面計測法　121
Willson　181
working　148, 153
　　──cast　101
　　──model　101

X・Z

xerostomia　41, 236
zygomaticoalveolar crest　14

Memo

Memo

〈著者略歴〉

山縣　健佑(やまがた・けんすけ)

昭和36年	3月	東京医科歯科大学歯学部卒業
40年	3月	東京医科歯科大学大学院歯学研究科修了(歯学博士)
40年	4月	東京医科歯科大学歯学部第三歯科補綴学教室助手
43年	4月	東京医科歯科大学歯学部第三歯科補綴学教室講師
53年	4月	昭和大学歯学部第二歯科補綴学教室教授(平成13年3月まで)
54年	7月	昭和大学歯科病院副院長(昭和60年6月まで)
平成7年	4月	昭和大学歯科病院病院長(平成11年3月まで)
11年	4月	昭和大学歯学部長(平成13年3月まで)
11年	4月	学校法人昭和大学理事(平成13年3月まで)
13年	4月	昭和大学名誉教授(現在に至る)

黒岩　昭弘(くろいわ・あきひろ)

昭和62年	3月	松本歯科大学歯学部卒業
62年	4月	松本歯科大学歯学部歯科補綴学第一講座助手(昭和63年3月まで)
63年	4月	明海大学大学院歯学研究科入学
平成4年	3月	明海大学大学院歯学研究科修了(歯学博士)
4年	4月	松本歯科大学歯学部歯科補綴学第一講座助手
5年	4月	松本歯科大学衛生学院非常勤講師(現在に至る)
6年	6月	松本歯科大学歯学部歯科補綴学第一講座講師
11年	10月	松本歯科大学歯学部歯科補綴学第一講座助教授
12年	4月	明海大学歯学部非常勤講師(現在に至る)
15年	4月	松本歯科大学歯学部歯科補綴学第一講座教授
		松本歯科大学大学院顎口腔機能制御学教授(現在に至る)
23年	4月	松本歯科大学歯学部歯科補綴学講座主任教授(現在に至る)

〈検印廃止〉

図説無歯顎補綴学　―理論から装着後の問題解決まで―

2004年5月20日　第1版第1刷発行
2006年3月20日　第1版第2刷発行
2013年3月20日　第1版第3刷発行

著　者　山縣　健佑
　　　　黒岩　昭弘
発行者　木村　勝子
発行所　株式会社 学建書院
〒113-0033　東京都文京区本郷 2-13-13　本郷七番館 1F
TEL(03)3816-3888
FAX(03)3814-6679
http://www.gakkenshoin.co.jp
印刷製本　三報社印刷㈱

ⒸKensuke Yamagata, Akihiro Kuroiwa, 2004.　　　乱丁，落丁の際はお取り替えいたします．
［検印廃止］

JCOPY〈㈳出版者著作権管理機構　委託出版物〉
本書の無断複写は著作権法上での例外を除き禁じられています．複写される場合は，そのつど事前に，㈳出版者著作権管理機構(電話 03-3513-6969，FAX 03-3513-6979)の許諾を得てください．

ISBN978-4-7624-0640-9